全国普通高等医学院校护理学专业规划教材

基础护理学

供护理学（专科起点升本科）及相关专业使用

主　编　于洪宇　丁　哲

中国协和医科大学出版社
北　京

内容提要

本教材是“全国普通高等医学院校护理学专业规划教材”之一，系根据本套教材的编写指导思想和原则要求，结合专业培养目标和本课程要求的教学目标编写而成。内容涵盖了绪论、环境、预防与控制医院感染等，强化对理论和知识的掌握，以及技能的临床应用。此外，本教材还增加了教学课件、思维导图、能力测试等数字资源，丰富了教材内容，增强了线上和线下教学的联动性，以提升学生学习的主动性和积极性。

本教材主要供护理学（专科起点升本科）及相关专业使用，还可作为全日制本科与自学考试本科使用的参考书。

图书在版编目（CIP）数据

基础护理学 / 于洪宇，丁哲主编.--北京：中国协和医科大学出版社，2024.8
全国普通高等医学院校护理学专业规划教材
ISBN 978-7-5679-2406-2

Ⅰ.①基… Ⅱ.①于… ②丁… Ⅲ.①护理学－医学院校－教材 Ⅳ.①R47

中国国家版本馆CIP数据核字（2024）第092192号

主　　编 于洪宇　丁　哲
策划编辑 张　晶
责任编辑 郑成巍　涂　敏　张仟姗
封面设计 邱晓俐
责任校对 张　麓
责任印制 黄艳霞
出版发行 中国协和医科大学出版社
（北京市东城区东单三条9号　邮编100730　电话010-65260431）
网　　址 www.pumcp.com
印　　刷 三河市龙大印装有限公司
开　　本 889mm×1194mm　1/16
印　　张 31
字　　数 770千字
版　　次 2024年8月第1版
印　　次 2024年8月第1次印刷
定　　价 98.00元

全国普通高等医学院校护理学专业规划教材
建设指导委员会

周谊霞（贵州中医药大学）
郑琳琳（辽东学院）
孟红英（江苏大学）
赵　冰（沈阳医学院）
赵丽萍（中南大学）
姜兆权（锦州医科大学）
韩　琳（兰州大学）
裘秀月（浙江中医药大学）
臧　爽（中国医科大学）

全国普通高等医学院校护理学专业规划教材
评审委员会

编者名单

主　　编　于洪宇　丁　哲

副 主 编　李昌秀　王　荣　肖　娜　蔡华娟

编　　者　（按姓氏笔画排序）

丁　哲（辽东学院）

于洪宇（锦州医科大学）

王　荣（河北中医药大学）

王馨雨（佳木斯大学）

尹　兵（大连医科大学）

那　娜（辽宁何氏医学院）

李　宁（河北北方学院附属第一医院）

李昌秀（遵义医科大学）

李娜娜（哈尔滨医科大学附属第二医院）

杨洪智（朝阳市中心医院）

肖　娜（辽宁何氏医学院）

谷芳秋（锦州医科大学）

张丽娟（辽宁中医药大学）

张晓群（鞍山职业技术学院）

陈果果（温州医科大学附属第二医院）

赵梓羽（辽宁省肿瘤医院）

徐　欢（贵州中医药大学）

梁诗晗（辽东学院）

屠乐微（浙江中医药大学）

蒋　红（新疆医科大学）

蔡华娟（浙江中医药大学）

编写秘书（兼） 谷芳秋（锦州医科大学）

出版说明

党的二十大报告提出，“推进健康中国建设”“把保障人民健康放在优先发展的战略位置”。在这一发展战略下，护理工作的范畴从个体向群体，从医院向家庭、社区、健康服务机构扩展，促进健康、预防疾病、协助康复、康养照护已成为护理专业实践的目标。专业实践领域的扩展和社会需求的源动力，驱动了人才培养的提速。20多年来，高等护理教育的规模迅速扩大，为了不断满足基层医疗卫生机构对高水平、高素质应用型人才的需求，我国大幅提升了护理学专业专升本招生规模。人才培养规模的快速提升，使得依托高质量、有权威的教材对教学活动进行规范，成为现阶段护理学专业专升本教育最为现实的需求。

教材是体现教学内容和方法的载体，在人才培养中起着至关重要的作用。加快推进护理学专业专升本教材体系建设，全面提升教材建设水平，是推动护理学专业建设、护理教育高质量发展的重要基础，是进一步深化护理教育教学改革、提高人才培养质量的重要环节。

为打造适应时代要求的精品教材，中国协和医科大学出版社联合全国40多所医学院校和医疗单位，开创性地组织了本套全国普通高等医学院校护理学专业规划教材（专科起点升本科）的编写工作。来自全国医学院校和医疗单位的300余名从事护理教育教学的教师、学者和临床一线护理工作者、管理者，秉承着护理学专业教材应体现终身教育的理念，在教材建设中对标一流，结合相关国家政策、行业标准，同时，立足当前国内护理学发展实际，紧密结合并充分体现当今护理事业及相关产业发展水平，融合思政内容，进行探索研究，悉心编撰。

本套教材涵盖护理学专业专升本课程共计24门，定位清晰、特色鲜明，具有如下特点。

一、全国首套成体系的护理学专业专升本教材

本套教材作为全国首套针对普通高等医学院校护理学专业（专科起点升本科）的规划教材，坚持“系统思维，明理致用”的编写理念，结合护理学专业专升本人才培养目标定位，找准教材重点、亮点和突破点，特色鲜明。

二、与时俱进，紧紧围绕需求导向

经过长期发展，高等护理学专业教材建设形成了鲜明的专业特色和质量品牌，在教材编写过程中，我们努力做到既遵循教学规律，又适应行业对人才的要求，主动对标健康中国战略需求，突出时代性与先进性，充分满足社会发展对护理学专业人才素质与能力的要求。

三、坚持立德树人，融入课程思政

把立德树人贯穿于教材编写的全过程、全方面，发挥中医药文化育人的优势，指导学生树立正确的世界观、人生观、价值观。

四、突出“三基五性”，注重内容严谨准确

遵循教材编写的“三基五性”原则。三基，即基本知识、基本理论、基本技能；五性，即思想性、科学性、先进性、启发性和实用性。教材编写充分考虑学科间的交叉与融合，注重理论与实践的结合，突出护理学专业专升本特点。

五、加强数字化建设，丰富拓展教材内容

发挥信息化技术的优势，数字赋能教材，以适应现代教育的需求。在纸质教材的基础上，强化数字化教材开发建设，融入更多实用的数字化教学素材，如教学课件、简述题、案例题及自测题等，丰富拓展教材内容。

在编写过程中，我们得到了教材建设指导委员会和教材评审委员会的大力支持和指导帮助，各位编者充分地展现了认真负责的精神，不辞辛劳，在宏大的护理学专业体系中梳理关键知识点，以帮助学生更快、更好地掌握护理学专业核心知识，在此，出版社深表谢忱！教材编写力求概念准确、内容新颖完整、理论联系实际，尽管力臻完善，但难免有不足与疏漏之处，请广大读者批评指正，使教材日臻完善。

前　言

《基础护理学》作为“全国普通高等医学院校护理学专业规划教材”之一，主要针对护理学专业专升本层次与本科层次学生。本教材在编写过程中坚持以习近平新时代中国特色社会主义思想为指导，全面贯彻落实党的二十大精神与教育方针，对标《“健康中国2030”规划纲要》《教育部关于加快建设高水平本科教育全面提高人才培养能力的意见》与《健康中国行动（2019—2030年）》中对高等学校护理专业人才培养的时代要求。编者深刻认识建设高水平本科教育的重要意义，准确把握建设高水平本科教育的形势要求，结合本科护理专业人才培养目标，适应新时期医学教育改革的发展趋势，充分体现教材护理基本理论知识与操作技能的科学性；编者在充分调研借鉴其他版本教材的成熟内容基础上，确定编写思路，凝练编写大纲，编写内容与不断发展的临床一线护理实践需要密切结合，适应不断发展的医疗卫生水平和社会医疗服务需求，充分体现教材的先进性和实用性。

本教材立足“三基”，秉承三个基本思想：一是筑牢理论基础，强化“三基”内容是重中之重，将护理学专业必须掌握的“三基”内容作为教材核心。二是结合临床实践，编写团队临床教师充分结合临床实践工作需要、护理领域新技术与新发展，以满足学生临床岗位胜任力的职业要求。三是赋予人文精神，提高学生综合素质，在基础护理教育过程中融入人文精神，体现高等护理人才培养综合素养的专业特色。

与其他教材相比，本教材还具有两个特点：一是突出专业特色，注重教材创新性。教材结构中增加了“案例导入”“知识拓展”“本章小结”“思考题”等模块，以情景化案例吸引学生注意力，提高其学习兴趣，有利于学生检测自己的学习效果；原创图片，保证图片内容的严谨、真实、科学、美观和实用，使教材图文并茂。二是丰富数字资源，增设教学课件、思维导图、能力测试等数字资源，以二维码形式呈现，使纸质版教材与数字资源无缝衔接，提高护理专业学生和临床护理人员学习效率。

本教材在编写过程中，引用了多位专家与学者的观点与成果，在此表示衷心感谢。尽管力臻完善，但教材中难免存在疏漏与不足，敬请各位读者不吝赐教，我们将虚心接受，不断完善，再版更正。

编　者

2024年5月

目录

第一章 绪　论

教学课件

学习目标

1. 素质目标

（1）能按要求严肃、认真地进行实验室学习和临床学习。

（2）树立正确的职业价值观，形成良好的职业道德和职业情感。

2. 知识目标

（1）掌握：护理学、反思学习法的定义。

（2）熟悉：基础护理学课程的基本任务、学习内容。

（3）了解：基础护理学课程的地位、学习目的。

3. 能力目标

能正确运用反思学习法以提高学习效果。

案例

【案例导入】

2023年6月，某城市高三女孩小丽的父亲因急性阑尾炎入院。住院期间护士无微不至的护理让小丽非常感动，这使她产生了高考时想要填报护理专业的意愿。在陪护时，她见到护士对父亲进行口腔护理、给药和静脉输液等操作，她很好奇。小丽自己上网查询资料后发现，这些基础的临床护理操作均来自基础护理学这门课程。于是，她暗下决心，在大学期间一定要学好这门课程，勤加练习，提高实践操作能力。

【请思考】

1．基础护理学的课程地位是怎样的？

2．如何学好基础护理学课程？

【案例分析】

一、课程的地位及基本任务

（一）课程的地位

基础护理学作为护理学专业学生（简称护生）接触的第一门专业课，是护理学专业课程体系中最基本、最重要的课程之一。一般学校将此门课程作为必修课进行教学，作为护生学习其他临床技能的前期必备课程，为其他专科护理技能的学习打下基础。

（二）课程的基本任务

基础护理学的任务是在整体护理思想的指导下，以患者为中心，以现代护理观为指导，以护理程序为基础框架，使护生能够在日后的临床工作中把课程中所学习的理论知识和操作技能结合起来，更好地解除或缓解因复杂致病因素和疾病本身所导致患者的生理功能和心理状态的异常变化。

1. 减轻痛苦（suffering relief） 减轻患者的痛苦是护士所从事护理工作的基本责任和任务。护士通过观察患者的痛苦程度和疼痛部位，为下一步医疗计划提供及时的信息。根据医嘱对患者进一步进行生理和心理的护理，帮助个体和人群减轻身心痛苦。

2. 恢复健康（health restoration） 人群在患病或出现临床症状后，一旦影响到其日常生活，往往需要就诊治疗。护士需要通过所学习的基础护理学知识和技能操作，帮助其生理功能和心理状态向健康方向转变。

3. 维持健康（health maintenance） 护士可以通过基础护理学知识维持护理对象的健康状态。如鼓励患慢性病而长期住院治疗的糖尿病患者适当锻炼身体、坚持饮食治疗和每日检测血糖。

4. 促进健康（health promotion） 在护士的帮助下，人们保持最佳健康水平或健康状态。给予人们有关维持或增进健康所需的健康教育，并使人们理解和懂得参加适当的运动有益于增进健康。

基础护理学帮助履行护理人员的角色和功能，在基础护理学的学习中，不仅要培养护生良好的职业道德和职业情感，而且要使护生树立整体护理观。

二、课程的学习内容及学习目的

（一）课程的学习内容

在基础护理学的课程中，护生将学习从事护理工作所必需的护理基本理论、基本知识和基本技能。由于基础护理工作是临床各专科护理的基础，并贯穿于满足患者对健康需求的始终，因此其内容包括患者的生活护理、满足患者治疗需要的护理、观察患者病情变化的技术和健康教育技术等。

在学习的过程中，护生除了要对护理的操作技巧有一定了解，还要了解每个步骤的理论依据与原则，分析与研究患者的基本需求，学会评估与满足患者各项基本需求的基础知识与技巧。具体内容包括环境、预防与控制医院感染、患者入院和出院的护理、患者的安全与护士的职业防护、患者的清洁卫生、休息与活动、医疗与护理文件、生命体征的评估与护理、冷疗法、热疗法、饮食与营养、排泄、给药、静脉输液与输血、标本采集、疼痛患者的护理、病情观察及危重症患者的管理及临终护理。

（二）课程的学习目的

基础护理是满足患者基本需要的一系列护理活动，这些基础护理活动既包括满足患者生理需要的层面，也包含满足患者心理需要的层面。同时，基础护理学的教学活动和实践活动既有助于帮助护生明确作为一名合格护士的自身价值，也有助于培养护生良好的职业道德与职业情感。其教学宗旨在于帮助护生有效掌握并灵活运用护理学基础理论与技术，以便为全面开展“以患者为中心”的高质量的整体护理服务打下坚实的理论和实践基础。因此，学习基础护理学课程的主要目的是使护生在完成本课程内容的学习后，能够做到以下几点。

1. 获得满足患者生理、心理、社会需求所必备的基本知识和基本技能。通过学习基础护理学，可以帮助护生牢固树立终身为人类卫生事业服务的信念，加强自我修养，运用熟练的护理技术，与护理理论相结合，为患者提供高品质的服务，满足患者的基本需要，提升患者的生活质量，使患者达到理想的健康状况，体现出以人的健康为核心的现代护理理念与目的。

2. 认识自身价值，树立正确的价值观。认识自身价值是做好护理工作的原动力。通过学习基础护理学，帮助护生认识到护理既是一门科学，也是一门艺术。其科学性体现在护理学专业有其相对独立的知识体系，并有一定的理论作为指导；其艺术性则表现为护理的对象是千差万别的个体，在对服务对象进行护理时必须有意识地将所学的知识和技能加以创造和升华。护理工作要求有技能、想象力、献身精神以及对工作和患者的爱。因此，护理不仅仅是一种科学，更是一门艺术。通过学习基础护理学课程，使护生对专业知识进行更深层次的探索，了解基本的护理知识、基本原理、基本技术，力求护生在护理中将科学性与艺术性相结合。

3. 具备良好的职业道德和职业情感。护理的服务对象是人，人是由生理、心理、社会、精神、文化等多个层面所组成的开放性的整体。护理服务对象的特殊性决定了从事护理工作的护理人员必须具备良好的人道主义精神和人文情怀，只有这样，才能为服务对象提供人道主义的护理照顾，使服务对象获得身心上的舒适并促进其疾病的康复。

通过学习基础护理学，可以培养护生高尚的职业道德和职业情感，使护生能够在对患者的服务过程中，运用熟练的技术、渊博的学识、博爱的精神、宽容的心态，赢得患者的信赖，与患者建立融洽的护患关系。护生通过各种护理技能的运用，传达出对人性的爱、对生命的爱、对患者的爱，增强患者的自信，使他们有信心恢复健康。通过对患者的护理工作，护理人员也能感受到自己的价值、成就感和职业荣誉感，从而实现自我的需求。

三、课程的学习方法及要求

基础护理学是一门非常实用的学科，在课程学习过程中，不仅要注意实践技能的训练，还要通过反思提高自身分析问题与解决问题的能力。

（一）实践学习法

基础护理学课程主要培养护生掌握护理患者所需要的基本知识与技能，其内容的重点是基础护理操作。因此，实践学习法是护生学习基础护理学的重要手段，包括实训室学习和临床学习两种。

1. 实训室学习　是护生学习基础护理学的重要方法之一。护生只有在实训室模拟的护理情境下能够独立、熟练地完成各项基础护理技能操作，达到教学大纲所要求的标准，才能够在临床真实患者身上实施各项护理技能操作。因此对护生有如下要求。

（1）认真对待实训课：进入实训室前，按要求穿好护士服、戴好护士帽、穿好护士鞋。

（2）严格遵守实训室的各项规章制度：在实训室内，严禁大声喧哗，严禁坐床，要爱护实训室内的所有设备及物品（包括人体模型、操作用物等），保持实训室的清洁卫生。实训结束离开实训室前，要将所用物品放回原处，并关好门窗、水电。

（3）认真观看教师示范：对于实训室学习，教师示范是重要的环节。护生应集中注意力，仔细看清楚教师示范的每一个步骤。在教师示范过程中，如有疑问或没看清楚的地方，应在教师示范结束后及时提出。

（4）认真做好模拟练习：观看完教师的示范后，护生要根据教师的示范，按照正确的操作步骤逐步进行模拟练习。在模拟练习中，不要操之过急，力求每个步骤都能符合操作标准的要求，如有问题应及时请教实训课的指导教师。

（5）加强课后练习：技能的学习是一种循序渐进、持续不断熟练的过程。当前，我国大部分护理学院校已对护生不同程度地开放了基础护理实训室，以加强其实践能力。护生要充分利用实训室的开放时间，有目的、系统地开展实训，提高自身的操作水平。

2. 临床学习　是提高护生基础操作技能的一种有效的学习方法。通过临床学习，不仅能使护生的各项技能操作逐渐达到熟练的程度，而且还能促进护生职业道德和职业情感的形成与发展。临床学习的前提条件是护生在实训室内进行各项技能操作时已经达到教学所规定的标准要求。为保证患者安全，如果护生的各项操作在实训室实训中没有过关，决不允许其在临床真实患者身上进行任何技能操作。护生在临床真实的护理情境中为患者实施基础护理的各项技能操作之初，需借助临床带教教师的指导，再逐渐过渡到独立完成各项操作。为了提高临床学习的效果，对护生有如下要求。

（1）以护士的标准严格要求自己：进入临床后，护生应自觉遵守医院的各项规章制度，按照护士的伦理道德规范行事。

（2）树立良好的职业道德和职业情感：护生到临床后，要树立高度的责任心和责任感，尊重、关心、同情、爱护患者，全心全意为患者服务，尽可能地满足患者提出的各种合理要求。

（3）认真对待每一项基础护理技能操作：临床学习的经历是非常珍贵的，护生应珍惜每一次操作机会，并按照正确的操作程序和方法为患者实施各项操作，严格遵守无菌技术操作原则和查对制度，确保患者的舒适和安全。

（4）虚心接受临床带教教师的指导和帮助：临床带教教师具有丰富的临床经验和带教经验，他们了解护生刚刚进入临床时的感受和状态，是护生临床学习的主要支持者，也是护生临床学习的角色榜样。因此，护生应有效地利用临床带教教师这一重要的学习资源，尊重他们、主动向他们请教问题并虚心接受其指导。此外，在临床学习中遇到各种压力时，护生应主动寻求临床带教教师的帮助，以避免压力对自身造成各种不利影响。

（二）反思学习法

反思学习法是护生在完成某个基础护理技能操作之后需要进行的反思过程。反思学习法是提高实践学习效果的重要方法之一，既可以用于实训室学习也可以用于临床学习。护生应按照以下三个阶段进行反思学习。

1. 第一阶段 即回到所经历的情境（回到经验中去）。在此阶段，护生只需回忆自己所做的技能操作的全过程，描述所出现的失误，而不作出任何评判，即问自己“刚才我都做了些什么？”

2. 第二阶段 即专心于感受（注重感觉）。在此阶段，护生需要体验有关技能操作的自我感受，即问自己“我刚才的操作做得怎么样？”护生在进行基础护理技能操作之后，通常会产生不同的心理感受，有些是积极的，有些则是消极的。作为护生，应努力去体验那些积极的感受（如在临床学习中，护生得到患者赞扬后的愉快感受），采取适当的方法排除（如向临床带教教师或同学倾诉）消极的感受（如临床学习时，连续两次穿刺失败激怒了患者）。

3. 第三阶段 即重新评价（分析意义）。这是反思学习的最后阶段，即问自己“这次经历对我意味着什么？”在此阶段，护生需将本次经验与其原有经验的想法和感受联系起来，并比较它们之间的相互联系（连接新经验与以往旧经验）。

反思过程需要不断地实践和应用，直到护生能够熟练地执行基础护理技能操作的每个步骤并感到得心应手为止。反思学习法既适用于个体护生，也适用于小组或全班同学，即在每次实训课或临床实习结束后，由实训课指导教师或临床带教教师组织护生进行反思性讨论。讨论中，护生不仅可以反思自己的经历，还可以分享其他同学的经历和感受，从而对提高护生的技能和能力起到积极的促进作用。反思学习的另一种形式是写反思性日记，这种反思学习的形式更适合在临床实习的护生。护生可以准备一个笔记本，在临床学习期间，养成记日记的习惯，把每天在临床上所做、所想和所思的事情记录下来。反思性日记不是写“流水账”，而是护生在看到某种场景或做了某件事情之后把其感受和体会写出来，包括护生在临床学习中的感悟和收获。护生可以通过反思性日记将整个临床学习过程中的点点滴滴记录下来，而反思性日记也将成为护生临床学习成长的最好见证。

基础护理学是一门非常重要的专业课，也是其他临床护理专业的基本课程。学生必须充分认识到基础护理学课程在整个护理学专业课程体系中的重要性与任务，清楚地认识到学习的目标，并且能够根据适当的学习方式和要求去学习，这样才能使基础护理学的基本理论知识和技能得到最大限度地发挥，为以后学习其他护理学专业课程，以及从事临床护理工作打下坚实的基础。

本章小结

思考题

1. 基础护理学课程的学习目的和学习内容是什么？

2. 作为一名护理学专业的学生，在进行基础护理学课程的实训室学习和临床学习时应遵循哪些基本的要求？

更多练习

（于洪宇）

第二章 环　　境

教学课件

学习目标

1. 素质目标

（1）具备人文关怀素养，树立关爱生命、全心全意为护理对象健康服务的精神。

（2）能应用评判性思维为患者创造安全、舒适的治疗环境。

2. 知识目标

（1）掌握：环境的定义，医院环境调控的有关要素，健康、护理与环境的关系。

（2）熟悉：环境、医院环境的分类，环境因素对健康的影响。

（3）了解：良好医院环境应具备的特点。

3. 能力目标

（1）能正确运用本章知识，评价医院环境的科学性和合理性，为患者创造安全、舒适的治疗环境。

（2）能根据患者的实际情况为其调控医院环境。

案例

【案例导入】

患者，男，52岁。居住在食管癌高发地区，因食管癌收入院。患者为农民，小学文化，性格内向。今早护士交班时，患者主诉夜间无法入睡。患者对食管癌手术极度担心，不愿接受手术。

【请思考】

1．为患者设置合适的医院环境，应从哪些方面进行分析？

2．患者认为自己没有家族遗传史，对患病很难理解。从环境的角度考虑，你会如何为患者进行分析和指导？

【案例分析】 

人类与环境（environment）相互影响、相互制约。人类依存于环境，受其影响，并不断与之相适应；人类也通过自身的生产活动不断改造环境。经过不断的建设和发展，人类创造了前所未有的物质财富和社会文明，大大改善了生存环境，但与此同时也对环境造成了不利的影响，如生态破坏、环境污染、水资源短缺等问题日益凸显，人们在社会生活中的就业、工作、人际关系等压力也不断增大，这些均对个体的身心健康造成了很大的影响。作为一名医务工作者，护士应充分认识到环境对护理的意义，掌握与环境和健康相关的知识，充分利用环境中对人类健康有利的因素，消除和改善不利的因素，帮助患者预防疾病、恢复健康、保持舒适，更好地承担维护人民健康的责任。

第一节 环境与健康

一、概述

（一）环境的概念

围绕并影响生物体整个生命周期的一切统称为环境。环境总是针对某一特定主体或中心而言的，是一个相对的概念，因此在不同的学科中，环境一词的科学定义也不尽相同。《中华人民共和国环境保护法》中规定，环境是影响人类生存和发展的各种天然的和经过人工改造的自然因素的总体，包括大气、水、海洋、土地、矿藏、森林、草原、野生生物、自然遗迹、人文遗迹、自然保护区、风景名胜区、城市和乡村等。世界卫生组织（World Health Organization，WHO）公共专家委员会将环境定义为，在特定时刻由物理、化学、生物及社会的各种因素构成的整体状态，这些因素可能对生命体或人类活动产生直接或间接的作用，其影响可能是现时的或远期的。

环境是护理学中四个基本概念之一，被护理专家赋予了深刻的含义。现代护理创始人弗洛伦斯·南丁格尔（Florence Nightingale）重视通风、温度、气味、噪声和光线等物理因素，认为“环境是影响生命和有机体发展的所有外界因素的总和，这些因素能够延缓或加速疾病和死亡的过程。”护理学家卡利斯塔·罗伊（Callista Roy）认为“环境是围绕并影响个人或群体发展与行为的所有外在因素的总和。”美国护理学家贝蒂·纽曼（Betty Neuman）认为“环境是任何时间内影响个体和受个体影响的所有内外因素。人体内部的、外部的、人际间的压力源是环境的重要组成部分。”由此可见，护理学研究的环境是以人类为中心的周围事物，是影响人类生命和成长的所有机体内部因素和外界条件的总和，并能对人类产生积极或消极作用，人类与环境相互作用、相互影响。

（二）环境的分类

环境是一个非常复杂的体系，可以按照不同的标准进行分类。环境这一概念在不同的学科中的内涵不尽相同，其常用的环境分类方法也各异。护理学中一般将人类环境分为内环境和外环境。

1. 内环境　包括生理环境和心理环境。

（1）生理环境：即细胞在体内所处的环境，是直接进行物质交换的场所。生理环境在人体呼吸系统、循环系统、消化系统、泌尿系统、神经系统、内分泌系统等各调节系统的相互作用下维持平衡状态，并与外界环境进行物质、能量和信息交换，是机体健康的必备条件。

（2）心理环境：即个体的心理活动，是存在于脑中，对人体的一切活动发生影响的环境。一般来说，患病会对个体心理活动产生负面影响，出现焦虑、失眠等。同时，一些心理因素也会导致或诱发疾病，如急性或慢性应激事件，可使机体发生病理生理变化，出现高血压、胃溃疡等问题。此外，心理因素对患者所患疾病的进程、患者对治疗的配合程度、疗效、预后，以及患者和亲属的生活质量等都会产生不同程度的影响。

2. 外环境　包括自然环境和社会环境。

（1）自然环境：是围绕在人类周围的各种自然因素的总和，如空气、水、土壤、其他物种、太阳辐射等，是生物赖以生存的物质基础。由于受到人类活动的影响程度不同，自然环境常被分为原生环境和次生环境。①原生环境：是天然形成、未受人为因素影响的自然环境，如某些原始森林、人迹罕至的荒漠、海洋深处等。②次生环境：是在人为影响下形成的或经人工改造了的自然环境，与人类的社会生活距离较近、关系密切。

（2）社会环境：指人类在生活、生产及社会交往活动过程中形成的社会物质、精神条件的总和。由社会政治、经济、文化、信息、卫生服务、生活方式等因素构成的社会环境对人类的形成和发展进化具有重要作用，同时人类活动对于社会环境有着深刻的影响，人类本身也在适应和改造社会环境的过程中不断变化。

人的生理环境、心理环境、自然环境、社会环境相互影响、相互制约，任何一方出现问题，都会影响人体健康。人是生理、心理、社会的结合体，要考虑环境因素对人的整体影响。此外，人还是复杂的个体，生活在复杂的环境中，患者的生理疾病会影响其心理健康状况并由此产生心理问题，反之，心理问题也可能导致生理疾病。因此，在为患者服务时，应综合考虑各种环境因素对人体健康的潜在影响，充分发挥环境的积极作用，避免部分环境要素的不利影响。

二、环境因素对健康的影响

环境对人类的生存和健康意义重大，人类活动会影响环境，环境也能反作用于人类。机体不断与环境进行着物质、能量和信息的交换与转移，从而保持自身的平衡状态。各种外环境要素通过机体的新陈代谢，影响内环境的平衡，从而影响个体的健康水平。适宜的环境条件，可以促进人类的健康、患者的康复。反之，恶劣的自然环境及人为因素造成的环境破坏、环境污染，不仅会损害人类健康，甚而还会对人类健康产生近期和远期的危害，威胁人类的生存。

（一）自然环境因素对健康的影响

自然环境是人类生存和发展的物质基础，自然环境对人类的影响是最具根本性的。目前，各种原生及次生环境问题日益凸出，严重威胁着人类的健康。

1. 原生环境问题对健康的影响　原生环境问题主要指自然界发生的异常变化，如火山爆发、山崩、地震、海啸、台风、干旱等自然灾害，以及地表某些化学成分含量过多或过少。

（1）气候变化对健康的影响：气候变化通过危害清洁的空气、安全的饮用水、充足的食物和有保障的住所影响人类的生存和健康。世界卫生组织在2016年报道，气候变化预计将在2030—2050年，每年多造成约25万人死于营养不良、疟疾、腹泻和气温过高。例如，洪水可污染淡水供应，使水源性疾病的发病风险增高；超常高温可直接造成心血管和呼吸道疾病患者死亡，高温时花粉及其他气源性变应原的水平也较高，可引起哮喘。除导致疾病外，洪水、超常高温等极端气候事件也会破坏家园、医疗设施及其他必要的服务设施。

（2）自然地质对健康的影响：人的生长和发育与一定地区的化学元素含量有关，地壳表面的元素分布在局部地区内可出现异常现象，如某些元素过多或过少等，当人体从环境摄入的元素量超出或低于人体所能适应的变动范围时，人体就会患病。如饮食、饮水中碘的缺乏会导致碘缺乏病的发生，其中地方性甲状腺肿多见于成人，地方性克汀病多见于儿童；土壤、水源中含氟量过多会导致地方性氟中毒，患氟骨症；地方性砷中毒、地方性硒中毒、地方性钼中毒也均是由于当地地质中相应元素含量过高所致的地方病。

2. 次生环境问题对健康的影响　次生环境问题主要指人类在改造原生环境时，对自然资源利用的不合理和对废弃物处理的不当，以及由生产发展和人口增长所带来的生态破坏与环境污染。环境污染主要通过急性中毒和慢性损害对人体健康产生影响。

（1）空气污染：包括室外空气污染和室内空气污染。

1）室外空气污染：大气中混入的各种污染物，使大气原有的正常组成比例发生了改变，污染物的含量超过了大气的自净能力，超过了人体的耐受能力，就会对人类健康和生活条件造成危害。大气污染物的主要来源有工业企业燃料燃烧所排出的废气，交通运输工具排出的废气，以及生活用燃料燃烧产生的烟尘等。被污染的大气中含有多种有害物质，如二氧化硫、氮氧化物、颗粒物、光化学烟雾等，可对人体造成直接或间接的危害。

大气污染的危害是多方面的，危害程度取决于大气中有害物质的种类、性质、浓度和持续时间，以及个体的敏感性。有害物质对人体造成的直接危害包括短时间内吸入大量空气污染物引起的急性中毒，如一氧化碳中毒；长期接触低浓度的空气污染物，可诱发呼吸系统疾病和结膜疾病，而呼吸系统疾病又可诱发循环系统功能异常等多种慢性病。有害物质对人体造成的间接危害是大气污染导致地球臭氧层破坏、全球变暖和酸雨出现，引起环境破坏，从而对人类健康产生不良的影响。

2）室内空气污染：现代人有80%以上的时间在室内活动，特别是老、幼、弱、病者在室内活动的时间更多。研究显示，室内空气污染与健康的关系更为密切。人们在烹饪和采暖时，使用的燃料在燃烧时所产生的不同有害污染物已成为室内空气污染的重要来源。动物实验表明，烹调油烟中的有害物质具有致突变性。另外，房间内使用的装饰材料及基本建筑材料大多具有挥发性，其挥发出的甲醛、苯、甲苯及释放出的有害放射性元素对室内空气环境造成污染，长期接触将导致呼吸功能降低，威胁人类健康。人类活动（如吸烟）产生的烟气也是造成室内空气污染很重要的来源。烟草烟气中含有3800多种成分，其中一些有害成分与呼吸系统、循环系统疾病有关，并能增加多种癌症（特别是肺癌）发生的风险。

（2）水污染：是人类在生活和生产活动过程中生产的废水、污水直接进入水体，超出了水体的自净能力，使水的理化特征或生物组成群落发生改变，从而使动物、植物生长条件恶化，对人类健康造成直接或间接的危害。①直接危害：是水中含有的有害、有毒物质可以直接引起急、慢性中毒，以及癌症等疾病；另外，水中含有的某些病原微生物可引起疾病的发生，导致传染病蔓延，如伤寒、霍乱、军团菌病等。②间接危害：是水中的某些污染物虽然不会引起急、慢性中毒或传染病流行，但会导致水质恶化，抑制水体微生物的生长繁殖，从而影响水体的自净能力，如耗氧性有机物耗尽水中的氧气，对有机物进行厌氧分解，产生甲烷、硫化氢，导致水质严重恶化，使水发黑变臭；另外，过多的营养物质进入水体导致水体富营养化，使水藻大量繁殖，并产生多种藻类毒素，可导致人类肝细胞坏死，诱发肝癌。

（3）土壤污染：是在人类生产和生活活动中排出的有害物质进入土壤中，直接或间接危害人、畜健康的现象。土壤是人类生活环境的基本因素之一，也是生态系统物质交换和物质循环的中心环节，是各种废弃物的天然收容和净化处理场所。土壤中的有害物质可通过水、食物和空气进入人体，影响人正常的生理功能。

人体排出的含有病原微生物的粪便污染土壤，可直接或间接引起肠道传染病和寄生虫病等疾病的传播，如伤寒、副伤寒、痢疾、病毒性肝炎等传染病。因土壤污染而传播的寄生虫病有蛔虫病和钩虫病等。人通过与被污染的土壤直接接触或生食被污染的食物而患病。

土壤受化学污染物污染后，主要通过农作物和水进入人体，对人体造成多种损害，但影响大多是间接的。任意堆放的含毒废渣及被农药等有毒化学物质污染的土壤，通过雨水冲刷、携带和下渗会污染水源，人、畜通过饮水和摄入食物可引起中毒。

（4）噪声污染：噪声是指人们不需要的、讨厌的声音，一般由很多没有一定周期性和节奏性的频率构成，如车辆的发动声、高音喇叭声、人为的吵闹声等。噪声对听觉器官的损伤一般是由生理变化到病理改变的过程，即先出现暂时性的听阈位移，然后逐渐发展为永久性听阈位移。噪声污染使人感到烦躁、头晕、头痛，使日常生活、工作、学习、休息受到影响，长期接触可出现失眠、食欲缺乏、血压升高等神经系统、消化系统、循环系统及内分泌系统的病理改变。

（5）辐射污染：辐射源有天然和人工两大类。天然的辐射源来自宇宙射线和水域、矿床中的射线。人工的辐射源主要是医用射线源、核武器试验产生的放射性沉降物、原子能工业排放的各种放射性废物，以及各种家用电器（如计算机、电话等）形成的电磁辐射等。辐射对人体健康的危害程度取决于人体在辐射环境中暴露的时间和辐射强度，严重的会引起遗传基因突变、胚胎畸形，甚至人和动物短时间内的死亡。

环境污染已成为一个世界性问题。随着环境污染的加重，人类的生存条件逐渐变差，免疫防御能力逐渐下降，导致许多疾病产生。人类应重新认识和调整人类与环境的关系，做到人类与环境和谐相处，才能使人类健康得到保证。

知识拓展

世界环境日

20世纪60年代以来，世界范围内的环境污染与生态破坏日益严重，环境问题和环境保护逐渐被国际社会所关注。

1972年6月5日，联合国在瑞典首都斯德哥尔摩举行第一次人类环境会议，通过了著名的《人类环境宣言》及保护全球环境的“行动计划”，提出“为了这一代和将来世世代代保护和改善环境”的口号。这是人类历史上第一次在全世界范围内研究保护人类环境的会议。出席会议的113个国家和地区的1300名代表建议将大会开幕日，即6月5日确立为“世界环境日”。联合国和各国政府，每年都在6月5日开展各项活动来宣传与强调保护和改善人类环境的重要性。联合国环境规划署会在每年的年初公布当年的世界环境日主题，并在每年的世界环境日发表环境状况的年度报告书。

世界环境日旨在提醒全世界关注地球状况和人类活动对环境的危害。要求联合国和各国政府在这一日开展各种活动来强调保护和改善人类环境的重要性。

（二）社会环境因素对健康的影响

1. 社会经济　物质条件是满足人们的基本需要、卫生服务和文化教育的基础。经济状况的好坏对人们的健康起着重要作用。如果社会经济状况不好，物质条件匮乏将导致生活贫困、营养不良、卫生设施不足、缺乏教育等，难以满足健康的需要。社会经济状况好，人们可以获得充足的食物、均衡的营养，生活和劳动条件得到改善，政府用于教育和卫生保健的投资增加，使人们的健康得到保障。据统计，人类平均寿命长短与国家的经济水平呈正相关。由此可见，社会经济状况对人体健康有直接的影响。

2. 人际关系　人类是群居性动物，群体的氛围直接影响个体的身心健康。良好的人际关系、和睦的群体氛围，均有利于保持健康的心理状态；而相互猜疑、妒忌等不良的人际关系和气氛，会使人们感到苦闷、压抑，久而久之导致心理问题而影响健康。因此，人与人之间的相互关心、相互爱护和支持会使人们精力充沛、心情愉悦、身心处于良好状态，从而对健康产生积极影响。

3. 职业情况　有些职业情境使从业人员处于应激状态，或置身于物理、化学、生物有害因素的环境中，或人为改变环境造成的危害中，导致从业人员产生心理健康问题或罹患职业病。而且这些因素对健康的影响通常不是立即表现出来的，其中有些因素的影响具有较长的潜伏期。

4. 文化教育　文化教育与人类的卫生习惯和传统习俗有关，对健康有重要的影响。不同生活习惯及不同的生活方式反映了个人的不同文化素质。而有些饮食习惯与当地的传统习俗有关，如某些地区人们喜食腌制或烟熏食品，这种不健康的饮食习惯容易导致消化道肿瘤的发生。文化教育是使人社会化的过程和手段，只有经过不断教育才能使刚出生时的“生物人”逐渐转化为“社会人”，人的社会化教育贯穿整个生命周期。文化教育可以提高人们

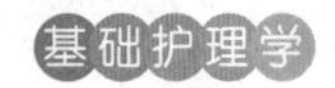

的生活能力、鉴别能力，改变不良的生活方式，提高自我保健意识，达到促进人类健康的目的。

5. 生活方式　生活方式包括两方面内容，即人的行为和其所控制的周围环境。生活方式是人们生活的一般习惯，是个体的生活情形和行为方式。人们的生活方式受社会经济、文化因素及个人特征的影响。人们选择的生活方式可以对健康产生积极或消极影响。产生积极影响的生活方式称为健康生活方式，如有规律的锻炼、控制体重、远离烟酒、及时进行免疫接种、定期健康检查和牙齿检查等；而产生消极影响的生活方式称为健康危险因素，如吸烟、缺乏锻炼、熬夜、睡懒觉、饮食过量等。研究发现，过量吸烟的人更容易患肺癌和循环系统相关疾病；饮食过多和缺乏锻炼所导致的肥胖常与心脏病、糖尿病和高血压等疾病有关。

6. 卫生服务系统　主要工作是向个人和社区提供范围广泛的医疗护理和康复服务，保障人类健康和提高人口素质。我国医疗卫生保健服务工作沿着为人民服务的方向，遵循面向人民群众、以预防为主的方针，建立了遍布全国城乡的三级医疗卫生网络，为人们的健康提供了保障；但在卫生服务过程中存在着诸多影响健康的因素，如医疗卫生资源分配不均衡、基层为导向的卫生服务网络不完善，且存在单纯生物医学模式指导下“重治疗、轻预防”观念，都会给人们的健康带来不良影响。

三、护理与环境的关系

保护和改善环境是人类为生存和健康而奋斗的一个重要目标。这一目标要求每一个人和每个专业团体都要致力于保护环境、保护自然资源的全球运动。护理专业以减轻痛苦、恢复健康、预防疾病、促进健康为己任。因此，护理工作者必须掌握有关环境与健康的知识，了解环境与健康和疾病的关系，为保护环境、促进健康发挥应有的作用。

（一）国际护士会的倡导

早在19世纪，护理学创始人南丁格尔就提出了护理与环境密不可分的理念。护士必须掌握环境与健康、环境与疾病的知识，保护环境，完成护理的基本任务。在1975年国际护士会的政策声明中，国际护士会总结了护理学专业与环境的关系，认为护士具有如下职责。

1. 帮助发现环境对人类的积极和消极影响。

2. 护士在与个体、家庭、社区和社会接触的日常工作中，应告知他们如何防护具有潜在危害的化学制品及有放射性的废物等，并应用环境知识指导其预防和减轻潜在性危害。

3. 采取措施预防环境因素对健康所造成的威胁，同时加强宣传，教育个体、家庭、社区及社会对环境资源进行保护。

4. 与卫生部门协作，找出住宅区对环境及健康的威胁因素。

5. 帮助社区处理环境卫生问题。

6. 参与研究和提供措施，早期预防各种有害于环境的因素；研究如何改善生活和工作条件。

（二）保护人类健康，满足人们需要

护理的基本任务是减轻痛苦、促进健康、预防疾病、恢复健康。而环境又是影响人类健

康的一个重要因素，因此护士有责任掌握有关环境与健康的知识，为保护环境、维护和促进健康发挥应有的作用。

第二节 医院环境

医院（hospital）是社会系统的一个组成部分，是疾病预防、诊断、治疗及康复的场所。医院的主要任务是治疗患者，减轻患者痛苦。随着时代的进步和科技的发展，医院的任务逐渐扩展，要求医务人员充分利用精密的仪器和先进的医学技术为社会提供更充实、更完善的医护服务，以达到减轻痛苦、促进健康、预防疾病、恢复健康的目的。由于在医院内接触的人，以及医院陈设、气味和声音等与其他环境有所不同，入院患者难免会产生陌生、不习惯的感觉，甚至产生恐惧心理。医院环境被认为是影响患者身体健康和精神状况的重要因素之一。患者的身心舒适、疾病的治疗效果，均与医院环境有密切的关系。因此，为患者提供安全、舒适、安静、整洁的休养环境，是护士的重要职责之一。

一、医院环境的特点及分类

（一）医院环境的特点

医院环境是专为人类医疗活动设计的一种治疗性环境，是人们对医院建筑的内部环境和外部环境所产生的生理、心理及社会意识的总和。良好的医院环境对患者的治疗和康复起到积极的作用。因此，医院环境的要求是保证患者安全、满足患者舒适的要求、保持并使环境整洁和安静，以满足患者治疗、护理、休养的需要，促进患者的康复。医院环境应具备以下特点。

1. 安全性　安全是生理需要满足后最迫切的人类基本需要。对于患者来说，安全的环境尤其重要。因为疾病可使人虚弱，因而在日常生活中容易发生意外伤害，如跌倒、感染等。安全性要求医院在建筑设计、设施配套及治疗护理过程中，各个部门相关人员应有安全防护意识，以防意外事件的发生。安全的医院环境的特征包括患者的基本需要得到满足、身体危害减少、病毒传播降低、公共卫生得到维护及污染被控制。护士在运用护理程序和评判性思维技巧提供服务时，必须具有评估威胁个体和环境安全的相关危害、计划，以及恰当地实施维持安全环境的知识和技术，保证患者的安全，从而缩短患者的治疗或住院时间，同时也可促使医务人员达到最佳工作状态。

2. 舒适性　医院作为患者治疗疾病、恢复健康的场所，其环境的舒适与否不仅关系到患者疾病的转归和痊愈的速度，也是评价医院管理优劣的指标之一，对医院的发展具有重要意义。舒适的医院环境包括舒适的物理环境及和谐的人际关系。一方面，医院要注意物理环境（如患者所处的空间及其温度、湿度、通风、光线、音响、装饰）的调控，增强患者的身体舒适感；另一方面，医务人员应注意为患者营造一个良好的氛围，重视患者的心理支持，满足患者被尊重、被爱及归属感的心理需要。

3. 专业性　随着“生物-心理-社会”的现代医学模式理念深入人心，医院正逐步从单纯的医疗型向医疗、预防、保健和康复的复合型转变；加之我国经济的飞速发展和人民生活水平的提高，患者也对医务人员提出了更高的要求，医务人员需提供更全面、更专业化的服务以满足患者多方位的健康需求。由于护士在提高医疗服务质量中起相对独立的作用，因此现代医院环境要求医务工作者不仅要有丰富的基础知识（包括医学基础知识、人文学科知识、社会学科知识、流行病学知识）及娴熟的医疗服务技术，还应具备团结协作的精神和良好的职业行为和态度，为患者提供生活方面、心理方面、饮食营养等方面的更为专业的服务。

4. 统一性　体现在医院管理的统一。例如，对护理人力资源的管理，从选拔人员、强化培训、完善考核机制到合理调配等方面进行统一管理，实现现有护理人力资源的高效利用；对陪护人员进行统一管理，不但减轻了护士的负担，而且提高了护理质量；对医疗废物进行规范化统一的集中管理，有效地控制了废物对患者和环境造成的危害；供应室对医院手术器械的统一管理，保证了器械的高效利用。由此可见，医院统一的管理是提高护理质量和患者满意度的重要保障。

（二）医院环境的分类

创建良好的医院环境以满足患者治疗、护理、休养的需要，促进患者康复。医院环境可分为物理环境、生物环境和社会环境。社会环境又包括人际关系及医院规则。

1. 物理环境　是医院存在和发展的基础，包括建筑设计、基本设施、院容院貌等为主的物质环境，如视听环境、嗅觉环境、仪器设备、诊疗场所。

2. 生物环境　包括微生物、昆虫及鼠类等生物。医院作为患者集中的场所，病原微生物种类繁多，医院环境中微生物的含量直接关系到医院感染的发生情况。另外，昆虫及鼠类造成的疾病传播也威胁患者及工作人员的健康安全。因此，加强医院的生物环境安全管理与防护对医院和社会来说都十分重要。

3. 社会环境　医院是患者集中的场所，也是社会的一部分。患者住院后对接触的人员、陈设、规则等感到陌生和不习惯，从而产生不良的心理反应。护士应帮助患者熟悉环境，建立良好的人际关系，使其尽快适应医院的社会环境。

（1）人际关系：患者住院接受治疗和护理，脱离了原有的生活环境，在医院新的环境中与不同人群建立起新的人际关系，包括护患关系、患者与患者之间的关系及患者与院内其他人员之间的关系。良好的人际关系可改善患者恐惧、焦虑等不良情绪，有利于疾病的恢复；而紧张的人际关系不仅会造成不必要的麻烦，而且会使患者的治疗和康复受到影响。

（2）医院规则：包括医院的规章制度、监督机制及各部门协作的人际关系等。医院管理环境应以人为中心，体现医院文化，旨在提高工作效率，满足患者需求。

良好的医院环境是医院树立良好社会形象，以及人们对医院整体印象进行综合评价的一项重要指标。医务人员应减少和消除医院环境中影响健康的危险因素，并从物理、生物、社会环境方面为患者提供适合人体健康的环境。

二、医院环境的调控

医院作为医疗机构，肩负着预防、诊断及治疗疾病与促进健康的使命。为确保患者能获得安全、舒适的治疗性环境，必须创造一个良好的医院环境。当医院环境不能满足患者康复需求时，护士应采取适当的措施对医院环境进行调控。

（一）医院物理环境的调控

人与环境是相互作用的统一整体。医院物理环境因素影响着患者的身心舒适和治疗效果，病室的温度、湿度、噪声、通风等是患者自身不能控制的。因此，适当地调节医院的物理环境，使其保持整齐、舒适、安全、美观，是护士的重要职责。健康的物理环境应考虑下列因素。

1. 空间　每个人都需要一个适合其生存、发展及活动的空间。例如，儿童需要游戏、活动和学习的空间，以利于其成长和发展的需要；成人需要休息和会客等场所，以满足其从事社会交往活动和独处的需要。因此，为患者安排空间时必须考虑以上因素，在医院条件允许的情况下，应尽可能满足患者的需要。为保证患者有适当的活动空间及方便治疗和护理，病床之间的距离不得少于1m。

2. 温度　舒适的环境温度因人而异，但通常范围在18～22℃。在适宜的室温下，患者可以感到舒适、安宁，能减少机体消耗，利于散热，并可降低肾负担。室温过高，会使神经系统受到抑制，干扰消化和呼吸功能，不利于散热，影响体力恢复；室温过低，则因冷的刺激，使人畏缩，缺乏动力，肌肉紧张而产生不安，也会使患者受凉。新生儿及老年患者室温保持在22～24℃为佳。病室应备有温度计，以便随时评估室内的温度并加以调节，避免过热或过冷。在为患者进行护理操作时，应尽量避免暴露，以防着凉。夏季，可使用空气调节器或电扇调节室温。冬季，病室多用暖气设备保持温度，农村和基层医疗单位也可用火炉、火墙等取暖。此外，还应根据气温变化适当增减患者的衣物及被褥。

3. 湿度　病室湿度一般指相对湿度（relative humidity），是在单位体积的空气中，一定温度条件下，空气中所含水蒸气的量与其达到饱和时含量的百分比。不同个体感觉舒适的湿度范围有差异，但通常在50%～60%。相对湿度可影响人们的健康。例如，湿度较高时，皮肤的水分蒸发较慢，抑制出汗，患者感到憋闷；而湿度较低时，病室空气干燥，人体蒸发大量水分，可引起口干舌燥、咽痛等不适，对呼吸道疾病或气管切开患者尤其不利。病室应备有湿度计，护士可根据湿度的变化进行调节。湿度过低时，夏季可在地面上洒水，冬季可用空气加湿器或在暖气上安放水槽以蒸发水分，提高室内湿度。湿度过高可使用空气调节器调整，也可开窗通风换气，降低湿度。

4. 通风　污浊的空气中氧气不足，会干扰人的正常生理及心理状况，使人出现烦躁、倦怠、头晕、食欲缺乏等症状，有碍患者的康复，所以，病室的空气应保持清新。通风可置换室内外的空气，并在一定程度上调节室内温度和湿度，从而刺激皮肤的血液循环，刺激汗液蒸发及热量散发，增加患者舒适感，使人心情愉快。同时，通风又是降低室内空气污染、减少呼吸道疾病传播的有效措施。病室应定时通风换气，通常开窗30分钟即可达到置换室内空气的目的。在冬季，通风时要根据温差和风力适当掌握。开窗时应注意保护患者，避免患者受凉。

5. 噪声　病室及周围环境的声音在很大程度上影响患者的情绪，悦耳的声音会对人脑产生良好的刺激，从而利于患者的康复；而噪声会影响患者休息和睡眠，并使患者产生烦躁等情绪。根据WHO规定的噪声标准，白天病区较理想的噪声强度在35～45dB。病室内的医务人员要做到“四轻”，即说话轻、走路轻、操作轻、关门轻。医务人员说话的声音不可太大；工作时禁止穿有声响的鞋子；操作时动作轻稳，尽量避免产生不必要的噪声。各种搬运车，如推车、治疗车等的脚轮要灵活，定期滴注润滑油。病室的门、椅腿应钉橡皮垫，以减少摩擦产生的声音。同时，医务人员应取得患者及家属的配合，共同创造一个安静的休养环境。

6. 光线 病室光线的强度可以影响患者的情绪和舒适感，护士应根据不同患者的需求来调节室内光线。病室采光有自然光源和人工光源，日光是维持人类健康的要素之一，日光中的各种光线，如可见光、红外线、紫外线都有很强的生物学作用。适量的日光照射能使照射部位温度升高、血管扩张、血流增快，从而改善皮肤的营养状况，使人食欲增加，感到舒适、愉快。另外，紫外线有强大的杀菌作用，并可促进机体内部生成维生素D。因此，病室内经常开启门窗，让阳光直接射入或协助患者到户外接受阳光照射，对辅助治疗颇有意义，但应避免光线直接照射患者的面部。人工光源常用于满足夜间照明及平时特殊诊疗的需要，其设置及亮度可依其作用进行调节。楼梯、药柜、抢救室、监护室内的灯光要明亮；普通病室除一般吊灯外，还应有地灯装置，便于医务人员夜间巡视或患者夜间使用，又不至于影响患者睡眠。

7. 装饰 医院的装饰应包括整体和局部的装饰。医院的建筑结构、色彩、绿化及室内的装饰都应从健康的角度进行设计。病室布置应以简洁美观为主。优美的环境不仅可以增进患者身心的舒适感，而且可以使患者精神愉快。目前，医院不仅按各类病室的不同需求来设计和配置不同颜色，而且还应用各式图画、各种颜色的窗帘、被单等来布置患者单位。例如，儿科病室的床单和护士服可用暖色，使人感到温馨甜蜜；手术室选用绿色或蓝色装饰，可使人产生安静、信任的感觉。另外，病室走廊适当摆放一些绿色植物、盆景等，增添生机、美化病室环境；在医院的周围栽种树木、草坪，修建花坛、桌凳等，供患者散步、观赏和休息，为患者创造一个舒适、优美的休养环境，有利于患者身心健康。

（二）医院社会环境的调控

医院作为社会的一个特殊组成部分，有其特殊的社会环境。患者住院后对周围环境感到陌生，从而产生一些不良的心理反应。护士应创造和维持一个良好的医院社会环境，帮助患者尽快适应并恢复正常的心理状态，从而使患者能很好地配合诊疗、建立良好的人际关系，以利于疾病的康复。

1. 人际关系

（1）护患关系：是一种服务者与服务对象之间特殊的人际关系。护患关系既是一种双方的互动关系，更是一种治疗性关系，建立良好的护患关系有助于医务人员更好地实施医疗护理计划，并能使患者在接受护理服务时感受到最大限度的满足。护士在履行职责时、在具体的医疗护理活动中、在解除患者的身心痛苦时，无论患者的年龄、性别、职业、职务、信仰、文化背景、过去的经历如何，都应做到认真负责、一视同仁。护士应一切从患者的利益出发，满足患者的身心需求，尊重患者的权利与人格。良好的护患关系不但为护士创造愉快、舒畅的工作氛围，也是提高护理质量的重要保证，对患者的康复起着很大的促进作用。在护患关系中，护士始终处于主导地位。要想建立良好的护患关系，护理人员应注意自己的语言、行为举止、工作态度和情绪等。

1）语言：建立良好的护患关系，不仅要有精湛的护理技术，还需要注重培养护理人员的语言艺术。语言是人类特有的一种重要的交际工具，是沟通护患关系的桥梁，它不但渗透治疗疾病的全过程，而且会影响疾病的康复和转归。护士应一切以患者为中心，尊重和保障患者的利益，掌握语言的科学性、艺术性，并灵活运用语言技巧以达到最佳的沟通目的，从而建立良好的护患关系，保证护理工作的顺利进行。

2）行为举止：行为是思想的外在表现，也是人际间思想交流的另一种方式。在医院环境中，医务人员的技术操作及其行为受到患者的关注，是患者对自身疾病和预后认识的主要信息，也是患者评判医疗护理质量的主要依据。娴熟、准确的技术操作是取得患者及家属信任的重要保证。护士应自觉加强基础护理技术、急救技术训练，熟练掌握各种仪器设备的操作方法，自觉加强素质培养，丰富心理学、伦理学、人文科学等专业理论知识，使知识水平适应现代护理发展需求，从而提高护理质量，避免护理行为对患者心理的不良影响，取得患者信任，消除其疑虑、紧张、不安的心理。

3）工作态度：医务人员良好的工作态度可以取得患者信任、满足患者的需求、增加患者安全感和提高患者治疗信心。反之，患者与医务人员关系紧张，可导致患者失去对医务人员的信赖，感到不安全和丧失信心，甚至产生自伤、自杀行为。所以，护士应注意通过自己严肃认真、一丝不苟的工作态度使患者获得安全感、信赖感，取得患者的信任，提高治疗和护理效果。

4）情绪：患者入院后由于不适应角色转换及离开原来熟悉的生活和工作环境，容易产生孤独、畏惧的心理，情绪悲观低落，易与医护人员发生矛盾，不利于和谐护患关系的建立。由于情绪具有传播性，护士应一方面利用转移、淡化等方法保持健康的情绪，给患者以积极影响，改善患者情绪，促进护患关系和谐。另一方面，护士不应把个人的不良情绪带到工作中，护士情绪反应的流露会直接影响周围环境的气氛，尤其是不良情绪会直接影响患者的情绪状态。因此，护士的情绪在本质上影响着护患关系，护士要认识自己的情绪并妥善管理自己的情绪，学会自我调整和自我安慰的方法。在治疗护理过程中，护士应保持健康的情绪，时刻以积极乐观的情绪感染患者，为患者创造一个轻松、愉悦的心理环境。

（2）病友关系：除护患关系外，患者还需与同室的患者建立和睦的人际关系。通过患者介绍疾病好转的康复经验，有利于调动其他患者的良好情绪，为治疗带来信心，对疾病康复抱有希望；反之，若交流的是痛苦、忧伤、悲观的情绪，会加重周围患者的负面情绪。同样，若同病相怜的患者病情好转，其他患者也会感到心理宽慰；反之，周围患者的病情恶化或死亡，会使其他患者恐惧、焦虑、悲观、失望情绪增加，甚至拒食、拒医。护士应主动将同病室的患者相互介绍，鼓励患者之间进行接触和沟通；提倡患者之间互相帮助、互相照顾、互相鼓励，引导病室内的群体气氛向积极的方向发展，从而调动患者的乐观情绪，更好地配合医疗护理工作的开展。

（3）患者与其他人员的关系：当患者来到新的环境时，护理人员应主动向其介绍其他医务人员，鼓励患者与其他人员沟通和交往，有助于患者建立良好的人际关系，创造和谐的氛围。另外，家属是患者的重要社会支持系统，家属对患者病情的理解及对患者的支持和鼓励有助于患者的康复，因此，护士也应注意调整患者与家属之间的关系，充分发挥支持系统的积极作用。

2. 医院规则 医院必须以健全的规章制度来保证医疗、护理工作的正常进行。有些医院规则虽然对患者是一种约束，但有利于为患者创造良好的休息、疗养环境，更有利于医院感染的预防与控制，使患者的住院生活安全、充实，从而达到尽快康复的目的。然而医院规则的约束难免对患者造成一定的影响，如患者须遵从医生和护士的指导，不能完全按自己的意愿进行活动，因而产生压抑感；与外界接触减少，信息闭塞，思念亲人而产生孤寂、焦虑感；需他人照顾的患者，由于缺少家属的陪伴，生活不便而加重心理负担等。护士应根据患者的不同情况和适应能力，主动、热情地给予帮助和指导。

（1）耐心解释，取得理解：向患者及家属耐心地解释每一项制度的内容及其必要性，得到患者及家属的理解。同时，护士要以身作则，模范地带头执行各种规章制度，以发挥示范作用，使患者及家属主动配合、自觉遵守。

（2）在医院规则范围内尊重患者自主权：在维护医院各项规章制度的前提下，医务人员应尊重患者的自主性，使患者感到自身的价值，有利于调动患者主动参与医护决策的主观能动性，增强护患之间的相互尊重和信任，建立起和谐的护患关系。

（3）满足患者需求，鼓励探视：家庭是患者的一个主要支持系统，护士应鼓励患者的家属和朋友前来探视，以减轻患者的孤独感。但如果探视的时间不适当，影响患者的休息及医疗、护理工作的进行，护士应给予解释、劝阻和限制，并取得患者及探视者的谅解。

（4）主动提供信息：住院期间，医务人员要经常与患者交流，编制科普手册，指导患者阅读。护士应对患者的心理、卫生保健，如何配合治疗、检查、用药，以及饮食、锻炼的选择等给予详细指导，提供有关疾病的信息，消除其困惑、疑虑及恐惧心理，使患者能够积极、主动地配合治疗。

（5）保护患者隐私权：患者对于自己生理、心理和家庭等方面的隐私，有权要求医务人员保密。护理人员在为患者进行治疗、护理时，如患者的身体需要暴露，护士要用屏风或围帘予以遮挡。护士对患者的诊断、治疗及检查结果等病案信息也要进行保密，保护患者隐私。

（6）鼓励患者自我照顾：在患者病情允许的情况下，护士要为患者提供一切参与护理活动的机会，使患者在入院至出院、康复的全程中积极、主动地参与护理，帮助其恢复自信和自护能力。

本章小结

思考题

1. 患者，男，44岁。主诉眼睑、双下肢水肿1个月，门诊以“肾病综合征”收入院。体格检查：T 37.4℃，P 82次/分，R 20次/分，BP 140/86 mmHg。欲给予患者激素冲击治疗。

请问：

（1）适合该患者的环境应具备哪些特点？

（2）适宜该患者的病室温度为多少？

（3）病室温度过高或过低对该患者有什么影响？

2．患者，男，32岁。发作性头晕、胸闷半月余，突发晕厥1小时，以“晕厥原因待查，梗阻性肥厚型心肌病待查”急诊收入院。入院当晚，患者情绪极为紧张，无法入睡，多次呼叫值班护士，诉头晕、胸闷。

请问：

（1）适宜该患者的病室温度为多少?

（2）病室温度过高或过低对该患者有什么影响?

（3）针对该患者，护士在夜间护理工作中应注意什么问题?

更多练习

（谷芳秋）

第三章　预防与控制医院感染

教学课件

学习目标

1. 素质目标

（1）能遵守预防与控制医院感染的相关法律法规、行业标准和操作规范。

（2）在预防与控制医院感染的组织管理和具体措施中，具有专业精神、慎独修养、严谨求实的工作态度和符合职业道德标准的职业行为。

（3）能关注预防与控制医院感染的研究进展，主动获取新知识、不断进行自我完善，树立终身学习观。

（4）初步形成成本效益观念，操作物品按规范进行清洁、消毒和灭菌，加强使用管理，正确处置医院污物和污水。

2. 知识目标

（1）掌握：医院感染、清洁、消毒、灭菌、手卫生、无菌技术、标准预防、隔离、保护性隔离的定义，无菌技术操作的原则和隔离原则，常见消毒灭菌方法，医院选择消毒灭菌方法的原则，隔离区域划分标准，常见隔离类型及主要隔离措施。

（2）熟悉：医院感染的分类，形成医院感染的条件，医院日常清洁、消毒、灭菌工作的主要内容和具体要求，医院不同病区的建筑布局与隔离要求。

（3）了解：干热消毒灭菌法与湿热消毒灭菌法的特点，预防与控制医院感染的管理要点及主要措施。

3. 能力目标

（1）能正确识别手卫生的时机并正确进行手卫生。

（2）能正确选择合适消毒灭菌方法进行医院日常清洁、消毒、灭菌。

（3）能正确遵循无菌技术操作原则完成无菌技术基本操作。

（4）能正确遵循隔离原则完成隔离技术基本操作。

案例

【案例导入】

某医院发生5例新生儿医院感染事件。该院儿科病房5名新生儿自14日中午起相继出现发热、血象高等临床症状。调查发现，该院医院感染管理工作没有专职人员负责，医院感染管理制度不健全，没有全面落实消毒隔离制度、监督检查制度及监测制度；内科、儿科病区没有分开设置，医务人员也未分科设置；手卫生设施不完善，肥皂潮湿；手卫生意识不强，医务人员没有规范地执行手卫生；消毒液配制浓度概念不清；没有做到一床一巾一消毒，清洁用具污迹斑斑；瓶撬、砂轮不清洁且未消毒。

【请思考】

1. 什么是医院感染？什么是医院感染暴发？
2. 预防和控制医院感染的管理措施包括哪些？

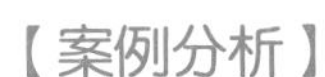
【案例分析】

医院感染（nosocomial infection）是伴随着医院建立和发展而产生和变化的。医院感染的发生不仅影响患者的安全，也威胁着医护人员的健康，同时还给个人、家庭和社会带来严重的负担。因此，医院感染已经成为各级、各类机构普遍关注的公共卫生问题。

医院感染的预防与控制是保证医疗护理质量和医疗护理安全的重要内容，也是医院及在医院活动的所有人员的共同责任。预防与控制医院感染的本质是预防，关系到卫生保健的各个方面。“消毒灭菌、手卫生、注射安全、无菌技术、隔离技术、合理使用抗生素和消毒灭菌效果的监测”是目前预防与控制感染的关键措施。依据预防与控制医院感染的相关法律法规、行业标准和规范制定预防与控制医院感染的制度，落实各项具体措施，加强医院感染管理中的护理管理具有十分重要的意义。

第一节 医院感染

一、概述

（一）医院感染的概念

医院感染又称医院获得性感染（hospital-acquired infection）、医疗保健相关感染（healthcare-associated infection）。广义地讲，任何人在医院活动期间遭受病原体侵袭而引起的诊断明确的感染均称为医院感染。由于门急诊患者、陪护人员、探视人员及其他流动人员在医院内停留时间短，院外感染因素较多，常常难以确定其感染是否来自医院，所以医院感染的对象主要为住院患者。在实际工作中，多使用医院感染的狭义定义，即住院患者在入院时不存在也不处于潜伏期，而在住院期间遭受病原体侵袭而引起的任何诊断明确的感染。

（二）医院感染的分类

1. 按病原体的来源分类

（1）内源性医院感染（endogenous nosocomial infection）：又称自身医院感染（autoge-nousnosocomial infection），指各种原因引起的患者在医院内遭受自身固有病原体侵袭而发生的医院感染。内源性感染病原体来自患者自身的体内或体表，主要是在人体定植、寄生的正常菌群，它们在正常情况下对人体无感染力，并不致病。但当人的免疫功能受损、健康状况不佳或正常菌群发生移位时，就可能引起感染。

（2）外源性医院感染（exogenous nosocomial infection）：又称交叉感染（cross infection），指来自患者体外的病原体，通过直接或间接感染途径，传播给患者而引起的感染。

2. 按病原体的种类分类 可将医院感染分为细菌感染、真菌感染、病毒感染、支原体感染、衣原体感染、立克次体感染、螺旋体感染及寄生虫感染等。目前引起医院感染的病原体以细菌和真菌为主。

3. 按感染发生的部位分类 全身各系统、各器官、各组织都可能发生医院感染（表3-1）。

表3-1 医院感染分类（按发生部位分类）

发生部位	举例
呼吸系统	上呼吸道感染、下呼吸道感染、胸腔感染
泌尿系统	肾盂肾炎、尿路感染、无症状菌尿症
消化系统	胃肠炎、肝炎、腹腔感染
中枢神经系统	颅内感染、椎管内脓肿
循环系统	心内膜炎、心包炎、动脉感染、静脉感染
血液系统	输血相关性肝炎、菌血症
生殖系统	盆腔感染、外阴切口感染、前列腺炎
皮肤与软组织	压力性溃疡、疖、坏死性筋膜炎、乳腺炎、脐炎
手术部位	外科切口感染、深部切口感染
其他部位	口腔感染、咽炎、中耳炎、鼻窦炎、结膜炎
多个部位	多器官感染、多系统感染

（三）医院感染的诊断与排除

医院感染的确定，主要依据临床诊断，同时力求做出病原学诊断。

医院感染的诊断标准：①无明确潜伏期的感染，入院48小时后发生的感染。②有明确潜伏期的感染，自入院起超过平均潜伏期后发生的感染。③本次感染直接与上次住院有关。④在原有感染基础上出现其他部位新的感染（慢性感染的迁徙病灶除外），或在已知病原体基础上又分离出新的病原体（排除污染和原来的混合感染）的感染。⑤新生儿在分娩过程中和产后获得的感染。⑥由于诊疗措施激活的潜在性感染，如疱疹病毒、结核分枝杆菌等的感染。⑦医务人员在医院工作期间获得的感染。

医院感染的排除标准：①皮肤黏膜开放性伤口只有细菌定植而无炎症表现。②由于创伤或非生物性因子刺激而产生的炎症表现。③新生儿经胎盘获得（出生后48小时内发病）的感染，如单纯疱疹、弓形体病等。④患者原有的慢性感染在医院内急性发作。

二、医院感染发生的原因

医院感染的发生与个体免疫功能状况、现代诊疗技术的应用和医院感染管理体制等密切相关。

（一）机体自身因素

机体自身因素主要包括机体的生理因素、病理因素及心理因素。这些因素可使个体抵抗力下降、免疫功能受损，从而导致医院感染的发生。

1. 生理因素　包括年龄、性别等。婴幼儿和老年人医院感染发生率高，主要原因为婴幼儿，尤其是低出生体重儿、早产儿等自身免疫系统发育不完善、防御功能低下；老年人脏器功能衰退、抵抗力下降。女性特殊生理时期，如月经期、妊娠期、哺乳期时，个体敏感性增加，抵抗力下降，也是发生医院感染的高危时期；而且某些部位的感染存在性别差异，如尿路感染女性多于男性。

2. 病理因素　疾病使患者抵抗力降低，如恶性肿瘤、血液病、糖尿病、肝病等造成个体抵抗力下降；皮肤或黏膜的损伤，局部缺血，伤口内有坏死组织、异物、血肿、渗出液积聚等均有利于病原微生物的生长繁殖，易诱发感染。个体的意识状态也会影响医院感染的发生，如昏迷或半昏迷患者易发生误吸而引起吸入性肺炎。

3. 心理因素　个体的情绪、主观能动性、暗示作用等在一定程度上可影响其免疫功能和抵抗力。如患者情绪乐观、心情愉快、充分调动自己的主观能动性可以提高个体的免疫功能，从而降低发生医院感染的概率。

（二）机体外在因素

机体外在因素主要包括医务人员的诊疗活动、医院环境和医院感染管理体制等，这些因素对医院感染的发生有重要影响。

1. 医务人员的诊疗活动　现代诊疗技术和药物应用对医学的进步与发展具有强大的推动作用，然而在造福人类健康的同时，也增加了医院感染的风险。

（1）侵袭性操作：各种侵袭性诊疗技术的应用与推广，如器官移植、中心静脉插管、血液净化、机械通气等破坏了机体皮肤和黏膜的屏障功能，损害了机体的防御系统，把致病性微生物带入机体或为致病性微生物入侵机体创造了条件，增加了发生医院感染的风险。

（2）放射治疗（放疗）、化学治疗（化疗）、免疫抑制药应用：恶性肿瘤患者通过药物治疗杀灭肿瘤细胞的同时，对机体正常细胞也造成一定程度的损伤，降低机体的防御功能和免疫系统功能；糖皮质激素、各种免疫抑制药的使用改变了机体的防御状态，对免疫系统甚至起破坏作用，都增加了医院感染的风险。

（3）抗菌药物使用：治疗过程中不合理使用抗菌药物，如无适应证的预防性用药、术前用药时间过早、术后停药过晚、用药剂量过大或联合用药过多等，均易破坏体内正常菌群，导致耐药菌株增加、菌群失调和二重感染。由抗菌药物滥用引起的医院感染，其病原体多以条件致病性微生物和多重耐药细菌为主。

2. 医院环境　医院是各类患者聚集的场所，其环境易受各种病原微生物的污染。如某些建筑布局不合理，会增加医院空气中病原微生物的浓度，医疗器械等未按规定进行消毒灭菌等，均会增加发生医院感染的概率。而且医院内居留越久的病原微生物，越易出现耐药、变异，毒力和侵袭性常常增强，成为医院感染的共同来源或成为持续存在的流行菌株。

3. 医院感染管理机制　医院领导和医院各类工作人员缺乏医院感染的相关知识，对医院感染重视不够、资源不足、投入缺乏，医院感染管理制度不健全、执行不严格、监管不到位、培训不全面等都会造成医院感染的发生。

三、医院感染发生的条件

医院感染的发生必须具备三个基本条件，即感染源、传播途径和易感人群，三者组成感染链，缺少或阻断任一环，则医院感染都不会发生。

（一）感染源

感染源（source of infection）又称病原微生物贮源，指病原微生物自然生存、繁殖并排出的宿主（人或动物）或场所。

1. 内源性感染源　是患者本人。患者的肠道、上呼吸道、皮肤、泌尿生殖道及口腔黏膜等处寄居的人体正常菌群，或来自环境并定植在这些部位的微生物，在一定条件下可能引起患者自身感染或传播感染。既可导致自身感染，也具有传播他人的能力。

2. 外源性感染源　是患者之外的宿主或环境，主要包括如下几种。

（1）已感染的患者及病原携带者：病原微生物侵入人体所引起的感染可分为有临床症状的患者或无临床症状的病原携带者。已感染的患者是最重要的感染源，一方面，患者不断排出大量病原微生物；另一方面，已受到感染的患者，大都接受过抗生素治疗，因而排出的病原微生物可能更具有耐药性，而且容易在其他患者体内定植。病原携带者（包括携带病原体的患者、医院工作人员和探陪人员）是医院感染中另一重要感染源，如呼吸道感染等在病房的流行，其感染源可能来自院外的感染人群。

（2）医院环境：医院的空气、水源、设备、器械、药品、食品及垃圾等容易受各种病原微生物的污染而成为感染源。如洗手池常有革兰阴性杆菌繁殖，可污染洗手者，再进一步传播引起感染。

（3）医务人员：医务人员在进行各种治疗和护理操作时，可通过手或工作服等将其所携带的病原微生物传播给其他患者，属于交叉感染。

（4）动物感染源：各种动物，如鼠、蚊、蝇、蟑螂、蜱、螨等都可能因感染或携带病原微生物而成为动物感染源。

（二）传播途径

传播途径（modes of transmission）指病原微生物从感染源传播到易感者的途径。医院感染的发生可有一种或多种传播途径，主要包括如下几种。

1. 接触传播（contact transmission）　指病原微生物通过手、媒介物直接或间接接触导致的传播，是外源性感染的主要传播途径。

（1）直接接触传播：感染源不经媒介将病原微生物直接传给易感宿主，如母婴间的传播感染；携带病原微生物的患者、医院工作人员和探陪人员之间，可通过手的直接接触而感染病原微生物。

（2）间接接触传播：感染源排出的病原微生物通过媒介传播给易感宿主。①最常见的传播媒介是医护人员的手。②因各种诊疗活动，如侵袭性诊治器械和设备、血液及血制品、药品及药液而引起的传播，包括受污染的仪器、设备。如呼吸机相关性肺炎、输血后发生的病毒性肝炎、静脉高营养液污染后引起的菌血症。③因医院水源或食物被病原微生物污染而引起的传播，如脊髓灰质炎、霍乱、狂犬病。

2. 空气传播（airborne transmission） 指带有病原微生物的微粒子（≤5μm）通过空气流动导致的疾病传播。

3. 飞沫传播（droplet transmission） 指带有病原微生物的飞沫核（＞5μm）在空气中短距离（通常1m内）移动到易感人群的口、鼻黏膜或眼结膜等导致的传播。在咳嗽、打喷嚏、谈笑时，可从口腔、鼻腔喷出许多飞沫液滴，它含有呼吸道黏膜的分泌物及病原微生物，由于其液滴较大，在空气中悬浮时间不长，只在易感者和感染源近距离接触时才可能发生感染。常见的主要通过飞沫传播的疾病有：开放性肺结核、猩红热、百日咳、白喉、麻疹、严重急性呼吸综合征（severe acute respiratory syndrome，SARS）、流行性脑脊髓膜炎、肺鼠疫等。

4. 生物媒介传播 如通过动物或昆虫携带病原微生物作为中间宿主而引起的生物媒介传播。如蚊叮咬了疟疾或流行性乙型脑炎患者再去叮咬健康人，则容易致健康人患病。还可见于宰杀感染动物后经由破损伤口直接侵入，或吸入含菌气溶胶导致感染。

（三）易感人群

易感人群（susceptible hosts）指对某种疾病或传染病缺乏免疫力的人群。病原微生物传播到易感人群后是否引起感染主要取决于病原微生物的毒力和机体的易感性。病原微生物的毒力取决于其种类和数量，而机体的易感性取决于病原微生物的定植部位和个体的防御功能。

医院感染常见的易感人群：①婴幼儿、老年人、营养不良者。②机体免疫功能严重受损的患者。③接受各种免疫抑制疗法的患者。④大量长期使用抗生素的患者。⑤侵入性诊断治疗的患者。⑥手术时间长或住院时间长的患者。⑦精神状态差，缺乏主观能动性的患者。

四、医院感染的预防与控制

为保障医疗安全、提高医疗质量，各级各类医疗机构应建立医院感染管理责任制。医院感染的预防与控制属于一项系统工程，需要统一协调管理。领导重视是做好医院感染管理工作的前提，各职能部门的配合支持关系到医院感染控制系统能否正常运转，专职人员的水平决定医院感染管理工作的成效。

（一）建立医院感染管理体系，加强监控

医院感染管理机构应有独立完整的体系，加强医院感染的监控管理。住院床位总数在

100张以上的医院通常设置三级管理组织，即医院感染管理委员会、医院感染管理科、各科室医院感染管理小组；住院床位总数在100张以下的医院，应当指定分管医院感染管理工作的部门，其他医疗机构应当有医院感染管理专（兼）职人员；每200～250张实际使用病床配备1名医院感染专职人员。

1. **医院感染管理委员会** 是医院感染管理的最高组织机构和决策机构，全面负责医院感染管理。负责制订本医疗机构医院感染管理计划及医院感染防控总体方案，并对医院感染管理工作进行监督和评价。其成员由业务院长、医务科、护理部、临床科室、消毒供应室、手术室、临床检验部门、药事管理部门、设备管理部门、后勤管理部门及其他重点科室主任及有关专家组成。

2. **医院感染管理科** 是具有管理和专业技术指导双重职责的职能科室。在医院领导和医院感染管理委员会的领导下，拟定全院感染控制计划并实施，同时具有监督检查职能，根据相关规定配备专（兼）职人员来具体负责医院感染的预防与控制，进行医院感染的专业技术指导，并开展医院感染情况调查研究。

3. **各科室医院感染管理小组** 是医院感染预防与控制的具体实践者。科室医院感染管理小组成员包括科室主任、护士长或监控医生、护士，负责所在科室的感染预防与控制方面工作的实施与监督，落实全科消毒、灭菌、无菌操作的执行。

（二）健全各项规章制度

医院感染管理制度的健全必须依照国家有关卫生行政部门的法律、法规实施，建立完善的管理制度、监测制度和消毒质控标准，制订医院感染暴发应急处置预案，做好医院感染的预防、日常管理和处理。

发现医院感染病例或疑似病例，及时进行病原学检查及药敏试验，查找感染源、感染途径，控制蔓延，积极治疗患者，隔离患者，并及时准确地上报，协助调查。发现法定传染病，按《中华人民共和国传染病防治法》中有关规定报告。与医院感染管理有关的主要法律法规及国家、行业标准见附录A。

（三）落实医院感染管理措施并持续监督质量改进

预防与控制医院感染必须切实做到控制感染源、切断传播途径、保护易感人群。具体措施主要包括：医院环境布局合理，二级以上医院必须建立规范、合格的感染科；加强重点部门，如ICU、手术室、母婴同室病房、消毒供应室、导管室、门诊和急诊等的消毒隔离；做好清洁、消毒、灭菌及其效果监测；加强抗菌药物临床使用和耐药菌监测管理；加强一次性医疗用品的监测管理；开展无菌技术、手卫生、隔离技术的监督和监测；加强重点环节的监测，如各种内镜、牙钻、接触血及血制品的医疗器械、医院污水、医疗废物的处理等；严格探视与陪护制度、对易感人群实施保护性隔离，加强主要感染部位，如呼吸道、手术切口等的感染管理。

（四）开展加强医院感染教育

重视医院感染管理学科的建设，建立医院感染专业人才培养制度。医院感染专业人员应当具备医院感染预防与控制工作的专业知识和技能，并能够承担医院感染管理和业务技术工作。

卫生行政管理部门应当建立医院感染专业人员岗位规范化培训和考核制度，加强继续教育，及时引入医院感染管理新理念，提高医院感染专业人员的业务技术水平；对全体医务人员加强医院感染的教育，使其明确在医院感染中的职责，增加预防与控制医院感染的自觉性。另外，加强患者及探陪人员的医院感染教育，以降低医院感染发生可能性。

知识拓展

医院感染管理新理念

1. 医院感染定义的内涵扩展　医院感染包含了一切与医院或医疗活动相关的感染，不仅包括医院内获得的感染，也包括社区诊疗活动中的感染。医院感染除了需要对住院患者及医务人员实行全过程的监督，还需要联合社区医疗体系，预防感染播散。

2. 感染控制的“零宽容”　对每一例医院感染都要追根溯源。“零宽容”是一个目标、方向、承诺、态度和文化。

3. 更加重视手卫生　手卫生是预防和控制医院感染最有效的措施之一，被全球各医疗机构积极推行。需要持续加强所有人员手卫生的时机、依从性和正确性。

4. 关注医院感染管理带来的经济效益　医院感染预防与控制是一项高收益的医院管理工作，能为患者、医院和国家创造经济效益和社会效益。需要医院各级人员对医院感染防控的真正重视，将预防医院感染转变为自觉行动。

5. 医院感染管理需要多学科协作　医院感染的预防与控制需要打通学科壁垒，加强多部门、多学科有效协作，以质量控制指标持续监测与反馈为指引，促进医院感染管理持续质量改进和提升。

第二节　清洁、消毒、灭菌

一、概念

（一）清洁

清洁（cleaning）指用物理方法去除物体表面有机物、无机物和污垢的过程，其目的是去除、减少微生物，并非杀灭微生物。适用于各类物体表面，也是物品消毒、灭菌前的必要步骤。常用清洗的方法清洁物体表面。

清洗（washing）指去除耐湿的诊疗器械、器具等物品上污物的全过程，分为手工清洗和机械清洗，流程包括冲洗、洗涤、漂洗和终末漂洗。

1. 冲洗　指用流动水去除器械、器具等物品表面污物的过程。

2. 洗涤　指使用含有化学清洗剂的清洗用水，去除器械、器具等物品污染物的过程。

3. 漂洗　指用流动水冲洗洗涤后器械、器具等物品上残留物的过程。

4. 终末漂洗　指用经纯化的水对漂洗后的器械、器具等物品进行最终的处理过程。

（二）消毒

消毒（disinfection）指用物理或化学方法清除或杀灭除芽孢以外的所有病原微生物，使其数量减少到无害程度的过程。能杀灭传播媒介上的微生物并达到消毒要求的制剂称为消毒剂（disinfectant）。根据有无明确感染源，分为预防性消毒和疫源地消毒。

1. 预防性消毒（preventive disinfection）　指在没有明确感染源存在时，对可能受到病原微生物污染的场所和物品进行的消毒。

2. 疫源地消毒（disinfection for infectious focus）　指对疫源地内污染的环境和物品的消毒，包括随时消毒和终末消毒。

（1）随时消毒（concurrent disinfection）：指疫源地内有感染源存在时进行的消毒，目的是及时杀灭或去除感染源所排出的病原微生物。

（2）终末消毒（terminal disinfection）：指感染源离开疫源地后进行的彻底消毒。

（三）灭菌

灭菌（sterilization）指用物理或化学方法杀灭或清除医疗器械、器具等物品上一切微生物的处理，并达到灭菌保证水平的方法。

灭菌保证水平（sterility assurance level，SAL）指灭菌处理后单位产品上存在活微生物的概率，通常表示为10^{-6}，即经灭菌处理后在一百万件物品中最多只允许一件物品存在活微生物。

二、常用消毒灭菌的方法

常用的消毒灭菌方法有物理消毒灭菌法和化学消毒灭菌法两大类。物理消毒灭菌法（physical methods of disinfection and sterilization）是利用物理因素如热力、辐射、过滤等清除或杀灭病原微生物的方法。化学消毒灭菌法（chemical methods of disinfection and sterilization）是采用各种化学消毒剂来清除或杀灭病原微生物的方法。

（一）物理消毒灭菌法

1. 热力消毒灭菌法　主要利用热力使微生物的蛋白质凝固变性、酶失活、细胞膜和细胞壁发生改变而导致其死亡，达到消毒灭菌的目的。热力消毒灭菌法是效果可靠、使用最广泛的方法，分干热法和湿热法两类。干热法由空气导热，传热较慢；湿热法由空气和水蒸气导热，传热较快，穿透力强。相对于干热法消毒灭菌，湿热法所需的时间短，温度低。

（1）干热法：具体如下。

1）燃烧法：是一种简单、迅速、彻底的灭菌方法。适用于以下情况。①无保留价值的污染物品，如病理标本、废弃衣物、污纸，以及破伤风、气性坏疽、铜绿假单胞菌感染等特殊感染的敷料等的处理，可在焚烧炉内焚烧或直接点燃。②微生物实验室接种环、试管口的灭菌，直接在火焰上烧灼。③急用某些金属器械（锐利刀剪禁用此法以免锋刃变钝）、搪瓷类物品，灭菌前需清洁并干燥。金属器械可在火焰上烧灼20秒；搪瓷类容器可倒入少量95%

以上的乙醇，慢慢转动容器后使乙醇分布均匀，点火燃烧直至熄灭，注意不可中途添加乙醇、不得将引燃物投入消毒容器中。

2）干烤法：利用特定的密闭烤箱进行灭菌。其热力传播与穿透主要靠热空气的对流与介质的传导，适用于耐热、不耐湿、蒸汽或气体不能穿透物品的灭菌，如油剂、粉剂、金属和玻璃器皿等的灭菌。干烤法灭菌所需的温度和时间应根据物品种类和烤箱的类型来确定，一般为150℃，2.5小时；160℃，2小时；170℃，1小时；180℃，0.5小时。

干烤法注意事项如下。①灭菌前预处理：物品应先清洁，玻璃器皿需保持干燥。②包装合适：体积通常不超过10cm×10cm×20cm，油剂、粉剂的厚度不超过0.6cm，凡士林纱布条厚度不超过1.3cm。③装载恰当：高度不超过烤箱内腔高度的2/3，不与烤箱底部及四壁接触，物品间留有充分的空间。④温度合理：根据物品对温度的耐受力设定灭菌温度，灭菌有机物或用纸质包装的物品时温度不超过170℃。⑤准确计时：灭菌时间从达到灭菌温度时算起，同时需打开柜体的排风装置，中途不可打开烤箱放入新的物品。⑥灭菌后卸载：待温度降至40℃以下时方可开启柜门。⑦监测效果：可用物理、化学、生物监测法对干烤法灭菌效果进行监测。物理监测法，是应用多点温度检测仪观察在设定时间内是否达到预置温度；化学监测法，是观察包外、包内化学指示物在灭菌周期后颜色是否改变；生物监测法，是采用枯草杆菌黑色变种芽孢菌片制成标准生物测试包对灭菌质量进行监测。

（2）湿热法：具体如下。

1）压力蒸汽灭菌法：是热力消毒灭菌中效果最为可靠、临床使用最广的一种方法。主要利用高压饱和蒸汽的高热所释放的潜热灭菌（潜热：当1g 100℃水蒸气变成1g 100℃的水时，释放出2255J的热能）。适用于耐热、耐高压、耐湿诊疗器械、器具和物品的灭菌，不能用于油类和粉剂的灭菌。根据灭菌时间的长短，压力蒸汽灭菌程序分为常规和快速两种。根据排放冷空气的方式和程度不同，分为下排气式和预排气式。

下排气式压力蒸汽灭菌器：利用重力置换的原理，使热蒸汽在灭菌器中从上而下将冷空气由下排气孔排出，排出的冷空气全部由饱和蒸汽取代，再利用蒸汽释放的潜热使物品达到灭菌。首选用于微生物培养物、液体、药品、实验室废物和无孔物品的灭菌，不可用于管腔器械灭菌。分为手提式压力蒸汽灭菌器和卧式压力蒸汽灭菌器。灭菌程序一般包括前排气、灭菌、后排气和干燥等，灭菌器参数一般为温度121℃、压力102.8～122.9kPa，器械灭菌时间20分钟，敷料灭菌时间30分钟。

预排气式压力蒸汽灭菌器：利用机械抽真空的原理，使灭菌柜室内形成负压，蒸汽得以迅速穿透到物品内部进行灭菌。首选用于管腔物品、多孔物品和纺织品等的灭菌。灭菌程序一般包括3次以上脉动排气、灭菌、后排气和干燥等，灭菌器参数一般为灭菌时间4分钟，温度132℃时，压力184.4～210.7kPa；温度134℃时，压力201.7～229.3kPa。

快速压力蒸汽灭菌包括下排气、正压排气和预排气压力蒸汽灭菌，不作为物品的常规灭菌程序，只在紧急情况下用于裸露物品灭菌。其灭菌参数根据灭菌器、灭菌物品性质确定（表3-2）。

表3-2 快速压力蒸汽灭菌（132～134℃）所需最短时间

物品种类	下排气式压力蒸汽灭菌		正压排气式压力蒸汽灭菌		预排气式压力蒸汽灭菌	
	灭菌温度/℃	灭菌时间/min	灭菌温度/℃	灭菌时间/min	灭菌温度/℃	灭菌时间/min
不带孔	132	3	134	3.5	132	3
带孔或（不带孔+带孔）	132	10	134	3.5	132	4

压力蒸汽灭菌法注意事项如下。①安全操作：操作人员需经过专门训练，合格后方可上岗；严格遵守生产厂家的使用说明或指导手册；设备运行前每日进行安全检查并预热。②包装合适：包装前将待灭菌器械等物品清洗干净并擦干或晾干；包装材料和方法符合要求；器械包重量不宜超过7kg，敷料包重量不宜超过5kg；按规定封包，灭菌包外用化学指示胶带贴封，每包内放置化学指示物，灭菌包标识信息完整并具有可追溯性。③装载恰当：使用专用灭菌架或篮筐装载灭菌物品，灭菌包之间留有空隙；宜将同类材质的物品置于同一批次灭菌，如材质不同，将纺织类物品竖放于上层，金属器械类放于下层；下排气式压力蒸汽灭菌法的物品体积不超过30cm×30cm×25cm，装载体积不得超过柜室容量的80%；预排气压力蒸汽灭菌的物品体积不超过30cm×30cm×50cm，装载不得超过90%，但不小于柜室容量的10%。④密切观察：灭菌时随时观察压力和温度并准确计时，加热速度不宜过快，只有当柜室的温度达到要求时才能开始计算灭菌时间。⑤灭菌后卸载：物品温度降至室温、压力表在“0”位时取出物品，取出的物品冷却时间＞30分钟；每批次应检查灭菌是否合格；若灭菌不彻底或有可疑污染，则不作无菌包使用；快速压力蒸汽灭菌后的物品应尽快使用，不能储存，无有效期。⑥监测效果：物理监测法，每次灭菌应连续监测并记录灭菌时的温度、压力和时间等参数，记录所有临界点的时间、温度和压力值，结果应符合灭菌要求。化学监测法，通过观察灭菌包包外、包内化学指示物颜色的变化判定是否达到灭菌要求。生物监测法，通常使用嗜热脂肪杆菌芽孢的菌片制成标准生物测试包或生物灭菌过程验证装置（process challenge device，PCD），或使用一次性标准生物测试包对灭菌质量进行生物监测。布维-狄克（Bowie-Dictest，B-D）试验：预排气压力蒸汽灭菌器每日开始灭菌运行前空载进行测试，监测合格方可使用。

2）煮沸消毒法：是应用最早的消毒方法之一，也是家庭常用的消毒方法之一。在1个标准大气压下，水的沸点是100℃，煮沸5～10分钟可杀灭细菌繁殖体，煮沸15分钟可杀灭多数细菌芽孢，某些热抗力极强的细菌芽孢需煮沸更长时间。煮沸消毒法简单、方便、经济、实用，适用于金属、搪瓷、玻璃和餐饮具或其他耐湿、耐热物品的消毒，一般不用于灭菌。方法：物品刷洗干净后全部浸没在水中≥3cm，加热煮沸后维持≥15分钟。消毒时间从水沸后算起。

煮沸消毒法注意事项如下。①消毒前总要求：使用软水，物品需保持清洁，大小相同的容器不能重叠，器械轴节或容器盖子应打开，空腔导管腔内预先灌满水，放入总物品不超过容量的3/4。②根据物品性质决定放入水中的时间：如玻璃器皿、金属及搪瓷类物品通常冷水放入；橡胶制品用纱布包好，水沸后放入；如中途加入物品，则在第二次水沸后重新计时。③水的沸点受气压影响，一般海拔每增高300m，消毒时间需延长2分钟。④为增强杀菌作用、去污防锈，可将碳酸氢钠加入水中，配成1%～2%浓度的溶液，沸点可达到105℃。⑤消毒后应将物品及时取出置于无菌容器内，及时应用，4小时内未用需要重煮消毒。

3）其他：除压力蒸汽灭菌法和煮沸消毒法外，湿热消毒还可选择低温蒸汽消毒法和流动蒸汽消毒法。低温蒸汽消毒法是用较低温度杀灭物品中的病原菌或特定微生物，可用于不耐高热的物品，如内镜、塑料制品等的消毒，将蒸汽温度控制在73～80℃，持续10～15分钟进行消毒；用于乳类、酒类消毒的低温蒸汽消毒法又称巴氏消毒法，将液体加热到61.1～62.8℃，保持30分钟，或者加热到71.7℃，保持15～16秒。流动蒸汽消毒法是在常压下用100℃的水蒸气消毒，相对湿度80%～100%，从产生蒸汽后开始计时，15～30分钟即可杀灭细菌繁殖体，适用于医疗器械、器具等物品手工清洗后的初步消毒，餐饮具和部分卫生用品等耐热、耐湿物品的消毒。

2. 辐射消毒法　又称光照消毒法，主要利用紫外线或臭氧的杀菌作用，使菌体蛋白质光解、变性而致细菌死亡。

（1）日光暴晒法：利用日光的热、干燥和紫外线作用达到消毒效果。常用于床垫、被服、书籍等物品的消毒。将物品放在直射阳光下暴晒6小时，并定时翻动，使物品各面均能受到日光照射。

（2）紫外线消毒法：紫外线属于波长在100～400nm的电磁波，消毒使用的C波紫外线波长为200～280nm，其中杀菌作用最强的波长为253.7nm。紫外线可杀灭多种微生物，包括杆菌、病毒、真菌、细菌繁殖体、芽孢等。其主要杀菌机制如下。①使菌体DNA失去转换能力而死亡。②破坏菌体蛋白质中的氨基酸，使菌体蛋白光解变性。③降低菌体内氧化酶的活性。④使空气中的氧电离产生具有极强杀菌作用的臭氧。

紫外线主要适用于空气、物品表面和各种水体的消毒，目前常用消毒器械为紫外线灯和紫外线消毒器。

紫外线消毒的适用情况及其具体方法：①用于空气消毒，首选紫外线空气消毒器，不仅消毒效果可靠，而且可在室内有人时使用；也可用室内悬吊式或移动式紫外灯照射，安装时紫外线消毒灯（30W紫外线灯，在1.0m处的强度＞70μW/cm^2）应≥1.5W/m^3，照射时间≥30分钟。②用于物品表面消毒，首选紫外线物表消毒器，可以近距离移动照射；小件物品可放入紫外线消毒箱内照射；也可采取紫外灯悬吊照射，有效距离为25～60cm，物品摊开或挂起，使其充分暴露以受到直接照射，消毒时间为20～30分钟。③用于水体消毒，根据待消毒处理水的水质、水量、水温选择相应规格的紫外线水消毒器。紫外线消毒器严禁在易燃、易爆的场所使用；进行消毒操作时应戴防护镜，必要时穿防护服，避免直接照射人体皮肤、黏膜和眼睛；日常定期维护、保养，记录使用时间，及时更换紫外线灯管；如需维修，交由专业人员进行。

紫外线消毒法注意事项如下。①保持灯管清洁：一般每周1次用70%～80%乙醇布巾擦拭，如发现灰尘、污垢，应随时擦拭。②消毒环境合适：清洁干燥，电源电压为220V，适宜温度为20～40℃、相对湿度为40%～60%。③正确计算并记录消毒时间：紫外线的消毒时间须从灯亮5～7分钟后开始计时，若使用时间超过1000小时，需更换灯管。④加强防护：紫外线对人的眼睛和皮肤有刺激作用，可引起眼炎或皮炎，照射时人应离开房间，照射完毕应开窗通风。必要时给患者戴防护镜，用被单遮盖肢体。⑤由于紫外线的穿透力差，消毒物品时应将物品摊开或挂起，并定时翻动，使其表面受到直接照射。⑥定期监测：至少每年标定1次灯管照射强度，普通30W直管型新灯辐照强度应≥90μW/cm^2，使用中辐照强度应≥70μW/cm^2；30W高强度紫外线新灯的辐照强度应≥180μW/cm^2。主要应用物理、化学、生物监测法：物理监测法是开启紫外线灯5分钟后，将紫外线辐照计置于所测紫外线灯下正中垂直1m处，仪表稳定后所示结果即为该灯管的辐照强度值；化学监测法是开启紫外线灯5分钟后，将紫外线灯强度辐射指示卡置于紫外线灯下正中垂直1m处，照射1分钟后，判断辐射强度；生物监测法一般每月一次，主要通过对空气、物品表面的采样，检测细菌菌落数以判断其消毒效果。

（3）臭氧消毒法：臭氧在常温下为强氧化性气体，是一种广谱杀菌剂，可杀灭细菌繁殖体、病毒、芽孢、真菌，并可破坏肉毒杆菌毒素，适用于空气、水（生活饮用水、医疗机构非注射诊疗用水、医院污水以及公共场所的水）、餐饮具、食品加工管道、医疗器械、医疗用品和物品表面的消毒。臭氧消毒器臭氧浓度应≥100mg/L。

臭氧消毒法注意事项如下。①根据待消毒处理物品种类，按相关标准选择相应规格的臭氧消毒器，按说明书要求安装和使用。②有人条件下，周围环境中臭氧泄漏量≤0.1mg/m^3。③空气消毒要在封闭空间内，室内无人条件下进行，一般臭氧浓度5～30mg/m^3，相对湿度≥70%，时间30～120分钟；空气消毒后开窗通风≥30分钟，人员方可进入室内。④温湿度、有机物、pH、水的混浊度、水的色度等多种因素可影响臭氧的杀菌作用。⑤臭氧具有强氧化性，可损坏多种物品，且浓度越高对物品损坏越重。

3. 电离辐射灭菌法 利用放射性同位素^{60}Co发射高能射线或电子加速器产生的β射线进行辐射灭菌，电离辐射作用可分为直接作用和间接作用。直接作用指射线的能量直接破坏微生物的核酸、蛋白质和酶等；间接作用指射线的能量先作用于水分子，使其电离，电离后产生的自由基再作用于核酸、蛋白质、酶等物质。

由于此法是在常温下进行，又称“冷灭菌”，适用于不耐热的物品，如一次性医用塑料制品、食品、药品和生物制品等。

电离辐射灭菌法注意事项如下。①应用机械传送物品，以防放射线对人体造成伤害。②为增强γ射线的杀菌作用，灭菌应在有氧环境下进行。③湿度越高，杀菌效果越好。

4. 微波消毒法 微波是一种频率高、波长短、穿透力强的电磁波，一般使用的频率是2450MHz。在电磁波的高频交流电场中，物品中的极性分子发生极化进行高速运动，并频繁改变方向，互相摩擦，使温度迅速上升，达到消毒灭菌作用。

微波可以杀灭包括芽孢在内的所有微生物，常用于食品及餐饮具、医疗药品及耐热非金属材料、器械的消毒。

微波消毒法注意事项如下。①微波对人体有一定的伤害，应避免小剂量长期接触或大剂量照射。②盛放物品时不用金属容器；物品高度不超过柜室高度的2/3，宽度不超过转盘周边，不接触装置四壁。③微波的热效应需要有一定的水分，待消毒的物品应浸入水中或用湿布包裹。④被消毒的物品应为小件或不太厚。

5. 机械除菌法 指用机械的方法，如冲洗、刷、擦、扫、抹、铲除或过滤等以除掉物品表面、水中、空气中及人畜体表的有害微生物，减少微生物数量和引起感染的机会。常用层流通风和过滤除菌法。层流通风主要使室外空气通过孔隙小于0.2μm的高效过滤器以垂直或水平两种气流呈流线状流入室内，再以等速流过房间后流出。过滤除菌是将待消毒的介质，通过规定孔径的过滤材料，去除气体或液体中的微生物，但不能将微生物杀灭。

（二）化学消毒灭菌法

凡不适用于物理消毒灭菌的物品，都可以选用化学消毒灭菌法，如对患者的皮肤、黏膜、排泄物及周围环境、光学仪器、金属锐器及某些塑料制品的消毒。化学消毒灭菌法能使微生物的蛋白凝固变性、酶蛋白失去活性或抑制微生物的代谢、生长和繁殖。能杀灭传播媒介上的微生物使其达到消毒或灭菌要求的化学制剂称为化学消毒剂。

1. 理想化学消毒剂的特点　杀菌谱广；有效浓度低；性质稳定；作用速度快；作用时间长；易溶于水；可在低温下使用；不易受有机物、酸、碱及其他物理、化学因素的影响；无刺激性和腐蚀性；不引起变态反应；无色、无味、无臭、毒性低且使用后易于去除残留药物；不易燃烧和爆炸；用法简便、价格低廉、便于运输等。

2. 化学消毒剂的种类　按杀灭微生物能力可分为以下四类。

（1）灭菌剂（sterilant）：能杀灭一切微生物（包括细菌芽孢），并达到灭菌要求的化学制剂，如甲醛、戊二醛、环氧乙烷等。

（2）高效消毒剂（high-efficacy disinfectant）：能杀灭一切细菌繁殖体（包括分枝杆菌）、病毒、真菌及其孢子等，对细菌芽孢也有一定杀灭作用的化学制剂。如过氧乙酸、过氧化氢、部分含氯消毒剂等。

（3）中效消毒剂（intermediate-efficacy disinfectant）：能杀灭分枝杆菌、真菌、病毒及细菌繁殖体等微生物的化学制剂。如醇类、碘类、部分含氯消毒剂等。

（4）低效消毒剂（low-efficacy disinfectant）：能杀灭细菌繁殖体和亲脂病毒的化学制剂。如酚类、胍类、季铵盐类消毒剂等。

此外，化学消毒剂按有效成分可分为醛类消毒剂、醇类消毒剂、含氯消毒剂、含碘消毒剂、含溴消毒剂、过氧化物类消毒剂、胍类消毒剂、季铵盐类消毒剂等；按用途可分为物体表面消毒剂、医疗器械消毒剂、空气消毒剂、手消毒剂、皮肤消毒剂、黏膜消毒剂、疫源地消毒剂等。

3. 化学消毒剂的使用原则

（1）合理使用，能不用时则不用，必须用时尽量少用。

（2）根据物品的性能和各种微生物的特性选择合适的消毒剂。

（3）严格掌握消毒剂的有效浓度、消毒时间及使用方法。

（4）消毒剂应定期更换，注意盛装消毒液的容器清洁，易挥发的要加盖，并定期检测，调整浓度。

（5）待消毒的物品必须先清洗、擦干。

（6）消毒剂中不能放置纱布、棉花等物，以防降低消毒效力。

（7）消毒后的物品在使用前须用无菌水冲净，以避免消毒剂刺激人体组织。

（8）熟悉消毒剂的毒副作用，做好个体防护。

4. 化学消毒剂的主要使用方法

（1）浸泡法（immersion）：将被消毒的物品清洗、擦干后浸没在规定浓度的消毒液内一定时间的消毒方法。浸泡前要打开物品的轴节或套盖，管腔内要灌满消毒液。浸泡法适用于大多数物品。如用75%的乙醇浸泡体温表30分钟。

（2）擦拭法（rubbing）：蘸取规定浓度的化学消毒剂擦拭物品的表面或皮肤、黏膜的消毒方法。一般选用易溶于水、穿透力强、无显著刺激性的消毒剂。可常用于床头柜、墙壁和病床的消毒。

（3）喷雾法（nebulization）：在规定时间内将一定浓度的化学消毒剂均匀喷洒于空间或物品表面进行消毒的方法。常用于地面、墙壁、空气、物品表面的消毒。

（4）熏蒸法（fumigation）：在密闭空间内将一定浓度的消毒剂加热或加入氧化剂，使其产生气体在规定的时间内进行消毒灭菌的方法。如手术室、换药室、病室的空气消毒以及精密贵重仪器、不能蒸煮、浸泡物品的消毒。

5. 常用的化学消毒剂　临床常用的化学消毒剂见表3-3。

三、医院清洁、消毒、灭菌工作

医院清洁、消毒、灭菌工作是指根据相关法律法规、医院感染控制规范和行业标准等对医院环境、各类用品、患者分泌物及排泄物等进行处理的过程，其目的是尽最大可能地减少医院感染的发生。

（一）消毒、灭菌方法的分类

根据消毒因子的浓度、强度、作用时间和对微生物的杀灭能力，可将消毒灭菌方法分为如下四种。

1. 灭菌法　杀灭一切微生物以达到灭菌保证水平的方法。包括干热灭菌、压力蒸汽灭菌、电离辐射灭菌等物理灭菌法以及采用戊二醛、环氧乙烷、甲醛、过氧化氢等灭菌剂在规定条件下，以合适的浓度和有效的作用时间进行的化学灭菌方法。

2. 高水平消毒法　杀灭一切细菌繁殖体，包括分枝杆菌、病毒、真菌及其孢子和绝大多数细菌芽孢的方法。包括臭氧消毒法、紫外线消毒法，以及含氯制剂、碘酊、过氧化物、二氧化氯等，以及能达到灭菌效果的化学消毒剂在规定条件下，以合适的浓度和有效的作用时间进行消毒的方法。

3. 中水平消毒法　杀灭和清除细菌芽孢以外的包括分枝杆菌等各种病原微生物的方法。包括煮沸消毒法以及碘类（聚维酮碘等）、醇类和氯己定的复方、醇类和季铵盐类的化合物的复方等消毒剂，以合适的浓度和有效的作用时间进行的化学灭菌方法。

4. 低水平消毒法　只能杀灭细菌繁殖体（分枝杆菌除外）和亲脂病毒的消毒方法。包括通风换气、冲洗等机械除菌法和采用苯扎溴铵、氯己定等化学消毒剂的消毒方法。

（二）消毒、灭菌方法的选择原则

医院清洁、消毒、灭菌工作应严格遵守工作程序。重复使用的诊疗器械、器具等物品，使用后应先清洁，再进行消毒或灭菌；被朊病毒、气性坏疽及突发不明原因的传染病病原体污染的诊疗器械、器具等物品应先消毒，再按常规清洗消毒灭菌。

1. 根据是否有明确感染源选择消毒类型　在未发现明确感染源的情况下，采用预防性消毒；对疫源地内污染的环境和物品采用疫源地消毒，包括随时消毒和终末消毒。随时消毒应根据现场情况随时进行，消毒合格标准为自然菌的消亡率≥90%；终末消毒可以是传染病患者住院、转移或死亡后，对其住所及污染物品进行的消毒，要求空气或物体表面消毒后自然菌的消亡率≥90%，排泄物、分泌物或被污染的血液等消毒后不应检出病原微生物或目标微生物。

表3-3　常用化学消毒剂

消毒剂名称	消毒效力	性质与作用原理	适用范围及使用方法	注意事项
戊二醛（glutaraldehyde）	灭菌	无色透明液体、有醛刺激性气味通过醛基的烷基化直接或间接与微生物的蛋白质及酶的氨基结合，引起一系列反应导致微生物灭活	①适用：医疗器械的浸泡消毒与灭菌，内镜清洗消毒和手工内镜消毒。②采用浸泡法，使用前加入增效剂、pH调节剂和防锈剂，使溶液的pH调节至7.5～8.5，浓度为2.0%～2.5%。③医疗器械：消毒时间60分钟，或喷雾灭菌时间10小时。④内镜消毒：支气管镜浸泡时间≥20分钟；其他内镜消毒时间≥10分钟；结核分枝杆菌、其他分枝杆菌等特殊感染患者使用的内镜浸泡时间≥45分钟；灭菌时间≥10小时	①室温下密闭、避光保存于阴凉、干燥、通风处；盛装消毒剂的容器应洁净、加盖，使用前经消毒处理。②不能用于注射针头、手术缝合线及棉线类物品的消毒或灭菌；不适用于室内物体表面的擦拭消毒、室内空气消毒、手和皮肤黏膜消毒。③加强日常监测，配制好的消毒液最多可连续使用14天，使用中的戊二醛含量应≥1.8%。④注意个人防护，戴防护口罩、防护手套、防护眼镜；对醛过敏者禁用。⑤消毒或灭菌后以无菌方式取出，用无菌水冲净，再用无菌纱布擦干
甲醛（formaldehyde）	灭菌	无色透明液体，刺激性强能使菌体蛋白变性，酶活性消失	①适用：不耐热、不耐湿的诊疗器械、器具等物品的灭菌，如电子仪器、光学仪器、管腔器械、金属器械、玻璃器皿、合成材料物品。②应用低温甲醛蒸汽灭菌器进行灭菌，根据使用要求装载适量2%复方甲醛溶液或福尔马林（35%～40%甲醛溶液）。灭菌参数：温度55～80℃，相对湿度80%～90%，作用时间30～60分钟。③邻苯二甲醛进行软式内镜清洗消毒时，浓度0.5%～0.6%，作用时间≥5分钟	①灭菌箱需密闭，使用专用灭菌溶液，不可采用自然挥发或熏蒸法。②操作者按规定持证上岗，对醛过敏者禁用。③对人体有一定毒性和刺激性，运行时周围环境中甲醛浓度＜$0.5mg/m^3$。④灭菌物品摊开放置，消毒后应去除残留甲醛气体，需设置专用排气系统
环氧乙烷（ethylene oxide）	灭菌	低温为无色液态，有芳香醚味，超过10.8℃变为气态，易燃、易爆；不损害消毒的物品且穿透力强；与菌体蛋白结合，使酶代谢受阻而杀灭微生物	①适用：不耐热、不耐湿的诊疗器械、器具和物品的灭菌，如电子仪器、光学仪器、纸质、化纤、塑料、陶瓷、金属等制品。②按照操作说明或指导手册，根据物品种类、包装、装载量与方式等确定灭菌参数。灭菌时使用100%纯环氧乙烷或环氧乙烷和二氧化碳混合气体；小型环氧乙烷灭菌器灭菌参数：药物浓度450～1200mg/L，温度37～63℃，相对湿度40%～80%，作用时间1～6小时	①存放于阴凉通风处，远离火源、静电处，无转动的马达处；储存温度低于40℃，相对湿度60%～80%。②应有专门的排气管道，每年监测工作环境中的环氧乙烷浓度，工作人员要严格遵守操作程序并做好防护、培训。③物品灭菌前需彻底清洗干净，由于环氧乙烷难以杀灭无机盐中的微生物，所以不可用生理盐水清洗；物品不宜太厚，装载量不超过柜内总体积的80%。④不可用于食品、液体、油脂类和粉剂等灭菌。⑤每次灭菌应进行效果监测及评价

续 表

消毒剂名称		消毒效力	性质与作用原理	适用范围及使用方法	注意事项
过氧化物类消毒剂（peroxide disinfectants）	过氧乙酸	灭菌、高效消毒	无色或浅黄色透明液体，有刺激性气味，能产生新生态氧，主要通过氧化作用等使细菌死亡	①适用：普通物体表面消毒、食品用工具和设备、空气消毒、耐腐蚀医疗器械消毒、传染病疫源地消毒。②常用浸泡法、擦拭法、喷洒法或冲洗法。物体表面：清洁条件下浓度500～1000mg/L，污染条件下浓度1000～2000mg/L，作用时间15～30分钟。空气：0.2%溶液，气溶胶喷雾60分钟或15%溶液（$7ml/m^3$）加热熏蒸，相对湿度60%～80%，室温下作用时间2小时。耐腐蚀物品：0.5%溶液，冲洗时间10分钟。食品用工具、设备：0.05%溶液，作用时间10分钟。软式内镜：0.20%～0.35%，消毒时间≥5分钟；灭菌时间≥10分钟	①稳定性差，易燃易爆，应密闭贮存于通风阴凉避光处，防高温，远离还原剂和金属粉末。②定期检测其浓度，如原液低于12%禁止使用。③现配现用，配制时避免与碱或有机物相混合，使用时限≤24小时。④加强个人防护，空气熏蒸消毒时室内不应有人，消毒后及时通风换气。⑤对金属和织物有很强的腐蚀和漂白作用，浸泡消毒后及时无菌水冲洗干净
	过氧化氢	灭菌、高效消毒	过氧化氢等离子体：过氧化氢气体分子在低温、真空状态的高频电场作用下发生电离反应，形成包括正电氢离子和自由电子（氢氧电子和二氧化氢电子）等的低密度电离气体云，即等离子体，具有很强的杀菌作用	①适用：普通物体表面消毒、食品用工具和设备消毒、空气消毒、皮肤伤口冲洗消毒、黏膜消毒、耐腐蚀医疗器械消毒、传染病疫源地消毒。②常用浸泡法、擦拭法、喷洒法或冲洗法、气体法物体表面。常用3%～4%溶液，作用时间30分钟。皮肤伤口部位：使用1%～3%直接冲洗，作用时间3～5分钟。疫源地：根据消毒对象以及污染物性质确定使用方法和剂量。③过氧化氢气体等离子体低温灭菌法：适用于不耐高温、不耐湿的医疗器械、器具和物品的灭菌。使用时灭菌腔壁温度45～60℃，过氧化氢浓度为53%～60%，灭菌周期28～75分钟，使用中有效期不小于10天	①稳定性差，易燃易爆，应密闭贮存于通风、阴凉、避光处，防高温，远离还原剂和金属粉末。②过氧化氢气体等离子体灭菌注意如下内容。不适用的对象：不完全干燥的物品、液体或粉末、吸收液体的物品或材料、含纤维素或木质纸浆的物品、一头闭塞的内腔、一次性使用物品、植入物、不能承受真空的器械、有内部部件难以清洁的器械。灭菌器使用：装载之前，所有物品均需有效、正确地清洗和干燥处理，并使用专用包装袋或医用无纺布进行包装；灭菌包不叠放，不接触灭菌腔内壁；做好个人防护，以防灼伤皮肤。灭菌效果监测：物理监测法、化学监测法、生物监测法
含溴消毒剂（disinfectants containing bromine）（二溴海因、溴氯海因）		高效消毒	白色或淡黄色结晶，溶于水后，能水解生成次溴酸，使菌体蛋白变性	①适用：游泳池水、污水、普通物体表面和疫源地消毒。②常用喷洒、擦拭、浸泡、冲洗、直接投加等消毒方法。游泳池水消毒常用浓度为1.2～1.5mg/L；污水消毒用浓度1000～1500mg/L，作用时间90～100分钟；一般物体表面消毒用浓度400～500mg/L，作用时间10～20分钟	①密闭贮存于、干燥、耐酸容器内置于阴凉处，远离易燃物及火源，禁止与酸或碱、易氧化的有机物和还原物共同运输、贮存。②不适用于手、皮肤黏膜和空气的消毒。③对有色织物有漂白作用；对金属制品有腐蚀作用，消毒时应加入防锈剂亚硝酸钠。④外用品，刺激性强，使用时需佩戴防护用品，避免与人体直接接触

续 表

消毒剂名称	消毒效力	性质与作用原理	适用范围及使用方法	注意事项
含氯消毒剂（disinfectants with chlorine）（常用液氯、次氯酸钙、次氯酸钠、二氧化氯、酸性氧化电位水等）	高效、中效消毒	在水溶液中释放有效氯，产生次氯酸，有强烈的刺激性气味通过氧化、氯化作用破坏细菌酶的活性使菌体蛋白凝固变性	①二氧化氯：适用于水、普通物体表面、医疗器械及空气的消毒。水采用直接投加方式消毒；医疗器械采用浸泡方式消毒：空气采用喷雾、汽化或熏蒸方式消毒。消毒液浓度根据被污染微生物的种类决定：细菌繁殖体污染，浓度为100～250mg/L；乙型肝炎病毒、结核分枝杆菌污染，浓度为500mg/L；细菌芽孢污染，浓度为1000mg/L；空气消毒时，用浓度为500mg/L的溶液按20～30mg/m³使用，作用时间30～60分钟。②酸性氧化电位水：适用于灭菌前手工清洗手术器械，内镜消毒，手、皮肤和黏膜消毒，餐饮具、瓜果蔬菜消毒，一般物体表面、洁具、环境、织物的消毒。有效氯含量（60±10）mg/L，一般使用流动浸泡法，消毒时间：手消毒1～3分钟；皮肤、黏膜消毒3～5分钟；餐饮具消毒10分钟；瓜果蔬菜消毒3～5分钟；物品表面消毒浸泡3～5分钟或擦洗5分钟；软式内镜采用流动浸泡消毒，时间3～5分钟。③一般含氯消毒剂适用于医疗卫生机构、公共场所和家庭的一般物体表面、医疗废物、食具、织物、果蔬和水等的消毒，也适用于疫源地各种污染物的处理；次氯酸消毒剂除上述用途，可以用于室内空气、二次供水设备表面、手、皮肤和黏膜的消毒对细菌繁殖体污染的物品，用含有效氯500mg/L的消毒液浸泡或擦拭10分钟以上；被乙型肝炎病毒、结核分枝杆菌、细菌芽孢污染的物品用含有效氯2000～5000mg/L的消毒液浸泡擦拭或喷洒30分钟以上；按有效氯10 000mg/L的干粉加入排泄物中，略加搅拌后，作用＞2小时；按有效氯50mg/L加入医院污水中搅拌均匀，作用2小时后排放	①密闭保存在阴凉、干燥、通风处，粉剂需防潮。②配制的溶液性质不稳定，应现配现用，有效期≤24小时。③有腐蚀及漂白作用，不宜用于金属制品、有色织物及油漆家具的消毒。④消毒时如存在大量有机物，应延长作用时间或提高消毒液浓度。⑤消毒后的物品应及时用清水冲净。⑥配制好的酸性氧化电位水于室温下储存不超过3天，每次使用前应在出口处检测pH和有效氯浓度；使用完毕排放后需再排放少量碱性还原电位水或自来水以减少对排水管路的腐蚀；消毒后用纯化水或无菌水冲洗30秒

续　表

消毒剂名称		消毒效力	性质与作用原理	适用范围及使用方法	注意事项
醇类消毒剂（alcohol-based disinfectants）（乙醇、异丙醇、正丙醇或两种成分的复方制剂）		中效消毒	无色、澄清、透明液体，具有乙醇固有的刺激性气味。能破坏细菌细胞膜的通透性屏障，使细胞质凝固丧失代谢功能，达到消毒功效	①常用含量不低于体积比60%的溶液，有效成分含量的±10%符合标识量；适用于手、皮肤、物体表面及医疗器械的消毒。②常用擦拭法、浸泡法或冲洗法。卫生手消毒：2ml左右消毒剂，擦拭或揉搓至干燥或1分钟外科手消毒：擦拭或揉搓至干燥，作用时间≥2分钟。皮肤消毒：擦拭，作用时间1～3分钟。注射部位皮肤消毒时间≤1分钟。普通物体表面消毒：擦拭，作用时间3分钟。医疗器械消毒：擦拭或浸泡，作用时间3分钟	①易燃，密封保存于阴凉、干燥、通风、避光、避火处，定期测定，用后盖紧。②不宜用于空气消毒；不宜用于脂溶性物体表面的消毒。③原液使用，不宜稀释。④外用产品，不得口服。⑤对醇制剂过敏者慎用
含碘消毒剂（iodine disinfectants）	聚维酮碘、复合含碘消毒剂	中效消毒	聚维酮碘是碘、聚氧乙烯脂肪醇醚、烷基酚聚氧乙烯醚、聚乙烯吡咯烷酮、碘化钾等组分制成的络合碘消毒剂，能迅速而持久地释放有效碘，使细菌体等蛋白质氧化而失活，从而达到连续杀菌的目的。复合含碘消毒剂是以有效碘和氯己定类、季铵盐类、乙醇为主要杀菌成分的复合消毒剂	①适用：外科手及皮肤消毒；手术切口部位、注射及穿刺部位皮肤以及新生儿脐带部位皮肤消毒；黏膜冲洗消毒；卫生手消毒。②常用擦拭法、冲洗法。手及皮肤消毒：消毒液浓度2～10g/L。外科手消毒：擦拭或刷洗，作用时间3～5分钟。手部皮肤消毒：擦拭2～3遍，作用时间≥2分钟。注射部位皮肤消毒：擦拭2遍，时间遵循产品说明。口腔黏膜及创面消毒：浓度1000～2000mg/L擦拭，作用时间3～5分钟。阴道黏膜及创面消毒：500～1000mg/L，作用时间≤5分钟	①避光密闭保存于阴凉、干燥通风处。②外用消毒液，禁止口服。③皮肤消毒后无须乙醇脱碘。④对二价金属制品有腐蚀性，不做相应金属制品的消毒。⑤对碘过敏者慎用
	碘酊	中效消毒	棕红色澄清液，碘和碘化钾的乙醇溶液	①适用：手术部位、注射和穿刺部位皮肤以及新生儿脐带部位皮肤消毒。②使用浓度：有效碘18～22g/L，擦拭2遍以上，作用1～3分钟，稍干后用70%～80%医用乙醇擦拭脱碘	①避光密闭保存于阴凉、干燥通风处。②不适用于黏膜、对醇类刺激敏感部位和破损皮肤消毒。③对二价金属制品有腐蚀性，不做相应金属制品的消毒。④对碘、乙醇过敏者慎用

续 表

消毒剂名称	消毒效力	性质与作用原理	适用范围及使用方法	注意事项
季铵盐类消毒剂（quaternary ammoniumdisinfectants）（氯型季铵盐消毒剂、溴型季铵盐消毒剂）	中效、低效消毒	芳香气味的无色透明液体。属阳离子表面活性剂，能吸附带阴离子的细菌，破坏细胞膜，改变细胞的渗透性，使蛋白质变性	①适用：环境、一般物体表面与医疗器械表面、织物、手、皮肤与黏膜、食品加工设备与器皿的消毒。②常用擦拭法、浸泡法、冲洗法、喷洒法、泡沫滞留法等。普通物体表面消毒：擦拭、浸泡、冲洗浓度200～1000mg/L，作用时间1～10分钟；喷雾浓度800～1200mg/L，作用时间5～10分钟。污染环境、污染物体表面消毒：擦拭、浸泡、冲洗浓度400～1200mg/L，作用时间5～20分钟；喷雾浓度1000～2000mg/L，作用时间10～30分钟。阴道黏膜、外生殖器消毒：擦拭、灌洗、冲洗浓度≤2000mg/L，作用时间≤5分钟。皮肤消毒：使用方法和作用时间遵循产品说明	①室温、干燥、避光保存。②避免接触有机物和拮抗物，不宜与肥皂或其他阴离子表面活性剂合用，也不能与过氧化物、高锰酸钾、磺胺粉等同用。③用于织物的消毒应注意吸附作用的影响。④不适用于瓜果蔬菜类消毒
胍类消毒剂（biguanides disinfectants）（复方氯己定、氯己定）	中效、低效消毒	无色透明，无沉淀、不分层液体能破坏菌体细胞膜的酶活性，使胞浆膜破裂	①适用：外科手消毒、卫生手消毒、皮肤消毒、黏膜的消毒，细菌繁殖体污染的物体表面消毒。②常用擦拭法、浸泡法、冲洗法泡沫滞留法。外科手消毒：使用方法和作用时间遵循产品说明。皮肤消毒：使用方法和作用时间遵循产品说明。口腔黏膜、阴道黏膜、外生殖器消毒：应用液浓度≤5000mg/L，作用≤5分钟。物体表面消毒：2000～45 000mg/L，时间≥10分钟	①密闭存放于避光、阴凉、干燥处，堆垛垫高离地面10cm以上，距离墙20cm以上。②不适用于分枝杆菌、细菌芽孢污染物品的消毒。③不能与阴离子表面活性剂，如肥皂混合使用或前后使用

2. 根据物品污染后导致感染的风险高低，选择相应的消毒或灭菌方法 根据医疗器械污染后使用所致感染的危险性大小，以及在患者使用前的消毒或灭菌要求，将医疗器械分为三类，又称斯伯尔丁分类法（Spaulding classification）。

（1）高度危险性物品（critical items）：进入人体无菌组织、器官、脉管系统，或有无菌体液从中流过的物品，或接触破损皮肤、破损黏膜的物品，一旦被微生物污染，具有极高感染风险。如手术器械、穿刺针、腹腔镜、活检钳、脏器移植物等。高度危险性物品使用前必须灭菌。

（2）中度危险性物品（semi-critical items）：与完整黏膜相接触，而不进入人体无菌组织、器官和血流，也不接触破损皮肤、破损黏膜的物品。如胃肠道内镜、气管镜、喉镜、呼吸机管道、体温表、压舌板等。中度危险性物品使用前应选择高水平或中水平消毒方法，菌落总数每件应≤20个，不得检出致病性微生物。重复使用的氧气湿化瓶、吸引瓶、婴儿暖箱水瓶以及加温加湿罐等宜采用高水平消毒。

（3）低度危险性物品（non-critical items）：与完整皮肤接触而不与黏膜接触的器材，包括生活卫生用品以及患者、医务人员生活和工作环境中的物品。如听诊器、血压计，病床挡、床面、床头柜、被褥，墙面、地面，以及痰盂和便器等。低度危险性物品使用前可选择中、低水平消毒法或保持清洁；遇有病原微生物污染，针对所污染的病原微生物种类选择有效的消毒方法。低度危险性物品的菌落总数每件应≤200个，不得检出致病性微生物。

3. 根据物品上污染微生物种类、数量选择消毒或灭菌方法

（1）致病菌芽孢、真菌孢子、分枝杆菌和经血传播病原体污染的物品，选用灭菌法或高水平消毒法。

（2）真菌、亲水病毒、螺旋体、支原体、衣原体等病原微生物污染的物品，选用中水平及以上的消毒法。

（3）一般细菌和亲脂病毒等污染的物品，可选用中水平或低水平消毒法。

（4）杀灭被有机物保护的微生物时，或消毒物品上微生物污染特别严重时，应加大消毒剂的剂量和/或延长消毒时间。

4. 根据消毒物品的性质选择消毒或灭菌方法 既要保护物品不被破坏，又要使消毒方法易于发挥作用。

（1）耐热、耐湿的诊疗器械、器具和物品，首选压力蒸汽灭菌法；耐热的玻璃器材、油剂类和干粉类物品等首选干热灭菌法。

（2）不耐热、不耐湿的物品，宜采用低温灭菌法，如环氧乙烷、过氧化氢低温等离子体灭菌或低温甲醛蒸汽灭菌等。

（3）金属器械的浸泡灭菌，应选择腐蚀性小的灭菌剂，同时注意防锈。

（4）物品表面消毒时，应考虑到表面性质：光滑表面可选择紫外线消毒器近距离照射，或用化学消毒剂擦拭；多孔材料表面宜采取浸泡或喷雾消毒法。

（三）医院日常的清洁、消毒、灭菌

清洁、消毒、灭菌工作贯穿于医院日常的诊疗护理活动和卫生处理工作中。根据工作内容，分为以下几类。

1. 医院环境清洁、消毒　医院环境常被患者、隐性感染者或带菌者排出的病原微生物所污染，成为感染的媒介，其清洁与消毒是控制医院感染的基础。医院环境要清洁，及时清除垃圾，做到窗明几净，无低洼积水、无蚊蝇滋生地、无灰尘、无蛛网、无蚊蝇。医院环境表面日常清洁消毒遵循先清洁再消毒的原则；发生感染暴发或者环境表面检出多重耐药菌，需实施强化清洁与消毒。环境空气和物品表面的菌落总数符合卫生标准（表3-4）。

表3-4　各类环境空气、物体表面菌落总数卫生标准

环境类别		空气平均菌落数[①]		物品表面平均菌落数
		平板暴露法/（$CFU\cdot皿^{-1}$）	空气采样法/（$CFU\cdot m^{-3}$）	空气采样法/（$CFU\cdot cm^{-2}$）
Ⅰ类	洁净手术室	符合GB 50333—2013要求[②]	≤150	≤5
	其他洁净场所	≤4.0（30分钟）[③]	≤150	≤5
Ⅱ类		≤4.0（15分钟）	—	≤5
Ⅲ类		≤4.0（5分钟）	—	≤10
Ⅳ类		≤4.0（5分钟）	—	≤10

注：①CFU/皿为直径9cm的平板暴露法，CFU/m^3为空气采样器法。

②《医院洁净手术部建筑技术规范》（GB 50333—2013）于2014年6月1日实施，其规定洁净手术部用房等级为四级，其菌落要求根据手术区和周边区而不相同。

③平板暴露法检测时的平板暴露时间。

（1）环境空气：从空气消毒的角度将医院环境分为四类，根据类别采用相应的消毒方法，如采用空气消毒剂，需符合相应国家标准。

1）Ⅰ类环境：为采用空气洁净技术的诊疗场所，包括洁净手术部（室）和其他洁净场所（如洁净骨髓移植病房）。通常选用净化空气的方法：安装空气净化消毒装置的集中空调通风系统、空气洁净技术、循环风紫外线空气消毒器或静电吸附式空气消毒器、紫外线灯照射消毒、达到Ⅰ类环境空气菌落总数要求的其他空气消毒产品。

2）Ⅱ类环境：均为有人房间，包括非洁净手术部（室）、产房、导管室、血液病病区、烧伤病区等保护性隔离病区，以及重症监护室、新生儿室等。必须采用对人无毒无害，且可连续消毒的方法，如通风、Ⅰ类环境净化空气的方法、达到Ⅱ类环境空气菌落总数要求的其他空气消毒产品。

3）Ⅲ类环境：包括母婴同室、消毒供应中心的检查包装灭菌区和无菌物品的存放区、血液透析中心（室）、其他普通住院病区等。净化空气的方法：Ⅱ类环境净化空气的方法、气溶胶喷雾、气体熏蒸、达到Ⅲ类环境空气菌落总数要求的其他空气消毒产品。

4）Ⅳ类环境：包括普通门急诊及其检查室、治疗室、感染性疾病科门诊及病区。可采用Ⅲ类环境中的空气消毒方法。

（2）物品表面：环境物品表面、地面应保持清洁，不得检出致病微生物。如无明显污染，采用湿式清洁；如受到肉眼可见污染时应及时清洁、消毒。

1）对治疗车、床挡、床头柜、门把手、灯开关、水龙头等频繁接触的物体表面应每天清洁、消毒。

2）被患者血液、呕吐物、排泄物或病原微生物污染时，根据具体情况采用中水平以上

的消毒方法。少量（＜10ml）的溅污，可先清洁再消毒；大量（≥10m）的溅污，先用吸湿材料去除可见污染，再清洁和消毒。

3）人员流动频繁、拥挤的场所应在每天工作结束后进行清洁、消毒。

4）感染高风险的部门，如Ⅰ类环境、Ⅱ类环境中的科室及感染科、检验科、耐药菌和多重耐药菌污染的诊疗场所，应保持清洁、干燥，做好随时消毒和终末消毒。地面消毒用浓度为400～700mg/L有效氯的含氯消毒液擦拭，作用30分钟；物体表面消毒方法同地面，或用浓度为1000～2000mg/L季铵盐类消毒液擦拭。

5）被朊病毒、气性坏疽及突发不明原因的传染病病原微生物污染的环境表面或物品表面应做好随时消毒和终末消毒。

2. 医用织物洗涤、消毒　医用织物指医院内可重复使用的纺织品，包括患者使用的衣物、床单、被套、枕套；工作人员使用的工作服、工作帽；手术衣、手术铺单；病床隔帘、窗帘以及环境清洁用的布巾、地巾等。医院内被隔离的感染性疾病患者使用后，或者被患者血液、体液、分泌物（不包括汗液）和排泄物等污染，具有潜在生物污染风险的医用织物称为感染性织物，除感染性织物以外的其他所有医用织物称为脏污织物。直接接触患者的衣服和床单、被套、枕套等，应一人一更换，住院时间长者每周更换，遇污染及时更换、清洗与消毒。

医用织物的洗涤消毒主要在洗衣房进行。洗衣房接受医院相关职能部门领导，设置办公区域和工作区域，人员职责明确，定期培训，医用织物的洗涤消毒工作纳入医院质量管理。感染性织物和脏污织物需分类收集、转运、洗涤、消毒、整理、储存，工作流程由污到洁，不交叉不逆行。脏污织物遵循先洗涤后消毒原则，根据织物使用对象、使用地点，分机、分批洗涤、消毒。感染性织物不宜手工洗涤，宜选择专机洗涤、消毒，首选热洗涤方法，有条件宜采用卫生隔离式洗涤设备。清洁织物外观应整洁、干燥，无异味、异物、破损。日常质检记录、交接记录具有可追溯性，记录的保存期应≥6个月。

3. 饮用水、茶具、餐具和洁具等清洁、消毒　①饮用水符合国家标准，细菌总数＜100MPN/ml或CFU/ml，总大肠菌群和大肠埃希菌不应检出。②患者日常使用的茶具、餐具要严格执行一洗、二涮、三冲、四消毒、五保洁的工作程序，消毒处理后要求清洁、干爽、无油垢、不油腻、无污物，不得检出大肠埃希菌、致病菌和乙型肝炎病毒表面抗原（hepatits B surface antigen，HBsAg）。③重复使用的痰杯、便器等分泌物和排泄物盛具需清洗、消毒后干燥备用。④抹布、地巾、拖布（头）等洁具应分区使用，清洗后再浸泡消毒30分钟，冲净消毒液后干燥备用；推荐使用脱卸式拖头。

4. 皮肤和黏膜消毒　皮肤和黏膜是人体的防御屏障，其表面有一定数量的微生物，其中有一些是致病微生物或机会致病菌。

（1）皮肤消毒（skin disinfection）：指杀灭或清除人体皮肤上的病原微生物并达到消毒要求。用于皮肤消毒的化学制剂应符合国家标准，通常使用擦拭法，消毒范围、作用时间遵循产品的使用说明。一般完整皮肤常用消毒剂有醇类、碘类、季铵盐类、酚类、过氧化物类。消毒剂未用前菌落总数≤10CFU/ml（CFU/g），使用中菌落总数≤50CFU/ml（CFU/g），无论何时均不得检出致病菌，霉菌和酵母菌≤10CFU/ml（CFU/g）。破损皮肤的消毒剂应无菌，常用季铵盐类、胍类消毒剂以及过氧化氢、聚维酮碘、三氯羟基二苯醚、酸性氧化电位水等消毒剂。消毒剂连续使用最长时间不应超过7天，性能不稳定的消毒剂，如含氯消毒剂，配制后有效期一般不超过24小时。

（2）黏膜消毒（disinfection of mucous membrane）：指杀灭或清除口腔、鼻腔、阴道及外生殖器等黏膜病原微生物的过程，并达到消毒要求。用于黏膜消毒的化学制剂应符合国家标准，常用聚维酮碘、季铵盐类、过氧化物类、含氯制剂等。通常使用棉拭子擦拭、灌洗法或冲洗法，消毒范围、作用时间遵循产品的使用说明。消毒剂不得用于脐带黏膜消毒，不得作为黏膜治疗药物使用，阴道黏膜消毒剂不得用于性生活中性病的预防。

5. 器械物品的清洁、消毒、灭菌　医疗器械及其他物品是导致医院感染的重要途径之一，必须严格执行医疗器械、器具的消毒技术规范，并遵循消毒、灭菌方法的选择原则。

进入人体组织、无菌器官的医疗器械、器具和物品必须达到灭菌水平；接触皮肤、黏膜的医疗器械、器具和物品必须达到消毒水平；各种用于注射、穿刺、采血等有创操作的医疗器具必须一用一灭菌。灭菌后的器械物品不得检出任何微生物；消毒时要求不得检出致病性微生物，对试验微生物的杀灭率≥99.9%，对自然污染的微生物杀灭率≥90%。如使用化学消毒剂消毒，应定期检测消毒液中的有效成分，使用中的消毒液染菌量≤100CFU/ml，致病性微生物不得检出；消毒后的内镜，细菌菌落总数每件≤20CFU，不得检出致病性微生物。

普通患者污染的可重复使用诊疗器械、器具等物品与一次性使用物品分开放置；一次性使用的不得重复使用。疑似或确诊朊病毒、气性坏疽及突发原因不明的传染病病原体感染者宜选用一次性诊疗器械、器具等物品，使用后进行双层密闭封装焚烧处理；可重复使用的被污染器械、器具等物品由消毒供应中心统一按要求回收并处置。

6. 医院污物、污水的处理

（1）医院污物的处理：医院污物主要指医院废弃物，分为医疗废物、生活垃圾和输液瓶（袋）。通过规范分类和清晰流程，医院需建立分类投放、分类收集、分类贮存、分类交接、分类转运的废弃物管理系统。

1）医疗废物：包括感染性废物、病理性废物、损伤性废物、药物性废物、化学性废物等五类，根据具体类别进行收集。感染性医疗废物置于黄色废物袋内，锐器置于锐器盒内，严禁混放各类医疗废物。盛装医疗废物的容器应符合要求，不遗洒，标识明显、正确，有效封口。医疗废物一般不超过容器容量的3/4，不得露天存放，严格落实危险废物申报登记和管理计划备案要求，交接登记等资料保存不少于3年。

2）生活垃圾：严格落实生活垃圾分类管理有关政策，做好生活垃圾的接收、运输和处理。将非传染病患者或家属在就诊过程中产生的生活垃圾，以及医疗机构职工非医疗活动产生的生活垃圾，与医疗活动中产生的医疗废物、输液瓶（袋）等区别管理。

3）输液瓶（袋）：按照"闭环管理、定点定向、全程追溯"的原则，按照标准做好输液瓶（袋）的收集，并集中移交回收企业。

（2）医院污水的处理：医院污水指排入医院化粪池的污水和粪便，包括医疗污水、生活污水和地面雨水。有条件的医院应建立集中污水处理系统并按污水种类分别进行排放，排放质量应符合规定；综合医院的感染病区和普通病区的污水应实行分流，分别进行消毒处理。无污水消毒处理设施或不能达标排放的医院，应按照国家规定进行消毒，达到国家规定的排放标准方可排入污水处理系统。

（四）消毒供应中心（室）工作

消毒供应中心（central sterile supply department，CSSD）是医院内承担所有重复使用诊

疗器械、器具等物品的清洗、消毒、灭菌，以及灭菌物品供应的部门，是预防和控制医院感染的重要科室。消毒供应中心工作质量的好坏，直接影响诊疗和护理质量，关系到患者和医务人员的安危。医院消毒供应中心工作必须遵循有关管理规范（WS 310.1—2016 ~ WS 310.3—2016）。

1. 消毒供应中心的设置　医院应独立设置消毒供应中心，有条件的医院消毒供应中心应为附近基层医疗机构提供消毒供应。

（1）建筑原则：医院消毒供应中心的新建、扩建和改建，应遵循医院感染预防与控制的原则，遵守国家法律法规对医院建筑和职业防护的相关要求。

（2）基本要求：消毒供应中心宜接近手术室、产房和临床科室，或与手术室有物品直接传递专用通道；周围环境应清洁、无污染源，区域相对独立；内部通风、采光良好，气体排放和温度、湿度控制符合要求；建筑面积应符合医院建设标准的规定，并兼顾未来发展规划的需要。

2. 消毒供应中心的布局　应分为工作区域和辅助区域，各区域标志明显、界限清楚、通行路线明确。

（1）工作区域：包括去污区，检查、包装及灭菌区和灭菌物品存放区，其划分应遵循“物品由污到洁，不交叉、不逆流；空气流向由洁到污；去污区保持相对负压；检查、包装及灭菌区保持相对正压”的原则。各区之间应设实际屏障；去污区和检查包装灭菌区均应设物品传递窗；并分别设人员出入缓冲间（带）。工作区域的洗手设施应采用非手触式水龙头开关，灭菌物品存放区不设洗手池。

1）去污区：为污染区域，用于对重复使用的诊疗器械、器具等物品进行回收、分类、清洗、消毒（包括运输器具的清洗、消毒等）。

2）检查、包装及灭菌区：为清洁区域，用于对已去污的诊疗器械、器具等物品进行检查、装配、包装及灭菌（包括敷料制作等）。

3）灭菌物品存放区：为清洁区域，用于对已灭菌物品的保管和发放；一次性用物应设置专门区域存放。

（2）辅助区域：包括工作人员更衣室、值班室、办公室、休息室、卫浴间等。

3. 消毒供应中心的工作内容　消毒供应中心对诊疗器械、器具等物品处理的操作流程主要包括以下内容。

（1）回收：消毒供应中心应对临床使用过的需重复使用的诊疗器械、器具等物品集中进行回收；被朊病毒、气性坏疽及突发原因不明的传染病病原体污染的诊疗器械、器具等物品，应双层封闭包装并标明感染性疾病名称后单独回收。应采用封闭式回收，避免反复装卸；回收工具每次使用后清洗、消毒，干燥备用。

（2）分类：应在消毒供应中心的去污区进行诊疗器械、器具等物品的清点、核查，根据器械物品材质、精密程度进行分类处理。

（3）清洗：①清洗方法包括机械清洗和手工清洗。机械清洗适用于大部分常规器械的清洗；手工清洗适用于精密、复杂器械的清洗和有机物污染较重器械的初步处理及无机械清洗设备的情况。②清洗步骤包括冲洗、洗涤、漂洗、终末漂洗。清洗用水、工具等遵循国家有关规定。③对于被朊病毒、气性坏疽及突发原因不明的传染病病原体污染的诊疗物品应先消毒灭菌，再进行清洗。

（4）消毒：清洗后的器械、器具和物品应进行消毒处理。首选热力消毒，也可采用75%乙醇、酸性氧化电位水或其他国家许可的消毒剂进行消毒。

（5）干燥：首选干燥设备根据物品性质进行干燥处理；无干燥设备及不耐热的器械、器具和物品使用消毒低纤维絮擦布、压力气枪或≥95%乙醇进行干燥处理；管腔类器械使用压力气枪进行干燥处理；不应使用自然干燥法进行干燥。

（6）检查与保养：使用目测或带光源放大镜对干燥后的每件器械、器具和物品进行检查，要求器械表面及关节、齿牙处光洁、无锈、无血渍、无水垢，功能完好无损毁；带电源器械还应进行绝缘性能的安全检查。使用医用润滑剂进行金属类器械保养，同时根据不同特性分类处理，如橡胶类物品应防粘连、防老化；玻璃类物品避免碰撞、骤冷骤热；保护刀剪的锋刃；布类物品防霉、防火、防虫蛀等。

（7）打包：包括装配、包装、封包、注明标识等步骤，器械与敷料应分室包装。①装配：包装前应依据器械装配技术规程，核对器械的种类、规格和数量，拆卸的器械应组装。②包装：手术器械应摆放在篮筐或有孔盘中配套包装；盆、盘、碗等单独包装；轴节类器械不应完全锁扣；有盖的器皿应开盖；摆放的物品应隔开，开口朝向一致；管腔类物品应盘绕放置并保持管腔通畅；精细器械、锐器等应采取保护措施。包装方法分为闭合式和密封式两种。手术器械如采用闭合式包装，2层包装材料分2次包装；密封式包装使用纸袋、纸塑料等。普通棉布包装材料应无破损无污渍，一用一清洗；硬质容器的使用遵循操作说明。③封包：包外设有灭菌化学指示物；高度危险性物品包内放置化学指示物；如果透过包装材料可以直接观察包内灭菌化学指示物的颜色变化，则不必放置包外灭菌化学指示物；使用专用胶带或医用热封机封包，应保持闭合完好性，胶带长度与灭菌包体积、重量相适宜、松紧适度；纸塑袋、纸袋等密封包其密封宽度应≥6mm，包内器械距包装袋封口≥2.5cm；硬质容器应设置安全闭锁装置；无菌屏障完整性破坏后应可识别。④注明标识：需注明物品名称、数量、灭菌日期、失效日期、包装者等，具有可追溯性。压力蒸汽灭菌包重量和体积符合规定。

（8）灭菌：根据物品的性质选择适宜有效的灭菌方法，耐热、耐湿的器械、器具等物品首选压力蒸汽灭菌；耐热、不耐湿，蒸汽或气体不能穿透物品如油脂和粉剂等采用干热灭菌；不耐热、不耐湿的器械、器具等物品采用低温灭菌方法，如环氧乙烷灭菌、过氧化氢气体等离子体低温灭菌、低温甲醛蒸汽灭菌。灭菌后按要求卸载，并且待物品冷却，检查包外化学指示物变色情况以及包装的完整性和干燥情况。

（9）储存：灭菌后物品应分类、分架存放于无菌物品存放区，一次性使用无菌物品应去除外包装后进入无菌物品存放区。物品存放架或柜应距地面高度≥20cm，距离墙≥5cm，距天花板≥50cm。物品放置应固定位置、设置标识，定期检查、盘点、记录，在有效期内发放。

（10）发放：接触无菌物品前应先洗手或手消毒；无菌物品的发放遵循先进先出的原则，确认无菌物品的有效性和包装完好性；记录无菌物品发放日期、名称、数量、物品领用科室、灭菌日期等，发放记录应具有可追溯性。运送无菌物品的器具使用后应清洁处理，干燥存放。

4. 消毒供应中心的管理　应将消毒供应中心纳入医院建设规划，将其工作管理纳入医疗质量管理体系。

消毒供应中心在主管院长或其相关职能部门的直接领导下开展工作，由护理管理部门、医院感染管理部门、人事管理部门、设备及后勤管理等部门协同管理，以保障消毒供应中心的工作需要，确保医疗安全。

消毒供应中心应建立健全岗位职责、操作规程、消毒隔离、质量管理、监测、设备管理、器械管理（包括外来医疗器械）及职业安全防护等管理制度和突发事件的应急预案；加强信息化建设；建立追溯制度；完善质量控制过程的相关记录；同时建立与相关科室联系制度。

根据消毒供应中心的工作负荷和岗位需要，合理配置具备相应资质的护士和消毒员等员工。各科室的工作人员都要经过相关的岗位训练，对有关的标准、规范、知识和技能有一定的了解。同时根据专科特色，更新前沿知识，随时开展教育培训。

第三节　手　卫　生

医务人员的手经常直接或间接接触患者或污染物，极易引起交叉感染，手卫生是预防与控制医院感染的重要措施之一。在进行各项诊疗活动前后、诊疗过程中及外科手术前后，医护人员都需要进行手卫生处置。

一、概述

（一）基本概念

1. 手卫生（hand hygiene） 医务人员在从事职业活动过程中的洗手、卫生手消毒和外科手消毒的总称。

2. 洗手（hand washing） 医务人员用流动水和洗手液（肥皂）揉搓冲洗双手，去除手部皮肤污垢、碎屑和部分微生物的过程。

3. 卫生手消毒（antiseptic handrubbing） 医务人员用手消毒剂揉搓双手，以减少手部暂居菌的过程。

4. 外科手消毒（surgical hand antisepsis） 外科手术前医务人员用流动水和洗手液揉搓双手、前臂至上臂下1/3，再用手消毒剂清除或者杀灭手部、前臂至上臂下1/3暂居菌和减少常居菌的过程。

（二）手卫生设施

1. 洗手设施

（1）流动水洗手设施：洗手应采用流动水，水龙头应位于洗手池的适当位置。手术室、产房、导管室、层流洁净病区、骨髓移植病区、器官移植病区、重症监护病区、新生儿室、母婴同室、血液透析中心（室）、烧伤病区、感染性疾病科、口腔科、消毒供应中心、检验科、内镜中心等感染高风险区域和治疗室、换药室、注射室应配备非手触式水龙头；有条件的医疗机构在诊疗区域均宜配备非手触式水龙头。

（2）洗手液（肥皂）：盛放洗手液的容器宜一次性使用，重复使用的容器应定期清洁和消毒；洗手液混浊或变色时需及时更换，并清洁、消毒容器；使用的肥皂需保持清洁与干燥。

（3）干手物品/设施：配备干手用品或设施。

2. 卫生手消毒设施　常用手消毒剂。最常用的手部皮肤消毒的消毒剂有乙醇、异丙醇、氯己定、聚维酮碘；剂型包括水剂、凝胶和泡沫型；宜使用一次性包装；医务人员对选用的手消毒剂应具有良好的接受性。

3. 外科手消毒设施

（1）专用洗手池：洗手池设置在手术间附近，水池大小、高度适宜，能防止冲洗水溅出，池面应光滑无死角，易于清洁，每日清洁与消毒。洗手池及水龙头的数量应根据手术间的数量设置，每2～4间手术室宜独立设置一个洗手池；水龙头数量应不少于手术间的数量，水龙头开关应为非手触式。

（2）清洁用品：应配备符合要求的洗手液、清洁指甲的用物；可配备手卫生的揉搓用品，如配备手刷，手刷要方便取用，大小、刷毛的软硬度要合适，并且一用一消毒。

（3）外科手消毒剂：宜采用一次性包装；出液器应采用非手触式；重复使用的消毒剂容器应每周清洁与消毒。

（4）干手物品/设施：冲洗手消毒法应配备干手物品或设施。使用经灭菌的布巾干手，布巾应一人一用；重复使用的布巾，用后清洗、灭菌，按要求储存；盛装布巾的包装物可一次性使用，如使用可复用容器应每次清洗、灭菌，包装开启后有效期24小时。

（5）其他：计时装置、外科手卫生流程图。

二、洗手

有效的洗手可清除手上99%以上的各种暂居菌，是防止医院感染传播最重要的措施之一。

（一）目的

清除手部皮肤污垢和大部分暂居菌，切断通过手传播感染的途径。

（二）操作前准备

1. 环境准备　清洁、宽敞。
2. 护士准备　衣帽整洁，修剪指甲，取下手表、饰物，卷袖过肘。
3. 用物准备　流动水洗手设施、洗手液（肥皂）、干手设施，必要时备护手液。

（三）操作步骤

洗手的操作步骤见表3-5。

表3-5　洗手

步骤	操作解释
1. 准备	打开水龙头，调节合适水流和水温
2. 湿手	在流动水下，淋湿双手
3. 涂剂	关上水龙头并取适量洗手液（肥皂）均匀涂抹至整个手掌、手背、手指和指缝
4. 揉搓	认真揉搓双手至少15秒，具体揉搓步骤见图3-1
5. 冲净	打开水龙头，指尖向下，在流动水下彻底冲净双手
6. 干手	关闭水龙头，擦干双手，取适量护手液护肤

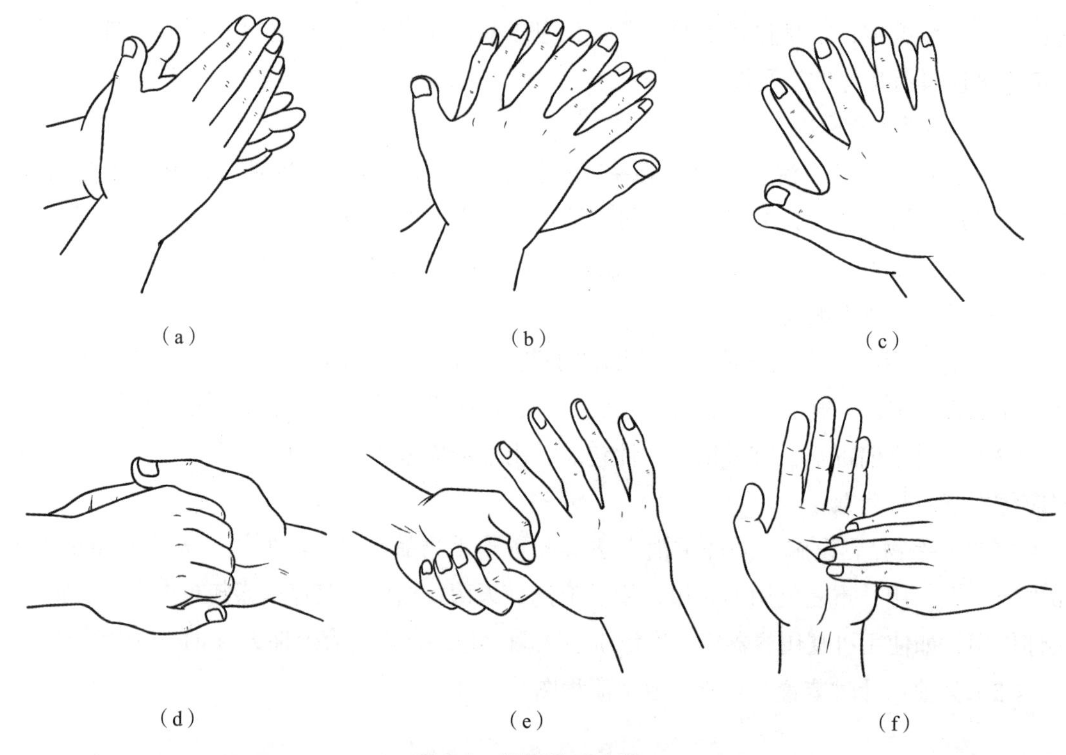

图3-1 揉搓洗手步骤

注:(a)掌心相对，手指并拢，相互揉搓。(b)手心对手背沿指缝相互揉搓，交换进行。(c)掌心相对，双手交叉指缝相互揉搓。(d)弯曲手指使关节在另一掌心旋转揉搓，交换进行。(e)一手握另一手大拇指旋转揉搓，交换进行。(f)五个手指尖并拢在另一手掌心旋转揉搓，交换进行。

（四）注意事项

1. 明确洗手原则 当手部有血液或其他体液等肉眼可见污染时；可能接触艰难梭菌、肠道病毒等对速干手消毒剂不敏感的病原微生物时。

2. 揉搓面面俱到 揉搓双手时各个部位都需洗到、冲净，尤其是指背、指尖、指缝和指关节等易污染部位；冲净双手时注意指尖向下。

3. 牢记洗手时机 ①接触患者前。②清洁、无菌操作前，包括侵入性操作前。③暴露患者体液风险后，包括接触患者黏膜、破损皮肤或伤口、血液、体液、分泌物、排泄物、伤口敷料等之后。④接触患者后。⑤接触患者周围环境后，包括接触患者周围的医疗相关器械、用具等物体表面后。

4. 其他 戴手套不能代替洗手，摘手套后仍应洗手。

三、卫生手消毒

医务人员接触污染物品或感染患者后，仅一般洗手尚不能达到预防交叉感染的要求，必须在洗手后再进行卫生手消毒。

（一）目的

清除致病性微生物，预防感染与交叉感染，避免污染无菌物品和清洁物品。

（二）操作前准备

1. 环境准备 清洁、宽敞。
2. 护士准备 衣帽整洁、修剪指甲，取下手表、饰物，卷袖过肘，洗手。
3. 用物准备 流动水洗手设施、洗手液（肥皂）、干手设施、手消毒剂。

（三）操作步骤

卫生手消毒的操作步骤见表3-6。

表3-6 卫生手消毒

步骤	操作解释
1. 涂剂	取适量手消毒剂于掌心，均匀涂抹双手
2. 揉搓	按照揉搓洗手的步骤揉搓双手，直至手部干燥，不少于15秒

（四）注意事项

1. 选择合适的手消毒剂 首选速干手消毒剂；过敏人群可选用其他手消毒剂；针对某些对乙醇不敏感的肠道病毒感染时，选择其他有效的手消毒剂。

2. 揉搓双手全覆盖 揉搓双手时方法正确，注意手的各个部位都需揉搓到。

3. 牢记卫生手消毒时机 在需要洗手的“二前三后”五个时刻，如果手部没有肉眼可见污染，宜使用手消毒剂进行卫生手消毒。下列情况下应先洗手，然后进行卫生手消毒。①接触传染病患者的血液、体液和分泌物以及被传染性病原微生物污染的物品后。②直接为传染病患者进行检查、治疗、护理或处理传染患者污物之后。

4. 其他 戴手套不能代替卫生手消毒，摘手套后应进行卫生手消毒。

四、外科手消毒

为保证手术效果，减少医院感染，外科手术前医务人员必须进行外科手消毒。

（一）目的

清除指甲、手部、前臂的污物和暂居菌，将常居菌减少到最低程度，抑制微生物的快速再生。

（二）操作前准备

1. 环境准备 清洁、宽敞。
2. 护士准备 衣帽整洁、修剪指甲，取下手表、饰物，卷袖过肘。
3. 用物准备 洗手池、洗手液、手消毒剂、干手物品、计时装置、洗手流程图。

（三）操作步骤

外科手消毒的操作步骤见表3-7。

表3-7 外科手消毒

步骤	操作解释
1. 准备	摘除手部饰物，修剪指甲
2. 洗手	调节水流，湿润双手，取适量的洗手液清洗双手、前臂和上臂下1/3，并认真揉搓
3. 冲净	流动水冲洗双手、前臂和上臂下1/3
4. 干手	使用干手物品擦干双手、前臂和上臂下1/3
5. 消毒	1. 免冲洗手消毒法 （1）取消毒剂：取适量的手消毒剂放在左手掌上； （2）浸泡指尖：将右手手指尖浸泡在手消毒剂中≥5秒； （3）涂剂：将手消毒剂涂抹在右手、前臂直至上臂下1/3，通过环形运动环绕至前臂至上臂下1/3，持续揉搓10～15秒，直至消毒剂干燥； （4）取适量的手消毒剂放在右手掌上，在左手重复（2）、（3）过程； （5）取适量的手消毒剂放置在手掌上； （6）揉搓双手直至手腕，直至手部干燥； 2. 冲洗手消毒法 （1）涂剂揉搓：取适量的手消毒剂涂抹至双手的每个部位、前臂和上臂下1/3，认真揉搓3～5分钟； （2）按序冲净：流动水冲净双手、前臂和上臂下1/3； （3）按序擦干：用无菌布巾擦干双手、前臂和上臂下1/3

（四）注意事项

1. 遵循原则　①先洗手，后消毒。②为不同患者手术之间、手套破损或手被污染时，应重新进行外科手消毒。

2. 充分准备　洗手之前应先摘除手部饰物和手表，保持指甲周围组织的清洁。

3. 双手位置　合适在外科手消毒过程中始终保持双手位于胸前并高于肘部，使水由手部流向肘部。

4. 洗手与消毒　可使用海绵、其他揉搓用品或双手相互揉搓。

5. 终末处理规范　用后的清洁指甲用具、揉搓用品如海绵、手刷等，应放到指定的容器中；揉搓用品、清洁指甲用品应一人一用一消毒或者一次性使用；术后摘除外科手套后，应用洗手液清洁双手。

第四节　无菌技术

无菌技术是预防医院感染的一项重要的基本措施。其基本操作方法根据科学原则制订，任何一个环节都不能违反，医务人员必须加强无菌观念，严格遵守无菌操作规程，准确熟练地掌握无菌技术，以保证患者的安全。

一、相关概念

1. 无菌技术（aseptic technique）　指在医疗、护理操作过程中，防止一切微生物侵入人体和防止无菌物品、无菌区域被污染的技术。

2. 无菌区（aseptic area）　指经灭菌处理且未被污染的区域。

3. 非无菌区（non-aseptic area）　指未经灭菌处理，或虽经灭菌处理但又被污染的区域。

4. 无菌物品（aseptic supplies）　指通过灭菌处理后保持无菌状态的物品。

5. 非无菌物品（non-aseptic supplies）　指未经灭菌处理，或虽经灭菌处理后又被污染的物品。

二、无菌技术操作原则

1. 操作环境清洁且宽敞　①操作室应清洁、宽敞、定期消毒；无菌操作前半小时停止清扫、减少走动，避免尘埃飞扬。②操作台清洁、干燥、平坦，物品布局合理。

2. 工作人员仪表符合要求　无菌操作前，工作人员应着装整洁、修剪指甲、洗手、戴口罩，必要时穿无菌衣、戴无菌手套。

3. 无菌物品管理有序规范　①存放环境：适宜的室内环境要求温度低于24℃，相对湿度＜70%，机械通风换气4～10次/小时；无菌物品应存放于无菌包或无菌容器内，并置于高出地面20cm、距离天花板超过50cm、离墙远于5cm处的物品存放柜或架上，以减少来自地面、屋顶和墙壁的污染。②标识清楚：无菌包或无菌容器外需标明物品名称、灭菌日期；无菌物品必须与非无菌物品分开放置，并且有明显标志。③使用有序：无菌物品通常按失效期先后顺序摆放取用；必须在有效期内使用，可疑污染、污染或过期应重新灭菌。④储存有效期：使用纺织品材料包装的无菌物品如存放环境符合要求，有效期宜为14天，否则一般为7天；医用一次性纸袋包装的无菌物品，有效期宜为30天；使用一次性医用皱纹纸、一次性纸塑袋、医用无纺布或硬质密封容器包装的无菌物品，有效期宜为180天；由医疗器械生产厂家提供的一次性使用无菌物品遵循包装上标识的有效期。

4. 操作过程中加强无菌观念　进行无菌操作时，应培养并加强无菌观念：①明确无菌区、非无菌区、无菌物品、非无菌物品，非无菌物品应远离无菌区。②操作者身体应与无菌区保持一定距离。③取、放无菌物品时，应面向无菌区。④取用无菌物品时应使用无菌持物钳。⑤无菌物品一经取出，即使未用，也不可放回无菌容器内。⑥手臂应保持在腰部或治疗台面以上，不可跨越无菌区，手不可接触无菌物品。⑦避免面对无菌区谈笑、咳嗽、打喷嚏。⑧如无菌物品疑有污染或已被污染，即不可使用，应予以更换。⑨一套无菌物品供一位患者使用。

三、无菌技术基本操作方法

（一）无菌持物钳法

1. 目的　取放和传递无菌物品，保持无菌物品的无菌状态。

2. 操作前准备

（1）环境准备：清洁、宽敞、明亮、定期消毒。

（2）护士准备：衣帽整洁、修剪指甲、洗手、戴口罩。

（3）用物准备：无菌持物钳、盛放无菌持物钳的容器。

1）无菌持物钳的种类（图3-2）：临床常用的无菌持物钳有卵圆钳、三叉钳、镊子。①卵圆钳：下端有两个卵圆形小环，分直头和弯头，可夹取刀、剪、镊、治疗碗等。②三叉钳：下端较粗呈三叉形，并以一定弧度向内弯曲，常用于夹取较大或较重物品，如瓶、罐、盆、骨科器械等。③镊子：分长、短两种，其尖端细小，轻巧方便，适用于夹取针头、棉球、纱布等。

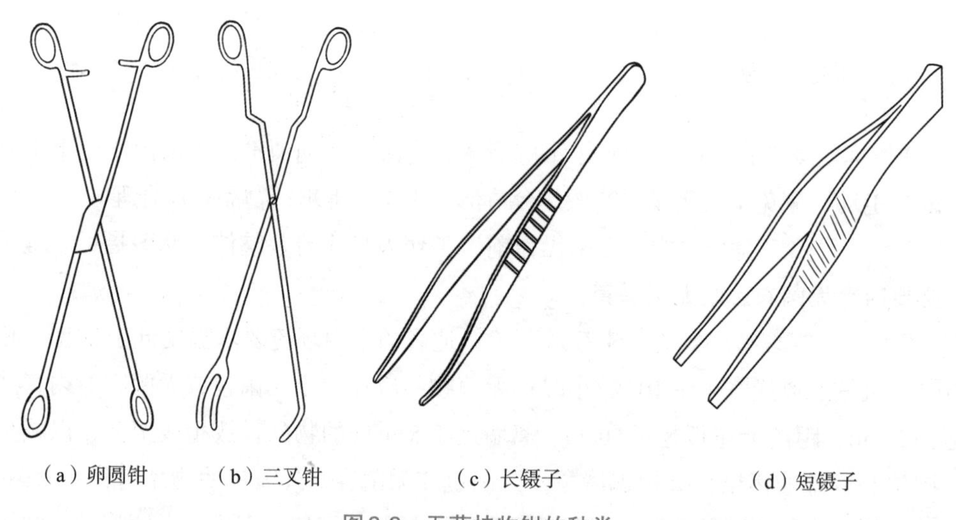

图3-2 无菌持物钳的种类

2）无菌持物钳的存放：每个容器只放一把无菌持物钳，目前临床主要使用干燥保存法，即将盛有无菌持物钳的无菌干罐保存在无菌包内，使用前开包，4小时更换一次。

3. 操作步骤 使用无菌持物钳的操作步骤见表3-8。

表3-8 无菌持物钳的使用

步骤	操作解释
1. 查对	检查并核对物品的名称、有效期、灭菌标识，第一次开包使用时，应记录打开日期、时间并签名，再次使用时检查有效时间
2. 取钳	打开盛放无菌持物钳的容器盖，手持无菌持物钳上1/3处，闭合钳端，将钳移至容器中央，垂直取出（图3-3），关闭容器盖
3. 使用	保持钳端向下，在腰部以上视线范围内活动，不可倒转向上
4. 放钳	用后闭合钳端，打开容器盖，快速垂直放回容，关闭容器盖

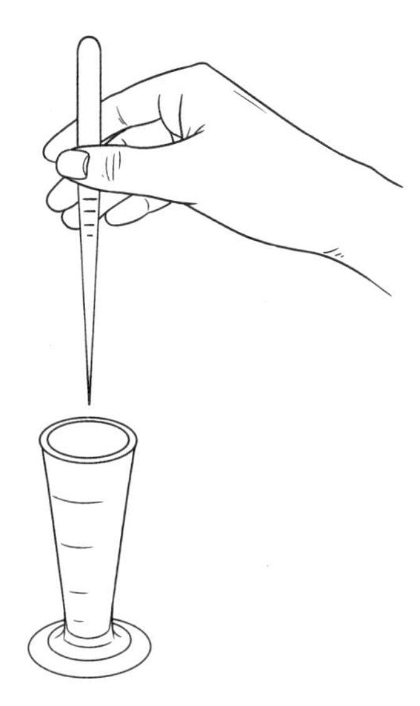

图3-3　取无菌持物钳

4. 注意事项

（1）严格遵循无菌操作原则。

（2）取、放无菌持物钳时应先闭合钳端，不可触及容器口边缘。

（3）使用过程中：①始终保持钳端向下，不可触及非无菌区。②就地使用，到距离较远处取物时，应将持物钳和容器一起移至操作处。

（4）不可用无菌持物钳夹取油纱布，防止油黏于钳端而影响消毒效果；不可用无菌持物钳换药或消毒皮肤，以防被污染。

（5）无菌持物钳一旦污染或可疑污染应重新灭菌。

（6）无菌持物钳如为湿式保存，除注意上述1～5外，还需注意：①盛放无菌持物钳的有盖容器底部垫有纱布，容器深度与钳的长度比例适合，消毒液面需浸没持物钳轴节以上2～3cm或镊子长度的1/2。②无菌持物钳及其浸泡容器每周清洁、消毒2次，同时更换消毒液；使用频率较高的部门应每天清洁、灭菌（如门诊换药室、注射室、手术室等）。③取、放无菌持物钳时不可触及液面以上部分的容器内壁。④放入无菌持物钳时需松开轴节以利于钳与消毒液充分接触。

（二）无菌容器法

常用的无菌容器有无菌盒、罐、盘等。无菌容器内盛灭菌器械、棉球、纱布等。

1. 目的　用于盛放无菌物品并保持其无菌状态。

2. 操作前准备

（1）环境准备：清洁、宽敞、明亮、定期消毒。

（2）护士准备：衣帽整洁、修剪指甲、洗手、戴口罩。

（3）用物准备：盛有无菌持物钳的无菌罐、盛放无菌物品的容器。

3. 操作步骤　使用无菌容器的操作步骤见表3-9。

表3-9 无菌容器的使用

步骤	操作解释
1. 查对	检查并核对无菌容器名称、灭菌日期、失效期、灭菌标识，第一次使用，应记录开启日期、时间并签名
2. 开盖	取物时，打开容器盖，平移离开容器，内面向上置于稳妥处（图3-4）或拿在手中
3. 取物	用无菌持物钳从无菌容器内夹取无菌物品，无菌持物钳及物品不可触及容器边缘
4. 关盖	取物后，立即将盖盖严
5. 手持容器	手持无菌容器（如治疗碗）时，应托住容器底部（图3-5）

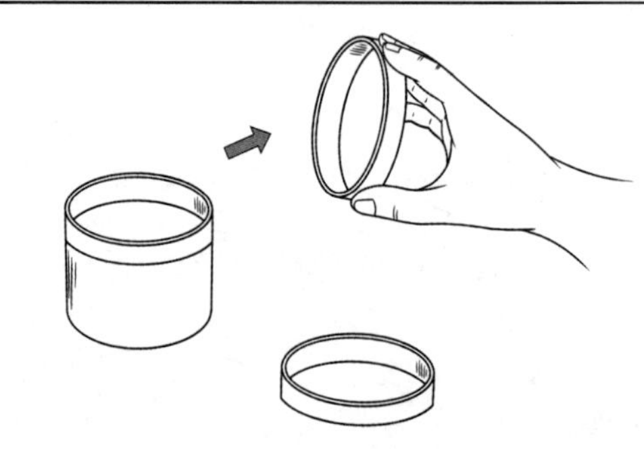

图3-4 打开无菌容器盖

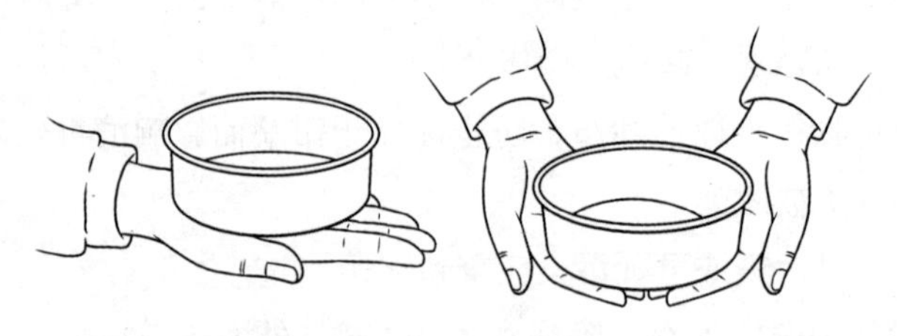

图3-5 手持无菌容器

4. 注意事项

（1）严格遵循无菌操作原则。

（2）移动无菌容器时，应托住底部，手指不可触及无菌容器的内面及边缘。

（3）从无菌容器内取出的物品，即使未用，也不可再放回无菌容器中。

（4）无菌容器应定期消毒灭菌；初次使用后，有效期不超过24小时。

（三）无菌包法

1. 目的 从无菌包内取出无菌物品，供无菌操作使用。

2. 操作前准备

（1）环境准备：清洁、宽敞、明亮、定期消毒。

（2）护士准备：衣帽整洁、修剪指甲、洗手、戴口罩。

（3）用物准备：盛有无菌持物钳的无菌罐、盛放无菌包内物品的容器或区域、无菌包（内放无菌治疗巾、敷料、器械等）。

无菌包灭菌前应妥善包好：将需灭菌的物品放于包布中央，用包布一角盖住物品，左右两角先后盖上并将角尖向外翻折，盖上最后一角后用化学指示胶带贴妥（图3-6），包外注明物品名称及灭菌日期。

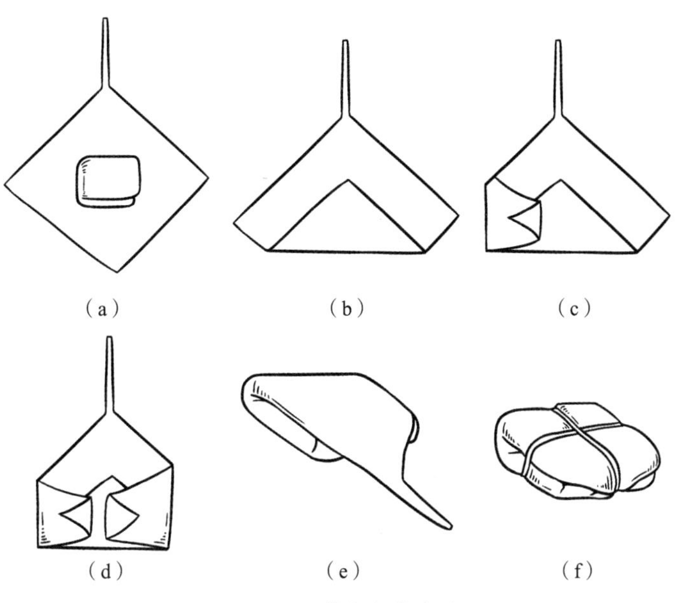

（a）　（b）　（c）

（d）　（e）　（f）

图3-6　无菌包包扎方法

3. 操作步骤　使用无菌包的操作步骤见表3-10。

表3-10　无菌包的使用

步骤	操作解释
1. 查对	检查并核对无菌包名称、灭菌日期、有效期、灭菌标识，检查无菌包有无潮湿或破损
2. 开包	将包托在手上，另一手撕开粘贴的胶带，或解开系带卷放在手上，手接触包布四角外面，依次揭开四角并捏住
3. 放物	稳妥地将包内物品放在备好的无菌区内或递送给术者（图3-7）
4. 整理	将包布折叠放妥

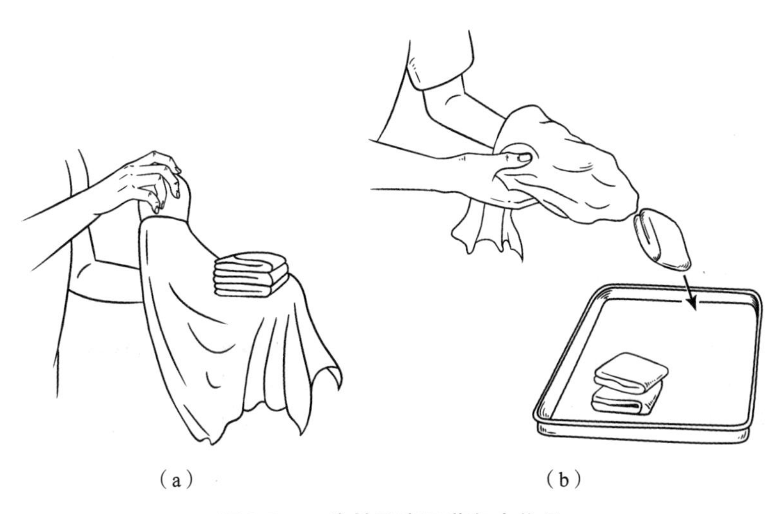

（a）　（b）

图3-7　一次性取出无菌包内物品

4. 注意事项

（1）严格遵循无菌操作原则。

（2）无菌包包布通常选用质厚、致密、未脱脂的双层棉布制成，或使用医用无纺布。

（3）打开无菌包时手只能接触包布四角的外面，不可触及包布内面及无菌物品，不可跨越无菌区。

（4）无菌包应定期灭菌，如包内物品超过有效期、被污染或包布受潮，则需重新灭菌。

（5）如取出包内部分物品，无菌包检查后平放于清洁、干燥、平坦的操作台上，手接触包布四角外面，依次揭开四角，用无菌持物钳夹取所需物品放在备妥的无菌区，按原折痕包好，注明开包日期及时间，限24小时内使用。

（四）无菌区域准备法

无菌区域指经灭菌处理且未被污染的区域。手术时将手术区皮肤消毒后，需铺无菌单，除显露手术切口以外所必需的最小皮肤区域，其余部位予以遮盖，以建立无菌区域，减少手术中的污染。深静脉置管、导尿等操作时，需在消毒部位铺好无菌治疗巾或无菌洞巾，形成无菌区域。注射药物或换药等操作需铺无菌盘，铺无菌盘法是将无菌治疗巾铺在洁净、干燥的治疗盘内，形成无菌区以供无菌操作用。

1. 目的 形成无菌区域以放置无菌物品，供治疗、护理用。

2. 操作前准备

（1）环境准备：清洁、宽敞、明亮、定期消毒。

（2）护士准备：衣帽整洁、修剪指甲、洗手、戴口罩。

（3）用物准备：盛有无菌持物钳的无菌罐、无菌物品、盛放治疗巾的无菌包、治疗盘、记录纸、笔。

无菌包内无菌治疗巾的折叠有两种方法。①纵折法：治疗巾纵折两次，再横折两次，开口边向外（图3-8）。②横折法：治疗巾横折后纵折，再重复一次（图3-9）。

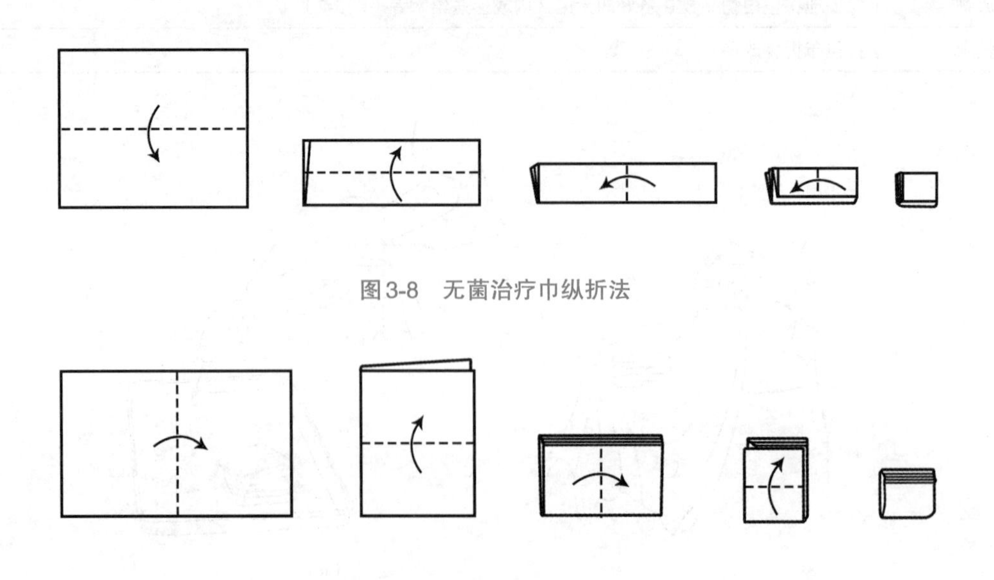

图3-8 无菌治疗巾纵折法

图3-9 无菌治疗巾横折法

3. 操作步骤 准备无菌区域的操作步骤见表3-11。

表3-11　无菌区域的准备（以铺无菌盘为例）

步骤	操作解释
1. 查对	检查并核对无菌包名称、灭菌日期、有效期、灭菌标识，有无潮湿或破损
2. 取巾	打开无菌包，用无菌持物钳取一块治疗巾置于治疗盘内
3. 铺盘	1. 单巾铺盘法 （1）铺巾：双手捏住无菌巾一边外面两角，轻轻抖开，双折平铺于治疗盘上，将上层呈扇形折至对侧，开口向外（图3-10）； （2）放入无菌物品； （3）覆盖：双手捏住扇形折叠层治疗巾外面，遮盖于物品上，对齐上下层边缘，将开口处向上翻折两次，两侧边缘分别向下折一次，露出治疗盘边缘； 2. 双巾铺盘法 （1）铺巾：双手捏住无菌巾一边两角外面，轻轻抖开，从远到近铺于治疗盘上，无菌面朝上； （2）放入无菌物品； （3）覆盖：取出另一块无菌巾打开，从近到远覆盖于无菌物品上，无菌面朝下。两巾边缘对齐，四边多余部分分别向上反折
4. 记录	注明铺盘日期及时间并签名，铺好的无菌盘4小时内有效

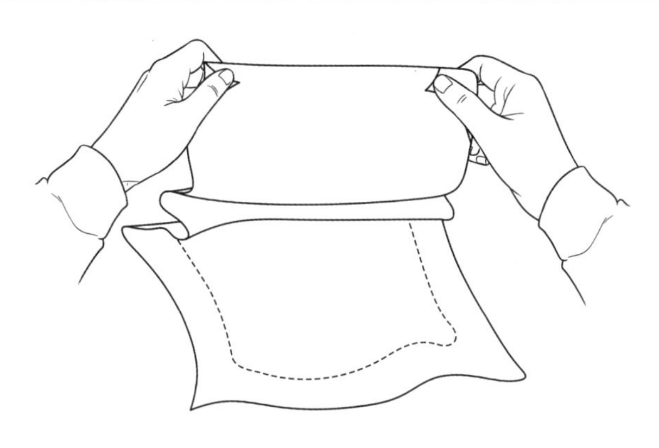

图3-10　单巾铺盘法

4. 注意事项

（1）严格遵循无菌操作原则。

（2）铺无菌盘区域须清洁、干燥，避免无菌巾潮湿、污染。

（3）铺盘时非无菌物品和身体应与无菌盘保持适当距离，手不可触及无菌巾内面，不可跨越无菌区。

（4）铺好的无菌盘尽早使用，有效期不超过4小时。

（五）倒取无菌溶液法

1. 目的　保持无菌溶液的无菌状态，供治疗、护理用。

2. 操作前准备

（1）环境准备：清洁、宽敞、明亮、定期消毒。

（2）护士准备：衣帽整洁、修剪指甲、洗手、戴口罩。

（3）用物准备：无菌溶液、启瓶器、弯盘、盛装无菌溶液的容器、棉签、消毒液、笔，必要时备盛有无菌持物钳的无菌罐、无菌纱布罐。

3. 操作步骤　倒取无菌溶液的操作步骤见表3-12。

表3-12 倒取无菌溶液

步骤	操作解释
1. 清洁	取盛有无菌溶液的密封瓶，擦净瓶外灰尘
2. 查对	检查并核对：①瓶签上的药名、剂量、浓度和有效期。②瓶盖有无松动。③瓶身有无裂缝。④溶液有无沉淀、混浊或变色
3. 开瓶	用启瓶器撬开瓶盖，消毒瓶塞，待干后按无菌原则打开瓶塞，手不可触及瓶口及瓶塞内面，防止污染
4. 倒液	手持溶液瓶，瓶签朝向掌心，倒出少量溶液旋转冲洗瓶口，再由原处倒出溶液至无菌容器中，倒液时高度适宜，勿使瓶口接触容器口周围，勿使溶液溅出（图3-11）
5. 盖塞	倒好溶液后立即塞好瓶塞
6. 记录	在瓶签上注明开瓶日期及时间并签字，放回原处，余液可保存24小时，且只作清洁操作用
7. 处理	按要求整理用物并处理

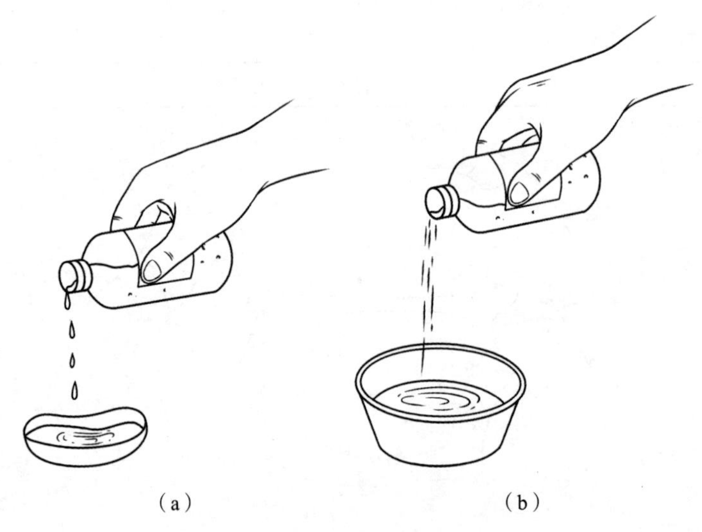

（a）　（b）

图3-11 倒取无菌溶液

4. 注意事项

（1）严格遵循无菌操作原则。

（2）不可将物品伸入无菌溶液瓶内蘸取溶液；倾倒液体时不可直接接触无菌溶液瓶口。

（3）已倒出的溶液即使未用，也不可再倒回瓶内，以免污染剩余溶液。

（六）戴、脱无菌手套法

1. 目的　预防病原微生物通过医务人员的手传播疾病和污染环境，适用于医务人员进行严格的无菌操作时，接触患者破损皮肤、黏膜时。

2. 操作前准备

（1）环境准备：清洁、宽敞、明亮、定期消毒。

（2）护士准备：衣帽整洁、修剪指甲、取下手表、洗手、戴口罩。

（3）用物准备：无菌手套、弯盘。无菌手套一般有两种类型。①天然橡胶、乳胶手套。②人工合成的非乳胶产品，如乙烯、聚乙烯手套。

3. 操作步骤　戴、脱无菌手套的操作步骤见表3-13。

表3-13　戴、脱无菌手套

步骤	操作解释
1. 查对	检查并核对无菌手套袋外的号码、灭菌日期，包装是否完整、干燥
2. 打开手套袋	将手套袋平放于清洁、干燥的桌面上打开，见图3-12
3. 取、戴手套	1. 分次取、戴法 （1）一手掀开手套袋开口处，另一手捏住一只手套的反折部分（手套内面）取出手套，对准五指戴上，见图3-13（a）； （2）未戴手套的手掀起另一只手袋口，再用戴好手套的手指插入另一只手套的反折内面（手套外面），取出手套，同法戴好，见图3-13（b）、图3-13（c）； （3）同时，将后一只戴好的手套的翻边扣套在工作服衣袖外面，见图3-13（d）；同法扣套好另一只手套； 2. 一次性取、戴法 （1）两手同时掀开手套袋开口处，用一手拇指和示指同时捏住两只手套的反折部分，取出手套，见图3-14（a）； （2）将两手套五指对准，先戴一只手，再以戴好手套的手指插入另一只手套的反折内面，同法戴好，见图3-14（b）； （3）同时，将后一只戴好的手套的翻边扣套在工作服衣袖外面，见图3-14（c）；同法扣套好另一只手套，见图3-14（d）
4. 检查调整	双手对合交叉，检查是否漏气，并调整手套位置
5. 脱手套	用戴手套的手捏住另一只手套腕部外面，翻转脱下；再将脱下手套的手伸入另一只手套内，捏住内面边缘将手套向下翻转脱下
6. 处理	按要求整理用物并处理。洗手，脱口罩

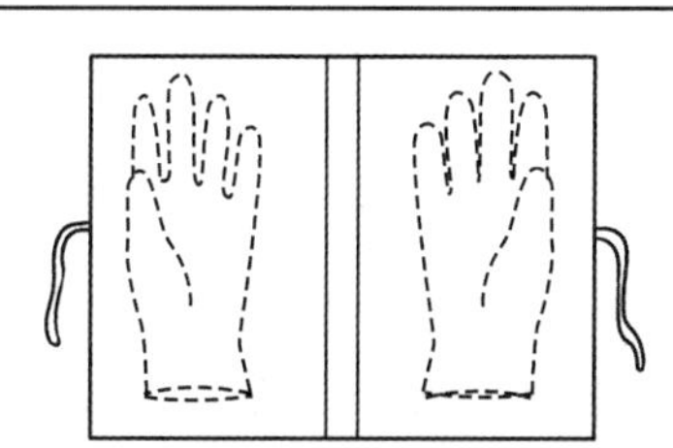

图3-12　打开手套袋

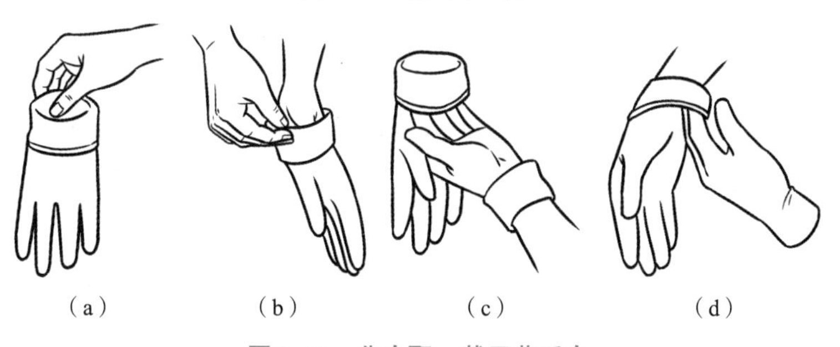

（a）　（b）　（c）　（d）

图3-13　分次取、戴无菌手套

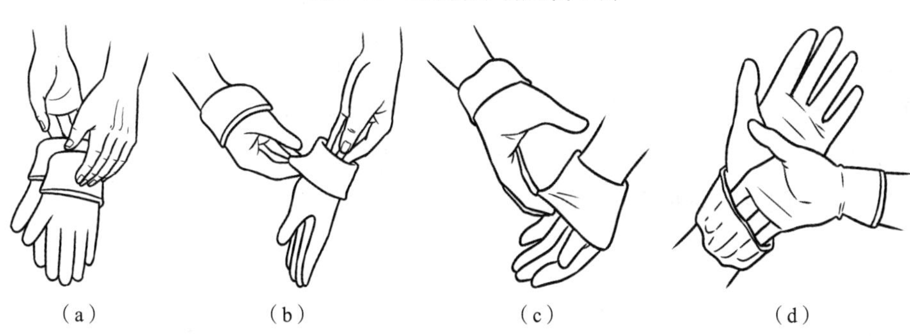

（a）　（b）　（c）　（d）

图3-14　一次性取、戴无菌手套

4. 注意事项

（1）严格遵循无菌操作原则。

（2）选择合适手掌大小的手套尺码；修剪指甲以防刺破手套。

（3）戴手套时手套外面（无菌面）不可触及任何非无菌物品；已戴手套的手不可触及未戴手套的手及另一手套的内面；未戴手套的手不可触及手套的外面。

（4）戴手套后双手应始终保持在腰部或操作台面以上视线范围内的水平；如发现有破损或可疑污染应立即更换。

（5）脱手套时避免强拉，应翻转脱下，手套外面（污染面）在内，注意勿使手套外面（污染面）接触到皮肤；脱手套后应洗手。

（6）诊疗、护理不同患者之间应更换手套；一次性手套应一次性使用；戴手套不能替代洗手，必要时进行手消毒。

第五节　隔离技术

一、概述

隔离是预防医院感染的重要措施之一，医院建筑设计应符合卫生学要求，布局合理，具备隔离预防的功能。在隔离工作中医务人员应自觉遵守隔离制度及隔离原则、认真执行隔离技术，同时应加强隔离知识教育，使出入医院的所有人员理解隔离的意义并能主动配合隔离工作。

（一）区域划分

1. 清洁区（cleaning area） 指进行传染病诊治的病区中不易受到患者血液、体液和病原微生物等物质污染及传染病患者不应进入的区域。包括医务人员的值班室、卫生间、男女更衣室、浴室以及储物间、配餐间等。

2. 潜在污染区（potentially contaminated area） 也称半污染区，指进行传染病诊治的病区中位于清洁区与污染区之间，有可能被患者血液、体液和病原微生物等物质污染的区域。包括医务人员的办公室、治疗室、护士站、患者用后的物品及医疗器械等的处理室、内走廊等。

3. 污染区（contaminated area） 指进行传染病诊治的病区中传染病患者和疑似传染病患者接受诊疗的区域，包括被其血液、体液、分泌物、排泄物污染物品暂存和处理的场所，如病室、处置室、污物间，以及患者入院、出院处理室等。

4. 两通道（two passages） 指进行传染病诊治的病区中的医务人员通道和患者通道。医务人员通道、出入口设在清洁区一端，患者通道、出入口设在污染区一端。

5. 缓冲间（buffer room） 指进行传染病诊治的病区中清洁区与潜在污染区之间、潜在污染区与污染区之间设立的两侧均有门的小室，为医务人员的准备间。

（二）隔离原则

1. 隔离标志明确，卫生设施齐全　①医院的隔离病区应布置合理，隔离区域标识清楚。

应设有医务人员与患者各自的进出门、楼梯，通风系统；入口处配有更衣、换鞋的过渡区，并配有必要的卫生、消毒设备等。②病室门口放置有消毒液浸湿的脚垫，门外设有隔离衣悬挂架，备隔离衣、帽子、口罩、鞋套以及手消毒物品等。③隔离病室门外和患者床头设有不同颜色的提示卡，卡正面常为预防隔离措施，反面为适用疾病的种类。

2. 医务人员进出隔离室应符合要求 ①应按规定戴口罩、帽子、穿隔离衣，并在规定范围内活动，穿隔离衣通过走廊时不得接触墙壁、家具等。②穿隔离衣前，必须将所需的物品备齐，各种护理操作应有计划并集中执行以减少穿脱隔离衣的次数和刷手的频率。③一切操作要严格遵守隔离规程。④接触患者或污染物品后、离开隔离室前均必须消毒双手。⑤探陪人员进出隔离室应根据隔离种类采取相应的隔离措施。

3. 分类处理隔离室内物品 ①患者接触过的物品或落地的物品应视为污染，消毒后方可给他人使用。②患者的衣物、稿件、钱币等经熏蒸消毒后才能交与家人带回。③患者的排泄物、分泌物、呕吐物须经消毒处理后方可排放。④需送出病区处理的物品，置于污物袋内，袋外要有明显标记。

4. 每日消毒隔离室环境 病室每日进行空气消毒和物品表面消毒，应用Ⅳ类环境的消毒方法，根据隔离类型确定消毒频率；空气可用紫外线照射或消毒液喷雾；每日晨间护理后，用消毒液擦拭病床、床旁桌椅、地面等。

5. 加强隔离患者心理护理 向患者及家属解释隔离的重要意义，定期开展隔离知识教育，使其能主动配合。了解患者的心理情况，合理安排探视时间，护士在严格执行隔离要求的同时，要给予患者关心和照顾，尽量解除患者因隔离而产生的恐惧、孤独、自卑等心理反应。

6. 掌握解除隔离的标准 传染性分泌物三次培养结果均为阴性或已度过隔离期，医生开出医嘱后，方可解除隔离。

7. 终末消毒处理 是指对出院、转科或死亡患者及其所住病室、所用的物品及医疗器械等进行的消毒处理，包括患者的终末处理、病室和物品的终末处理。

（1）患者的终末处理：患者出院或转科前应沐浴，换上清洁衣服，个人用物须消毒后带出。如患者死亡，衣物原则上一律焚烧，尸体须用中效以上消毒液处理，并用浸透消毒液的棉球填塞口、鼻、耳、阴道、肛门等孔道，然后用一次性尸单包裹尸体并装入尸袋内密封后送太平间。

（2）病室及物品的终末处理：关闭病室门窗、打开床旁桌、摊开棉被、竖起床垫，用消毒液熏蒸或用紫外线照射；然后打开门窗通风，用消毒液擦拭家具、地面；体温计用消毒液浸泡，血压计及听诊器放熏蒸箱消毒；被服类消毒处理后再清洗。

二、隔离种类及措施

（一）切断疾病传播途径的隔离

1. 严密隔离（strict isolation） 适用于经飞沫、分泌物、排泄物直接或间接传播的烈性传染病，如霍乱、鼠疫等烈性传染病。其隔离的主要措施如下。

（1）患者应住单间病室，通向走廊的门窗须关闭。室内用具简单、耐消毒，室外挂醒目标志，禁止患者出病室，并禁止探视与陪护。

（2）接触患者时，穿隔离衣、隔离鞋，戴好口罩、帽子及手套；接触患者后，按要求脱去隔离衣等，并做好自身清洁、消毒处理。

（3）病室空气及地面用消毒液喷洒或紫外线照射消毒，每日1次。

（4）患者的排泄物、呕吐物、分泌物应进行严格消毒处理。

（5）污染敷料装袋标记后焚烧处理。

2. 呼吸道隔离（respiratory tract isolation） 主要用于防止通过飞沫传播的感染性疾病，如流行性感冒、流行性脑炎、肺结核等。其隔离的主要措施如下。

（1）同一病原体感染者可同住一室，有条件时尽量使隔离病室远离其他病室。

（2）通向走廊的门窗须关闭，患者离开病室需戴口罩。

（3）接触患者时应戴口罩，并保持口罩的干燥，必要时穿隔离衣。

（4）室内空气用紫外线照射或消毒液喷雾消毒，每日1次，并保持空气流通。

（5）患者的口鼻分泌物须经严格消毒处理后方可排放。

3. 肠道隔离（intestinal tract isolation） 适用于由患者的排泄物直接或间接污染食物或水源所引起传播的疾病，如伤寒、细菌性痢疾、甲型肝炎等。其隔离主要措施如下。

（1）不同病种患者最好能分室居住，如同居一室，须做好床旁隔离，床边应有明显标志，患者之间不得交换物品。

（2）接触不同病种患者时，应更换隔离衣，接触污染物时戴手套。

（3）病室应有防蝇设备，并做到无蟑螂、无鼠。

（4）患者的食具、便器各自专用，严格消毒；剩余的食物或排泄物须经消毒处理后排放。

4. 接触隔离（contact isolation） 适用于经体表或伤口直接或间接接触而感染的疾病，如破伤风、气性坏疽、铜绿假单胞菌感染等。其隔离的主要措施如下。

（1）患者应住单间病室，不得接触他人。

（2）接触患者时应穿隔离衣，戴好口罩、帽子，必要时戴手套。若手或皮肤有破损者，应避免接触患者。

（3）凡患者接触过的一切物品，如被单、衣物、换药器械等均应先行灭菌处理，然后再进行清洁、消毒、灭菌。

（4）被污染的敷料应装袋标记后焚烧处理。

5. 血液-体液隔离（blood-body fluid isolation） 主要用于预防直接或间接接触感染性血液所引起的感染性疾病，或体液传播的感染性疾病，如乙型肝炎、梅毒、艾滋病等。其隔离的主要措施如下。

（1）同种病原体感染者可同居一室，必要时单人隔离。

（2）为防止血液污染面部和眼，应戴口罩及护目镜。

（3）若血液或体液可能污染工作服时需穿隔离衣。

（4）接触血液或体液时应戴手套。

（5）被血液或体液污染的物品，应装袋标记后送消毒或焚烧；患者用过的针头应放入防水、防刺破并有标记的容器内，直接焚烧处理。

（6）被血液或体液污染的室内表面物品，应立即用消毒液擦拭或喷洒。

6. 昆虫隔离（insect isolation） 适用于以昆虫为媒介而传播的疾病，如流行性乙型脑炎、疟疾、斑疹伤寒等。其隔离的主要措施如下。

（1）疟疾、流行性乙型脑炎者，病室应有蚊帐、纱窗等防蚊设施，以防蚊子叮咬后传播给他人。

（2）斑疹伤寒、回归热患者，入院时应彻底清洗、更衣、灭虱后才能住进同种病室。

（二）保护易感人群的隔离

保护性隔离又称反向隔离，适用于抵抗力低或极易感染的患者，如早产儿，以及严重烧伤、白血病、器官移植、免疫缺陷患者等。其隔离的主要措施如下。

1. 患者住单间病室隔离。

2. 接触患者前，应穿戴灭菌后的隔离衣、帽子、口罩、手套及拖鞋。

3. 患呼吸道疾病或咽部带菌者，避免接触患者。接触或护理患者前、后均应洗手。禁止探视患者。

4. 病室内空气、地面、家具均应严格消毒。

5. 未经消毒处理的物品不可带入隔离区。

三、隔离技术基本操作方法

（一）帽子、口罩的使用

1. 目的　保护工作人员和患者，防止感染和交叉感染。

2. 操作前准备

（1）环境准备：清洁、宽敞。

（2）护士准备：着装整洁，洗手。

（3）用物准备：根据需要准备合适的帽子、口罩。

3. 操作步骤　使用帽子、口罩的操作步骤见表3-14。

表3-14　帽子、口罩的使用

步骤	操作解释
1. 洗手	—
2. 戴帽子	将帽子遮住全部头发
3. 戴口罩	1. 外科口罩佩戴 （1）将口罩罩住鼻、口及下巴，口罩下方带系于颈后，上方带系于头顶中部； （2）将双手指尖放在鼻夹上，从中间位置开始，用手指向内按压，并逐步向两侧移动，根据鼻梁形状塑造鼻夹； （3）调整系带的松紧度，检查闭合性； 2. 医用防护口罩佩戴（图3-15） （1）一手托住口罩，有鼻夹的一面背向外； （2）将口罩罩住鼻、口及下巴，鼻夹部位向上紧贴面部； （3）用另一手将下方系带拉过头顶，放在颈后双耳下； （4）将上方系带拉至头顶中部； （5）将双手指尖放在金属鼻夹上，从中间位置开始，用手指向内按鼻夹，并分别向两侧移动和按压，根据鼻梁的形状塑造鼻夹； （6）将双手完全盖住口罩，快速呼气，检查密合性，如有漏气应调整鼻夹位置
4. 脱口罩	洗手后，先解开下面的系带，再解开上面的系带，用手指紧捏住系带丢入医疗废物容器内
5. 脱帽子	洗手后取下帽子

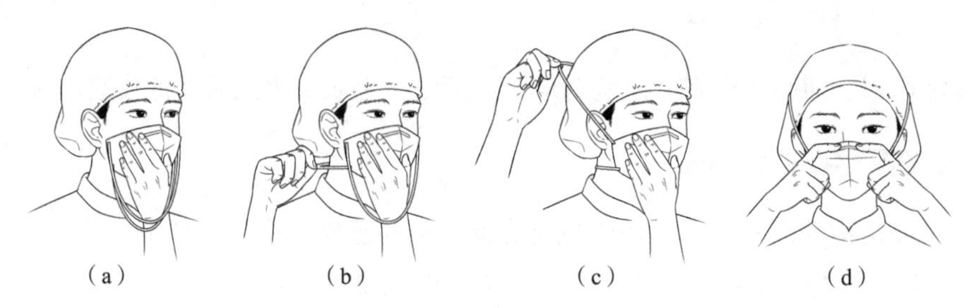

图3-15 医用防护口罩佩戴方法

4. 注意事项

(1)使用帽子的注意事项：①进入污染区和洁净环境前、进行无菌操作等应戴帽子。②帽子要大小合适，能遮住全部头发。③被患者血液、体液污染后应及时更换。④一次性帽子应一次性使用，用后放入医疗垃圾袋集中处理。⑤布制帽子保持清洁干燥，每次或每天更换与清洁。

(2)使用口罩的注意事项：①应根据不同的操作要求选用不同种类的口罩。一般诊疗活动，可佩戴纱布口罩或外科口罩；手术室工作或护理免疫功能低下患者、进行体腔穿刺等操作时应戴外科口罩；接触经空气传播或近距离接触经飞沫传播的呼吸道传染病患者时，应戴医用防护口罩。②始终保持口罩的清洁、干燥；口罩潮湿后、受到患者血液或体液污染后，应及时更换。③纱布口罩应每天更换、清洁与消毒，遇污染时及时更换；医用外科口罩只能一次性使用。④正确佩戴口罩，不应只用一只手捏鼻夹；戴上口罩后，不可悬于胸前，更不能用污染的手触摸口罩；每次佩戴医用防护口罩进入工作区域前，应进行密合性检查。⑤脱口罩前后应洗手，使用后的一次性口罩应放入医疗垃圾袋内，以便集中处理。

(二)护目镜、防护面罩的使用

护目镜能防止患者的血液、体液等具有感染性的物质溅入人体眼部；防护面罩能防止患者的血液、体液等具有感染性的物质溅到人体面部。下列情况应使用护目镜或防护面罩：①在进行诊疗、护理操作，可能发生患者血液、体液、分泌物等喷溅时。②近距离接触经飞沫传播的传染病患者时。③为呼吸道传染病患者进行气管切开、气管插管等近距离操作，可能发生患者血液、体液、分泌物喷溅时，应使用全面型防护面罩。

戴护目镜、防护面罩前应检查有无破损，佩戴装置有无松脱；佩戴后应调节舒适度。摘护目镜、防护面罩时应身体前倾，手指捏住靠头或耳朵的一边摘掉，放入医疗垃圾袋内，如需重复使用，放入回收容器内，以便清洁、消毒。

(三)穿、脱隔离衣

隔离衣是用于保护医务人员避免受到血液、体液和其他感染性的物质污染，或用于保护患者避免感染的防护用品。

下列情况应穿隔离衣：①接触需实行保护性隔离的患者时，如为大面积烧伤、骨髓移植等患者诊疗、护理时。②接触经接触传播的感染性疾病患者，如传染病患者、多重耐药菌感染患者等时。③可能受到患者血液、体液、分泌物、排泄物喷溅时。

1. 目的　用于保护患者避免感染；保护医务人员避免受到血液、体液和其他感染性物质污染。

2. 操作前准备

（1）环境准备：清洁、宽敞。

（2）护士准备：衣帽整洁；修剪指甲、取下手表；卷袖过肘、洗手、戴口罩。

（3）用物准备：隔离衣，挂衣架，手消毒用物。

3. 操作步骤 穿、脱隔离衣的操作步骤见表3-15。

表3-15 穿、脱隔离衣

步骤		操作解释
穿隔离衣（图3-16）	1. 评估	患者的病情、治疗与护理、隔离的种类及措施、穿隔离衣的环境
	2. 取衣	查对隔离衣型号，是否干燥、完好，手持衣领取下隔离衣，使清洁面朝向自己，将衣领两端向外折齐，对齐肩缝，露出肩袖内口
	3. 穿袖	一手持衣领，另一手伸入一侧袖内，持衣领的手向上拉衣领，将衣袖穿好；换手持衣领，依上法穿好另一袖
	4. 系领	两手持衣领，由领子中央顺着边缘由前向后系好衣领，系衣领时袖口不可触及衣领、面部和帽子
	5. 系袖口	扣好袖口或系上袖带
	6. 系腰带	将隔离衣一边（约在腰下5cm处）逐渐向前拉，见到衣边捏住，同法捏住另一侧衣边。两手在背后将衣边边缘对齐，向一侧折叠，一手按住折叠处，另一手将腰带拉至背后折叠处，腰带在背后交叉，回到前面打一活结系好。穿好隔离衣后，双臂保持在腰部以上，视线范围内；不得进入清洁区，避免接触清洁物品
脱隔离衣（图3-17）	1. 解腰带	解开腰带，在前面打一活结
	2. 解袖口	解开袖口，将衣袖上拉，在肘部将部分衣袖塞入工作衣袖内，充分暴露双手
	3. 消毒双手	避免沾湿隔离衣
	4. 解衣领	解开领带（或领扣）
	5. 脱衣袖	一手伸入另一侧袖口内，拉下衣袖过手（遮住手），再用衣袖遮住的手在外面握住另一衣袖的外面并拉下袖子，两手在袖内使袖子对齐，双臂逐渐退出
	6. 整理	双手持领，将隔离衣两边对齐，挂在衣钩上：如挂在半污染区，清洁面向外；挂在污染区则污染面向外

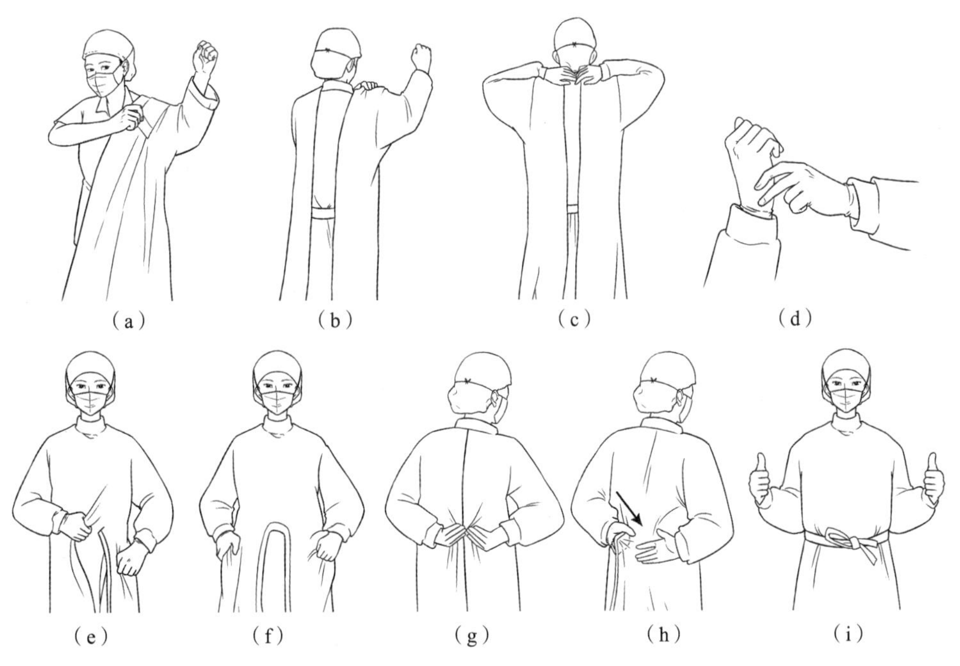

图3-16 穿隔离衣

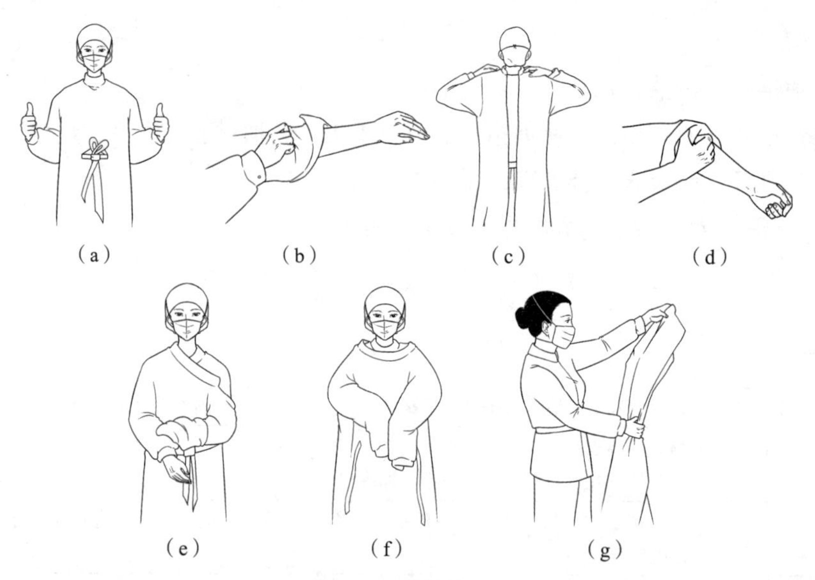

图3-17 脱隔离衣

4. 注意事项

（1）隔离衣只能在规定区域内穿脱，穿前检查有无潮湿、破损，长度须能全部遮盖工作服。

（2）隔离衣每日更换，如有潮湿或污染，应立即更换。接触不同病种患者时应更换隔离衣。

（3）穿脱隔离衣过程中避免污染衣领、面部、帽子和清洁面，始终保持衣领清洁。

（4）穿好隔离衣后，双臂保持在腰部以上，视线范围内；不得进入清洁区，避免接触清洁物品。

（5）消毒手时不能沾湿隔离衣，隔离衣也不可触及其他物品。

（6）脱下的隔离衣还需使用时，如挂在半污染区，清洁面向外；挂在污染区则污染面向外。

（四）穿、脱防护服

防护服是临床医务人员在接触甲类或按甲类传染病管理的传染病患者时所穿的一次性防护用品。防护服应具有良好的防水、抗静电和过滤效率，无皮肤刺激性，穿脱方便，结合部严密，袖口、脚踝口应为弹性收口。防护服分为连体式和分体式两种。

下列情况应穿防护服：①临床医务人员在接触甲类或按甲类传染病管理的传染病患者时。②接触经空气传播或经飞沫传播的传染病患者，可能受到患者血液、体液、分泌物、排泄物喷溅时。

1. 目的 保护医务人员和患者，避免感染和交叉感染。

2. 操作前准备

（1）环境准备：清洁、宽敞。

（2）护士准备：穿手术衣，戴一次性帽子；修剪指甲、取下手表；洗手、戴医用防护口罩。

（3）用物准备：防护服，消毒手用物。

3. 操作步骤 穿、脱防护服的操作步骤见表3-16。

表3-16 穿、脱防护服

步骤			操作解释
穿防护服		1. 取衣	查对防护服是否干燥、完好，大小是否合适；确定内面和外面
		2. 拉开拉链	将防护服卷在手中
		3. 穿下衣	无论连体式还是分体式防护服都遵循穿下衣→穿上衣→戴帽子→拉上拉链的顺序
		4. 穿上衣	—
		5. 戴帽子	防护服帽子要完全遮住一次性圆帽
		6. 拉上拉链	贴密封胶条
脱防护服	脱连体防护服（图3-18）	1. 拉开拉链	解开密封胶条，将拉链拉到底
		2. 脱帽子	上提帽子使帽子脱离头部
		3. 脱衣服	先脱衣袖，再脱下衣，由上向下边脱边卷，污染面向里，全部脱下后卷成包裹状
		4. 处理	将脱下的防护服丢入医疗垃圾袋内，洗手
	脱分体防护服（图3-19）	1. 拉开拉链	解开密封胶条，拉开拉链
		2. 脱帽子	上提帽子，使帽子脱离头部
		3. 脱上衣	脱袖子、上衣，将污染面向里放入医疗垃圾袋内
		4. 脱下衣	由上向下边脱边卷，污染面向里
		5. 处理	脱下后置于医疗垃圾袋内，洗手

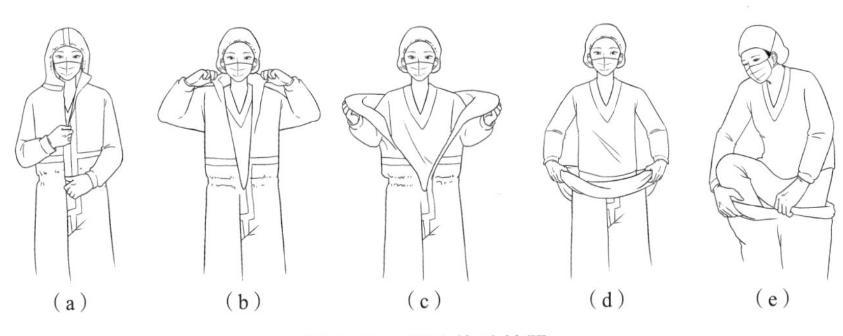

图3-18 脱连体防护服

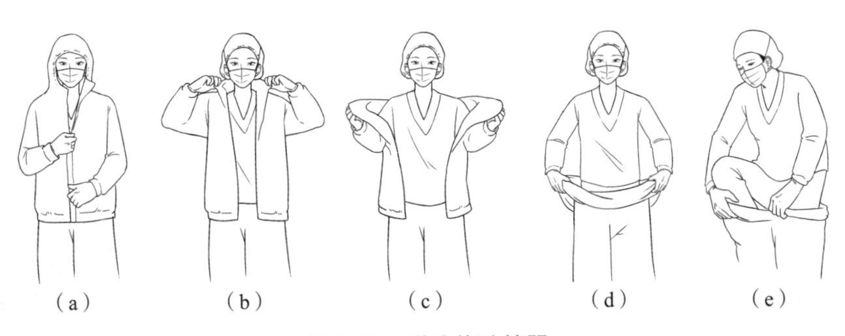

图3-19 脱分体防护服

4. 注意事项

（1）防护服只能在规定区域内穿脱，穿前检查有无潮湿、破损，长短是否合适。

（2）接触多个同类传染病患者时，防护服可连续使用；接触疑似患者时，防护服应每次更换。

（3）防护服如有潮湿、破损或污染，应立即更换。

（五）避污纸的使用

避污纸是备用的清洁纸片，做简单隔离操作时，使用避污纸可保持双手或物品不被污染，以省略消毒程序。取避污纸时，应从页面抓取，不可掀开撕取并注意保持避污纸清洁以防交叉感染。避污纸用后弃于污物桶内，集中焚烧处理。

（六）鞋套、防水围裙的使用

鞋套应具有良好的防水性能，并一次性使用。从潜在污染区进入污染区时和从缓冲间进入负压病室时应穿鞋套。应在规定区域内穿鞋套，离开该区域时应及时脱掉放入医疗垃圾袋内；发现鞋套破损应及时更换。

防水围裙主要用于可能受到患者的血液、体液、分泌物及其他污染物喷溅、进行复用医疗器械的清洗时。分为两种：①重复使用的围裙，每班使用后应及时清洗与消毒；遇有破损或渗透时，应及时更换。②一次性使用的围裙，应一次性使用，受到明显污染时应及时更换。

本章小结

思考题

1. 患者，女，52岁。1周前无明显诱因出现发热，体温最高38.4℃，伴头痛，喷射性呕吐3次，呕吐物为胃内容物，CT提示两肺弥漫性粟粒样结节，今拟“肺结核”收入结核病区。

请问：

对结核病区的建筑布局有什么要求？

2. 患者，男，63岁。车祸致多发性损伤收住重症监护室，急诊在全身麻醉下行“颅脑清创术”“剖腹探查术”，术后呼吸机辅助呼吸。3天后患者出现寒战、发热。胸部X线片显示肺内有浸润阴影，支气管分泌物中分离出新的病原菌。诊断为“呼吸机相关性肺炎”。

请问：

（1）该患者出现的“呼吸机相关性肺炎”是否属于医院感染？主要的传播途径是什么？

（2）结合该患者，谈谈预防和控制医院感染的主要措施。

更多练习

（于洪宇　谷芳秋）

第四章　患者入院和出院的护理

教学课件

学习目标

1. 素质目标

（1）能应用评判性思维，根据护理对象的具体情况提供出入院的相应护理。

（2）具备人文关怀素养，对患者有爱心、耐心、责任心。

2. 知识目标

（1）掌握：分级护理的定义，舒适卧位的基本要求，临床常用卧位的适用范围及临床意义，分级护理的级别、适用对象及相应的护理要点。

（2）熟悉：患者入院护理和出院护理的目的、患者入院流程，卧位的分类方法。

（3）了解：患者床单位所包含的固定设备，变换卧位法的目的和注意事项。

3. 技能目标

（1）能正确运用铺床方法为新患者、暂时离床患者、麻醉手术后患者或长期卧床患者准备安全、整洁、舒适的床单位。

（2）能根据病情、治疗和患者的实际需要，为其安置舒适卧位。

（3）能按正确的方法协助患者变换卧位。

（4）能正确使用轮椅或平车搬运患者。

（5）在临床护理工作中，能正确运用人体力学原理减轻护士工作中力的付出，提高工作效率。增进患者的舒适，促进其康复。

案例

【案例导入】

患者，男，75岁。因“剧烈头痛、呕吐、大小便失禁”急诊入院。查体：T 37.5℃，P 110次/分，R 24次/分，BP 185/100mmHg。意识模糊，既往有高血压病史。头颅CT示脑干出血，出血量10ml。拟采取手术治疗。

【请思考】

1．应采用何种方式运送患者？注意事项有哪些？

2．患者术后应采取何种体位？采用该体位的目的是什么？

3．根据患者病情，应给予几级护理？

【案例分析】

对于门诊或急诊患者经医生判断需要住院治疗的情况，护士在入院护理程序中起着至关重要的作用。护士需掌握患者入院护理的程序，详细收集患者的信息，对患者进行全面的身体评估，向患者和家属详细介绍医院的环境、规章制度、作息时间，帮助患者尽快适应环境，根据患者需求制订个性化护理计划，使患者积极配合医疗护理活动。

当患者经过医务人员的精心治疗和护理，病情得到好转并达到出院状态时，护士在出院护理程序中也发挥着重要的作用。护士需根据患者出院护理的程序，协助患者办理出院手续，同时指导出院患者休息与活动、饮食、用药、复查等疾病的相关知识，不断提高患者的自护能力，使其恢复并保持健康，提高生活质量，回归社会。

第一节　患者入院护理

患者入院护理是指患者经门诊或急诊医生诊查后，因病情需要住院做进一步的观察、检查和治疗时，经诊查医生建议并签发住院证后，由护士为患者提供的一系列护理工作。

入院护理的目的：①协助患者了解和熟悉病房环境，使患者尽快熟悉和适应医院生活，减轻紧张、焦虑等不良情绪。②满足患者的合理需求，调动患者配合治疗和护理的积极性。③做好健康宣教，弥补患者对疾病知识的缺乏。

一、入院程序

入院程序是指门诊或急诊患者携带医生签发的住院证，从办理入院手续至进入病区的过程。

住院处护士接到患者入院通知后，根据患者病情准备病床，协助患者进行必要的卫生处置。在家属的协助下，根据患者的病情和身体状况，选择合适的护送方式，如步行护送、轮椅推送或平车推送。详细向病区值班护士介绍患者的病情、已采取的治疗措施、需要继续的治疗与护理措施等。

二、患者进入病区后的初步护理

病区值班护士接到住院处工作人员通知后，需迅速而准确地根据患者病情需要准备患者床单位。将备用床改为暂空床，备齐病号服、陪护服、体温计等患者所需用物；危、重症患者应安置在危重病室，并加铺医用护理垫保护床单位；急诊手术患者需根据手术部位和术式铺麻醉床。危、重症患者和急诊手术患者需准备抢救车和急救设备。

（一）门诊患者的入院护理

1. 迎接患者 护士应以热情友好的态度迎接新患者，引导他们到指定的床位。在此过程中，护士应自我介绍，阐明自己的工作职责，并告知患者将为其提供哪些护理服务。同时，为患者介绍邻床的病友，以帮助他们更好地融入新的环境。在患者更换病号服后，护士还应协助他们上床休息。

2. 告知并协助患者佩戴腕带标识 根据具体情况佩戴腕带标识。

3. 通知管床医生诊查患者 必要时，协助医生为患者进行查体、治疗。

4. 进行入院护理评估 护士应为患者测量生命体征和体重，并根据需要测量身高、臂围、腹围等。同时，通过住院患者首次护理评估单收集患者的健康信息。评估患者的健康状况，全面了解其社会人口学背景、身体状况、心理需求、既往病史以及当前的健康问题，从而为制订个性化的护理计划提供有力依据。

5. 告知患者营养室订餐方式 将具体订餐信息告知患者。

6. 填写住院病历和有关护理表格 填写首次护理评估单和患者入院登记本、诊断卡（一览表卡）、床头（尾）卡等。

7. 入院指导 向患者及家属介绍病区环境、有关规章制度、床单位及相关设备的使用方法，指导患者常规标本的留取方法、时间及注意事项。

8. 执行入院医嘱及护理措施 为患者执行医嘱及实施护理。

（二）急诊患者的入院护理

1. 通知医生 接到住院处电话通知后，护士应立即通知有关医生做好抢救准备。

2. 准备急救药物和急救设备 如急救车、氧气、吸引器、输液器具、心电监护仪等。

3. 安置患者 将患者安置在危重病室或抢救室，为患者佩戴腕带标识。

4. 入院护理评估 对于不能正确叙述病情和需求（如语言障碍、听力障碍、意识障碍、婴幼儿）的患者，需暂留陪送人员，以便询问患者病史。

5. 配合救治 密切观察患者病情变化，积极配合医生进行救治，做好护理记录。

三、患者床单位的准备

（一）患者床单位的构成

患者床单位（patient unit）是医院为患者提供的家具和设备组合，它是患者在住院期间休息、睡眠、饮食、排泄、活动和治疗的基本生活单元。由于患者大部分时间都在床单位内活动，因此护士需要确保床单位的整洁和安全，并提供充足的日常生活空间。床单位的管理和配置应以患者的舒适度、安全性和康复为首要考虑。患者床单位包括床、床垫、床褥、枕芯、棉被或毛毯、大床单、被套、枕套，以及根据需要的医用护理垫、床旁桌、床旁椅、过床桌和心肺复苏按压板等。此外，还包括墙上的照明灯、呼叫装置、供氧和负压吸引管道等设施。（图 4-1）。

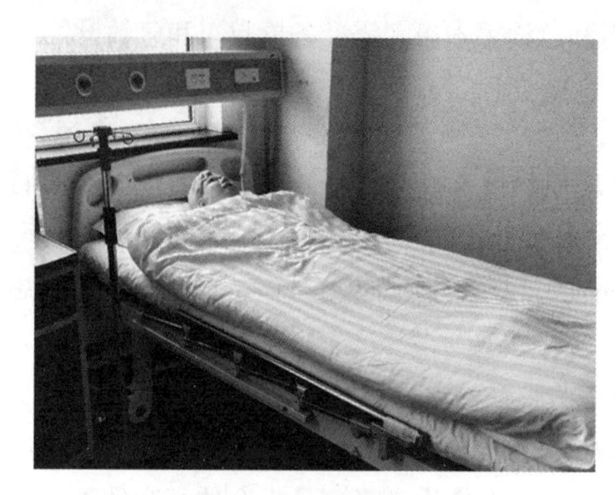

图4-1 床单位

1. 病床 病床是患者休息和睡眠的主要场所，也是病房中的核心设备。由于卧床患者的休息、饮食、排泄、活动和娱乐都主要在床上进行，因此病床必须满足实用、耐用、舒适和安全的原则。普通病床（图4-2）一般高0.5m、长2.0m、宽0.9m，床头和床尾可抬高的手摇式床，以方便患者更换卧位；两侧有床档，保护患者安全，防止坠床；床脚有脚轮，便于移动。临床也可选用多功能病床（图4-3），根据患者的需要，可以改变床面的高低和角度、变换患者的姿势等，控制按钮设在患者可触及的范围内，便于清醒患者随时自主调节。

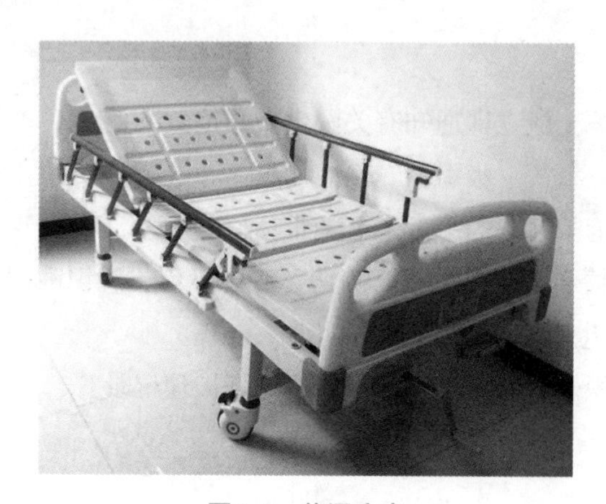

图4-2 普通病床

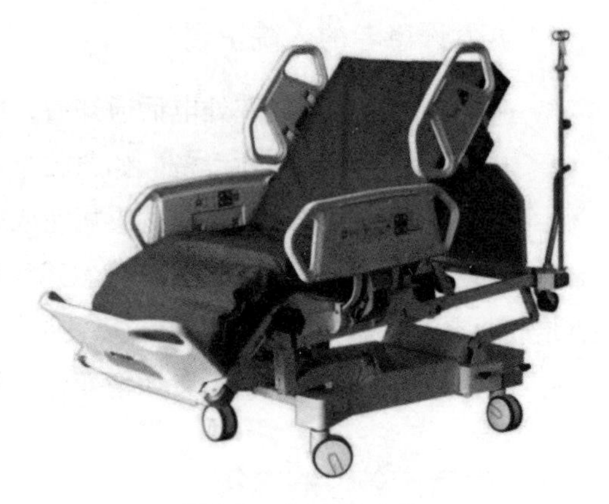

图4-3 多功能病床

2. 床垫 长、宽与床的规格相当，厚10cm。垫芯多选用棕丝、棉花或海绵等材料，包布以牢固的布料多见。患者多数时间躺卧在床上，因此，床垫宜坚硬，以免因长时间使用导致床垫凹陷。

3. 床褥 长、宽与床垫的规格相同，铺于床垫上，一般选用棉花床褥，外层包布选用纯棉布料，防滑。

4. 枕芯 长0.6m，宽0.4m，内装荞麦皮或人造棉等。

5. 棉胎 长2.3m，宽1.6m，胎心多选用棉花，也可选用大豆纤维等。

6. 大单 长2.5m，宽1.8m，选用纯棉布料制作。

7. 被套 长2.5m，宽1.7m，选用纯棉布料制作，开口在尾端，有系带。

8. 枕套 长0.65m，宽0.45m，选用纯棉布料制作。

9. 医用护理垫 长1.5m，宽0.8m，选用无纺布、吸水纸、绒毛浆、高分子吸收树脂、聚乙烯防漏膜制作。

10. 床旁桌 放置在患者床头一侧，用于摆放患者日常所需的物品或护理用具等。

11. 床旁椅 患者床单位至少有一把床旁椅，供患者、探视家属或医务人员使用。

12. 过床桌（床上桌） 为可移动的专用过床桌，也可使用床尾挡板，架于床挡上。供患者进食、阅读、写字或从事其他活动时使用。

13. 心肺复苏按压板 放于床垫下或挂与床尾，供心搏骤停，需接受心肺复苏术时垫于患者身下使用，可防止因床垫过软，导致胸外心脏按压深度不足。

（二）铺床法

床单位必须保持整洁和平整，床上用品需要定期更换，以满足患者的清洁卫生和休息需求。铺床的基本要求是确保舒适、平整，物品紧扎不易松散，同时保证安全性和实用性。常用的铺床法有备用床（图4-4）铺床法、暂空床（图4-5）铺床法、麻醉床（图4-6）铺床法和卧床患者更换床单法（图4-7）。

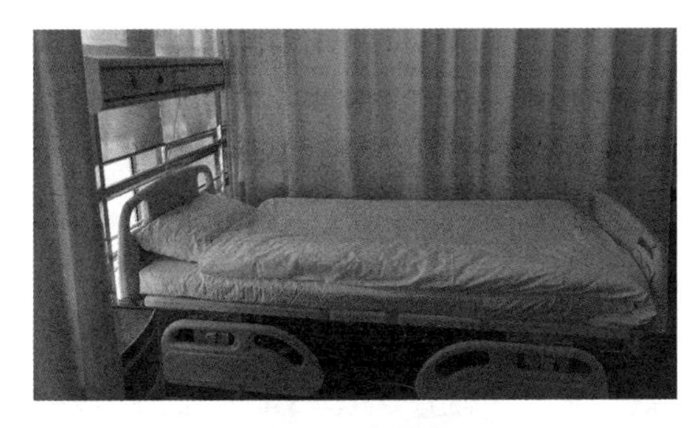

图4-4 备用床

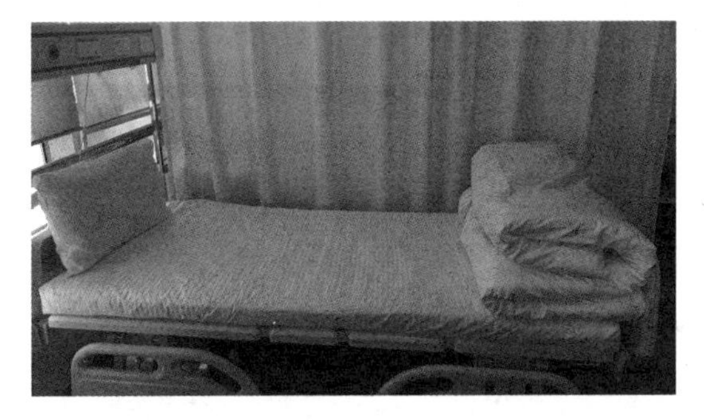

图4-5 暂空床

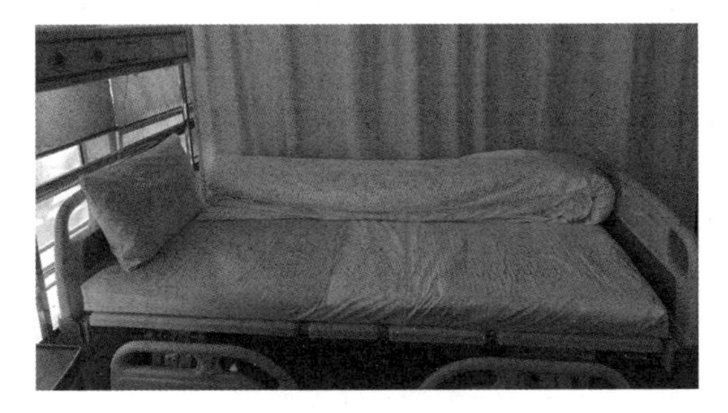

图4-6 麻醉床

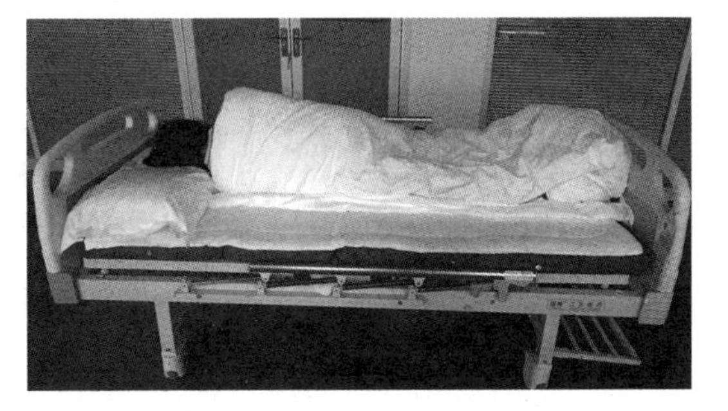

图4-7 卧床患者更换床单法

1. 备用床（closed bed）铺床法

（1）目的：保持病室整洁，准备接收新患者。

（2）操作前准备：具体如下。

1）环境准备：病室内无患者进行治疗或进餐，病室清洁，开窗通风等。

2）护士准备：护士衣帽整洁，修剪指甲，洗手，戴口罩。

3）用物准备（以被套法为例）：床、床垫。治疗车上层由下至上依次为枕芯、枕套、棉胎、被套、大单、床褥。可根据需求准备床刷。物品叠法：①枕套内面向外，再将开口处向外反折15cm。②棉胎竖折三折（对侧一折在上），再按S形横折三折（床头侧一折在上）叠好。③被套双人合作，以手握被套上缘护士为准，右手给左手，再左手给右手，被尾护士将尾部向内反折后，将尾部交至床头护士两次。④大单双人合作，以大单上缘护士为准，左手给右手，再右手给左手，床尾护士交给床头护士一次，在床头护士交给床尾护士一次。⑤床褥自床头至床尾S形叠好。

（3）操作步骤：备用床铺床法的操作步骤见表4-1。

表4-1　备用床铺床法

步骤	操作要点
1. 洗手、戴口罩	七步洗手法洗手
2. 移床旁椅	将治疗车推至床尾，床旁椅移至床尾，椅背向外。固定床的脚轮闸，避免床移动，方便操作
3. 放置用物	按照用物准备顺序，自下而上依次放于床旁椅上。便于拿取铺床用物，提高工作效率，节省体力
4. 移床旁桌	向左侧移开床旁桌，距床20cm左右。便于铺大单
5. 检查床垫	检查床垫或根据需要翻转床垫。必要时可扫床。避免床垫局部长期受压塌陷
6. 铺床褥	床护士站于床右侧，将床褥齐床头平放于床垫上，下拉床褥尾部至床尾，铺平床褥。床褥中线与床面中线对齐
7. 铺床单或床褥罩	1. 大单法（图4-8） （1）护士站于床右侧，将大单横、纵中线对齐床褥横、纵中线放于床褥上，向床头、床尾依次打开； （2）将靠近护士一侧大单向下拉，使其散开，再将远离护士一侧大单向对侧散开； （3）铺大单。遵循先床头，后床尾；先近侧，后对侧的顺序； （4）铺近侧床头角。右手托起床垫一角，左手伸过床头中线将大单折入床垫下，扶持床头角； （5）做角。右手将大单边缘提起使大单侧看呈等边三角形平铺于床面，将位于床头侧方的大单塞于床垫下，再将床面上的大单下拉于床缘，并塞于床垫下； （6）移至床尾，同步骤（3）～（5）铺床尾角； （7）移至床中间处，两手下拉大单中部边缘，塞于床垫下； （8）转至床对侧，同步骤（3）～（7）铺对侧大单。做最后一个角时用力拉平整，使大单平紧，不易产生皱褶，美观； 2. 床褥罩法 （1）将床褥罩横、纵中线对齐床面横、纵中线放于床褥上，依次将床褥罩打开； （2）按照右侧床头、床尾，左侧床头、床尾的顺序将床罩罩到床垫和床褥上。床褥罩平整

续　表

步骤	操作要点
8．铺棉被（或毛毯）	1．护士站于床左侧，被套上缘距离床头15cm放置，被套纵中线对齐床面纵中线。一手按住被套上缘，另一手将其余被套甩至床尾； 2．将近侧被套向近侧床缘下拉散开，将远侧被套向远侧床缘散开。被套中线与床面中线和大单中线对齐； 3．将被套尾部开口端的上层打开至1/3处，下层套于床尾。有利于棉胎放入被套； 4．将棉胎放于被套尾端开口中间处； 5．套被套。拉棉胎上缘中部至被套被头中部，先充实远侧棉胎角于被套顶角处，展开远侧棉胎； 6．再充实近侧棉胎角于被套顶角处，展开近侧棉胎； 7．移至床尾中间处，一手持被套下层底边中点、棉胎底边中点、被套上层底边中点于一点，一手展平一侧棉胎；两手交换，展平另一侧棉胎，拉平盖被。棉胎上缘与被套被头上缘吻合、平整、充实。棉胎角与被套顶角吻合、平整、充实； 8．系好被套开口处系带。避免棉胎下滑出被套； 9．折被筒。护士移至左侧床中间，一手握盖被上缘，另一手握盖被中点，向内反折，边缘同床边缘平齐。再一手握盖被中点，另一手握盖被下缘，向内反折，边缘同床边缘平齐。将左侧盖被尾端反折至床垫下。右侧同上。被筒内面平整
9．套枕套	将枕套套于枕芯外，并横放于床头盖被上。枕芯与枕套角、线吻合，平整、充实。枕套开口背门放置，保持病室整洁
10．移回床旁桌、床旁椅	—
11．推治疗车离开病室	—
12．洗手	七步洗手法洗手

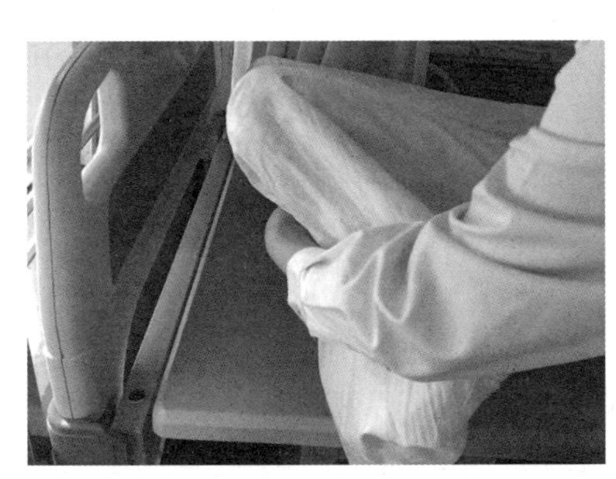

（a）铺近侧床头角

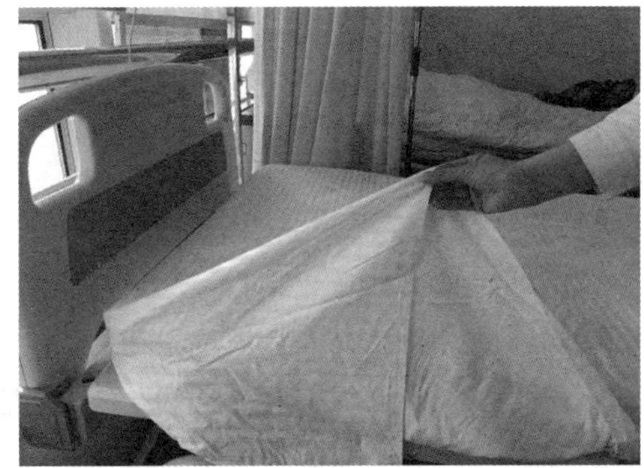

（b）做角

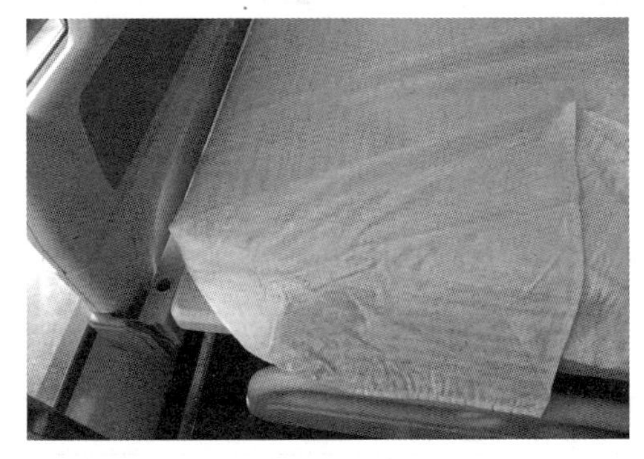

（c）做角

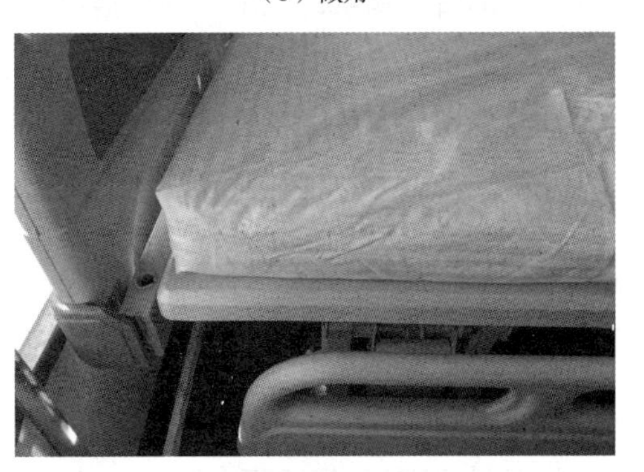

（d）做角

图4-8　铺床单（大单法）

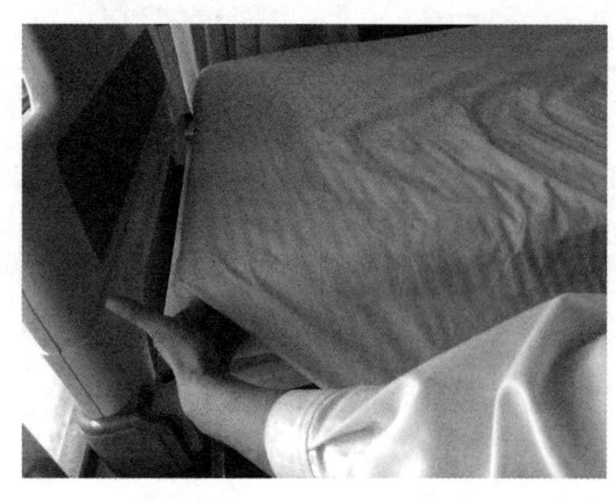

（e）做角

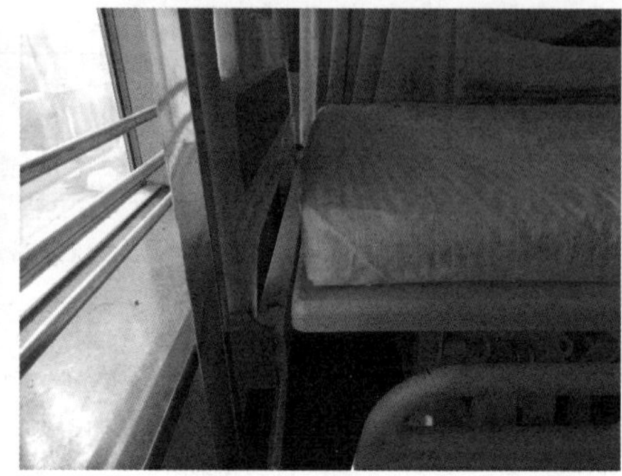

（f）做角

图4-8（续）

（4）注意事项：具体如下。

1）符合病床实用、耐用、舒适、安全的原则。

2）铺设床单时，应确保床单的中缝与床的中线对齐，床面保持平整无渣屑，并确保床单的四个角都平整且紧扎。

3）被头充实，盖被平整、两边沿床边对齐内折，盖被中线对准床中线。

4）枕头平整、充实，开口背门。

5）注意操作时应用人体力学原理，省时、省力。

6）病室环境及患者床单位整洁、美观。

7）护士在取大单后，应正确运用人体力学原理，站立时双下肢前后分开、屈膝，保持上身直立，并站在床的右侧中间位置，这样可以减少不必要的走动，既节省时间又节省体力。

2. 暂空床（unoccupied bed）铺床法

（1）目的：具体如下。

1）供新住院患者或暂时离床患者使用。

2）保持病室整洁、美观。

（2）操作前准备：具体如下。

1）评估患者并解释：具体如下。①评估：患者是否可以暂时离床活动或外出检查。②解释：向暂时离床活动或外出检查的患者及家属解释操作目的。

2）环境准备：病室内无患者进行治疗或进餐，病室清洁，开窗通风等。

3）护士准备：衣帽整洁，修剪指甲，洗手，戴口罩。

4）用物准备：必要时备医用护理垫。

（3）操作步骤：暂空床铺床法操作步骤见表4-2。

表4-2 暂空床铺床法

步骤	操作要点	操作语言
1. 洗手、戴口罩	暂空床可在备用床基础上改铺	—
2. 解释	向患者解释改铺暂空床的目的和使用方法	“您好，为了保持病室整洁、舒适，也为了便于您回病房后使用，我先将您的盖被折叠起来。”

续 表

步骤	操作要点	操作语言
3. 松床尾盖被	护士站于床右侧，从床垫下松开床尾盖被，向内折与床垫上。松床尾盖被可增加患者舒适度，防止长期卧床压迫导致足下垂	—
4. 折盖被	将盖被上端向内折，然后将其余部分扇形三折于床尾。便于患者上下床，保持病室内整洁	—
5. 洗手	七步洗手法洗手	“床单位整理好了，感谢您的配合。”

（4）注意事项：具体如下。

1）按照患者病情需要准备用物。

2）方便患者上、下床。

（5）健康教育：具体如下。

1）向患者解释铺暂空床的目的。

2）指导患者上、下床的方法。

3. 麻醉床（anesthetic bed）铺床法

（1）目的：具体如下。

1）便于接收和护理麻醉手术后的患者。

2）使患者安全、舒适，预防并发症。

3）避免床上用物被污染，便于更换。

（2）操作前准备：具体如下。

1）评估：评估患者的诊断、病情、手术和麻醉方式、术后需要的抢救或治疗物品等。

2）环境准备：病室内无患者进行治疗或进餐，病室清洁，开窗通风等。

3）护士准备：衣帽整洁，修剪指甲，洗手，戴口罩。

4）用物准备：床上放有床垫、床褥、棉胎或毛毯、枕芯。①治疗车上层：大单、被套、枕套，按需准备医用护理垫。麻醉护理盘中包括以下物品：治疗巾内有开口器、舌钳、通气导管、牙垫、治疗碗、氧气导管或鼻塞管、吸痰导管、棉签、压舌板、平镊、纱布或纸巾。治疗巾外有开口器、舌钳、通气导管、牙垫、治疗碗、氧气导管或鼻塞管、吸痰导管、棉签、压舌板、平镊、纱布或纸巾。②另备输液架，必要时备好吸痰装置和给氧装置等。

（3）操作步骤：麻醉床铺床法操作步骤见表4-3。

表4-3 麻醉床铺床法

步骤	操作要点	操作语言
1. 洗手、戴口罩	麻醉床可在暂空床基础上改铺	—
2. 解释	向患者解释改铺麻醉床的目的和使用方法	“您好，为了增加患者术后回病房的舒适度，以及预防术后并发症，我来给患者整理一下床单位。”
3. 移枕头	将枕头移于治疗车上。便于铺治疗巾	—

续 表

步骤	操作要点	操作语言
4. 铺医用护理垫	根据患者的麻醉方式和手术部位铺护理垫 1. 如腹部手术者，于床中部铺医用护理垫，上缘距床头45 ～ 50cm，两边塞于床垫下； 2. 如下肢手术者，于床头铺医用护理垫，上缘齐床头，下缘压在中部护理垫上（防止因身体下滑致护理垫边缘卷起，造成患者不舒适），两边塞于床垫下	—
5. 叠盖被	将盖被纵向三折叠于背门一侧。便于术后患者上下床	—
6. 放枕头	枕头横立于床头。便于椎管内麻醉患者术后取去枕平卧位。防止部分患者术后躁动撞头	—
7. 洗手	七步洗手法洗手	“床单位给患者整理好了，感谢您的配合。”

（4）注意事项：具体如下。

1）枕头开口背门，保持病室内整洁。

2）保证术后患者的护理和抢救用物齐全，使患者能及时得到抢救和护理。

（5）健康教育：向陪伴家属说明患者术后去枕平卧的方法、时间及注意事项。

4. 卧床患者更换床单法（change an occupied bed）

（1）目的：具体如下。

1）保持患者的清洁，使患者感觉舒适。

2）保持床面平整无渣屑，预防压力性损伤等并发症的发生。

（2）操作前准备：具体如下。

1）评估患者并解释：具体如下。①评估：患者的体重、体型、意识状态、病情、躯体活动能力、损伤部位及理解合作程度。②解释：向患者及家属解释更换床单的目的、方法、注意事项及配合要点。

2）患者准备：了解更换床单的目的、方法、注意事项及配合要点。

3）环境准备：同病室内无患者进行治疗或进餐等。酌情关闭门窗，按季节调节室内温度，避免患者着凉。必要时用屏风遮挡患者。

4）护士准备：衣帽整洁，修剪指甲，洗手，戴口罩。

5）用物准备：治疗车上层放置大单、医用护理垫、被套、枕套、床刷及床刷套，需要时备清洁衣裤。将准备好的用物叠放整齐并按自上而下使用顺序摆放。

（3）操作步骤：卧床患者更换床单法操作步骤见表4-4。

表4-4 卧床患者更换床单法

步骤	操作要点	操作语言
1. 洗手，戴口罩	推治疗车至床旁	—
2. 解释	向患者解释更换床单的目的。取得患者理解和配合	“您好，为了增加您的舒适度，现在我来给您更换一下床单，请您配合我一下，好吗？”

续 表

步骤	操作要点	操作语言
3. 取体位	放平床头和膝部支架。患者取平卧位。注意观察患者状况，确保患者安全	“我现在给您放平床头，如有任何不适您可以告知我。”
4. 移开床旁桌和床旁椅	同备用床步骤2、步骤4的操作要点	—
5. 拉床档	拉起左侧床档。防止患者坠床	—
6. 移枕头	将枕头拉至左侧，协助患者翻身侧卧，背对护士。枕头拉至左侧，增加患者舒适度。患者尽量靠床左侧侧卧，便于操作	“我现在给您翻身侧卧，您配合我一下。”
7. 卷污单	松开近侧污护理垫和大单，先将护理垫污面向内卷起，塞于患者身下，再将大单污面向内卷起，塞于患者身下。污面向内卷起，防止污染面同新大单接触	—
8. 清扫左侧床褥	自床头至床尾，由床中部向床外缘清扫	—
9. 铺单	铺近侧大单和医用护理垫 1. 同备用床步骤7的“1. 大单法”； 2. 近侧大单向近侧下拉展开，对侧内面向内卷至患者身下，并塞于患者身下； 3. 同备用床步骤7的操作要点（3）～（7）； 4. 铺医用护理垫，近侧多余部分下拉塞于床垫下，对侧内面向内卷至患者身下，并塞于患者身下。大单和医用护理垫中线与床中线对齐	—
10. 拉床档	拉起近侧床档。防止患者坠床	—
11. 翻身	移至对侧，协助患者平卧，放下床档，将枕拉至右侧，协助患者侧卧，背对护士	“我们现在翻身右侧卧，您配合我一下。”
12. 移污单	松开污大单和医用护理垫，由床头至床尾将大单和医用护理垫污面向内卷起，移走大单和医用护理垫。注意应用人体力学原理，省时节力	—
13. 清扫右侧床褥	自床头至床尾，由床中部向床外缘清扫	—
14. 铺单	铺右侧大单和医用护理垫 将右侧大单和医用护理垫自患者身下拉出。其余同步骤9的操作要点3、4	—
15. 取舒适体位	协助患者取舒适体位	“您这个体位舒适吗？”
16. 换被套	1. 放置新被套，同备用床； 2. 将棉胎纵向三折，对侧在最上层，自污被套内取出棉胎； 3. 将棉胎送入新被套内，其余操作同备用床。嘱清醒患者抓住被角，配合护士完成操作； 4. 将污被套取出系好系带，折被筒。注意保暖，避免患者着凉	“请您帮助我握住被角，谢谢您。” “请您弯曲一下双腿，我折一下被尾。”
17. 更换枕套	—	“我取走一下枕头，给您更换枕套。”
18. 移回床旁桌和床旁椅	—	—
19. 取体位	根据病情取适当体位	“请问您现在的体位舒适吗？”
20. 离开病室，洗手	—	—

（4）注意事项：具体如下。

1）患者感觉舒适、安全。

2）与患者保持良好的沟通，满足他们的身心需求。

（5）健康教育：具体如下。

1）请患者在更换床单时，如有任何不适，立即向护士反映，以避免意外情况。

2）请患者在被服被伤口渗出液、尿液、粪便等污染后，及时告知护士以便更换。

四、分级护理

分级护理是指患者在住院期间，医护人员根据患者病情和/或自理能力进行评定而确定的护理级别（表4-5）。通常分为四个护理级别，即特级护理、一级护理、二级护理及三级护理。

在临床工作中，为了更好地了解患者的护理需求，观察其病情和生命体征的变化，我们会进行基础护理和完成常规的护理工作，以满足患者的身心需求。为了方便这些工作，我们通常会在护理站的“患者一览表”的诊断卡和患者床头（尾）卡上，使用不同颜色的标志来表示不同的护理级别。

表4-5　分级护理的适用对象及护理要点

护理级别	分级依据	护理要点
特级护理	符合以下情况之一，可确定为特级护理 1. 病情危重，随时可能发生病情变化需要进行监护、抢救的患者； 2. 维持生命，实施抢救性治疗的重症监护患者； 3. 各种复杂或大手术后，严重创伤或大面积烧伤的患者	1. 严密观察患者病情变化，监测生命体征； 2. 根据医嘱，正确实施治疗、给药措施； 3. 根据医嘱，准确测量和记录出入量； 4. 根据患者病情及自理能力等级，正确实施基础护理，如晨晚间护理、未禁食患者协助进食水、卧位护理、排泄护理、床上擦浴等； 5. 正确实施专科护理，预防并发症； 6. 安全护理实施到位，防止意外事件发生； 7. 保持患者的舒适和功能体位； 8. 安排具有相应能力的护士完成患者的护理工作（N3、N4、符合专科准入条件的护士）
一级护理	符合以下情况之一，可确定为一级护理 1. 病情趋向稳定的重症患者； 2. 病情不稳定或随时可能发生变化的患者； 3. 手术后或者治疗期间需要严格卧床的患者； 4. 自理能力重度依赖的患者	1. 每小时巡视患者，观察患者病情变化； 2. 根据患者病情，测量生命体征； 3. 根据医嘱，正确实施治疗、给药措施； 4. 根据患者病情及自理能力，正确实施基础护理，如晨晚间护理、未禁食患者协助进食水、卧位护理、排泄护理、床上擦浴等； 5. 正确实施专科护理，预防并发症； 6. 提供护理相关的健康指导； 7. 安全护理实施到位，防止意外事件发生； 8. 保持患者的舒适和功能体位； 9. 安排具有相应能力的护士完成患者的护理工作（N2、N1及以上护士）

续　表

护理级别	分级依据	护理要点
二级护理	符合以下情况之一，或日常生活活动评分41～60分，可确定为二级护理 1. 病情趋于稳定或未明确诊断前，仍需观察，且自理能力轻度依赖的患者； 2. 病情稳定，仍需卧床，且自理能力轻度依赖的患者； 3. 病情稳定或处于康复期，且自理能力中度依赖的患者	1. 每2小时巡视患者，观察患者病情变化； 2. 根据患者病情，测量生命体征； 3. 根据医嘱，正确实施治疗、给药措施； 4. 根据患者病情及自理能力，正确实施基础护理，如晨晚间护理、卧位护理、排泄护理、协助沐浴等； 5. 患者生活完全自理时，每日整理床单位一次； 6. 提供护理相关的健康指导； 7. 实施人文关怀，实施提供心理护理； 8. N1及以上护士
三级护理	病情稳定或处于康复期，且自理能力轻度依赖或无需依赖的患者	1. 每3小时巡视患者，观察患者病情变化； 2. 根据患者病情，测量生命体征； 3. 根据医嘱，正确实施治疗、给药措施； 4. 提供护理相关的健康指导； 5. 做好患者安全管理； 6. N0及以上护士

五、自理能力分级

Barthel 指数（Barthel index，BI），范围在0～100分，是对患者日常生活活动的功能状态进行测量，个体得分取决于对一系列独立行为的测量。

自理能力（ability of self-care）是指在生活中个体照料自己的行为能力。其分级依据Barthel指数评定量表，对日常生活活动进行评定，根据Barthel指数总分，确定自理能力等级。

日常生活活动（activities of daily living，ADL）是人们为了维持生存及适应生存环境而每天反复进行的、最基本的、具有共性的活动。如进食、穿衣、购物、阅读等。对患者的进食、洗澡、修饰、穿衣、控制大便、控制小便、如厕、床椅转移、平地行走、上下楼梯10项日常生活活动功能状态进行评定，将各项得分相加，其总分即为Barthel 指数。根据总分，将患者的自理能力分为重度依赖、中度依赖、轻度依赖、无须依赖四个等级（表4-6）。

表4-6　自理能力分级

自理能力等级	等级划分标准	需要照护程度
重度依赖	总分≤40分	全部需要他人照护
中度依赖	总分41～60分	大部分需他人照护
轻度依赖	总分61～99分	少部分需他人照护
无须依赖	总分100分	无须他人照护

第二节　患者的卧位

卧位（patient position）是患者在休息和接受医疗护理时采取的卧床姿势。临床上，我们会根据患者的病情和治疗需要来调整他们的卧位。选择正确的卧位可以提高患者的舒适度、减轻疼痛、有助于治疗疾病和缓解症状，还能预防并发症，方便进行各种检查。因此，护士在临床护理工作中需要熟练掌握各种卧位的适用范围和方法，以确保患者能够采取正确、安全和舒适的卧位。

一、舒适卧位的基本要求

舒适卧位指患者卧床时，身体各部分均处于适当位置，与周围环境相协调，从而让患者感到自在轻松。护士为了协助或指导患者采取这种体位，需要了解舒适卧位的基本要求，并能根据患者的具体需求，选用适当的支撑物或保护设施。

1. 合理卧姿 应尽可能遵循人体力学的原理，确保体重均匀分布在身体各负重部位，保持关节在正常的功能位置，同时为体腔内脏器提供最大的空间。

2. 常换体位 应经常变换体位，通常每2小时变换一次。必要时可酌情增加或减少翻身时间。

3. 规律活动 除骨折急性期、关节扭伤等禁忌情况外，患者应每天活动身体各部分，并在改变卧位时进行关节活动范围的练习。

4. 保护皮肤 应加强皮肤护理，预防压力性损伤的发生。

5. 保护隐私 在患者卧床或护士进行护理操作时，应注重保护患者的隐私和保暖。可以通过拉围帘进行遮挡，并根据需要适当遮盖患者身体，以提升患者的身心舒适度。

6. 物品完备 提供舒适卧位所需的各种物品或设备，如衬垫、气垫、间歇式充气压力系统、可调节角度的病床等。

二、卧位的分类

根据平衡性，卧位可分为稳定性和不稳定性。平衡性与人体重量、支撑面大小成正比，与重心高度成反比。在稳定性卧位中，患者会感到舒适放松；而在不稳定性卧位中，由于大量肌群处于紧张状态，患者容易感到疲劳和不舒适。

根据卧位的自主性，可将卧位分为主动卧位、被动卧位和被迫卧位三种。

1. 主动卧位（active lying position） 即患者身体活动自如，无须他人帮助，也不受疾病限制，能根据自己的意愿和习惯随意改变体位。见于轻症患者，术前及恢复期患者。

2. 被动卧位（passive lying position） 即患者因意识模糊或自身疾病限制等原因，无力变换卧位，只能躺卧于他人安置的卧位。常见于极度衰弱、昏迷、瘫痪的患者。

3. 被迫卧位（compelled lying position） 即患者意识清晰，也有变换卧位的能力，但受疾病的影响或因治疗的需要，被迫采取的卧位。如支气管哮喘急性发作的患者为减轻呼吸困难而被迫采取端坐位、处于第三产程的产妇采取截石位等。

根据卧位时身体的姿势，又可将卧位分为仰卧位、侧卧位、半坐卧位等。下面介绍的常用卧位主要依据此种分类。

三、常用卧位

（一）仰卧位（supine position）

也称作平卧位。患者仰卧于床面上，头下枕一舒适枕头，两臂自然放于身体两侧，两腿自然放置。根据病情、体格检查或治疗的需要又可分为以下三种类型。

1. 去枕仰卧位

（1）姿势：将枕头横立于床头，患者仰卧于床面上，头偏向一侧，两臂自然放于身体两侧，两腿伸直平放（图4-9）。

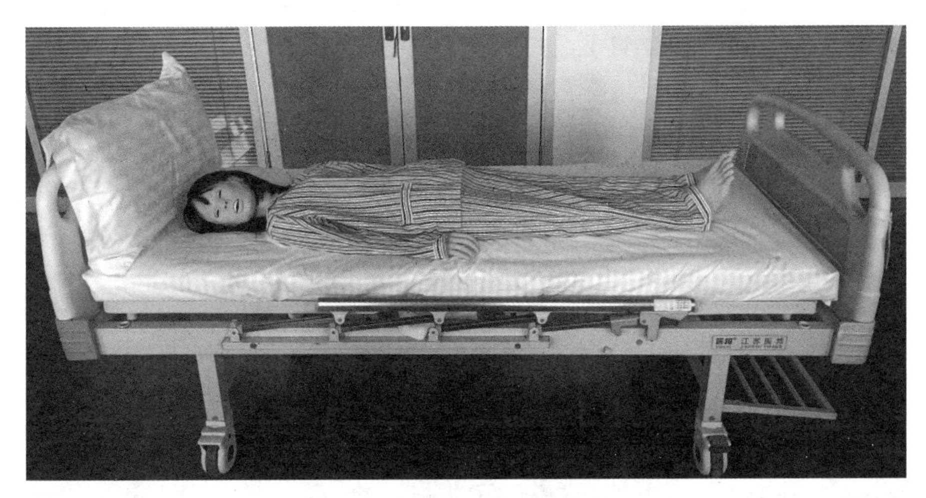

图4-9 去枕仰卧位

（2）适用范围：①对于昏迷或全身麻醉未清醒的患者，应让其头部偏向一侧，这样可以防止呕吐物误入气管，从而避免窒息或吸入性肺炎的风险。②对于进行了椎管内麻醉或脊髓腔穿刺后的患者，采用去枕平卧的姿势可以防止脑脊液外漏，进而预防因颅内压降低而导致的头痛。③对于昏迷或全身麻醉后躁动的患者，可以将枕头横放在床头，以保护患者的头部，防止其因躁动而撞击到床头受伤。

2. 中凹卧位

（1）姿势：又称为休克卧位，患者的头和躯干抬高10°～20°，下肢抬高20°～30°，呈现两头高中间低的姿势（图4-10）。

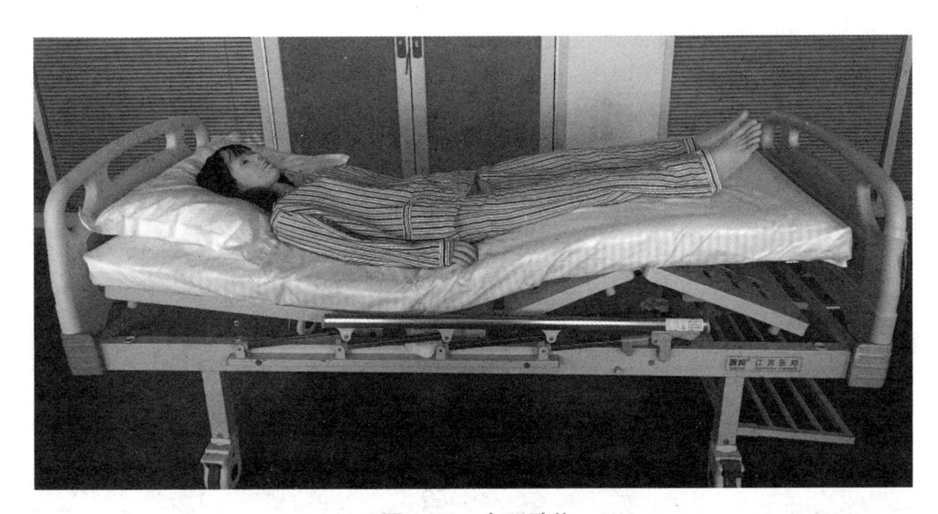

图4-10 中凹卧位

（2）适用范围：休克患者。休克患者。休克本质为有效循环血容量减少，抬高头胸部和下肢均可增加回心血量，从而增加每搏输血量和有效循环血容量。另外抬高头胸部，可使呼吸道保持通畅，改善肺通气情况，进而在一定程度上缓解缺氧症状。

3. 屈膝仰卧位

（1）姿势：患者仰卧在床上，头部下方垫一个舒适的软枕，双臂自然垂放在身体两侧，双腿弯曲并稍微向外分开（图4-11）。

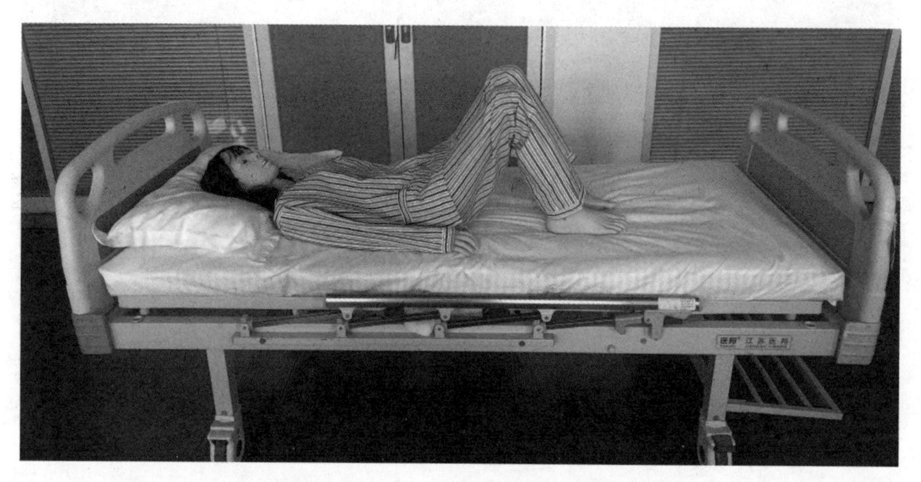

图4-11 屈膝仰卧位

（2）适用范围：①胸腹部体格检查时，采取仰卧位可以使腹部肌肉放松，这样便于进行腹部触诊检查。②在进行导尿术、会阴冲洗等操作时，此体位有助于充分暴露操作部位，为操作提供足够的空间。在此过程中，需要注意保护患者的隐私，并采取必要的保暖措施。

（二）侧卧位（side-lying position）

1. 姿势 患者采取侧卧位（图4-12），臀部稍微后移，两臂弯曲，一手放在枕头旁边，一手放在胸前，两腿一前一后分开，下面的腿稍微伸直，上面的腿弯曲。对于意识不清或无力保持这个体位的患者，可以在两个膝盖之间、前胸和后背放置软枕来增加稳定性，从而让患者感到更加舒适和安全。

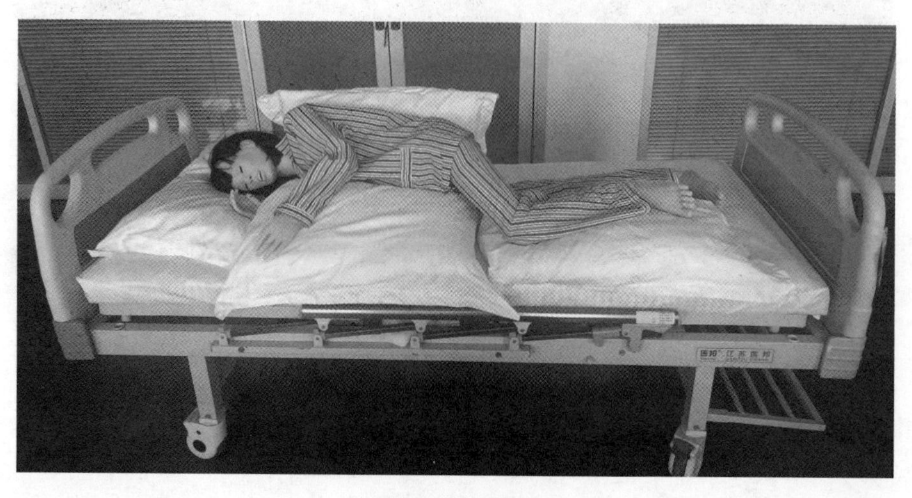

图4-12 侧卧位

2. 适用范围

（1）灌肠，肛门检查，配合胃镜、肠镜检查等。便于暴露操作部位，方便护患之间配合。注意保护患者隐私。

（2）预防压力性损伤：患者长期卧床休息时，侧卧位与平卧位交替使用，可避免局部组织长期受压，并便于护士检查受压部位皮肤状况，预防压力性损伤形成。

（3）臀部肌内注射。注意此时应下腿弯曲，上腿伸直（图4-13），使臀部肌肉放松，便于完成肌内注射，减轻疼痛。

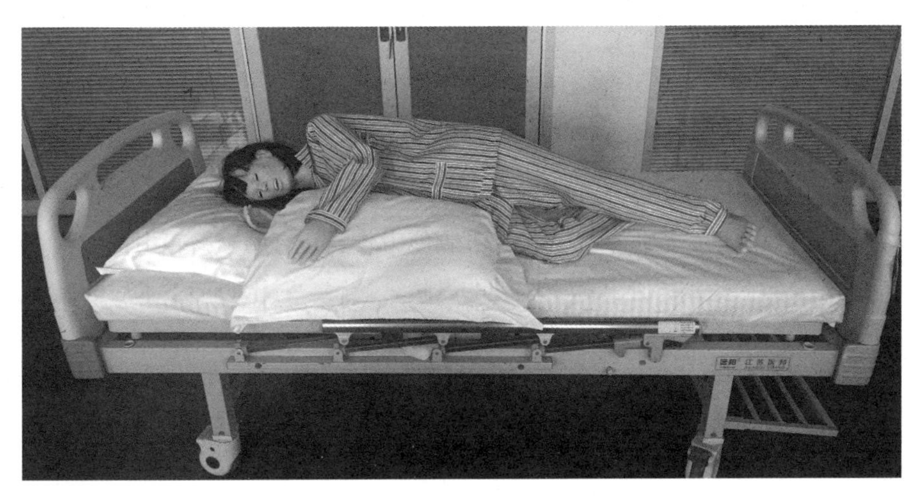

图4-13 臀部肌内注射体位

（4）单侧肺部病变者，可视病情采取患侧卧位或健侧卧位。如左肺肺炎累及胸膜，出现左胸疼痛时，患者往往采取右侧卧位以减轻疼痛。

（三）半坐卧位（Semi-recumbent position）

1. 姿势

（1）摇床法：患者仰卧于床面，首先调整床头至与床面呈30° ～ 50°，然后摇起膝下支架以防止患者下滑（图4-14）。为增加舒适度，可在患者足底放置一个软枕。当需要将床放平时，应先降下膝下支架，再调整床头至水平位置。注意防止骶尾部和足跟部出现压力性损伤。

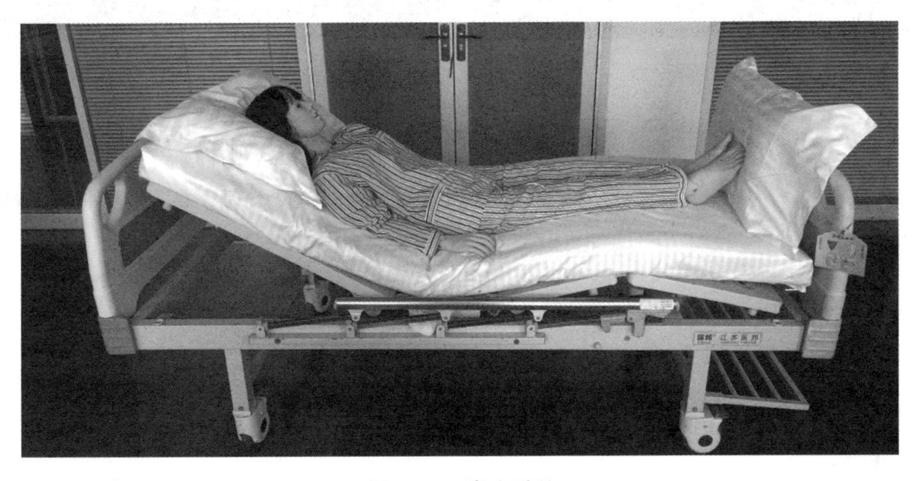

图4-14 半坐卧位

（2）靠背架法：为抬高患者上半身，可在床垫下加支架以支撑患者坐起。患者下肢应屈膝，用大单将膝枕包裹后垫在膝下，大单两端需固定在床缘以防止患者下滑。同时，在患者床尾足底垫上软枕以增加舒适度。当需要将床放平时，可按照摇床法进行操作。

2. 适用范围

（1）某些面部及颈部手术后患者。采取半坐卧位可减少局部出血。

（2）对于胸腔疾病、胸部创伤或心肺疾病引起的呼吸困难患者，采取适当的体位十分重要。首先，在重力作用下，膈肌会下降，这使得胸腔容积增大，有利于肺部扩张和肺活量增加。其次，部分血液会因重力作用而滞留在下肢和盆腔脏器内，从而减少回心血量，有效减轻肺淤血和心脏负担，有助于气体交换。最后，脓液、血液及渗出液会聚集在肺下叶，这便于引流。

（3）对于腹腔、盆腔手术后或存在炎症的患者，采取半坐卧位有多重益处。首先，这种体位能使腹腔渗出液流入盆腔，从而限制感染范围并促进引流。其次，盆腔腹膜具有较强的抗感染能力，能有效防止炎症扩散，并且其吸收能力较弱，有助于减轻中毒症状。此外，该体位还能阻止感染向上蔓延，降低膈下脓肿的风险。最后，对于腹部手术后的患者，半坐卧位可以放松腹肌，减轻切口缝合处的张力，从而缓解疼痛并促进切口愈合。

（4）对于疾病恢复期体质虚弱的患者，采取半坐卧位有助于他们逐步适应体位变化，为站立位做准备。且利于患者体力的恢复。

（四）端坐位（sitting position）

1. 姿势　扶患者坐起，摇高床头或床垫下加支架支撑。患者可躺卧于床面或趴伏于跨床小桌。必要时加床挡，以保证患者安全（图4-15）。同样需注意骶尾部和足跟部，防止出现压力性损伤。

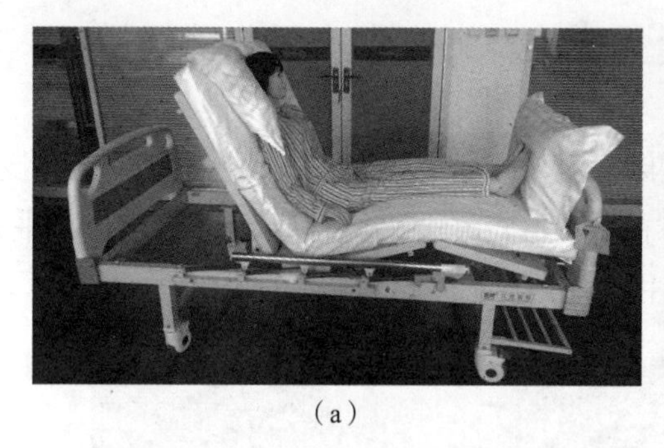
（a）

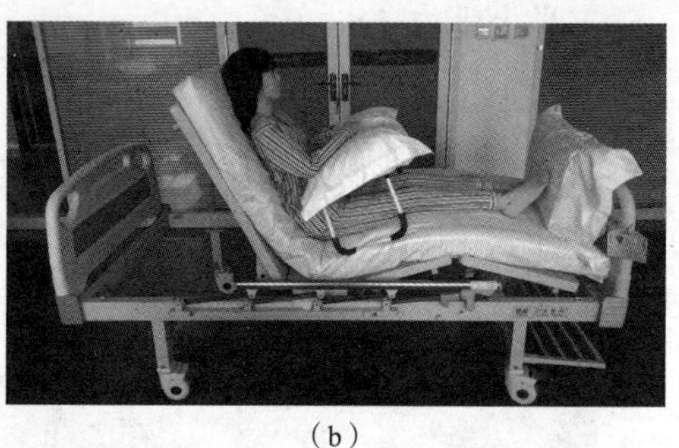
（b）

图4-15　端坐位

2. 适用范围　左心衰竭、心包积液、支气管哮喘发作的患者。因极度呼吸困难，患者被迫日夜端坐，因此，该体位为被迫体位。

（五）俯卧位（prone position）

1. 姿势　患者俯卧，双臂弯曲放头两侧，两腿伸直。在胸下、髋部和踝部放置软枕以增加舒适度，头部偏向一侧（图4-16）。若长期卧于该体位，注意转头，防止耳郭部位出现压力性损伤。

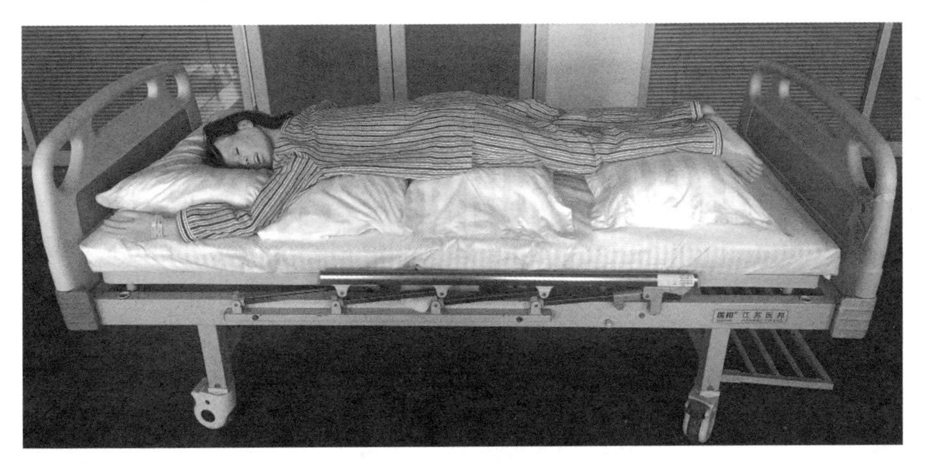

图4-16　俯卧位

2. 适用范围

（1）腰、背部检查或配合胰、胆管造影检查时。

（2）脊椎手术后或腰、背、臀部有伤口，不能平卧或侧卧的患者。

（3）胃肠胀气所致腹痛的患者。俯卧位能增大腹腔容积，通过压迫腹部促进排气，从而缓解胃肠胀气引起的腹痛。

（4）急性呼吸窘迫综合征（acute respiratory distress syndrome，ARDS）患者采取俯卧位通气，改善氧合。

（六）头低足高位（trendelenburg position）

1. 姿势　患者仰卧，用横立的枕头保护头部，床尾抬高15°～30°或床脚垫高15～30cm，形成头低足高斜坡位（图4-17）。此卧位不宜长时间使用，颅内压增高者禁用，以防增加头部血流量，进一步升高颅内压，引发脑疝，危及患者生命。

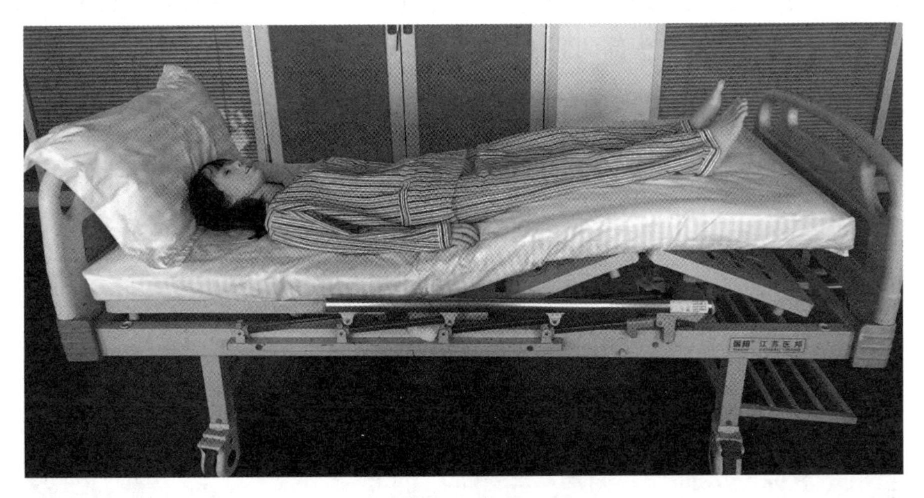

图4-17　头低足高位

2. 适用范围

（1）体位引流，便于肺中叶和肺下叶分泌物引流，使痰易于咳出。

（2）十二指肠引流术，有利于胆汁引流。

（3）跟骨或胫骨结节牵引时，利用人体重力作为反牵引力。

（4）胎膜早破时，可防止脐带脱垂，避免出现胎儿窘迫。

（七）头高足低位（dorsal elevated position）

1. 姿势　患者仰卧于床面，枕头横立于床位，促进患者舒适，床头抬高15°～30°或床脚垫高15～30cm，使患者身体呈头高足低斜坡位（图4-18）。

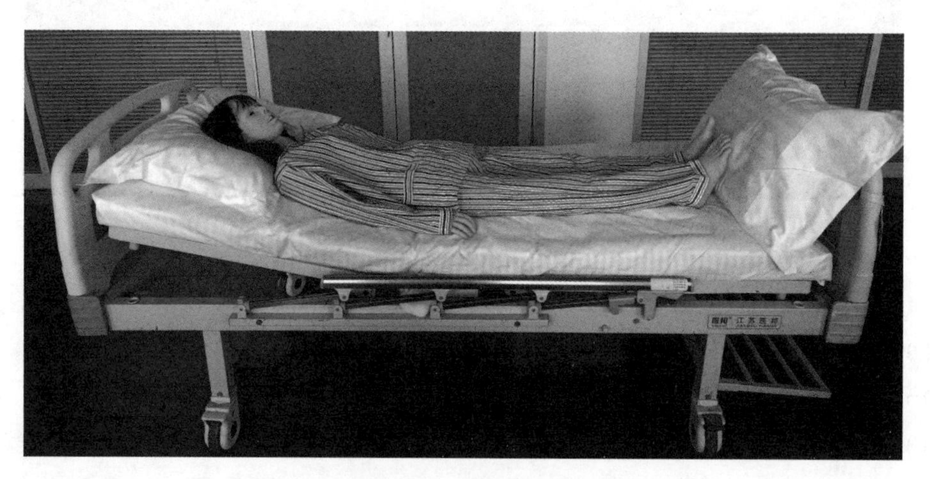

图4-18　头高足低位

2. 适用范围

（1）颈椎骨折患者做颅骨牵引时，用作反牵引力。

（2）颅内压增高患者。减少颅内血流量，降低颅内压，预防脑水肿。

（3）颅脑术后患者。有助于降低颅内压。

（八）膝胸卧位（Knee-chest position）

1. 姿势　患者采取跪卧姿势，大腿垂直于床面，臀部上抬使腹部悬空，前胸紧贴床面，头部转向一侧，双臂弯曲放在头部两侧（图4-19）。矫正胎位不正时，每日2次，每次不应超过15分钟。

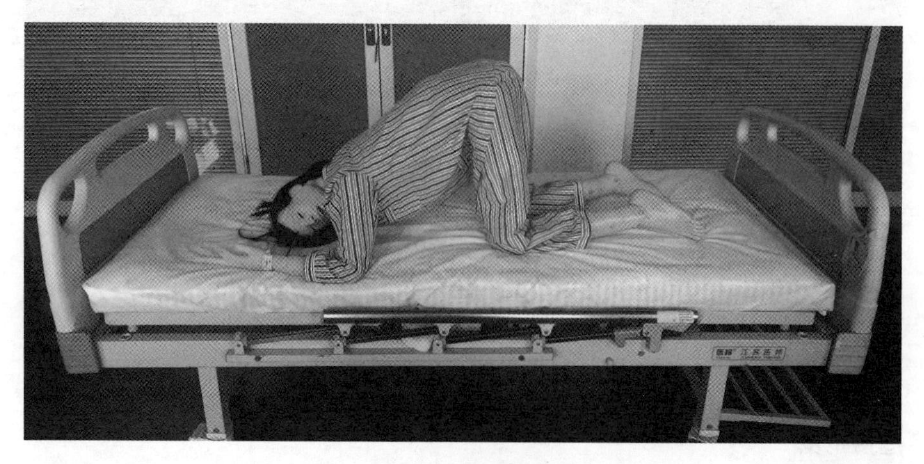

图4-19　膝胸卧位

2. 适用范围

（1）肛门、直肠、乙状结肠镜检查或治疗。

（2）矫正胎位不正或子宫后倾。膝胸卧位能使胎臀离开盆腔，利用胎儿重心的变化，有助于胎头向下，以纠正胎位。

（3）促进产后子宫复原。

（九）截石位（Lithotomy position）

1．姿势　患者仰卧检查台，两腿分开置于支腿架上，确保臀部与台边平齐，双手可放身侧、胸前或握扶手（图4-20）。此卧位需注意保护隐私和保暖。

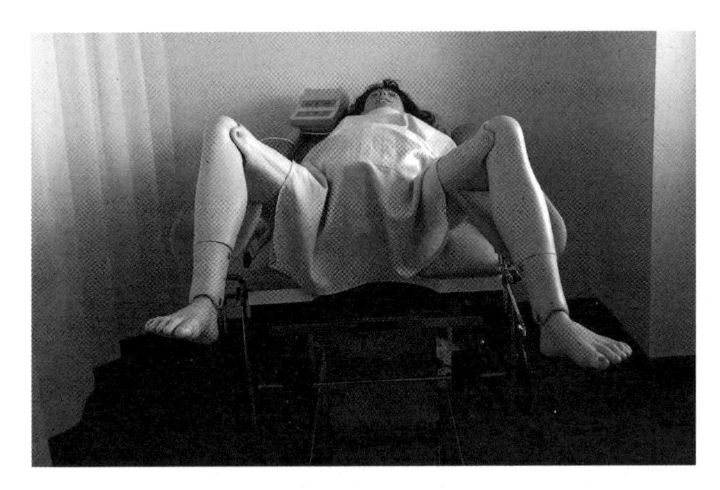

图4-20　截石位

2．适用范围

（1）会阴、肛门部位的检查、治疗或手术，如膀胱镜、妇产科检查、阴道灌洗等。

（2）产妇分娩。

知识拓展

俯卧位通气

俯卧位通气（prone position ventilation，PPV）是指利用翻身床、翻身器或人工徒手操作，使患者在俯卧位（prone position，PP）进行机械通气。1949年Ecker提出俯卧手术体位，此后许多学者对俯卧位进行了多方面研究，一般认为仰卧位转为俯卧位时功能余气量相应增加，而第1秒末用力呼气量变化不明显。1974年拜伦（Byran）首先发现麻醉患者俯卧位可以改善氧合状况。1976年皮尔（Piehl）等首次报道了俯卧位通气在呼吸衰竭患者中的疗效。在美国危重症医学会第29届大会中，建议无论低氧血症的严重程度如何都应当尽早使用俯卧位通气。但对于俯卧位通气的最佳持续时间、在俯卧位时如何调整呼吸机设置问题以及非插管患者的俯卧位通气是否也具有临床意义等问题还有待于进一步研究。

资料来源：GUÉRIN C，ALBERT R K，BEITLER J，et al. Prone position in ARDS patients：why，when，how and for whom［J］.Intensive Care Medicine，2020，46（12）：2385-2396.

四、变换卧位法

部分长期卧床患者因无力变换卧位，需护士定时为患者变换体位。一是可促进患者舒适；二是可预防压力性损伤、坠积性肺炎等并发症。

（一）协助患者移向床头

1. 目的　协助滑向床尾而不能自行移向床头的患者恢复安全而舒适的卧位。

2. 操作前准备

（1）评估患者并解释：具体如下。

1）评估：患者的年龄、体重、病情、管路情况，心理状态及合作程度。

2）解释：向患者及其家属解释移向床头的目的、方法及配合要点，取得患者及家属的同意和配合。

（2）患者准备：具体如下。

1）了解移向床头的目的、过程及配合要点。

2）情绪稳定，愿意合作。

（3）环境准备：整洁、安静，温度适宜，光线充足。

（4）护士准备：衣帽整洁，洗手，根据患者体重和病情等决定护士人数。

（5）用物准备：根据需求准备中单、枕头等用物。

3. 操作步骤　协助患者移向床头的操作步骤见表4-7。

表4-7　协助患者移向床头

步骤	操作要点	操作语言
1. 核对	核对床头卡、患者姓名、床号和腕带。避免出现差错	—
2. 解释	解释操作目的、配合要点。取得患者同意和配合	“您好，由于您身体下滑，现在我协助您移回原位，增加您的舒适度。”
3. 固定床闸	确保患者安全	—
4. 洗手、戴口罩	七步洗手法洗手	—
5. 安置管路	妥善安置好各种管路和输液管路。避免管路折叠、受压、脱管	—
6. 移动患者	1. 一人法　适用于具有部分自理能力患者 （1）枕头横立于床头，嘱患者取屈膝仰卧位，双手握住床头栏杆； （2）护士一手置于患者臀部助力，另一手固定患者双脚； （3）由护士喊“123”，患者双脚蹬床面，在护士助力下，移向床头。不可在床面拖拉患者，以免造成皮肤损伤； 2. 双人法 （1）枕头横立于床头，患者取屈膝仰卧位； （2）两名护士分别站于床两侧，交叉托住患者颈肩部和臀部； （3）由一名护士喊“123”，两人同时用力抬起患者移向床头	“请您双腿弯曲，双手握住床头，我喊‘123’后，您用力蹬床面。” “请您双手在胸前交叉，双腿弯曲。”
7. 操作后处理	放回枕头，协助患者取舒适体位	“请问您这个体位还舒适吗？”
8. 洗手	七步洗手法洗手	—

（二）协助患者翻身侧卧

1. 目的

（1）协助卧床患者更换卧位，以增加患者的舒适度。

（2）满足检查、治疗和护理的需求，如背部皮肤护理、更换床单等。

（3）预防并发症，如压力性损伤、坠积性肺炎等。

2. 操作前准备

（1）评估患者并解释：具体如下。

1）评估：患者的年龄、体重、病情、管路情况，心理状态及合作程度，确定翻身方法和所需用物。

2）解释：向患者及家属解释翻身侧卧的目的、过程、方法及配合要点。

（2）患者准备：具体如下。

1）了解翻身侧卧的目的、过程及配合要点。

2）情绪稳定，愿意合作。

（3）环境准备：整洁、安静，温度适中，光线明亮，如有需要可适当遮挡，保护患者隐私。

（4）护士准备：衣帽整洁，洗手，根据患者的体重和病情，合理安排所需的护士人数。

（5）用物准备：视病情准备好枕头等支撑物。

3. 操作步骤 协助患者翻身侧卧操作步骤见表4-8。

表4-8 协助患者翻身侧卧

步骤	操作要点	操作语言
1. 核对	核对床头卡、患者姓名、床号和腕带。避免出现差错	—
2. 解释	解释操作目的、配合要点。取得患者同意和配合	“您平躺很长时间啦，为了防止压疮，咱们现在翻身侧卧，请您配合我一下。”
3. 固定床闸	确保患者安全	—
4. 洗手、戴口罩	—	—
5. 安置管理	妥善安置好各种管路和输液管路。避免管路折叠、受压、脱管	—
6. 翻身	1. 协助患者翻身侧卧 （1）拉起对侧床档； （2）患者取屈膝仰卧位，双手交叉与胸前； （3）一人协助翻身侧卧：适用于体重较轻的患者。①先将患者双下肢移至靠近护士一侧，再将患者上身移至靠近护士一侧。移动式抬起患者，避免皮肤于床面摩擦，损伤皮肤。②护士一手在肩部，另一手在膝部，轻推患者侧卧，背向护士； （4）两人协助翻身侧卧：适用于体重较重或病情较重的患者。①两名护士站于床的同侧，一人托住患者颈肩部和腰部，另一人托住患者臀部和腘窝处，一名护士喊口号，两人同时抬起患者移至护士一侧。②一人托颈肩和腰部，另一人托臀部和膝部，轻推患者侧卧，背向护士。护士两人动作应协调一致，确保患者安全	“请您双手在胸前交叉，双腿弯曲。”

续 表

步骤	操作要点	操作语言
6. 翻身	2. 轴线翻身　适用于脊椎有损伤或脊椎手术后的患者 （1）两人法 1）两名护士站在同侧，将准备好的大单放于患者身下，拉住肩、腰、臀、大腿处大单，将患者拉至靠近护士一侧，拉起床档； 2）两名护士移至床的另一侧，患者近侧手臂屈曲放置脸庞，远侧手放于胸前； 3）两名护士扎紧远侧肩、腰、臀、大腿处的大单，双脚前后分开站立，由一名护士喊口号，两人同时发力将患者拉至侧卧； 4）一名护士固定好患者，另一名护士移至床对侧，将软枕垫于患者身下固定； （2）三人法 1）第一名护士固定患者头部，沿纵轴略向上牵引，确保头颈躯干在一条直线上；第二名护士托住患者肩背部；第三名护士托住患者腰、臀部；由其中一名护士喊口号，将患者移至近侧； 2）再由一名护士喊口号，三人同时协助患者翻身侧卧，翻转角度不超过60°。翻转时确保患者身体勿弯曲，以免脊柱错位； 3）一名护士将软枕垫于背部支撑患者	—
7. 操作后处理	安置患者处于功能位，确保管路通畅。患者各关节处于功能位	“请问您这个体位还舒适吗？”
8. 洗手、记录	记录好翻身时间、体位、皮肤状况	—

4. 注意事项

（1）应用人体力学原理：翻身时，尽量减少患者和护士之间的距离，达到节力目的。

（2）避免皮肤与脊柱的损伤：在移动患者时，应微微抬起患者身体，避免拖拉以防皮肤擦伤；进行轴线翻身时，需保持脊柱挺直，谨防错位损伤脊髓，以确保患者安全并降低护理风险。

（3）注意保暖与安全：翻身时注意为患者保暖，防止受凉。拉床档防止坠床。翻身后，需用软枕垫好肢体，并维持关节功能位。

（4）合理安排翻身的频率：根据患者病情和皮肤受压状况，定时为患者翻身，并做好记录。翻身后检查受压皮肤情况，必要时可酌情增加或减少翻身时间。

（5）确保各种管路通畅：若患者身上有管路或正在静脉输液，应先妥善固定导管和输液装置，再进行翻身操作。翻身后务必仔细检查导管，确保其位置正确、无脱落、移位、扭曲或受压，以保障管路畅通无阻。

（6）特殊情况处理：为手术患者翻身前，需检查伤口敷料，若有问题应先更换。翻身时要确保伤口不受压；对于颈椎或颅骨牵引的患者，翻身时要保持头、颈、躯干水平翻动，且牵引状态不变；颅脑手术后的患者，应避免头部剧烈转动，选择健侧卧或平卧，并采取头低足高位；对于石膏固定的患者，翻身后要关注患处位置和肢体血运，确保石膏不受压。

5. 健康教育

（1）向患者及其家属说明正确更换卧位对预防并发症的重要性。

（2）在更换卧位前，应根据具体目的，详细向患者及其家属介绍更换卧位的方法和需要注意的事项。

（3）指导患者及其家属正确更换卧位，强调操作中的注意事项，以保障患者安全。

第三节　运送患者法

在患者出入院、接受检查或治疗时，凡不能自行行走的患者均需医务人员选用轮椅、平车或担架等运送患者。在转移和运送患者过程中，护士应确保患者安全，做好病情观察；同时应运用人体力学原理，省时节力，提高工作效率。

一、轮椅运送法

（一）目的

1. 护送不能行走但能坐起的患者外出接受检查或活动等。
2. 协助患者尽早下床活动，以促进其血液循环，加速体力恢复。

（二）操作前准备

1. 评估患者并解释

（1）评估：患者的体重、意识状态、病情、躯体活动能力、损伤部位及理解合作程度。

（2）解释：向患者及家属解释轮椅运送的目的、方法及注意事项。

2. 患者准备　了解轮椅运送的目的、方法及注意事项，能主动配合。

3. 环境准备　清除障碍物，确保空间宽敞，为患者提供安全的活动环境。

4. 护士准备　衣帽整洁，修剪指甲，洗手，戴口罩。

5. 用物准备　轮椅（性能良好）、毛毯（根据环境温度和患者需求准备）、别针、软枕（根据患者需要）。

（三）操作步骤

轮椅运送法操作步骤见表4-9。

表4-9　轮椅运送法

步骤	操作要点	操作语言
1. 检查轮椅	检查轮椅车轮、脚踏板、车闸等部件性能。确保使用过程中患者的安全	—
2. 核对	核对患者姓名、床号、床头卡和腕带。使用2种以上的方式核对患者，避免差错	“请告诉我您的床号和姓名，我看一下您的腕带。”
3. 解释	向患者解释操作目的及配合方法。取得患者理解和配合	“由于您要外出检查，我现在来协助您坐到轮椅上。”
4. 准备轮椅	摆放轮椅将轮椅椅背齐床尾放置，椅面朝向床头，拉上车闸，掀起脚踏板。便于患者落座，防止轮椅移动，确保患者安全	—
5. 患者准备	1. 扶患者坐起； 2. 协助患者穿好衣服和袜子； 3. 协助患者两腿下垂，穿好鞋子，两手支撑床面，维持稳定坐姿。冬季可在轮椅上加铺毛毯，防止受凉	“请问您有头晕等不适的感觉吗？”

续 表

步骤	操作要点	操作语言
6．移向轮椅	1．嘱患者双手扶在护士肩膀处，护士两脚分开站立或前后分开站立，两膝弯曲，增加稳定性，护士双手环抱患者腰部，扶患者站起； 2．协助患者背向轮椅，嘱患者两手扶住轮椅扶手，护士协助患者坐下； 3．协助患者将双脚放于脚踏板上； 4．系好安全带； 5．铺暂空床； 6．松开车闸，运送患者	“请您双手扶住我的肩膀。我喊‘123’后，您双腿用力站起来。” “请您向后坐到轮椅上。” “两脚抬起，放到脚踏板上。”
7．移回床上	1．推轮椅至病室，放置位置同步骤3； 2．拉车闸，掀起脚踏板； 3．松开安全带； 4．协助患者移至床上坐稳； 5．协助患者脱鞋，取舒适体位卧于床上； 6．盖好盖被	“请您双手扶住我的肩膀。我喊‘123’后，您双腿用力站起来。” “请您坐到床上。” “请问您这个体位舒适吗？”
8．送回轮椅	—	—

（四）注意事项

1．保证患者安全、舒适。

2．根据环境温度适当地增加衣服或加盖棉被，避免免患者受凉。

3．患者若有输液、吸氧等处置，不可中断，运送过程中注意观察，确保输液通畅，维持正常血氧饱和度。

（五）健康教育

1．向患者或其家属解释搬运的过程、配合方法及注意事项。

2．告知患者在搬运过程中，如果感到任何不适，应立刻向护士说明，以防意外发生。

二、平车运送法

（一）目的

运送不能起床的患者入院、转院或外出检查、治疗、手术等。

（二）操作前准备

1．评估患者并解释

（1）评估：患者的体重、意识状态、病情、躯体活动能力、损伤部位及理解合作程度。

（2）解释：向患者及其家属解释搬运的步骤及配合方法。

2．**患者准备**　了解搬运的步骤及配合方法。

3．**环境准备**　环境宽敞，便于操作。

4．**护士准备**　衣帽整洁，修剪指甲，洗手，戴口罩。

5．**用物准备**　平车（各部件性能良好，平车上准备垫子、枕头及棉被或毛毯）。如为骨折患者，应准备木板，并将骨折部位妥善固定；如为颈椎、腰椎骨折患者或病情较重的患者，应备有帆布中单便于搬运患者。

（三）操作步骤

平车运送法操作步骤见表4-10。

表4-10　平车运送法

步骤	操作要点	操作语言
1. 检查平车	检查平车性能。确保患者使用安全	—
2. 核对	核对患者姓名、床号、床头卡和腕带。使用2种以上的方式核对患者，避免差错	“请告诉我您的床号和姓名，我看一下您的腕带。”
3. 解释	向患者解释操作目的及配合方法。取得患者理解和配合	“由于您要外出检查，现在我协助您移到平车上。请您配合。”
4. 安置管道	妥善固定好患者各种管路、静脉输液装置。防止脱管、液体反流、静脉输液回血等	—
5. 移动患者	1. 挪动法　适用于可在床上移动的患者 （1）移开床旁桌和床旁椅：将平车推至床旁，大轮于床头平齐，车身于床平行放置，拉车闸。便于患者上下平车； （2）患者按照上身、臀部、下肢依次移于平车； （3）协助患者在平车上躺好，盖好盖被； 2. 一人搬运法　适用于上肢活动自如，体重较轻的患者 （1）移开床旁椅； （2）平车大轮端靠床尾，车身同床呈钝角放置，拉车闸； （3）患者双手下叉于护士颈部，护士将患者抱起，移至平车； （4）盖好盖被； 3. 二人搬运法　适用于不能活动，体重较重的患者 （1）同1人搬运法步骤（1）、（2）； （2）患者双手交叉于胸前，护士站于床同侧，由个高护士一手托头、颈、肩，另一手托腰部；另一名护士一手托臀部，另一手托膝部； （3）由一名护士喊口号，两人同时抬起患者，稳步将患者移至平车。高个护士托头部，使患者头部处于高位，增加患者舒适度。两名护士动作协调一致，确保患者安全； （4）盖好盖被； 4. 三人搬运法　适用于不能活动，体重超重的患者 （1）同1人搬运法步骤（1）、（2）； （2）患者双手交叉于胸前，护士站于床同侧，个最高护士托患者头颈肩、胸部；第二名护士托患者腰部和臀部；第三名护士托患者膝部和脚踝部； （3）由其中一名护士喊口号，三人同时抬起患者，稳步将患者移至平车； （4）盖好盖被； 5. 四人搬运法　适用于颈椎、腰椎骨折和病情较重的患者 （1）同挪动法搬运步骤（1）、（2）； （2）两名护士分别站于床头和床尾，另两名护士分别站于病床两侧； （3）将中单或帆布兜垫于患者身下； （4）床头处护士托住患者头颈肩；床尾处护士托住患者双脚；另两名护士抓紧中单或帆布兜四角； （5）由其中一名护士喊口号，四人同时抬起患者，确保头颈、躯干在同一水平位置，稳步将患者移至平车。搬运骨折患者，平车上应放置木板，固定好骨折部位； （6）盖好盖被	“请您先上半身移到平车上，然后再移动臀部，最后将腿移到平车上。” “请您双手抱住我的脖子。” “请您双手在胸前交叉。”

续 表

步骤	操作要点	操作语言
6. 整理床单位	铺暂空床。维持病室环境整洁美观	—
7. 运送患者	松开车闸，拉起床档，运送患者。确保输液、吸氧通畅，观察患者病情变化	“请您不用紧张，我现在送您去接受检查。”

（四）注意事项

1. 搬运患者时务必动作协调一致，确保患者安全和舒适。

2. 推车转运患者时，护士应站在患者头部所在位置，以便于观察患者病情变化。

3. 推行时，小轮在前，利于转弯。推行速度不可过快。上下坡时，患者头部处于高位，促进患者舒适，嘱患者抓紧床档，必要时可绑安全带。

4. 推行时，勿用平车撞门通行。

5. 搬运颅脑损伤、颌面部外伤、昏迷患者时需将其头偏向一侧以防窒息，而搬运颈椎损伤患者时，则需保持其头部中立并固定以防进一步伤害。

（五）健康教育

1. 为确保患者安全舒适，搬运前向患者及其家属解释搬运的过程、配合方法及注意事项。

2. 告知患者在搬运过程中，如果感到任何不适，请立即向护士说明，以确保医务人员能够及时处理并防止任何意外的发生。

第四节　患者出院护理

患者经过住院期间的治疗和护理，病情好转、稳定、痊愈需出院或需转院（科），医生通知患者准予出院，护士对其完成一系列的出院护理工作。

出院护理的目的涵盖：①指导患者或家属办理出院手续。②给予患者出院指导，帮助患者尽快适应原有生活和工作，并能按照医嘱按时接受治疗或定期门诊复查。③清洁、消毒、整理床单位。

一、出院前一日护理

医生根据患者疾病转归和康复情况来确定出院日期。护士在医生开写出院医嘱后，需完成下列出院护理工作。

1. 通知患者和家属　根据医生开写的出院医嘱，通知患者或家属具体出院日期，并协助完成出院准备工作。

2. 进行健康教育　根据患者的病情和身体状态，告知患者出院后在休息、饮食、用药、康复训练等方面的注意事项。

3. 征求意见　征求患者及家属对医院医疗服务、护理服务等各项工作的意见，以便进一步改善医疗护理服务质量。

二、出院当日护理

护士在患者出院当日应根据医生开具的出院医嘱停止相关护理处置工作，并及时书写各种医疗护理文书。协助患者或家属办理出院手续，整理病室及床单位。

1. 执行出院医嘱　根据医生开具的出院医嘱，注销该患者所有治疗和护理执行单。整理病历，在体温单相应栏目记录出院日期和时间。如有出院带药，按医嘱处方到药房领取药物，交患者或家属带回，同时遵医嘱给予患者用药指导。撤去护士站“患者一览表”上的诊断卡和患者病室的床头（尾）卡。护士及时填写出院患者信息登记本。

2. 患者的护理　取下腕带标识，帮助患者整理用物，归还患者在护士站的寄存的物品，回收患者住院期间借用的物品，并对非一次性物品进行消毒。告知患者或家属办理出院的详细流程，协助患者或家属前往住院处办理出院手续，结算住院期间的费用。根据患者疾病情况选择合理的护送方式（平车转运、轮椅推送或步行陪伴），送患者离开病区。

3. 病室及床单位的处理　患者离开病室后，需打开病室门窗进行通风。将病床上污被服移去，投入污衣袋中，根据出院患者疾病类型，送被服间消毒、清洗。按照医疗机构环境表面清洁与消毒管理规范的要求，使用标准浓度的消毒液擦拭床单位、床旁桌、陪护椅。非一次性痰杯、脸盆使用标准浓度的消毒液浸泡，坐便使用标准浓度的消毒液擦拭。可使用臭氧床褥消毒机对病床上的床垫、床褥、棉胎、枕芯等进行消毒、同时也可选择置于日光下暴晒6小时。具有传染性疾病的患者出院后，病室和床单位必须依照传染病终末消毒法进行处理。铺好备用床，以便迎接新入院患者。

第五节　人体力学在护理工作中的应用

人体力学（body mechanics）是一门探讨如何利用力学原理研究维持和掌握身体的平衡，以及当人体由一种姿势转换为另一种姿势时如何有效协调身体的学科。护士在护理工作中要合理灵活运用人体力学原理，协助患者采取安全舒适的体位，使患者的关节处于功能位，预防肌肉过度紧张，减少并发症的发生。在进行患者搬运及其他护理操作时，护理人员应保持正确的身体姿势，以减轻身体疲劳。

一、常用的力学原理

（一）杠杆原理

杠杆是在外力作用下，硬的直杆或硬的曲杆绕杆上一固定点转动的一种简单机械。杠杆的受力点称力点，固定点称支点，克服阻力（如重力）的点称阻力点（重点）。支点到动力作用线的垂直距离称动力臂（力臂），支点到阻力作用线的垂直距离称阻力臂（重臂）。在使用杠杆时，当动力臂长于阻力臂时省力；当动力臂短于阻力臂时费力；而支点在力点和阻力点之间时，可以改变用力方向。

根据支点、力点、阻力点三者之间的关系，杠杆有以下3种基本形式。

1. 平衡杠杆　支点在阻力作用点和动力作用点之间的杠杆称平衡杠杆。这类杠杆的特点是，动力臂与阻力臂的长度相等或不相等。例如，当护士进行护理操作端治疗盘时，可以将肘关节视为支点，上臂肌肉群收缩产生的力视为动力，治疗盘和前臂的重力则视为阻力。当上臂肌肉群产生动力的力矩与治疗盘和前臂的重力产生的阻力力矩相等时，平衡杠杆可以帮助护士保持治疗盘的平衡，使其不会倾斜或下降。

2. 省力杠杆　阻力作用点在动力作用点和支点之间的杠杆称省力杠杆。这类杠杆的特点是，动力臂长于阻力臂，可以以较小的力完成所需的工作。例如，临床护士用开瓶器开瓶盖，开瓶器与瓶盖的接触点为支点，护士手握开瓶器的手柄位置用的力为动力，瓶盖对瓶口的密闭产生的力构成了阻力，护士手握开瓶器的手柄位置离瓶盖较远，形成一个较长的动力臂，而瓶盖与支点的距离较短，形成一个较短的阻力臂。因为动力臂大于阻力臂，所以护士用较小的力量就可以轻松地打开瓶盖，实现了省力的效果。省力杠杆可以用较小的力量来克服较大的阻力，从而减轻劳动强度。

3. 速度杠杆　动力作用点在阻力作用点和支点之间的杠杆称速度杠杆。这类杠杆的特点是，动力臂总比阻力臂短。这种杠杆虽然费力，却可获得一定的精度和速度。例如，护士用无菌卵圆钳夹取物品时，卵圆钳的轴节为支点，护士的手用力夹住卵圆钳为动力，物体的重量作为阻力，因为动力的力臂较短，而阻力的力臂较长，所以护士需要用较大的力才能夹住无菌物品。这种速度杠杆的使用目的是方便工作，虽然需要用更大的力，但护士可以更容易地控制夹取物品的速度和精度。

（二）平衡和稳定

要使物体处于平衡状态，作用在物体上的所有外力必须相互平衡。即通过物体中心作用的力的总和（合力）必须为零，且不通过物体中心作用的各力矩的总和也必须为零。根据力学原理，人或物体的平衡与稳定取决于人或物体的重量、支撑面大小、重心的高低及重力线与支撑面之间的距离的共同作用。

1. 物体的重量与稳定性成正比　即物体越重，其稳定性越高。例如，两个尺寸相同的物体，一个由泡沫制成，一个由钢铁制成。在受到相同的外力作用时，由泡沫制成的物体会先失去平衡，稳定性较差。

2. 支撑面的大小与稳定性成正比　即物体的支撑面越大，稳定性越高。例如，患者站立时，其支撑面为两脚及两脚之间形成的面积。因此，患者站立时双脚分开，扩大了支撑面，增加了身体的稳定性和平衡性，而单脚站立时则容易跌倒。护理人员在协助患者取侧卧位时，患者两腿前后分开，下腿稍伸直在后，上腿弯曲在前，后背部可放置软枕，增加患者的稳定性。

3. 物体的重心高度与稳定性成反比　即物体的重心越低，稳定性越高。人体的重心随着人体姿势不同而变化。例如，人体在站立双臂下垂时，重心位于骨盆的第2骶椎前约7cm处；当做高抬腿动作时，重心位置随之升高，稳定性下降；当蹲下时，重心位置随之下降，稳定性增高。

重力线是指通过物体重心垂直于地面的线。重力线必须落在支撑面内才能保持人体的平衡与稳定，重力线偏离支撑面越远，其稳定性越差。例如，人站立时，重力线落在两足间，身体的稳定性较好；弯腰的时候，重力线偏离了支撑面，身体稳定性下降。

（三）摩擦力

摩擦力是一个物体在另一个物体表面做相对运动或有相对运动趋势时产生的反作用力。摩擦力的大小与两物体间的压力大小及接触面之间的摩擦系数成正比。摩擦系数主要取决于两物体的材质和接触面间的粗糙程度。因此，改变压力的大小、改变接触物体表面的粗糙程度可改变摩擦力。例如，为增加行走安全性，建议在病房卫生间使用防滑地砖，建议患者住院期间穿鞋底有凹凸不平花纹的鞋子，同时在拐杖的底端包上橡皮垫，以增加接触面的粗糙度，进而增加摩擦力，降低打滑的风险；持拐站立时，尽量地让拐杖靠近身体，可以增加拐杖与地面间的压力，增加摩擦力；此外，定期给病床、治疗车的轮子滴注润滑油，可以降低摩擦系数，方便使用。

二、人体力学运用原则

在护理工作中，正确运用力学原理，掌握各项护理技术操作中的节力原则，不仅有助于增进患者的舒适与安全，还可减轻护士身体疲劳，避免自身受伤，提高工作效率。

（一）扩大支撑面

护士进行操作时，需将双足前后或左右分开，扩大支撑面。例如，协助患者侧卧位时，为增加稳定和舒适，护士应将患者双下肢前后分开，上腿屈膝、屈髋在前，下腿稍伸直，选用合适的软枕垫于患者的背部，以扩大支撑面。

（二）降低重心

当遇到工作面较低的护理操作时，双足应前后或左右分开站立，以增加支撑面；同时屈髋、屈膝，使身体呈下蹲姿势，降低重心，重力线在支撑面内。例如，观察患者的胸腔引流瓶、尿袋时，应下蹲，降低身体重心，使身体重力线在支撑面内，保持身体的稳定性。

（三）减少重力线的改变

在提、端物品时应尽量将物体靠近身体，这样可保证护士与物品重力的合力线落在支撑面内，更加稳定。例如，护士在进行翻身、注射等护理操作时，应尽量将患者身体靠近护士，同时以下蹲代替弯腰工作，减少重力线的偏移，增加护士的稳定性。

（四）利用杠杆作用

提物时使物体靠近躯干，同时将肘部尽可能地贴近躯干，这样就减少了物体的力臂，从而可用较小的力来提取重物，增加了操作的有效性。例如，护士在端治疗盘、水盆时，需将物品靠近身体，重力臂缩短，重力矩减少，有利于节省体力。

（五）使用大肌肉群

护士进行操作时，能使用整只手时，不能只用手指；能使用手臂力量时，不能只用手腕部的力量；能使用躯干部和下肢肌肉力量时，不能只使用上肢力量。例如，护士提取重物时，两脚前后或左右分开、屈髋下蹲、躯干自然伸直，利用腿部和臀部肌肉，减少腰部肌肉用力。搬运重物过程中，应尽量让物体靠近身体，同时保持身体面向移动方向，避免扭转腰

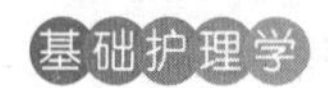

部。因为当腰部扭转时，各肌群的受力分布不均匀，容易引起腰部肌肉疲劳损伤。

（六）使用最小肌力做功

护士应遵循以直线移动重物，尽可能用推或拉代替提取的原则。例如，在护理操作中搬运重物时，使用合适的辅助工具可以减轻护士的负担和劳动强度，如果可以利用平车、推车运送，就尽量避免直接搬运或提取的方法。正确使用辅助工具可以提高工作效率，减少体力消耗。

护士在常见护理操作中应合理运用人体力学原理，以提升工作效率，节省体力，保护护士和患者不受损伤。在工作中，护士应注意，尽量使用大肌群或多肌群共同工作，避免单一肌肉负担过重，尽量以身体的转动、下蹲代替腰部扭转，因为使用大肌群或多肌群工作，不易产生疲劳和损伤；合理应用杠杆原理，减少重力力矩和阻力的影响；尽量维持身体的重力线在支撑面内，有助于降低受伤风险。利用力学原理来确保患者良好的姿势和体位，有助于提高患者的舒适，进而促进其康复。合理分工和协作可以减少个体的劳动强度和负担，提高整个团队的效率和质量。

本章小结

思考题

1. 患者，男，35岁。因发热、胸痛、咳嗽、咳铁锈色痰来院就诊，查体：T 39℃、P 80次/分、R 24次/分、BP 125/80mmHg，诊断为“肺炎链球菌性肺炎”需住院治疗。

请问：

（1）该患者进入病区后，病区护士应给予哪些护理措施？

（2）该患者应该给予几级护理？

（3）该级别护理的要点有哪些？

2. 患者，女，60岁。患贲门癌。主诉“上腹部疼痛、呕吐、食欲缺乏”，经检查后拟行胃大部切除术。

请问：

（1）术后返回病房时，护士应为该患者采取的卧位及其意义是什么？

（2）术后第3天，护士应为该患者采取的卧位及其意义是什么？

3．患者，男，50岁。入院前40小时无明显诱因右侧肢体无力，言语不能，症状持续不缓解入院。高血压病史7年，最高血压180/110mmHg，未规律用药。美国国立卫生研究院卒中量表（National Institute of Health Strok Scale，NIHSS）评分11分（意识水平提问1分，右侧鼻唇沟浅2分，右上肢运动3分，右下肢运动3分，语言2分），改良兰金评量表（Modified Rankin Scale，MRS）评分4分，洼田饮水试验1级。头部CT：左侧半卵圆中心、双侧基底节区、侧脑室旁见多发点状、斑片状低密度影。初步诊断：大脑动脉血栓形成引起的脑梗死。

请问：

（1）该患者在院期间，2名护士应如何协助该患者定时翻身侧卧？

（2）护士在协助该患者变换体位时，应了解哪些人体力学原理？

更多练习

（那　娜　杨洪智）

第五章　患者的安全与护士的职业防护

教学课件

学习目标

1. 素质目标

（1）具有爱伤观念，护理工作中语言亲切，态度和蔼，保证患者的安全，遵守职业安全相关制度，培养良好职业素养。

（2）把患者放在首位，在护理工作中既要做好自身的防护，也要保证患者的安全。

2. 知识目标

（1）掌握：保护具、职业暴露、护理职业暴露、职业防护、护理职业防护、护理执业风险、血源性病原体、安全注射及锐器伤的概念，血源性病原体职业暴露、锐器伤、化疗药物职业暴露及汞泄露的原因及预防措施。

（2）熟悉：影响患者安全的因素，保护具的种类、使用目的、方法及注意事项，职业暴露的危害。

（3）了解：护理职业防护的意义及管理。

3. 能力目标

（1）识别影响患者安全的不良因素并制定防范措施。

（2）敏锐发现医院的不安全因素，并采取有效的防范措施。

（3）正确选择地选择和使用各类保护用具和辅助器具。

（4）面对锐器伤、配置化疗药物、汞泄露暴露时，能在护理工作中正确采取标准预防措施及防护措施，并进行针对性处理。

案例

【案例导入】

患者，女，46岁。务农，因“子宫肌瘤”收入院。患者主诉头晕、乏力。既往高血压病史，间断服用降压药，药物不详。积极术前准备，拟行“子宫肌瘤摘除术”。术前检验结果显示HBsAg阳性。今日下午1时，患者自行前往如厕，排便后起身突感头晕，天旋地转，约3分钟后自行缓解。护士小张在给患者采血时不慎被针头扎伤。

【请思考】

1．影响该患者安全的因素有哪些?

2．护士小张应采取怎样的紧急措施处理伤口?

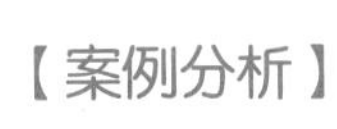

安全是个体生存的基本条件，在马斯洛的人类基本需要层次理论中，安全需要仅次于生理需要。护理安全包括患者的安全和护士的安全。护理人员应认识到安全的重要性，为患者提供一个安全的环境，以满足患者对安全的需要。加强护理安全管理已成为提高护理质量的首要保证。因此，护理人员既要保证患者的安全，也要做好自身的职业防护。

第一节 患者的安全

一、患者安全的定义

患者安全（patient safety）至今没有统一的定义。美国医学研究院（Institute of Medicine，IOM）认为，患者安全是为了避免患者遭受意外伤害，要求医疗机构要制定标准化的诊疗过程与机制，才能最大程度地预防医疗差错事件的发生。世界卫生组织将患者安全定义为“将与卫生保健相关的不必要伤害减少到可接受的最低程度”。患者安全一直是各国和地区关注的重要问题，近几年，各国和地区相继出台相关文件，以保证患者的安全。2023年5月，国家卫生健康委员会、国家中医药管理局联合印发《全面提升医疗质量行动计划（2023—2025年）》，在全国范围内启动为期3年的全面提升医疗质量行动。其中，患者安全被明确地作为重要工作目标及专项行动。患者安全是医疗质量的基石，“零伤害”是患者安全的终极目标。

知识拓展

《2021—2030年全球患者安全行动计划》

为各国制定政策和在各级和各种环境中采取提高患者安全的干预措施提供了战略和实践方面的指导，明确了如下7个战略目标。

战略目标1：世界各地在规划和提供卫生保健服务时，将对患者的零可避免性伤害作为工作态度，并纳入规章制度。

战略目标2：建立高可靠性的卫生系统和卫生组织，避免患者日常受伤害。

战略目标3：确保临床诊疗过程的安全性。

战略目标4：鼓励、授权患者和家属参与，帮助和支持提供更安全的医疗照护。

战略目标5：激励、教育、培训和保护卫生工作者，为安全护理系统的设计、提供做出贡献。

战略目标6：确保信息通畅、知识更新、降低风险，降低可避免伤害的严重程度，提高医疗照护安全。

战略目标7：发展和保持多部门、多国的协同作用与伙伴关系，以提高患者的安全和医疗照护质量。

二、影响患者安全的因素

（一）患者因素

1. **年龄** 年龄可对个体对其所处环境的认知程度产生一些影响，从而会影响个体产生是否采取相应的行为来保护自己的想法。如正处在生长阶段的孩子，对新事物有强烈的好奇心，对新事物有强烈的探索欲望。

2. **感觉功能** 人类依靠感觉功能来了解他们所处的环境，良好的感知能力对于认识周围的环境、识别与判断自己的行为是否安全都是必不可少的。任何一种感觉障碍都会阻碍个体对其所处的环境中现存的和潜在的风险因素进行识别。如白内障患者因视物模糊，容易导致撞伤、跌倒等意外伤害；感觉性周围神经病患者因感觉性共济失调，易出现跌倒。

3. **疾病状态** 当人的健康状态不佳时，易发生意外或受到伤害。如免疫功能低下的人群易出现感染；长期卧床的患者易出现压疮等并发症。

4. **心理状态** 患者患病后心理敏感性也增强，易受到生活中负性事件的影响，导致心理安全水平降低。缺乏心理安全不仅影响疾病的转归，还会使疾病的临床表现复杂化。

（二）医护人员因素

医护人员是诊疗和护理过程最重要的执行者，为患者提供治疗和护理的同时还要保证患者的安全。医务人员的配置和素质对患者的安全性有很大的影响。充足的医护人员配置，可以更好地开展日常生活中的基础护理及疾病的监控；高素质的医务人员是开展医疗工作的先决条件，如果他们的素质不能满足医生和护士的职业需求，可能导致差错或失误。

（三）医院环境因素

医院工作环境设置是保障患者安全的基本条件。良好的医院环境具备先进的基础设施、精良的设备和物品、高质量的医疗护理水平、良好的服务态度及健全的规章制度等，能保证及维持安全的环境和人性化的氛围。医院内的各种医用气体、电器设备、放射线、致病微生物及化学制剂，都有可能存在物理性、生物性、化学性等各种不安全因素。

（四）诊疗因素

各种有创的诊断检查和治疗、手术等可能对患者的皮肤造成损伤，甚至导致潜在的感染。

（五）社会和文化因素

社会和文化因素包括群众的健康观念、群众对卫生保健的期望、卫生资源的可及性、医疗经济负担、医患关系、护患关系，都会对患者的安全性产生影响。

三、患者安全评估与安全防护

（一）患者安全评估

医务人员在诊疗过程中需要对医院环境中存在或潜在的影响患者安全的因素进行及时、全面的评估，如患者的生理状态、心理状态、文化背景、社会支持系统。同时评估患者的自我保护能力及其影响因素，并根据患者安全状况采取相应的防护措施，从而最大限度地减少患者在接受治疗和护理时可能受到的伤害。对患者安全的评估包括以下两个方面。

1. 患者方面

（1）意识是否清楚，是否具有安全意识，警觉性如何。

（2）精神状态和心理状态是否良好，是否出现抑郁、自杀、焦虑等消极心理。

（3）是否在年龄、生理状况或意识状况方面存在危险因素，需要安全协助或保护。

（4）对自身安全的感知是否正常。

（5）是否有影响安全的不良嗜好，如吸烟。

（6）对医院环境是否熟悉，如医院的布局、病区环境、病房设施。

（7）是否了解自身的病情及诊疗方案。

2. 治疗方面

（1）患者目前有无服用影响精神、感觉功能的药物。

（2）患者是否正在接受氧疗或冷、热疗法。

（3）患者是否因为意识障碍或精神状况，需要给予行动限制或身体约束。

（4）病房内是否有威胁患者的电器设备，患者床旁是否有电器用品。

（二）患者安全防护

1. 患者安全防护的基本原则

（1）常规开展患者安全危险性评估。

（2）采取有效措施保护患者安全。

（3）妥善保管、规范使用各种医疗设备、仪器和器械。

（4）制订常见安全问题的应急预案。

（5）加强对患者和家属的安全教育，鼓励患者参与安全防护。

（6）创建积极开放的患者安全文化。

2. 患者安全意外的一般处置原则

（1）损失抑制优先原则：指损失发生后采取各种补救措施，以减少损失的进一步扩大，尽可能保护受损对象。患者安全意外发生后，护理人员优先关注患者的受损情况，积极采取补救措施，以尽可能减少对患者的损伤。

（2）沟通互动为重原则：一旦发生安全意外，患者利益受到损害或潜在损害，可能会出现紧张、害怕、焦虑等情绪反应，甚至有的会怨恨相关人员。护士应该配合医生及时和患者及家属沟通互动，及时安慰患者，让其明确医护人员都在努力防止和减轻损害，争取患者的理解和配合。

（3）学习警示为主原则：护理人员详细记录患者安全意外发生的过程，运用根本原因分析法找出可能的内在或外在原因，认真反思，详细记录，并做好交接班。另外，按医院管理规定逐级进行意外事件报告。医院或病区应视情况组织一定范围的学习，查找相关安全隐患，修订相关管理措施与制度，以防今后类似意外再次发生。

四、医院常见的不安全因素及防范措施

医院常见的不安全因素包括物理性损伤、化学性损伤、生物性损伤、心理性损伤及医源性损伤。

（一）物理性损伤及防范措施

1. 机械性损伤　常见有跌倒、坠床，是住院患者最常见的机械性损伤。防范措施如下。

（1）跌倒的防范措施：①病房设施及布置应合理，病区地面采用防滑地板，保持整洁、干燥，有台阶的地面应用醒目的颜色进行标示；室内物品应放置稳固，移开暂时不需要的器械；出入口处，如通道和楼梯等应避免堆放杂物，防止磕碰、撞伤及跌伤；病区走廊、浴室及卫生间应设置扶手，以便让活动不便的患者在行动过程中扶持；必要时，可在浴室和卫生间内放置防滑垫，以防行动不便的患者因地板湿滑而跌倒，此外，应设置紧急呼叫系统，以便患者在紧急时寻求援助。②年少体弱、行动不便的患者在移动过程中应给予搀扶或其他帮助。为防止患者在取放物品过程中因重心不稳导致跌倒，应将物品放在易获取的地方。呼叫铃应放置于患者能触及处，以便患者及时请求帮助。③规范使用各种导管、器械，进行操作时，应遵守操作流程，动作轻柔，妥善固定，避免相关性损伤的发生。④可活动的轮椅或担架可能导致患者跌倒，应注意踩好刹车，予以制动。

（2）坠床的防范措施：为防止意识障碍、躁动不安、精神失常、老年及婴幼儿等患者发生坠床，必要时使用床档或其他保护具加以防护。

2. 温度性损伤　包括过热和过冷。常见的温度性损伤有热水袋、热水瓶所致的烫伤；冰袋、冰枕等所致的冻伤；易燃易爆品，如氧气、乙醚及其他液化气体燃烧和爆炸所致的各种烧伤；各种电器如烤灯、高频电刀等所致的灼伤等。防范措施如下。

（1）规范使用冷、热疗法：护理人员在应用冷、热疗法时，应严格按操作进行，注意倾听患者的主诉，同时密切观察患者局部皮肤的变化，如患者感到不适，应及时处理。

（2）加强易燃、易爆物品的管理：要加强对易燃易爆物品的管理，同时要强化防火教育，提高防火意识，制订防火措施，护理人员应熟练掌握各类灭火器的使用方法。

（3）定期对电路及电器设备检查维修：对患者或家属携带的电器设备，如电动剃须刀等，使用前应进行安全检查。严禁携带大功率电器如电饭煲、电吹风、电暖炉，并向患者普及安全用电常识，避免发生意外事故。

3. 压力性损伤　常见有长期卧床导致的压疮；因石膏和夹板固定不当所形成的局部压疮；因高压氧舱治疗不当所致的气压伤；因医疗器械造成的相关性压力性损伤和黏膜压力性损伤等。防范措施如下。

（1）长期卧床患者应予以定时翻身、按摩受压部位，必要时可使用减压贴。

（2）针对使用石膏的患者，需注意观察其固定部位的皮肤颜色、皮肤温度的变化、感知觉等。

（3）掌握高压氧舱的适应证，并严格遵照其操作流程，密切观察不良反应。

（4）掌握各类医疗器械操作流程和注意事项，加强巡视，密切观察。

4. 放射性损伤　放射治疗是治疗肿瘤的重要手段，但在放射性诊断或治疗中如果处理不当，会造成放射性皮炎、皮肤溃疡坏死，严重者可致死亡，防范措施如下。

（1）在使用X线或其他放射性物质进行诊疗过程中，对在场的工作人员采取适当的保护措施，如穿铅衣外套、戴手套。

（2）尽量减少患者不必要的身体暴露，进行照射野的标记。

（3）正确掌握放射治疗的剂量和时间。

（4）加强对患者的教育，使所放射的区域皮肤保持清洁和干燥，避免物理性刺激和化学性刺激如搔抓、用力擦拭和肥皂擦洗局部皮肤。

（二）化学性损伤及防范措施

化学性损伤通常是药物使用不合理（如剂量过大、次数过多）、药物配伍不当甚至错误用药所致。防范措施如下。

护理人员应妥善、安全放置病室内的药物；药物治疗时，应严格执行查对制度，注意药物配伍禁忌，观察患者用药后反应，同时还应向患者及其家属讲解安全用药的相关知识。

（三）生物性损伤及防范措施

生物性损伤包括微生物及昆虫对人体的伤害。微生物侵入人体会诱发各种疾病，严重时会威胁患者生命。如切口感染、呼吸道感染、消化道感染、过敏性损伤等。防范措施如下。

1. 严格执行消毒隔离制度，遵守无菌操作原则，加强和完善各项护理措施。

2. 对病区内的空气及物品进行定期消毒；定期进行灭蚊、灭鼠、灭蝇、灭蟑螂、灭虱的防治工作；定期更换及清洗床单位物品。

（四）心理性损伤及防范措施

心理性损伤是多种因素导致患者的精神受到打击而情绪不稳定。患者对疾病的认识和态度，与周围人的情感交流，以及医务人员对患者的行为和态度等都会对患者的心理造成影响，甚至会造成患者产生心理损伤。防范措施如下。

1. 加强对患者进行与疾病相关的健康教育，帮助患者减轻对疾病及治疗的顾虑。

2. 观察患者的情绪反应，加强患者的心理护理，帮助患者尽快调适自己的情绪，引导患者以积极乐观的心态应对疾病。

3. 护理人员在工作中应注意自己的言行举止，避免传递不良信息，提供优质的护理服务，以获得患者的信任，建立良好的护患关系，增强其治疗信心。

4. 帮助患者同其他病友进行交流，建立良好的人际关系。鼓励患者家属，给予他们更多的关心与陪伴。

（五）医源性损伤及防范措施

医源性损伤是指因医护人员言语及行为不慎对患者造成心理、生理上的损伤。如对患者不尊重、交谈时语言欠妥当、缺乏耐心、护理时动作粗暴、不遵守操作规程、责任心不强等，均会给患者带来心理及生理上的损伤。还有因医护人员工作疏忽，造成医疗事故、差错的发生，轻则使患者病情加重，重则危及患者生命。防范措施如下。

医院要加强职业道德教育，提高医护人员的素质，培养医护人员的医德医风，增强工作责任感等。尊重、关心患者，交流时语言规范，操作时动作轻柔，严格执行医院各项规章制度和操作流程，做到有效防范，保障患者安全。

五、保护患者安全的措施

在护理工作中经常接触到具有潜在安全隐患的患者，如意识模糊、躁动、行动不便的患者。护士应综合考虑患者及家属的生理、心理及社会等方面的需求，采取必要的安全措施，如为患者佩戴保护具、辅助器，防止安全事故的发生，为患者提供全面的健康维护，提高患者的生活质量。

（一）保护具的应用

保护具（protective device）是用来限制患者身体某部位的活动，以达到维护患者安全与治疗效果的各种器具。

1. 使用目的

（1）防止小儿，以及高热、谵妄、昏迷及躁动患者因意识不清、身体虚弱等原因造成的跌倒、坠床、撞伤等意外，保障患者安全。

（2）防止小儿，以及意识不清及认知障碍的患者无意识地妨碍治疗的进行。

（3）术后或创面局部保护。

2. 适用范围

（1）儿科患者：因认知及自我保护能力尚未发育完善，尤其是未满6岁的患儿，易发生坠床、撞伤、抓伤等意外或不配合治疗等行为。

（2）易发生坠床的患者：如麻醉后未清醒者，意识不清、躁动不安、失明、痉挛或老年患者。

（3）某些手术后患者：如白内障摘除术后患者。

（4）精神病患者：如躁狂患者、自我伤害者。

（5）长期卧床患者：长期卧床、极度消瘦、虚弱及其他易发生压疮的患者。

（6）因治疗需要的患者：实施某些治疗、护理时，以确保治疗、护理的顺利进行。

（7）皮肤瘙痒者：包括全身或局部瘙痒难忍者。

3. 使用原则

（1）知情同意原则：使用保护具前必须向患者和/或家属解释使用保护具的原因、目的、方法及注意事项，取得患者和家属的同意与配合，并书面签字。紧急情况下，可先实施约束，再行告知。

（2）短期使用原则：如为约束器具，只可短期使用，使用时必须保持患者肢体关节处于功能位，同时要保障患者的舒适和安全。若非必须使用，则尽可能不用。

（3）随时评价原则：使用保护具时，应随时评价使用效果，评估内容如下。①患者及家属对保护具使用目的及方法的了解、配合程度。②患者安全、舒适，基本生命需求能够得到满足，无血液循环障碍、皮肤破损、坠床、撞伤等并发症或意外发生。③各项检查、治疗及护理措施能够顺利进行。

（4）患者有利原则：保护患者隐私及安全，对患者提供心理支持。

4. 常用保护具的使用方法

（1）床档（bedside rail restraint）：主要用于保护患者，防止坠床。使用时，床档要安装牢固。常见有以下三种。①多功能床档：使用时插入两侧床缘，不用时插于床尾。必要时可将床档取下垫于患者背部，做胸外心脏按压。②半自动床档：一般插于两侧床缘，可按需进行升降。③围栏式床档：床档的中间为活动门，使用时打开，用完即可关闭。

（2）约束带（restrain）：临床常用的一种保护用具，常用于保护躁动的患者，限制其身体或肢体活动，防止患者自伤、坠床或无意识拔针、拔管。根据使用部位的不同，分为宽绷带、肩部约束带、膝部约束带和尼龙搭扣约束带等。

1）宽绷带：常用于固定手腕及踝部。使用时，先用棉垫包裹于手腕部或踝部，提高患者的舒适度，避免皮肤损伤。再用宽绷带打成双套结（图5-1），套在棉垫外，稍拉紧以确保肢体不脱出，同时松紧度不影响血液循环，最后把绷带系于床沿。

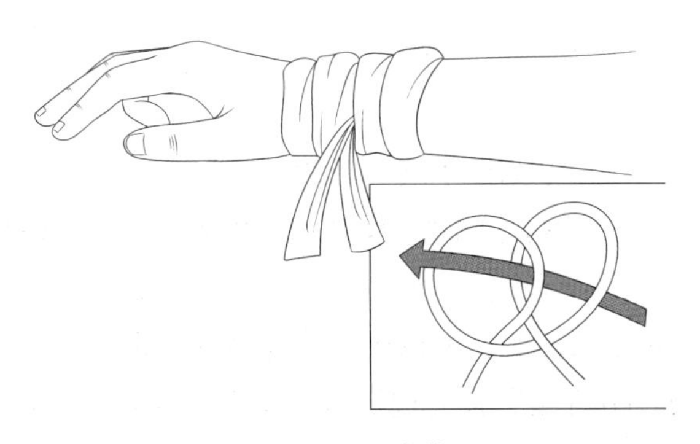

图5-1　双套结

2）肩部约束带：常用于固定肩部，限制患者坐起。肩部约束带用宽布制成，一般长120cm，宽8cm，一端制成袖筒（图5-2）。使用时，在患者腋窝下衬上棉垫，将两侧肩部套上袖筒，两袖筒上的绷带在胸前打结固定，把两条宽的长带尾端系于床头。必要时可将枕头横立于床头，若无特制肩部约束带，也可将大单斜折成长条固定肩部。

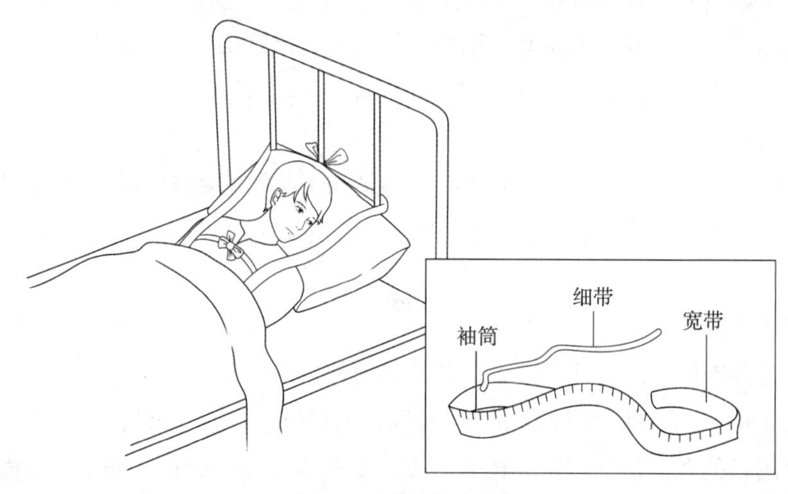

图5-2 肩部约束带

3）膝部约束带：用于固定膝部，限制患者的下肢活动。膝部约束带用宽布制成，一般长250cm，宽10cm，分别钉两条两头带。用时两膝腘窝处衬上棉垫，将约束带横放于两膝上，两头带各缚住一侧膝关节，然后将宽带系于床缘［图5-3（a）］。膝部约束带也可用大单斜折而成，将大单斜折成15～20cm宽的长条，横放于两膝下，拉着宽带的两端向内侧压盖在膝上，并穿过膝下的横带拉向外侧，使之压住膝部，固定大单于床缘两侧［图5-3（b）］。

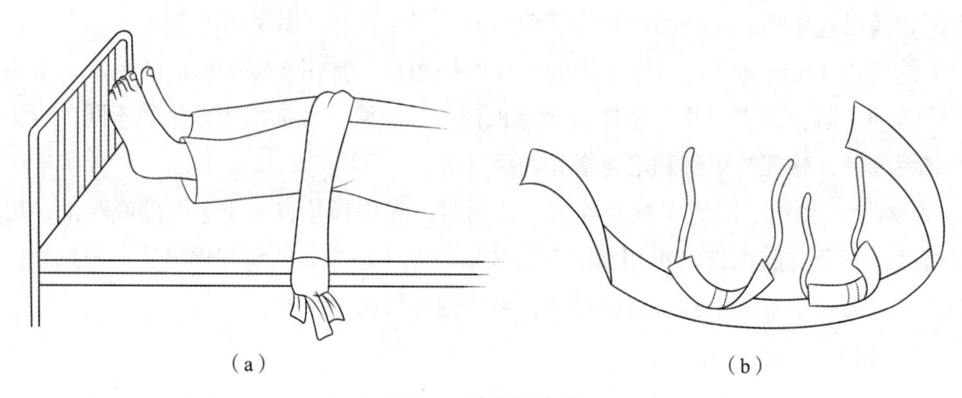

图5-3 膝部约束带

4）尼龙搭扣约束带：可用于固定手腕、上臂、膝部、踝部。约束带由尼龙搭扣和宽布带制成。使用时，在被约束部位衬好棉垫，将约束带置于关节处，松紧度适宜，对合约束带上的尼龙搭扣，然后将带子系于床缘。尼龙搭扣约束带操作便利、安全，便于洗涤和消毒。

（3）支被架（overbed cradle）：主要用于肢体瘫痪或昏迷的患者，避免盖被压迫肢体导致不舒适或足下垂等，也可用于烧伤患者进行暴露疗法时的保暖。支被架是一种半圆形带栅栏的架子，由铁条、木条或其他材料制成，用于保护肢体不受压，盖好盖被。

5. 注意事项

（1）严格掌握使用保护具的适应证。操作前应取得患者或家属的知情同意并书面签字。使用保护具时，要保持患者的肢体及各关节均处于功能位，协助患者更换体位，保证患者安全舒适。

（2）使用约束带时应严格观察患者的皮肤情况，约束带下须垫衬垫，尤其是骨隆突和关节处，固定应松紧适宜，以能深入1～2指为宜。约束带需定时松懈，每2小时松约束带一次。观察受约束部位的末梢循环情况，每15分钟观察一次，发现异常及时处理，如发现肢体苍白麻木、冰冷等异常，立即放松约束带。必要时进行局部按摩或受约束部位肢体运动，促进血液循环。

（3）确保患者能随时与医务人员取得联系，呼叫器应放置在患者伸手可得处，或有陪护人员保护，以保障患者的安全。

（4）使用后，记录使用保护用具的原因、部位、种类、时间、观察结果、护理措施及解除约束的时间。

（二）辅助器的使用

辅助器是一种用来帮助患者维持身体平衡和支撑的器械，是维护患者安全的护理措施之一。

1. 适用人群　辅助身体残障或因疾病、高龄而行动不便的患者，以保障患者的安全。

2. 常用辅助器

（1）拐杖：供短期或长期残疾障碍者离床时使用的一种支持性辅助用具。最重要的是，拐杖长度适合使用者，安全且稳妥。拐杖可分为腋杖和手杖。

1）腋杖（crutch）：腋杖的长度由腋垫、杖底橡胶垫和杖体三部分组成，合适长度的建议计算方法为使用者身高减去40cm。使用时，使用者需双肩放松，身体站直，腋窝与腋杖顶垫间要保持2～3cm的距离，预防臂丛神经的压迫。手柄的高度应与大转子的高度齐平，握紧手柄时，肘部可以弯曲，大转子与手柄的角度保持15°～30°。腋杖底端应侧离足跟15～20cm。手柄的高度应平大转子的高度，握紧手柄时，肘部可以弯曲（图5-4）。腋杖底应较宽并有较深的凹槽，且具有弹性。

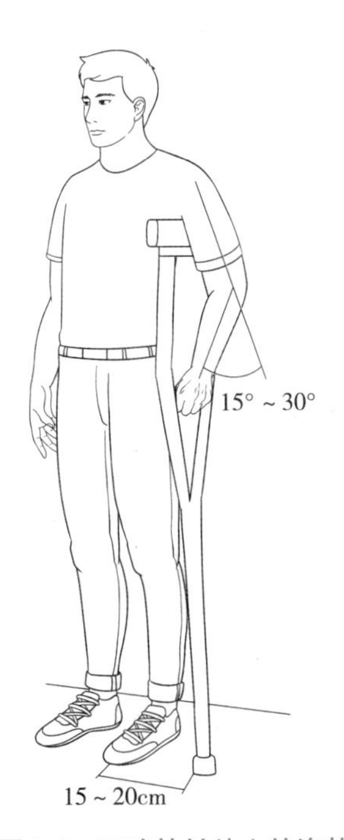

图5-4　正确持杖站立的姿势

使用腋杖走路的方法如下。①四点式：适用于无法以任何一只脚支撑身体全部重量的患者。走路顺序为右拐、左脚、左拐、右脚。②三点式：适用于某一腿无法支撑身体重量，但另一腿及双臂正常者，走路顺序为双拐向前，迈出患肢，健肢跟上。③两点式：适用于腿部无法支撑重量，但肌力协调，臂力强者，走路顺序为一侧拐和患肢同时向前，另一侧拐和健肢向前。

2）手杖（cane）：是一种手握式的辅助用具，常用于不能完全负重的残障者或老年人。手杖长度应根据肘部承受压力负荷时能轻微弯曲，手柄适于抓握并使患者感觉舒适，弯曲部与使用者髋部同高。

手杖可以是木质或金属材质。木质手杖长短是固定，无法调整。金属材质的手杖可以根据使用者的高度来调整。手杖的底部可为单脚、三角形式或四角形式，手杖底端的橡胶底垫应具有良好的弹性及吸力，宽面要有凹槽，以增强其摩擦力和稳定性，防止跌倒。

手杖种类包括单足手杖和多足手杖（图5-5）。①单足手杖：重量轻，上下楼梯方便，适合在支撑空间有限的地方使用，但稳定性比多足拐杖差，适用于握力好、上肢支撑力强的患者，如偏瘫患者、老年人等。②多足手杖：支撑面宽，稳定性好，但支撑面宽不适合上下楼梯和在高低不平的地面使用，只允许慢速步行，快速步行时不稳定，适用于平衡能力稍欠佳、步态极度不稳定、臂力较弱或上肢患有震颤麻痹的患者。四角形式的手杖较单脚形式的手杖具有更大的支持力和支撑面积，也是最稳固的。

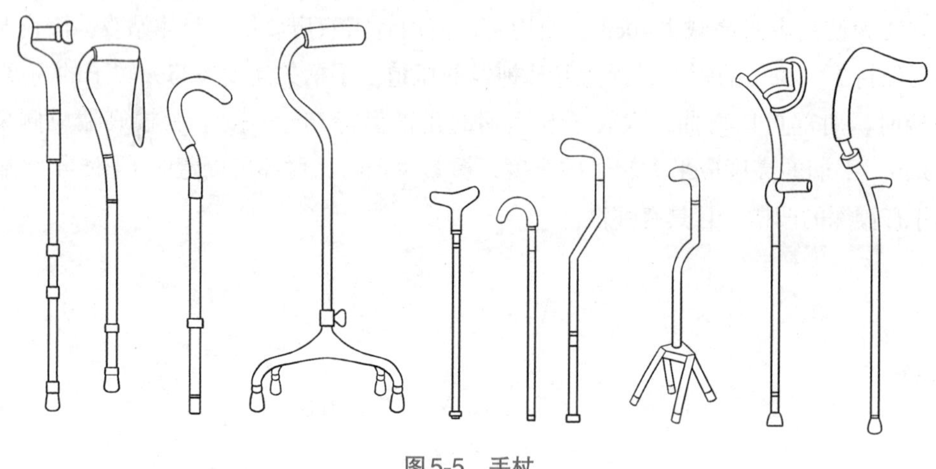

图5-5 手杖

（2）助行器（walking aid）：一般由铝合金材料制成，四边形的金属框架可将患者保护于其中，而且可带脚轮。其支撑面积大，稳定性好，主要功能在于支撑人体重心，辅助或替代肢体功能，减少下肢关节不必要的活动，保持下肢稳定。适用于行动不便的老人，以及某些外伤、偏瘫、上肢健康、下肢活动能力差的患者。可分为如下3种。①框式助行器：由四个支点和两个握把构成的框架结构，稳定性高（图5-6）。框架材质通常为铝合金，轻便。软质握把和防滑耐磨橡胶支点。主要适用于上肢功能健全、下肢损伤不能负重和无法保持平衡的步行困难者。如骨折、帕金森等疾病患者。②轮式助行器：轮式助行器是在框式助行器的基础上加了轮子，使患者在行走时更易推进，不需要将助行器抬起。适用于上肢力量不足，无法抬起助行器的使用者。③台式助行器：由一个支撑平台和四个轮子构成的框架结构，助行台带有支撑台面，上肢可以支撑借力，承载面积大。通过助行台带动身体向前移动。此类

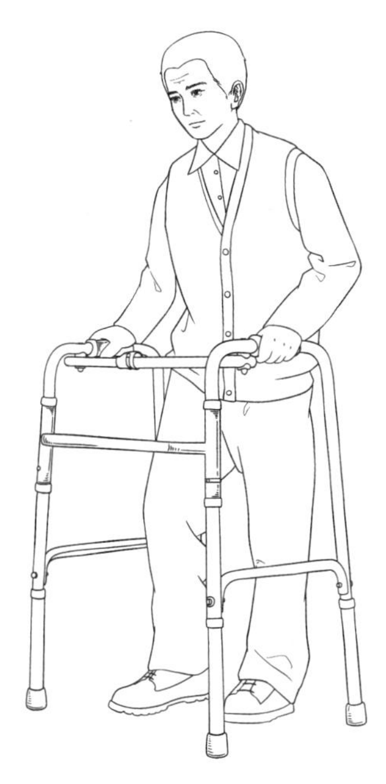

图5-6　框式助行器

助行器具有较大的覆盖面积和良好的稳定性，大多数使用者位于封闭框架内，由防护垫约束，不会倾倒，安全性更高。适用于康复训练的患者。

3. 注意事项

（1）患者自身条件：患者在使用腋杖和手杖时应意识清楚，身体状态良好。患者应根据自身情况，选择合适的辅助器，并掌握好正确的使用姿势，避免对患者造成不必要的伤害。如使用者的手臂、肩部或背部应无伤痛，活动不受限制，以免影响手臂的支撑力。

（2）辅助器的调整和维护：调整拐杖和手杖后，将全部螺钉拧紧，橡皮底垫紧贴拐杖于手杖底端，并且要时常检查确定橡皮底垫的凹槽能否产生足够的吸力和摩擦力。

（3）使用时的着装及场所：患者所穿鞋应合脚、防滑，衣服要宽松、合身。选择较大的训练场地，避免拥挤和注意力分散，同时保持地面干燥，没有障碍物。可备一把椅子，供患者休息时使用。

第二节　护理职业防护

一、护理职业防护概述

（一）相关概念

1. 护理职业暴露（occupational exposure of nursing）指护士在从事诊疗、护理工作过程中，接触有毒、有害物质或病原微生物，以及受到心理、社会等因素的影响，而损害健康或危及生命的职业暴露。

2. 护理职业风险（nursing occupational risk）指护士在护理过程中可能发生的一切不安全事件。

3. 护理职业防护（occupational protection of nursing）指在护理工作中针对各种职业性有害因素采取的有效措施，以保护护士免受职业性有害因素的损害，或将损害降低到最低程度。

（二）护理职业防护的意义

学习职业防护相关知识及规范化培训职业防护技能，可以使护士提高职业安全意识，学会有效控制职业性有害因素，且规范执行职业防护要求，科学有效地规避护理职业风险；和谐安全的工作氛围可以缓解护士的心理压力，改善其精神卫生状况，提高其职业适应能力。此外，良好安全的护理工作环境，可以增加其职业满意度、安全感及成就感，使之形成对职业选择的认同感；护理职业防护不仅可以避免职业性有害因素对护士的损害，还可以控制由环境和行为不当引发的不安全因素，提高护士的职业生命质量。

二、职业暴露的有害因素

（一）生物因素

在影响护理职业安全的因素中生物因素是最常见的职业暴露的有害因素，常见有细菌、病毒等。

1. 细菌　细菌的致病作用取决于其侵袭力、毒素类型、侵入机体的数量及侵入途径。葡萄球菌、链球菌、大肠埃希菌等是护理工作环境中常见的致病菌，这些细菌广泛存在于心电监护仪、呼吸机、听诊器、计算机键盘和鼠标、电话机、床挡、床头桌、门把手等物体表面，以及患者的餐具、被服、生活垃圾，可通过呼吸道、消化道、血液及皮肤等途径感染护士。

2. 病毒　常见的病毒有乙型肝炎病毒（hepatitis B virus，HBV）、丙型肝炎病毒（hepatitis C virus，HCV）、人类免疫缺陷病毒（human immunodeficiency virus，HIV）、严重急性呼吸系统综合征冠状病毒2（SARS-CoV-2）等，这些病毒以血液和呼吸道传播较为常见。护士因职业性损害感染的疾病中，乙型肝炎、丙型肝炎、艾滋病等是最常见、最危险的。

3. 其他　如梅毒螺旋体，属于血源性病原体，可引起血源性传播疾病梅毒。

（二）物理因素

常见的物理因素包括锐器伤、放射性损害、温度性损害等。

1. 锐器伤　是最常见的职业性有害因素之一。其中艾滋病、梅毒、乙型肝炎和丙型肝炎是最常见、危害性最大的锐器伤。此外，锐器伤可对护士造成极大的心理损害，产生焦虑和恐惧，甚至影响护理职业生涯。

2. 放射性损害　护理实践中最常见的放射性损害是辐射。根据辐射的效应可分为电离辐射和非电离辐射。常见的电离辐射有X线、来自放射性物质的射线等，非电离辐射有微波辐射、激光、紫外线等。护士在为患者进行辅助放射性诊断和治疗过程中，如防护不当，可造成机体免疫功能损伤，甚至可导致免疫系统功能障碍或致癌。护士常接触的紫外线等放射性物质，如果防护不当，可导致不同程度的皮肤损伤、眼睛损伤。

3. 温度性损害　常见的温度性损害有烫伤、烧伤及灼伤等。

（三）化学因素

在日常工作中，护士长期接触化疗药物、汞、多种消毒剂及麻醉废气等，可造成身体不同程度的损害。

1. 化疗药物 如环磷酰胺、铂类药物、阿霉素、氟尿嘧啶、紫杉类等。在防护不当的情况下，长期小剂量接触可在蓄积作用下引起白细胞数量下降和自然流产率增高，还会增加致癌致畸、致突变及脏器损伤等风险。

2. 汞 是医院常见而又极易被忽视的化学性有害因素，如汞式血压计、汞式体温计导致的汞泄露，如处理不当可对人体产生神经毒性和肾毒性作用。

3. 消毒剂 常用消毒剂有醛类（如甲醛、戊二醛）、过氧化物类（如过氧乙酸）及含氯消毒剂等，这些消毒剂可刺激皮肤、眼睛及呼吸道，引起皮肤过敏、流泪、恶心、呕吐及气喘等症状。经常接触还会引起结膜灼伤、上呼吸道炎症、喉水肿和痉挛、化学性气管炎或肺炎等。长期接触该类消毒剂可造成肝损害和肺纤维化，甚至还可造成中枢神经系统损害，表现为头痛、记忆力减退等。

4. 麻醉废气 短时吸入麻醉废气可引起头痛、注意力不集中、应变能力差及烦躁等症状；长时间吸入麻醉废气，在体内蓄积后，可造成肝、肾功能及造血系统的损害。严重者可致癌、致突变或影响生育能力等。

（四）心理社会因素

某些患者及其家属对护理工作的偏见，致使护患关系紧张。护士在处理护患矛盾时，会产生紧张情绪。此外，紧张的工作气氛以及长期超负荷的工作，使护士产生身体和心理疲劳，甚至引发一系列心理健康问题。

三、护理职业防护的管理

为了维护护士的职业安全，且在发生职业暴露之后能够得到及时有效的处理，规范护士的职业安全防护工作，使护理职业防护工作有章可循，必须依据和参照国家相关法律法规和行业标准，充分做好护士职业防护的管理工作，减少各种职业暴露的机会。

（一）建立职业安全管理体系

医疗机构应建立与完善职业暴露的监测体系，职业安全管理应开展医院职业安全管理委员会、职业安全管理办公室、科室职业安全管理小组三级管理，明确职责，系统开展工作。

（二）健全完善职业安全制度

建立与完善职业暴露后的保护与保障机制，如职业暴露风险评估标准上报制度、处理程序等。并严格遵守职业安全制度，保障护士的职业安全。制订与完善预防各种职业暴露的工作流程，并规范护理操作行为，如预防血源性病原体职业暴露、锐器伤及化疗药物暴露等操作流程。

（三）增强护士职业安全意识

做好安全知识培训，各级卫生行政管理部门要充分认识到护理职业暴露的危险性和严重性，以及做好护士职业防护的重要性和迫切性。护士应该充分认识到职业暴露的危害性和职业防护的重要性，从思想上重视，并加强学习，丰富自己的专业知识和技能，以增强自我职业防护意识，提供护理职业防护设备。

1. 常用的防护设施及设备 层流净化设备、感应式洗手设施、生物安全柜等。

2. 个人防护用品　医用外科口罩、医用防护口罩、全面型呼吸器、面罩、面屏、护目镜、手套、帽子、防水围裙、一次性防渗透隔离衣、防护服、鞋套、靴套等。

3. 安全用具　如带自动激活装置的安全型针具、无针静脉输液系统和锐器回收器等。

4. 建立静脉药物调配中心　根据药物特性，采取有效的防护措施，严格按照操作程序配制化疗药物及抗生素等，保证临床用药的安全性和合理性，以减少药物对护士的损害和环境污染。

5. 积极推进国家及行业实施标准（附录A）　预防保护医务人员和患者，要预防和控制血源性传播疾病和非血源性传播疾病的损害。

6. 建立职业安全信息化管理系统　根据暴露护士情况及时采取补救措施，并进行追踪、随访，并加强关注护士的心理健康。

四、常见护理职业暴露及预防措施

（一）血源性病原体职业暴露

血源性病原体职业暴露是护士在从事护理工作中，通过眼、口、鼻及其他部位的黏膜，破损的皮肤或非胃肠道，接触含有血源性病原体的血液或其他潜在传染性物质的状态（破损皮肤包括皮炎、倒刺、割伤、擦伤、磨伤及痤疮等）。目前已经证实有20余种病原体可通过破损的皮肤和黏膜进入体内。因此，必须通过采取综合性防护措施，减少护士感染HBV、HCV、HIV及梅毒螺旋体等的机会。

1. 血源性病原体职业暴露的原因

（1）锐器伤：是导致护士血源性病原体职业暴露的主要原因，主要是被污染的针头刺伤或其他锐器伤。如双手回套针帽、拔除注射针、整理用过的针头、采血是最常见的暴露环节。

（2）黏膜暴露：患者的血液、分泌物溅入护士的眼睛、鼻腔或口腔中；实施心肺复苏时施行口对口人工呼吸。

（3）皮肤暴露：未戴手套情况下，接触血液、体液的操作；手部皮肤破损时，未戴双层手套情况下，接触患者的血液或体液。

2. 血源性病原体职业暴露的预防

（1）预防暴露：医院和科室应定期对护士进行血源性传播疾病的流行病学知识，预防血源性病原体职业暴露的重要性，以及标准的安全工作流程等内容的培训；把预防血源性病原体感染纳入护理风险管理，建立和强化护士安全文化观念和意识。

（2）加强职业暴露管理：建立职业暴露的管理制度；制订职业暴露的发生和发生后的管理机制和措施，以及实施流程；建立职业暴露的专项培训、考核和评价制度。

（3）做好个人安全防护：护士在执行可能发生血液、体液暴露的操作时，应做好个人防护，防止皮肤、黏膜与患者的血液、体液接触，防护措施包括手卫生，戴手套、防喷溅口罩、护目镜或面屏，穿隔离衣或防护服等。常见预期暴露风险的个人防护措施见表5-1。①手卫生：在接触患者前后及其周围环境后要行手卫生；无论是否戴手套，在接触血液、排泄物、分泌物及污染物品后均需洗手，必要时进行手消毒。②戴手套：接触患者的血液、体液、有创伤的皮肤黏膜，或进行体腔及血管的侵入性操作，接触和处理被患者体液污染的物品和锐器时必须戴手套。手部皮肤有破损时应戴双层手套。③戴口罩和护目镜：在诊疗、护理操作过程中，有可能发生患者的血液、体液喷溅到护士面部时，应戴医用外科口罩、护目镜或面屏，以保护眼睛和面部。④穿隔离衣：在有可能发生血液、体液大面积喷溅或者有可能污染护士身体时，应穿具有防渗透性的隔离衣或防护服，以免受暴露风险。

表5-1　常见预期暴露风险的个人防护措施

预期暴露风险	个人防护措施
接触患者前后及周围的环境后	手卫生
直接接触血液、体液、分泌物、排泄物、黏膜及破损的皮肤	手卫生、外科口罩、手套
有液体喷溅到身体的风险	手卫生、外科口罩、手套、隔离衣或防护服
有体液喷溅到身体和面部的风险	手卫生、外科口罩、手套、护目镜或面屏、隔离衣或防护服

（4）严格执行安全注射：安全注射（safe injection）是指注射时不伤及患者和护士，并且保障注射所产生的废弃物不对社会造成损害。因此，提供安全注射所需要的条件，并严格遵守安全操作规程。

（5）做好医疗废物处理：按照医疗废物分类目录，将其分别置于防渗漏、防锐器穿透的专用包装袋或者容器内。盛装的医疗废物达到包装袋或者容器的3/4时，应当使用有效的封口方式，使包装袋或者容器的封口紧实、严密，放到指定地点，并由专人运送处理。

（6）做好锐器伤的预防：参见本节（二）锐器伤。

（二）锐器伤

锐器伤（sharp instrument injuries）是一种由医疗锐器，如注射器针头、各种穿刺针、缝合针、手术刀、剪刀及安瓿等造成的皮肤损伤，污染锐器的损害是导致护士发生血源性传播疾病最主要的职业暴露因素，是常见的一种职业损害。

1. 锐器伤的原因

（1）人员因素：自我防护意识薄弱，对锐器伤的危害性认识不足，缺乏必要的防护知识和技能，是发生锐器伤的重要原因；护士由各种原因导致疲劳，工作匆忙，导致遵守标准预防措施程度低，以及焦虑等负性心理状态也是发生锐器伤的原因。

（2）防护用品因素：防护用具不能就近获取；锐器回收器配备数量不足、规格不适宜、放置位置不合理；锐器回收器内的医疗废物过满等。

（3）工作环境因素：环境采光不良、拥挤、嘈杂等；患者不合作，护士在操作中易产生紧张情绪，导致操作失误而发生锐器伤；在操作过程中患者突然躁动也极易发生锐器伤。

（4）操作行为因素：如用手直接接触锐器；双手回套针帽；处理各种针头及整理、清洗锐利医疗器械动作过大；锐器传递不规范；将各种锐器随意丢弃；操作时未采取防护措施，注意力不集中，操作流程不规范等，都与锐器伤的发生有密切关系。

（5）职业防护培训因素：医院开展职业安全防护教育不到位，培训时间不足或培训形式单一。

（6）制度保障因素：预防锐器伤的相关制度、规范、流程、标准及预案等未建立、修订和完善。

2. 锐器伤的预防措施

(1) 强化职业，提高安全意识：医院和科室应定期对护士进行预防锐器伤培训，特别是对刚接触临床的护士；定期对护士进行正确的、标准的安全工作流程培训；培训护士正确使用安全型护理用具；每年进行血源性传播疾病的流行病学知识培训。

(2) 加强锐器使用管理：①建立职业安全和预防锐器伤的管理制度。②制订各类预防锐器伤发生和发生后的管理机制和措施，以及实施流程。③建立各类预防锐器伤的专项培训、考核和评价制度。

(3) 使用安全型穿刺针具：选择无针静脉输液系统、安全型静脉留置针、安全型采血针、自毁式注射器等带自动激活装置的安全型针具。

(4) 保证工作环境安全：①操作时保证环境光线充足、明亮、舒适。②操作台应平展、宽敞，物品摆放有序。③操作前，应确保各种用具、工具、辅助用品在护士的可及范围内，避免手持锐器远距离移动。④评估患者的合作程度，给不配合的患者进行穿刺操作时，应有他人协助。操作前评估患者的血清学检测结果，穿刺时采取标准预防措施。为有明确血源性传播疾病的患者做穿刺操作时应戴双层手套。

(5) 规范护理操作行为：①护士操作应镇定，严格执行各项穿刺操作的规范和流程。②手术中传递锐器时，使用弯盘或托盘进行缝合针、手术刀、手术剪等手术器械的无接触式传递。③使用无菌穿刺针具过程中，如必须回套针帽，应单手或使用辅助工具回套针帽。④应将锐器回收器放置在操作可及区域内。

(6) 正确处理污染锐器：①一旦打开穿刺针、注射器针头等锐器的包装，无论是否使用均要按照损伤性废物处理；严禁将使用后的针头回套针帽；严禁徒手分离注射器针头及刀片（手术刀、备皮刀等）；严禁徒手接触使用后的刀片、安瓿等锐器；严禁将使用后的穿刺针故意弯曲、折断；严禁二次分拣使用后的针头。②应将使用后的穿刺针、安瓿、刀片等锐器直接放入防渗漏且防锐器穿透的锐器回收器，并加盖管理，只装3/4满，以减少刺伤的机会；封存好的锐器回收器要有清晰的标识。③锐器不应与其他医疗废物混放，严格执行医疗废物分类标准。

(7) 建立信息管理系统：建立锐器伤预防信息管理系统；在系统中建立预防锐器伤的相关制度和流程；建立锐器伤的登记、报告制度和流程，准确收集、分析数据信息；定期维护、升级系统，保障信息发布的及时性、同步性和全面性。

(8) 加强护士健康管理：①对于受伤护士，积极做好心理疏导，及时有效地采取预防补救措施。②对已发生锐器伤者，应定期进行体征性追踪和血源性检测与记录。③由于设备或工具等原因造成的锐器伤，及时向相关部门反馈，减少或避免发生二次损害。④对护士工作强度实行弹性排班制，诊疗高峰期加强人力配备，以减轻护士的工作压力，提高工作效率和质量，减少锐器伤的发生。

3. 锐器伤的应急处理流程

(1) 立即停止操作，脱手套。

(2) 处理伤口：①首先，立即用手轻轻挤压伤口周边，尽可能挤出伤口的污染血液，但禁止在伤口局部挤压，以免形成虹吸现象，把污染血液回吸入血管，增加感染机会。②随后，用肥皂液清洗和在流动水下进行反复冲洗；如有眼结膜暴露，用生理盐水反复冲洗。③最后，用0.5%聚维酮碘或75%乙醇消毒伤口，并包扎。

（3）及时上报：在信息系统内，及时填写锐器伤登记表，并尽早报告科室负责人及医院感染管理科。

（4）评估患者和受伤护士：根据患者血液中病原微生物（如病毒、细菌）的种类和受伤护士伤口的深度、范围及暴露时间进行评估。

（5）血清学检测与处理原则：被污染的锐器损害后，根据评估结果及时进行受伤者免疫状态的血清学检测，并于24小时内采取相应的处理措施。锐器伤后的血清学检测结果与处理原则，见表5-2。

表5-2 锐器伤后的血清学检测结果与处理原则

血清学检测结果	处理原则
患者HBsAg（+），受伤护士已接种乙肝疫苗且抗-HBs＞10mU/ml	不需要进一步处理
患者HBsAg（+），受伤护士未接种疫苗或已接种疫苗但抗-HBs＜10mU/ml	1. 应24小时内注射乙型肝炎病毒免疫球蛋白（hepatitis B immunglobulin，HBIG），同时接种乙肝疫苗（未接种者于当天、第1个月、第6个月分别接种；已接种者应加强接种）； 2. 于暴露当天检测HBV-DNA、HBsAg、抗-HBs、HBeAg、抗-HBe、抗-HBc和肝功能，酌情在第3个月、第6个月复查
患者梅毒抗体（+），受伤护士梅毒血清学试验（-）	专家评估后首选青霉素治疗，连续用药2～3周，于暴露后24小时内检测梅毒螺旋体抗体，在停药后第1个月、3个月复查
患者抗-HCV（+），受伤护士抗-HCV（-）	于暴露当天检测抗-HCV和丙氨酸转氨酶，在第3～6周检测抗-HCV和HCV-RNA，第4～6个月复查
患者抗-HIV（+），受伤护士抗-HCV（-）	1. 尽早启动HIV暴露后预防（post-exposure prophylaxis，PEP）（使用抗逆转录病毒药物）的应急处理方案：请专家评估暴露级别及传染源的严重程度；如有需要，针刺伤后1～2小时内采用PEP治疗，连续治疗28天； 2. 于暴露后24小时、4周、8周、12周、6个月、12个月时检测抗-HIV； 3. 给受伤护士提供心理疏导和社会支持，并做好保密工作； 4. 如果接受PEP治疗期间，一旦发现传染源的结果为抗-HIV（-），应停止PEP治疗

（三）化疗药物暴露

在杀伤肿瘤细胞、延长肿瘤患者生存时间的同时，也可通过皮肤接触或吸入等方式，给护士造成生殖系统、泌尿系统、消化系统的毒害，还可致畸或损害生育功能等。

1. 化疗药物暴露的原因　接触化疗药物时，护士未采取有效的防护措施，在以下环节易发生暴露。

（1）配制药物：因包装表面有化疗药物污染，没有清洁密封瓶表面，而易发生化疗药物暴露；在溶解、抽取药物时，因压力过大或操作不规范或安瓿破碎，而使药物溢出。

（2）输注药物：静脉输注药物前的排气或输液管连接不紧密等导致药液溢出。

（3）处理废弃物：用过的密封瓶、注射器等废弃物处置不规范，导致其污染物体表面或仪器设备及环境。

（4）接触污染物：因患者的分泌物和排泄物（如粪便、尿液、呕吐物、唾液及汗液）中均含有低浓度的化疗药物，当其污染被服后，如处理不当，也可使护士发生化疗药物暴露。

2. 化疗药物暴露的预防措施　化疗药物防护应遵循两个基本原则：减少与化疗药物的接触；减少化疗药物污染环境。化疗药物暴露预防措施具体如下。

（1）强化职业安全意识：包括以下2点。①教育培训：医院和科室应定期对护士进行预防化疗药物暴露的重要性，以及标准安全工作流程等培训；对从事化疗药物相关工作的护士必须经过药学基础、化疗药物操作规程及废弃物处理等专项培训，熟练掌握负压调配技术，通过专业理论和技术操作考核，并定期接受继续医学教育培训。②安全文化：把预防化疗药物暴露纳入护理风险管理，将护理安全文化与人性化管理系统融合起来，建立和强化护士安全文化观念和意识。

（2）加强药物安全管理：①建立预防化疗药物暴露的管理制度。②制定化疗药物暴露和暴露后的管理机制和措施。③建立预防化疗药物暴露的专项培训、考核和评价制度。

（3）建立安全操作环境：静脉药物调配中心内设有化疗药物配制专用洁净区。

（4）配备专用防护设备：根据我国《静脉治疗护理技术操作规范》（WS/T 433—2023）规定，化疗药物的区域应为相对独立的空间，宜在Ⅱ级或Ⅲ级垂直层流生物安全柜内配置，有条件的医院可配备全自动化疗药物配制机器人和密闭式药物配制和转运系统。工作岗位旁配备防溢箱（内备有防水隔离衣、一次性口罩、护目镜、面罩、乳胶手套、鞋套、吸水垫及渣滓袋等），以防止含有药物微粒的气溶胶对护士造成损害，并避免环境污染，使之达到安全处理化疗药物的防护要求。

（5）配药防护要求：护士应佩戴一次性口罩、双层手套（内层为PVC手套、外层为乳胶手套），宜穿防水、无絮状物材料制成、前部完全封闭的隔离衣；可佩戴护目镜；配药操作台面应垫以防渗透吸水垫，污染或操作结束时应及时更换。

（6）静脉给药防护要求：给药时操作者宜戴双层手套和一次性口罩；静脉给药时宜采用全密闭式输注系统，并在输液袋上挂“化疗药物”标识。

（7）药物溢出处理流程：打开化疗药物防溢箱，并放置警示牌。①护士应佩戴N95口罩、面罩穿防护服、鞋套，戴双层无粉乳胶手套手套。②应当即表明污染范围，粉剂药物外溢应使用湿纱布垫擦拭，水剂药物外溅应使用吸水纱布垫吸附，污染表面应使用清水清洗。③如药液不慎溅在皮肤或眼睛内，应立即用清水反复冲洗。④记录外溢药物名称、时间、溢出量、处理过程以及受污染的人员。

（8）污染物品处理要求：所有抗肿瘤药物污染物品应丢弃在有毒性药物标识的容器中。

3. 化疗药物暴露后的处理

（1）皮肤暴露：立即用肥皂和清水清洗暴露的部位。

（2）黏膜暴露：应迅速用清水清洗；眼睛暴露时，应迅速用清水或等渗洁眼液冲洗眼睛。

（3）记录暴露情况，必要时就医治疗。

（四）汞泄漏职业暴露

汞无论对人体还是环境的危害都极大。1支破损的水银体温计外漏的汞全部蒸发后，可以使15m^3房间的空气汞浓度达到22.2mg/m^3，国家标准规定室内空气汞的最大允许浓度0.01mg/m^3，如果空气中汞含量大于10mg/m^3，可能危及人体健康。

1. 汞泄漏的原因

（1）血压计使用方法不当：血压计加压时，打气过快过猛；用后未关闭汞槽的开关以及关闭开关前，未右倾血压计45°；血压计汞槽开关轴心和汞槽吻合不良等。

（2）体温计使用方法不当：不按要求规范盛放体温计；未向患者详细讲解体温计的使用方法；未按时收回体温计，或在收回体温计时未按规范放入容器内；甩体温计方法不正确等。这些因素都可导致体温计破碎而致汞泄漏。

（3）体温计使用不当：患者不慎摔破或折断体温计而导致汞泄漏。

2. 汞泄漏的预防措施

（1）强化职业安全意识：应定期对护士进行预防汞泄漏的重要性及标准的安全工作流程等培训，特别是新上岗护士和实习护士。

（2）加强含汞设备管理：①建立预防汞泄漏的管理制度。②制定预防汞泄漏和泄漏后的管理机制和措施。③建立预防汞泄漏的专项培训、考核和评价制度。

（3）配备安全医疗设备：推荐使用电子血压计、电子体温计。使用含汞医疗设备的科室应配备体温计甩降器及汞泄漏处置包（内备有防护口罩、乳胶手套、防护围裙或防护服、鞋套、硫黄粉、三氯化铁、小毛笔及收集汞专用的密闭容器）等。

（4）规范使用含汞设备以及体温计：①使用血压计前，需要检查汞槽开关有无松动，是否关闭，玻璃管有无裂缝、破损。在有汞泄漏的可能时，轻轻拍击盒盖顶端使汞液归至零位线以下。②在使用过程中，应平稳放置，切勿倒置，充气不可过猛过高，测量完毕，应将血压计右倾45°，使汞全部进入汞槽后再关闭汞槽开关。③血压计要定期检查，每半年检测1次，如有故障及时送修。④盛放体温计的容器应放在固定的位置，容器应表面光滑无缝，垫多层塑料膜，不应该垫纱布，以便于观察和清理泄漏的汞。⑤使用前应检查体温计有无裂缝、破损，禁止将体温计放在热水中清洗，以免引起爆炸。⑥测量体温时应详细告知患者使用体温计的注意事项和汞泄漏的危害，用毕及时收回。甩体温计时勿碰触硬物，应使用体温计甩降器。⑦测量口温和肛温时不要用汞式体温计。⑧婴幼儿和神志不清患者禁止测量口温，测量时护士应守在床旁并及时收回体温计。

3. 汞泄漏的处理

（1）暴露人员管理：①一旦发生汞泄漏，室内人员应转移到室外，如果有皮肤接触，立即用水清洗。②打开门窗通风，关闭室内所有热源。

（2）收集漏出汞滴：①穿戴防护用品，如戴防护口罩、乳胶手套、防护围裙或防护服、鞋套。②用一次性注射器抽吸泄漏的汞滴，也可用纸卷成筒回收汞滴，放入盛有少量水的容器内，密封好并注明“废弃汞”字样，送交医院专职管理部门处理。

（3）处理散落汞滴：对散落在地缝内的汞滴，取适量硫黄粉覆盖，保留3小时，硫和汞能生成不易溶于水的硫化汞，或用20%三氯化铁5～6g加水10ml，使其呈饱和状态，然后用毛笔蘸其溶液在汞残留处涂刷，生成汞和铁的合金，消除汞的损害。

（4）处理污染房间：①关闭门窗。②用碘$1g/m^3$加乙醇点燃熏蒸或用碘$0.1g/m^3$撒在地面8～12小时，使其挥发的碘与空气中的汞生成不易挥发的碘化汞，可以降低空气中汞蒸气的浓度。③熏蒸结束后开窗通风。

本章小结

思考题

1. 简述保护具使用过程中的注意事项

2. 简述化学性损伤的防范措施。

更多练习

（李昌秀）

第六章　患者的清洁卫生

教学课件

学习目标

1. 素质目标

（1）具备人文关怀素养，以患者为中心，树立关爱生命、全心全意为患者健康服务的精神。

（2）具有慎独精神，认真做好患者的清洁卫生工作。

2. 知识目标

（1）掌握：口腔评估与特殊口腔护理、皮肤评估与床上擦浴、背部按摩、压力性损伤发生的原因、高危人群、易患部位、临床表现、预防与护理措施。

（2）熟悉：头发评估与床上洗头、会阴的评估与护理。

（3）了解：晨、晚间护理内容。

3. 能力目标

（1）能运用所学知识为患者进行口腔护理、头发护理、皮肤护理、会阴部护理及晨晚间护理。

（2）能运用所学知识对患者进行各种清洁卫生的健康教育。

（3）能运用所学知识指导患者采取有效措施预防压力性损伤的发生。

（4）能运用所学知识正确实施压力性损伤的治疗和护理措施。

案例

【案例导入】

患者，男，54岁。因交通事故导致脑外伤后处于昏迷状态。

【请思考】

1．口腔护理前应如何进行口腔评估？

2．护士为其进行口腔护理时应注意哪些问题？

【案例分析】

良好的清洁卫生是人类基本的生理需要之一，机体卫生状况不良会对其生理和心理产生负面影响，甚至诱发各种并发症。因此，护理人员应及时评估住院患者的卫生状况，并根据患者的自理能力、卫生需求及个人习惯等协助其做好卫生处置，确保清洁和舒适，预防感染和并发症发生。

患者的清洁卫生内容包括口腔护理、头发护理、皮肤护理、会阴部护理及晨晚间护理。护士在为患者进行卫生护理时，应保护患者隐私，尊重患者，促进身心舒适。同时，通过与患者密切接触，对建立治疗性的护患关系有积极作用。

第一节 口腔护理

口腔护理（oral care）是临床护理工作中的重要内容，良好的口腔卫生可保持口腔清洁，预防感染，促进口腔正常功能的恢复，从而提高患者生活质量。护理人员应认真评估患者的口腔卫生状况，指导患者掌握正确的清洁方法，维持口腔健康。对于无法自行完成口腔清洁的患者，护士需根据其病情及自理能力，协助患者完成口腔清洁活动。

一、评估

（一）口腔卫生状况

评估口唇、口腔黏膜、牙齿、牙龈、舌、腭、唾液及口腔气味等。此外，评估患者日常口腔清洁习惯，如刷牙、漱口或清洁义齿的方法、频率等。

（二）自理能力

评估患者完成口腔清洁活动的能力，判断是否存在自理缺陷，由此制订协助其完成口腔清洁活动的方案。

（三）对口腔卫生保健知识的了解程度

评估患者对保持口腔卫生重要性的认识程度及预防口腔疾患相关知识的了解程度。为患者进行口腔护理前，应对患者的口腔健康状况进行全面评估。评估时可采用评分法，如改良Beck口腔评分表（表6-1）。评分越高，表明患者存在的口腔问题越多，健康状况越差，越需要加强口腔护理。

表6-1　改良Beck口腔评分表

部位	评分			
	1分	2分	3分	4分
口唇	湿润、粉红、平滑、完整	轻度干燥发红	肿胀、干燥有独立水疱	溃烂水肿并有分泌物
黏膜	湿润、粉红、平滑、完整	干燥、苍白、独立性病变及白斑	红、肿、非常干燥或水肿，存在溃疡发炎	干燥或水肿，舌尖及舌乳头发红且破溃

续 表

部位	评分			
	1分	2分	3分	4分
舌面	湿润、粉红、平滑、完整	干燥舌、乳头突起	干燥或水肿，舌尖及舌乳头发红且破溃	舌苔厚重，非常干燥或水肿，溃疡、破裂出血
牙齿	干净	少量牙垢、牙菌斑、碎屑	中量牙垢、牙菌斑、碎屑	被牙垢、牙菌斑、碎屑覆盖
唾液	丰富、稀薄、水状	水状量增加	减少，黏液状	黏稠，丝状

（四）口腔特殊问题

评估患者是否存在特殊口腔问题。佩戴义齿者，取下义齿前应观察义齿佩戴是否合适，有无连接过紧，说话时是否容易滑下；取下义齿后观察义齿内套有无结石、牙斑及食物残渣等，检查义齿表面有无破损和裂痕等。因口腔或口腔附近的治疗、手术等原因佩戴特殊装置或管道者，应注意评估佩戴状况、对口腔功能的影响及是否存在危险因素。

二、口腔的清洁护理

（一）口腔卫生指导

1. 正确选择和使用口腔清洁用具　牙刷是清洁口腔的必备工具，选择时应选用刷头小且表面平滑、刷柄扁平而直、刷毛质地柔软且疏密适宜的牙刷。牙刷在使用间隔应保持清洁和干燥，至少每隔三个月更换一次。牙膏可根据需要选择含氟或药物等无腐蚀性牙膏，以免损伤牙齿。

2. 采用正确的刷牙方法　刷牙可清除食物残渣，有效减少牙齿表面与牙龈边缘的牙菌斑，而且具有按摩牙龈的作用，有助于减少口腔环境中的致病因素，增强组织抗病能力。刷牙通常于晨起和就寝前进行，每次餐后也建议刷牙。目前提倡的刷牙方法有颤动法和竖刷法。颤动法是将牙刷毛面摆放至与牙齿呈45°，刷头指向牙龈方向，使刷毛嵌入龈沟和相邻牙缝内，做短距离的快速环形颤动［图6-1（a）］。每次刷2～3颗牙齿，刷完一个部位再刷相邻部位。刷前排牙齿内面时，用刷毛顶部以环形颤动方式刷洗［图6-1（b）］；刷咬合面时，将刷毛压在咬合面上，使毛端深入裂沟区做短距离的前后来回颤动［（图6-1（c）］。竖刷法是将牙刷刷毛末端置于牙龈和牙冠交界处，沿牙齿方向轻微加压，沿牙缝纵向刷洗。刷牙时应避免采用横刷法，此法会损害牙体与牙周组织。每次刷牙时间不少于3分钟。刷完牙齿后，再由内向外刷洗舌面，以清除食物碎屑和减少致病菌［（图6-1（d）］。协助患者刷牙时，可嘱其伸出舌头，握紧牙刷并与舌面呈直角，轻柔刷向舌面尖端，再刷舌的两侧面，而后嘱患者彻底漱口，清除口腔内的食物碎屑和残余牙膏。必要时可重复刷洗和漱口，直至口腔完全清洁。最后用清水洗净牙刷，控干水分后待用。

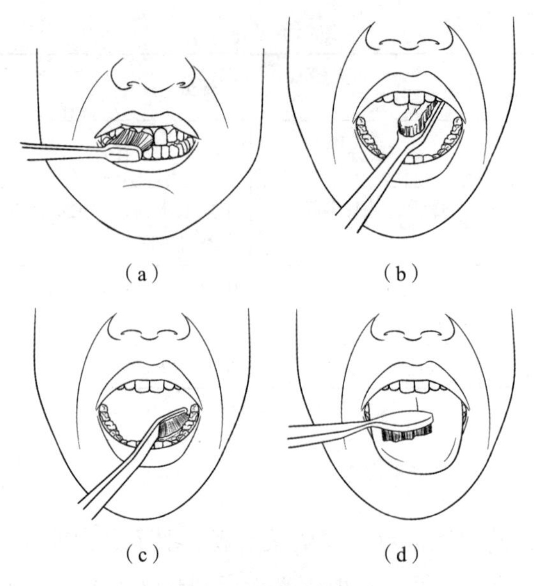

图6-1　刷牙方法

3. 正确使用牙线　牙线可清除牙间隙食物残渣，去除齿间牙菌斑，预防牙周病。具体操作方法：拉动牙线向一侧使其呈C形，向咬合面做拉锯样动作的同时提拉牙线，清洁牙齿侧面；同法换另一侧，反复数次直至清洁牙面或清除嵌塞的食物（图6-2）。建议每日使用牙线两次，餐后立即进行效果更佳。使用牙线后需彻底漱口以清除口腔内碎屑。对牙齿侧面施加压力时需注意用力要轻柔，切忌将牙线猛力下压损伤牙龈。

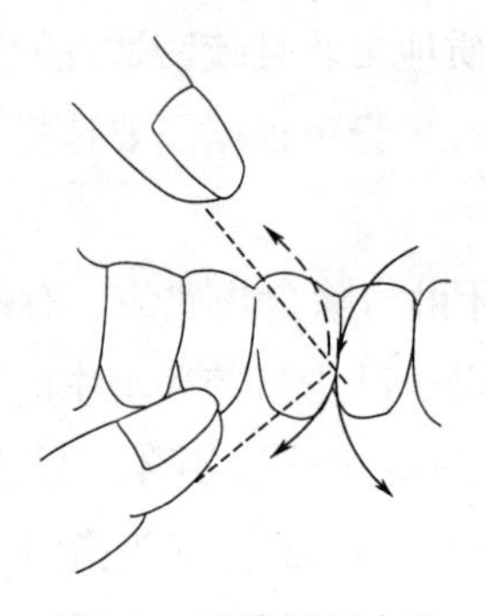

图6-2　牙线使用方法

（二）义齿的清洁护理

牙齿缺失者通过佩戴义齿可促进食物咀嚼，便于交谈，维持良好的口腔外形和个人外观。日间佩戴义齿，餐后取下并进行清洗，其清洗方法与刷牙法相同。夜间休息时，取下义齿，使牙龈得到充分休息，防止细菌繁殖，并按摩牙龈。患者不能自行清洁口腔时，护士应协助完成义齿的清洁护理。操作时护士戴手套，取下义齿，清洁义齿并进行口腔护理。取下的义齿应浸没于贴有标签的冷水杯中，每日换水一次。注意勿将义齿浸于热水或乙醇中，以免变色、变形及老化。佩戴义齿前，护士应协助患者进行口腔清洁，并保持义齿湿润以减少摩擦。

（三）特殊口腔护理

对于高热、昏迷、危重、禁食、鼻饲、口腔疾患、术后及生活不能自理的患者，护士应遵医嘱给予特殊口腔护理（special oral care），一般每日2～3次。根据病情可酌情增加次数。

1. 目的

（1）去除口腔异味，促进食欲，确保患者舒适。

（2）保持口腔清洁、湿润，预防口腔感染等并发症。

（3）评估口腔黏膜、舌苔及牙龈等，及时发现患者病情动态变化。

2. 操作前准备

（1）评估患者并解释：评估患者的年龄、病情、意识、心理状态、自理能力、配合程度及口腔卫生状况。向患者及家属解释口腔护理的目的、方法、注意事项及配合要点。

（2）患者准备：①了解口腔护理的目的、方法、注意事项及配合要点。②取舒适、安全且易于操作的体位。

（3）环境准备：宽敞，光线充足或有足够的照明。

（4）护士准备：衣帽整洁，修剪指甲，洗手、戴口罩。

（5）用物准备：具体如下。①治疗车上层：治疗盘内备口腔护理包（内有治疗碗或弯盘盛棉球、空弯盘、弯止血钳或镊子2把、压舌板）、水杯（内盛漱口溶液）、吸水管、棉签、液体石蜡、手电筒、纱布数块、治疗巾及口腔护理液（表6-2）。治疗盘外备手消毒液。必要时备开口器和口腔外用药（常用的有口腔溃疡膏、西瓜霜、维生素B_2粉末等）。②治疗车下层：生活垃圾桶、医疗垃圾桶。

表6-2 常用口腔护理液

护理液	浓度	作用及适用范围
氯化钠溶液	0.9%	清洁口腔，预防感染
氯己定溶液	0.02%	清洁口腔，广谱抗菌
甲硝唑溶液	0.08%	适用于厌氧菌感染
过氧化氢溶液	1%～3%	防腐、防臭，适用于口腔感染有溃烂、坏死组织者
复方硼酸溶液（朵贝尔溶液）	—	轻度抑菌、除臭
碳酸氢钠溶液	1%～4%	属碱性溶液，适用于真菌感染
呋喃西林溶液	0.02%	清洁口腔，广谱抗菌
醋酸溶液	0.1%	适用于铜绿假单胞菌感染
硼酸溶液	2%～3%	酸性防腐溶液，有抑制细菌的作用

3. 操作步骤 特殊口腔护理的操作步骤见表6-3。

表6-3 特殊口腔护理

步骤	操作要点	语言
1. 核对	备齐用物，携至患者床旁，核对床号、姓名、腕带	“您好，我是您的责任护士，能告诉我您的床号和姓名吗？看一下您的腕带。”
2. 解释	解释操作目的，取得患者的配合	“根据病情需要为您进行口腔护理，能够预防感染，让您感觉更加舒适，请您配合我好吗？”

续 表

步骤	操作要点	语言
3. 体位	抬高床头，协助患者侧卧或仰卧，头偏向一侧，面向护士，便于分泌物及多余水分从口腔内流出，防止误吸，且利于节力	“我帮您把头偏向我这边。”
4. 铺巾置盘	铺治疗巾于患者颈下，防止床单、枕头及患者衣服被浸湿，置弯盘于患者口角旁	“我帮您铺一下治疗巾。”
5. 润湿并清点棉球	倒漱口液，润湿并清点棉球数量，便于操作后核对，确保棉球不遗留在口腔中	—
6. 湿润口唇	防止口唇干裂者直接张口时破裂出血	“我帮您湿润一下口唇。”
7. 漱口	协助患者用吸水管漱口	“您喝点水漱漱口。”
8. 口腔评估	嘱患者张口，护士一手持手电筒，一手持压舌板观察口腔情况。昏迷患者或牙关紧闭者可用开口器协助张口	“请您张嘴我看一下口腔黏膜情况。”
9. 按顺序擦拭	1. 用弯止血钳夹取含有口腔护理液的棉球，拧干，以不能挤出液体为宜，防止误吸。棉球应包裹止血钳尖端，防止钳端直接触及口腔黏膜和牙龈； 2. 嘱患者咬合上、下齿，用压舌板撑开左侧颊部，纵向擦洗牙齿左外侧面，由臼齿洗向门齿。同法擦洗牙齿右外侧面； 3. 嘱患者张开上、下齿，擦洗牙齿左上内侧面、左上咬合面、左下内侧面、左下咬合面，弧形擦洗左侧颊部。同法擦洗右侧牙齿； 4. 擦洗舌面、舌下及硬腭部，勿过深，以免引起恶心； 5. 擦洗完毕，再次清点棉球数量，防止棉球遗留口腔	“请您张嘴我帮您擦拭口腔，您合上牙齿，咱们先擦左边外侧面。” “您合上牙齿，擦一下右边外侧面。” “您张开嘴，我们擦拭牙齿内侧、咬合面和面颊内侧。” “擦一下舌头和硬腭。”
10. 再次漱口	协助患者再次漱口，纱布擦净口唇，有义齿者，协助佩戴义齿	“您喝点水漱漱口。”
11. 再次评估口腔状况	确定口腔清洁是否有效	“您张嘴我再看一下口腔情况，都擦洗干净了，您感觉怎么样？”
12. 润唇	口唇涂液体石蜡或润唇膏，防止口唇干裂，如口腔黏膜有溃疡，局部用药	“我帮您涂一下唇膏，这样口唇不干，您会感觉更舒适一些。”
13. 操作后处理	1. 撤去弯盘及治疗巾； 2. 协助患者取舒适卧位，整理床单位，确保患者舒适、安全； 3. 整理用物，口腔护理用物弃于医疗垃圾桶； 4. 洗手，减少致病菌传播； 5. 记录口腔异常情况及护理效果	“来，我帮您躺好，有任何需要可以按床头铃呼叫我，谢谢您的配合。”

4. 注意事项

（1）对长期使用抗生素和激素的患者，应注意观察口腔内有无真菌感染。

（2）昏迷患者禁止漱口，以免引起误吸。

（3）擦洗动作应轻柔，特别是对凝血功能障碍的患者，应防止碰伤黏膜和牙龈。

（4）止血钳须夹紧棉球，每次夹取一个。操作前后清点棉球个数，防止棉球遗留在口腔内。

（5）一个棉球擦洗一个部位。

（6）传染病患者的用物需按消毒隔离原则进行处理。

5. 健康教育

（1）向患者解释保持口腔卫生的重要性。

（2）介绍口腔护理相关知识，并对患者存在的问题进行针对性指导。

知识拓展

《成人重症监护病房口腔护理专家共识》部分内容解读

2020年，英国危重病学护士协会（British Association of Critical Care Nurses，BACCN）发布《成人重症监护病房口腔护理专家共识》，旨在提高危重患者的舒适度，降低呼吸机相关性肺炎（VAP）和医院获得性肺炎（HAP）的发生率。口腔护理的评估和频率如下：机械通气和非机械通气患者应在入院6小时内使用标准化口腔评估工具完成首次口腔评估（强推荐；4级）。此后，非机械通气患者建议12小时评估1次；机械通气患者建议4小时评估1次，如有必要可增加评估频率；所有口腔评估结果都应被记录（强推荐；4级）。口腔评估内容包括舌头、嘴唇、牙齿、牙龈、唾液、硬腭、黏膜和义齿。机械通气和非机械通气患者建议每日刷牙2次，每次至少2分钟；此外，建议2 ~ 4小时进行1次口腔清洁，包括使用棉签清洁、冲洗和湿润口腔（强推荐；1级）。对于非机械通气患者，还需根据患者的病情、偏好和睡眠模式调整口腔清洁时间（强推荐；1级）。

资料来源：龚思媛，廖春莲，刘继红，等.《成人重症监护病房口腔护理专家共识》解读［J］.护理研究，2023，37（3）：388-391.

第二节　头发护理

头发护理（hair care）是日常卫生护理的重要内容之一。有效的头发护理可维护个人形象，增强自信。梳理和清洁头发，可保持头发清洁，减少感染机会。同时，梳头可起到按摩头皮的作用，促进头部血液循环，促进头发生长。对于病情较重、自行完成头发护理受限的患者，护士应予以适当协助。

一、评估

（一）头发与头皮状况

观察头发的分布、疏密、长度、颜色、韧性与脆性、清洁状况，头发有无光泽、发质是否粗糙及尾端有无分叉；观察头皮有无头皮屑、抓痕、擦伤及皮疹等情况，并询问患者头皮有无瘙痒。

（二）头发护理知识及自理能力

评估患者及家属对头发护理相关知识的了解程度及患者的自理能力等。

（三）患者的病情及治疗情况

评估是否存在因患病或治疗妨碍患者头发清洁的因素。

二、头发的清洁护理

多数患者可自行完成头发的清洁护理，对于长期卧床、关节活动受限、肌张力降低或共济失调的患者，护士应协助完成。同时应尊重患者的个人习惯，适应患者需要。

（一）床上梳头（combing hair in bed）

1. 目的

（1）去除头皮屑和污秽，保持头发清洁，减少感染机会。

（2）按摩头皮，促进头部血液循环，促进头发生长和代谢。

（3）维护患者自尊，增加自信，建立良好护患关系。

2. 操作前准备

（1）评估患者并解释：评估患者的年龄、病情、意识、自理能力及配合程度；头发及头皮状态；日常梳洗习惯。向患者及家属解释梳头的目的、方法、注意事项及配合要点。

（2）患者准备：①了解梳头的目的、方法、注意事项及配合要点。②根据病情，采取平卧位、坐位或半坐卧位。

（3）环境准备：宽敞，光线充足或有足够的照明。

（4）护士准备：衣帽整洁，修剪指甲，洗手，戴口罩。

（5）用物准备具体如下。①治疗车上层：治疗盘内备梳子、治疗巾、纸袋。必要时备发夹、橡皮圈（套）、30%乙醇。治疗盘外备手消毒液。②治疗车下层：生活垃圾桶、医疗垃圾桶。

3. 操作步骤　床上梳头的操作步骤见表6-4。

表6-4　床上梳头

步骤	操作要点	操作语言
1. 核对	备齐用物，携至床旁，核对患者床号、姓名、腕带	“您好，我是您的责任护士，能告诉我您的床号和姓名吗？看一下您的腕带。”
2. 解释	解释操作目的，取得患者的配合	“我来帮您梳梳头，这样能够促进头部血液循环，看起来也会更精神，请您配合我好吗？”
3. 体位	根据病情协助患者取平卧位、坐位或半坐卧位。若患者病情较重，可协助取侧卧或平卧位，头偏向一侧	—
4. 铺巾	坐位或半坐卧位患者，铺治疗巾于患者肩上；卧床患者，铺治疗巾于枕上，避免碎发和头皮屑掉落在枕头或床单上	—
5. 梳头	1. 将头发从中间分成两股，护士一手握住一股头发，一手持梳子，由发根梳向发梢； 2. 尽量使用圆钝齿的梳子，以防损伤头皮；如发质较粗或烫成卷发，可用齿间较宽的梳子； 3. 如遇长发或头发打结不易梳理，应沿发梢至发根方向梳理。可将头发缠绕于手指，并用30%乙醇湿润打结处，慢慢梳理；避免过度牵拉，使患者感到疼痛	—

续　表

步骤	操作要点	操作语言
6. 编辫	根据患者喜好，将长发编辫或扎成束。发辫不宜扎得太紧，以免引起疼痛	—
7. 操作后处理	1. 将脱落头发置于纸袋中，将纸袋弃于生活垃圾桶内，撤去治疗巾； 2. 协助患者取舒适卧位，整理床单位，提高患者舒适度，保持病室整洁； 3. 整理用物； 4. 洗手，减少致病菌传播； 5. 记录执行时间及护理效果	“来，我帮您躺好，有任何需要可以按床头铃呼叫我，谢谢您的配合。”

4. 注意事项

（1）进行头发护理时应尊重患者的个人习惯。

（2）对于编发辫的患者，每天至少将发辫松开一次，梳理后再编好。

（3）梳头过程中可用指腹按摩头皮，促进头部血液循环。

5. 健康教育

（1）指导患者了解经常梳理头发的重要性及掌握正确梳理头发的方法，促进头部血液循环和头发生长代谢，保持头发整齐和清洁。

（2）维持良好的个人外观，改善心理状态，保持乐观心情。

（二）床上洗头（shampooing in bed）

根据患者病情、体力和年龄，可采用多种方式为患者洗头。身体状况良好者，可在浴室内采用淋浴方法洗头；不能淋浴者，可协助其坐于床旁椅行床边洗头；卧床患者可行床上洗头。洗头时应以确保患者安全、舒适及不影响治疗为原则。长期卧床患者，应每周洗发一次。有头虱的患者，须经灭虱处理后再洗发。目前临床工作中多采用洗头车床上洗头法（图6-3）。

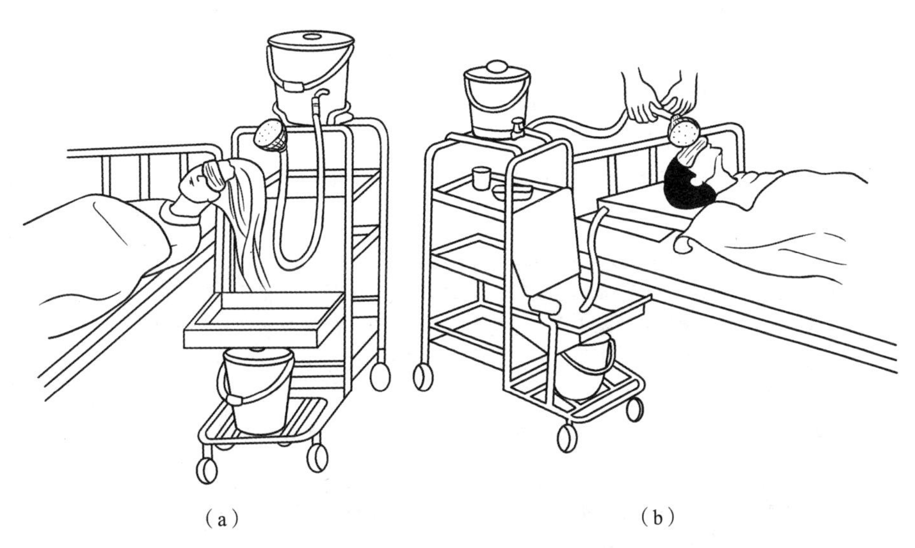

图6-3　洗头车床上洗头法

1. 目的

（1）去除头皮屑和污物，减少感染机会。

（2）促进头部血液循环及头发生长代谢。

（3）促进舒适，增进身心健康，建立良好护患关系。

2. 操作前准备

（1）评估患者并解释：评估患者的年龄、病情、意识、心理状态、自理能力及配合程度；头发卫生状况。向患者及家属解释床上洗头的目的、方法、注意事项及配合要点；询问患者是否需要排便。

（2）患者准备：①了解床上洗头的目的、方法、注意事项及配合要点。②按需给予便器，协助患者排便。

（3）环境准备：移开床头桌、椅，关好门窗，调节室温。

（4）护士准备：衣帽整洁，修剪指甲，洗手，戴口罩。

（5）用物准备：具体如下。①治疗车上层：治疗盘内备橡胶单、浴巾、毛巾、别针、眼罩或纱布、耳塞或棉球（以不吸水棉球为宜）、量杯、洗发液、梳子。治疗盘外备洗头车、水壶（内盛热水，以不超过40℃为宜）、脸盆或污水桶、手消毒液，需要时可备电吹风。②治疗车下层：生活垃圾桶、医疗垃圾桶。洗头车。

3. 操作步骤　床上洗头的操作步骤见表6-5。

表6-5　床上洗头

步骤	操作要点	语言
1. 核对	备齐用物，携至床旁，核对患者床号、姓名、腕带	“您好，我是您的责任护士，能告诉我您的床号和姓名吗？我看一下您的腕带。”
2. 解释	解释操作目的，取得配合	“稍后我帮您洗洗头发，这样能促进头部血液循环，让您感觉更加舒适，您配合我一下好吗？”
3. 围毛巾	松开衣领向内折，毛巾围于颈下，别针固定	—
4. 铺橡胶单	铺橡胶单和浴巾于枕上，保护床单、枕头及盖被不被沾湿	—
5. 体位	协助患者取仰卧位，上半身斜向床边，头部枕于洗头车头托上，接水盘置于患者头下	“来，我帮您往外移一下上身，您把头放在头托上。”
6. 保护眼、耳	棉球或耳塞塞好双耳，纱布或眼罩遮盖双眼，防止水流入	“我帮您塞好耳塞，纱布遮一下眼睛，防止水流进去。”
7. 洗发	1. 松开头发，温水充分浸湿，确保水温合适； 2. 取适量洗发液于掌心，均匀涂抹于头发，由发际至头后反复揉搓，同时用指腹轻轻按摩头皮，促进头部血液循环。洗发液不宜直接涂抹在干发上按摩，防止造成头皮伤害。揉搓力度适中，避免指甲搔抓，以防损伤头皮； 3. 温水冲洗干净，若残留洗发液会刺激头发和头皮，使头发变得干燥	“您觉得水温可以吗？” “您感觉怎么样，有没有不舒服？”
8. 擦干头发	解下颈部毛巾，擦去头发水分，避免着凉。取下眼罩和耳内棉球或耳塞。毛巾包裹头发，擦干面部	—

续 表

步骤	操作要点	语言
9. 操作后处理	1. 撤去洗发用物； 2. 将枕移向床头，协助患者取舒适体位； 3. 解下包头毛巾，用浴巾擦干头发，梳理整齐。如有电吹风则吹干后梳理成型； 4. 协助患者取舒适卧位，整理床单位，确保患者舒适、整洁； 5. 整理用物； 6. 洗手，减少致病菌传播； 7. 记录执行时间及护理效果	“来，我帮您躺好，有任何需要可以按床头铃呼叫我，谢谢您的配合。”

4. 注意事项

（1）洗头过程中，随时观察患者病情变化，若面色、脉搏及呼吸出现异常，应立即停止操作。病情危重和极度衰弱患者不宜洗发。

（2）护士操作时正确运用人体力学原理，身体尽量靠近床边，避免疲劳。

（3）洗发时注意保持患者舒适体位，保护伤口及各种管路，防止水流入耳和眼内。

（4）洗发应尽快完成，避免引起患者头部充血或疲劳不适。

（5）洗发时注意调节室温和水温，避免打湿衣物和床铺，及时擦干头发，防止着凉。

5. 健康教育

（1）告知患者经常洗头可保持头发卫生，促进头部血液循环和头发生长，保持良好的外观形象，维护自信。

（2）指导家属掌握卧床患者床上洗头的知识和技能。

第三节 皮肤护理

皮肤是人体最大的器官，由表皮、真皮及皮下组织组成。完整的皮肤具有保护机体、调节体温、感觉、吸收、分泌及排泄等功能。皮肤的新陈代谢迅速，其代谢产物如皮脂、汗液等与外界细菌和尘埃结合形成污垢，黏附于皮肤表面，如不及时清除，可刺激皮肤，破坏其屏障作用，造成感染。维护皮肤清洁是保障人体健康的基本条件。皮肤护理有助于促进舒适，预防感染，防止压力性损伤及其他并发症的发生，同时还可维护患者个人形象，促进康复。

一、评估

皮肤状况可反映个体健康状态。健康皮肤温暖、光滑、柔嫩、不干燥、不油腻，且无发红、破损、肿块和其他疾病征象。护士可通过视诊和触诊评估患者皮肤，作为患者一般健康资料和清洁护理的依据。护士在评估患者皮肤时，应仔细检查皮肤的颜色、温度、湿度、弹性及有无皮疹、出血点、紫癜、水肿和瘢痕等异常情况，以及皮肤的感觉和清洁度等。

（一）颜色

皮肤颜色与种族和遗传有关，受毛细血管分布、血红蛋白含量、皮肤厚度、皮下脂肪含量和皮肤色素含量等因素影响。临床上常见的异常皮肤颜色及其原因如下。

1. 苍白　皮肤苍白由贫血、末梢毛细血管痉挛或充盈不足所致，如寒冷、惊恐、休克、虚脱以及主动脉瓣关闭不全等。

2. 发红　皮肤发红由毛细血管扩张充血，血流加速、血量增加及红细胞计数增多所致。生理情况见于运动、饮酒后；病理情况见于发热性疾病，如肺炎链球菌性肺炎、肺结核及猩红热等。

3. 发绀　皮肤呈青紫色，由于单位容积血液中还原血红蛋白含量增高所致，常见于口唇、耳郭、面颊和肢端。

4. 黄染　皮肤黏膜发黄称为黄染。常见原因如下。

（1）黄疸：由血清内胆红素浓度增高致巩膜、皮肤及黏膜黄染称为黄疸。当血清总胆红素浓度超过34.2μmol/L时，可出现黄疸。皮肤黏膜黄染特点：①首先出现于巩膜、硬腭后部及软腭黏膜上，随胆红素浓度的持续增高，黏膜黄染更明显时，方出现皮肤黄染。②巩膜黄染呈连续性，近角巩膜缘处黄染轻、黄色淡，远角巩膜缘处黄染重、黄色深。

（2）胡萝卜素增高：因过多食用胡萝卜、南瓜、橘子导致血中胡萝卜素增高，当超过2.5g/L时，可出现皮肤黄染。皮肤黏膜黄染特点：①首先出现于手掌、足底、前额及鼻部皮肤。②一般不出现巩膜和口腔黏膜黄染。③血中胆红素浓度不高。④停止食用富含胡萝卜素的蔬菜或果汁后，皮肤黄染逐渐消退。

（3）长期服用含有黄色素的药物：如米帕林、呋喃类等药物可引起皮肤黄染。皮肤黏膜黄染特点：①首先出现于皮肤，严重者也可出现于巩膜。②巩膜黄染的特点是近角巩膜缘处黄染重，黄色深；离角巩膜缘越远，黄染越轻，黄色越淡，可用此特点与黄疸相区别。

5. 色素沉着　因皮肤基底层黑色素增多而导致局部或全身皮肤色泽加深。生理情况下，身体外露部分以及乳头、腋窝、生殖器官、关节、肛门周围等处皮肤色素较深。若上述部位色素明显加深或其他部位出现色素沉着，则提示为病理征象。常见于慢性肾上腺皮质功能减退症、肝硬化等。

6. 色素脱失　正常皮肤均含有一定的色素，当酪氨酸酶缺乏致体内酪氨酸转化为多巴胺发生障碍，进而影响黑色素形成时，即可发生色素脱失。临床上常见的色素脱失见于白癜风、白斑和白化病。

（二）温度

皮肤温度有赖于真皮层循环血量，可提示有无感染和循环障碍。如局部有炎症或全身发热时，循环血量增多，局部皮温增高；休克时，末梢循环差，皮温降低。另外，皮肤温度受室温影响，并伴随皮肤颜色变化。皮肤苍白表明环境较冷或有循环障碍；皮肤发红表明环境较热或有炎症存在。

（三）湿度

皮肤湿度与皮肤排泌功能有关。排泌功能由汗腺和皮脂腺完成，其中汗腺起主要作用。出汗多者皮肤湿润，出汗少者皮肤干燥。病理情况下出汗增多或无汗具有一定的诊断价值。手足皮肤发凉而大汗淋漓称为冷汗，见于休克和虚脱患者。

（四）弹性

皮肤弹性与年龄、营养状态、皮下脂肪及组织间隙所含液体量有关。儿童及青年皮肤紧致，富有弹性；中年以后皮肤组织逐渐松弛，弹性减弱；老年人皮肤组织萎缩，皮下脂肪减少，弹性减退。

检查皮肤弹性时，常选择手背或上臂内侧部位，以拇指和示指将皮肤提起，松手后若皮肤皱褶迅速平复为弹性正常，若皱褶平复缓慢为弹性减弱。皮肤弹性减弱常见于老年人、长期消耗性疾病患者或严重脱水者。

（五）其他

其他的皮肤评估包括评估皮肤有无皮疹、皮下出血、皮下结节、水肿和瘢痕等皮肤异常情况，以及皮肤的感觉和清洁度等。

二、皮肤的清洁护理

（一）淋浴和盆浴

如患者病情较轻，能够自行完成洗浴，可采用淋浴或盆浴的方式进行皮肤清洁。根据患者年龄、个人需要和病情选择洗浴方式，确定洗浴频率和洗浴时间，并根据自理能力予以协助。

1. 目的

（1）去除皮肤污垢，保持清洁，促进身心舒适，增进健康。

（2）促进皮肤血液循环，增强皮肤排泄功能，预防感染和压力性损伤等并发症。

（3）促进患者身体放松，增加活动机会。

（4）促进护患交流，增进护患关系。

2. 操作前准备

（1）评估患者并解释：评估患者的年龄、病情、意识、心理状态、自理能力及配合程度；皮肤情况和日常洗浴习惯。向患者及家属解释洗浴的目的、方法、注意事项。

（2）患者准备：①了解洗浴的目的、方法及注意事项。②根据需要协助患者排便。

（3）环境准备：调节室温至22℃以上，水温以皮肤温度为准，夏季可略低于体温，冬季可略高于体温。

（4）护士准备：衣帽整洁，修剪指甲，洗手，戴口罩。

（5）用物准备：具体如下。①治疗车上层：治疗盘内放毛巾、浴巾、浴皂（根据皮肤情况选择酸碱度适宜的洗浴用品）、洗发液；治疗盘外放脸盆、清洁衣裤、拖鞋、手消毒液。②治疗车下层：备生活垃圾桶、医疗垃圾桶。

3. 操作步骤　淋浴和盆浴的操作步骤见表6-6。

表6-6　淋浴和盆浴

步骤	操作要点	语言
1. 核对	备齐用物，携至床旁，核对患者床号、姓名、腕带	“您好，我是您的责任护士，能告诉我您的床号和姓名吗？看一下您的腕带。”

续 表

步骤	操作要点	语言
2. 解释	解释操作目的，取得配合，询问患者有无特殊用物需求	“稍后我帮您洗澡，这样能促进身体放松，让您感觉更加舒适，您对用物有特殊要求吗？”
3. 备物	检查浴盆或浴室是否清洁，防止致病菌传播。浴室放置防滑垫。协助患者准备洗浴用品，放于浴盆或浴室内易取处，防止患者出现意外性跌倒	—
4. 指导	嘱患者穿好浴衣和拖鞋，协助患者进入浴室。指导患者调节冷、热水开关及使用浴室呼叫器，避免患者受凉或意外烫伤。嘱患者进、出浴室时扶好安全扶手，防止患者滑倒或跌倒。浴室勿闩门，将“正在使用”标记挂于浴室门外，发生意外时护士及时入内，在确保安全的前提下，保护患者隐私	—
5. 洗浴	患者洗浴时，护士应在可呼唤到的地方，每隔5分钟检查患者情况，观察患者反应。必要时可在旁守护，防止发生意外。当患者使用呼叫器时，护士应先敲门再进入浴室，以保护患者隐私	“我就在门外，有事您按呼叫器叫我。”
6. 操作后处理	1. 根据情况协助患者擦干皮肤，穿好清洁衣裤和拖鞋，防止受凉。如患者采用盆浴，根据情况协助患者移出浴盆； 2. 协助患者回病室，取舒适卧位，促进患者浴后身体放松； 3. 清洁浴盆或浴室，防止致病菌传播； 4. 将用物放回原处。将“未用”标记挂于浴室门外； 5. 洗手； 6. 记录执行时间及护理效果	“来，我帮您躺好，有任何需要可以按床头铃呼叫我。”

4. 注意事项

（1）洗浴应在进食1小时后进行，以免影响消化功能。

（2）为避免疲倦，盆浴浸泡时间不应超过10分钟。

（3）指导患者掌握呼叫器的使用方法，嘱患者如在洗浴过程中感到虚弱无力或眩晕，应立即呼叫帮助。

（4）若患者发生晕厥，应立即将其抬出，给予平卧、保暖，通知医生并配合处理。

（5）传染病患者应根据病情和隔离原则进行洗浴。

5. 健康教育

（1）指导患者经常检查皮肤卫生情况，确定洗浴频率和方法。

（2）指导患者根据个人皮肤耐受情况选择洗浴用品。

（3）指导患者预防意外跌倒和晕厥的方法。

（二）床上擦浴

对于病情较重、长期卧床、制动或活动受限（如使用石膏、牵引）及身体衰弱无法自行洗浴的患者采用床上擦浴的方式进行皮肤清洁。

1. 目的　观察患者一般情况，活动肢体，防止肌肉挛缩和关节僵硬等并发症发生。其余同淋浴和盆浴目的（1）～（4）。

2. 操作前准备

（1）评估患者并解释：评估患者的年龄、病情、意识、心理状态、自理能力及配合程度；皮肤完整性及清洁度；伤口及引流管情况。向患者及家属解释床上擦浴的目的、方法、注意事项及配合要点，询问是否需要排便。

（2）患者准备：①了解床上擦浴的目的、方法、注意事项及配合要点。②病情稳定，全身状况较好。③根据需要排便。

（3）环境准备：调节室温在24℃以上，关闭门窗，拉上窗帘或使用屏风遮挡。

（4）护士准备：衣帽整洁，修剪指甲，洗手，戴口罩。

（5）用物准备：具体如下。①治疗车上层：浴巾两条、毛巾两条、浴皂、小剪刀、梳子、浴毯、按摩油/膏/乳、护肤用品（润肤剂、爽身粉）。脸盆两个、清洁衣裤和被服、手消毒液。②治疗车下层：水桶两个（一个盛热水，按患者年龄、个人习惯和季节调节水温，另一个盛污水）、便盆及便盆巾、生活垃圾桶和医疗垃圾桶。

3. 操作步骤　床上擦浴的操作步骤见表6-7。

表6-7　床上擦浴操作步骤

步骤	操作要点	语言
1. 核对	备齐用物，携至床旁，将用物置于易取、稳妥处。核对患者床号、姓名、腕带	“您好，我是您的责任护士，能告诉我您的床号和姓名吗？看一下您的腕带。”
2. 解释，按需要给予便器	解释操作目的，取得配合。询问患者有无特殊用物需求。温水擦洗时易引起患者排尿和排便反射	“稍后我帮您擦洗身体，这样能促进身体放松，让您感觉更加舒适，您对用物有特殊要求吗？需要大小便吗？”
3. 关闭门窗，屏风遮挡	防止着凉，保护隐私	—
4. 体位	协助患者移近护士，取舒适卧位，并保持身体平衡，避免操作中护士身体过度伸展，减少肌肉紧张和疲劳	—
5. 盖浴毯	根据病情放平床头及床尾支架，松开盖被，移至床尾，防止洗浴时弄脏或浸湿。浴毯遮盖患者，用于保暖和维护患者隐私	—
6. 备水	将脸盆和浴皂放于床旁桌上，倒入适量温水，促进身体舒适和肌肉放松，避免受凉	—
7. 擦洗面部和颈部	1. 将一条浴巾铺于患者枕上，另一条浴巾盖于患者胸部。将毛巾叠成手套状包于手上（图6-4）。将包好的毛巾放入水中，彻底浸湿。毛巾折叠可保持擦浴时毛巾温度，避免毛巾边缘过凉刺激患者皮肤； 2. 温水擦洗患者眼部，由内眦至外眦，防止眼部分泌物进入鼻泪管；使用毛巾不同部位轻轻擦干眼部，避免交叉感染；避免使用浴皂，以免引起眼部刺激症状； 3. 按顺序洗净并擦干前额、面颊、鼻翼、耳后、下颌直至颈部，注意擦净耳郭、耳后及皮肤皱褶处，根据患者情况和习惯使用浴皂； 除眼部外，其他部位一般采用清水和浴皂各擦洗一遍，再用清水擦净及浴巾擦干的顺序擦洗	—

续 表

步骤	操作要点	语言
8．擦洗上肢和手	1．脱去上衣，充分暴露擦洗部位，盖好浴毯。先脱近侧，后脱远侧。如有肢体外伤或活动障碍，应先脱健侧，后脱患侧，避免患侧关节过度活动； 2．移去近侧上肢浴毯，将浴巾纵向铺于患者上肢下面； 3．将毛巾涂好浴皂，擦洗患者上肢，直至腋窝，而后用清水擦净，浴巾擦干，注意洗净腋窝等皮肤皱褶处； 4．将浴巾对折，放于患者床边处。置脸盆于浴巾上。协助患者将手浸于脸盆中，洗净并擦干。根据情况修剪指甲。操作后移至对侧，同法擦洗对侧上肢； 5．擦洗皮肤时力量适度，以能够刺激肌肉组织并促进皮肤血液循环为宜	—
9．擦洗胸、腹部	1．根据需要换水，测试水温； 2．将浴巾盖于患者胸部，将浴毯向下折叠至患者脐部，减少患者身体不必要的暴露，保护隐私。护士一手掀起浴巾一边，用另一只包有毛巾的手擦洗患者胸部。擦洗女性患者乳房时应环形用力，注意擦净乳房下皮肤皱褶处。必要时，可将乳房抬起以擦洗皱褶处皮肤。彻底擦干胸部皮肤； 3．将浴巾纵向盖于患者胸、腹部（可使用两条浴巾）。将浴毯向下折叠至会阴部。护士一手掀起浴巾一边，用另一只包有毛巾的手擦洗患者腹部一侧，同法擦洗腹部另一侧。彻底擦干腹部皮肤	—
10．擦洗背部	1．协助患者取侧卧位，背向护士。将浴巾纵向铺于患者身下； 2．将浴毯盖于患者肩部和腿部； 3．依次擦洗后颈部、背部至臀部。因臀部和肛门部位皮肤皱褶处常有粪便，易滋生细菌，因此要注意擦净皮肤皱褶； 4．进行背部按摩［参见本节二、皮肤的清洁护理（三）背部按摩］； 5．协助患者穿好清洁上衣。先穿对侧，后穿近侧。如有肢体外伤或活动障碍，先穿患侧，后穿健侧，以减少肢体关节活动，便于操作； 6．将浴毯盖于患者胸、腹部。换水	—
11．擦洗下肢、足部及会阴部	1．协助患者平卧； 2．将浴毯撤至床中线处，盖于远侧腿部，遮盖会阴部位。将浴巾纵向铺于近侧腿部下面； 3．依次擦洗踝部、膝关节、大腿，促进静脉回流，洗净后彻底擦干； 4．移盆于足下，盆下垫浴巾，确保足部接触盆底，以保持稳定； 5．一手托起患者小腿部，将足部置于盆内，浸泡后擦洗足部。注意洗净并擦干趾间部位。根据情况修剪趾甲，彻底擦干足部。若足部过于干燥，可使用润肤剂； 6．护士移至床对侧。将浴毯盖于洗净腿，同法擦洗近侧下肢。擦洗后，浴毯盖好患者。换水； 7．用浴巾盖好上肢和胸部，浴毯盖好下肢，只暴露会阴部。洗净并擦干会阴部（参见本章第四节会阴部护理）； 8．协助穿好清洁裤子	—
12．梳头	协助患者取舒适体位，为患者梳头，维护患者个人形象，满足自尊需求	—

续　表

步骤	操作要点	语言
13. 操作后处理	1. 整理床单位，按需更换床单； 2. 整理用物，放回原处； 3. 洗手，减少致病菌传播； 4. 记录执行时间及护理效果	“来，我帮您躺好，有任何需要可以按床头铃呼叫我，谢谢您的配合。”

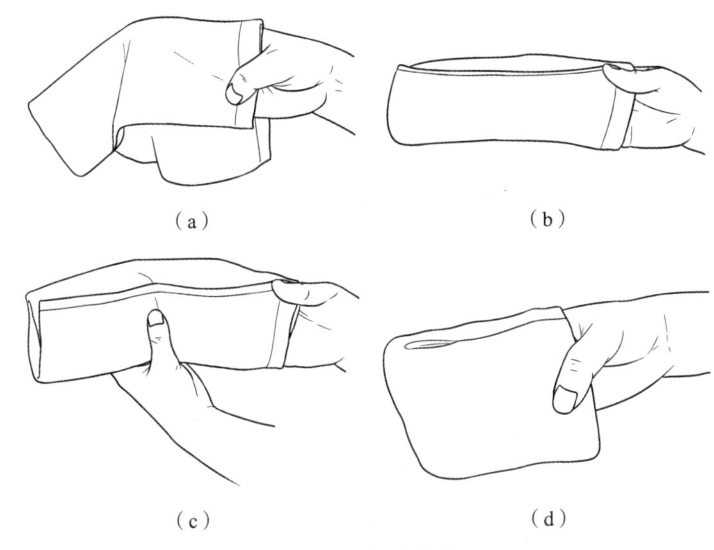

图6-4　包毛巾法

4. 注意事项

（1）擦浴时应注意患者保暖，控制室温，随时调节水温，及时为患者盖好浴毯。天冷时可在被内操作。

（2）操作时动作敏捷、轻柔，减少翻动次数。通常于15～30分钟内完成擦浴。

（3）擦浴过程中应注意观察患者病情变化及皮肤情况，如出现寒战、面色苍白、脉速等征象，应立即停止擦浴，并给予适当处理。

（4）临近分娩孕妇轻柔擦洗乳头，避免过度摩擦诱发刺激宫缩。

（5）擦浴时注意保护患者隐私，减少身体不必要的暴露。

（6）擦浴过程中，注意遵循节时省力原则。

（7）擦浴过程中注意保护伤口和引流管，避免伤口受压、引流管弯折或扭曲。

5. 健康教育

（1）向患者及家属讲解皮肤护理的意义、方法及进行床上擦浴时的注意事项。

（2）教育并指导患者经常观察皮肤，预防感染和压力性损伤等并发症发生。

（三）背部按摩（back massage）

背部按摩可促进背部皮肤的血液循环，促进患者放松，并增进护患关系。背部按摩通常于患者洗浴后进行。行背部按摩前应先了解患者病情，确定有无禁忌证，如背部手术或肋骨骨折患者禁止进行背部按摩。行背部按摩时，注意观察患者皮肤有无破损迹象。

1. 目的

（1）促进皮肤血液循环，预防压力性损伤等并发症发生。

（2）观察患者一般情况、皮肤有无破损。

（3）满足患者身心需要，增进护患关系。

2. 操作前准备

（1）评估患者并解释：评估患者的年龄、病情、意识、心理状态、合作程度及背部皮肤状况。向患者及家属解释背部按摩的目的、方法、注意事项及配合要点。

（2）患者准备：①了解背部按摩的目的、方法、注意事项及配合要点。②病情稳定，全身状况较好。

（3）环境准备：关闭门窗，调节室温在24℃以上，拉上窗帘或使用屏风遮挡。

（4）护士准备：衣帽整洁，修剪指甲，洗手，戴口罩。

（5）用物准备：具体如下。①治疗车上层：毛巾、浴巾、按摩油/膏/乳、脸盆（盛温水）、手消液。②治疗车下层：生活垃圾桶、医疗垃圾桶。

3. 操作步骤　背部按摩的操作步骤见表6-8。

表6-8　背部按摩

步骤	操作要点	语言
1. 核对	备齐用物，携至床旁，核对患者床号、姓名、腕带	“您好，我是您的责任护士，能告诉我您的床号和姓名吗？看一下您的腕带。”
2. 解释	解释操作目的，取得配合	“稍后我帮您做一下背部按摩，这样能促进血液循环，预防压力性损伤，让您感觉更加舒适，您配合我一下好吗？”
3. 备水	将盛有温水的脸盆置于床旁桌或床旁椅上	—
4. 体位	协助患者取俯卧位或侧卧位，背向操作者，利于操作，同时保护患者隐私，利于患者放松	—
5. 按摩	1. 俯卧位背部按摩 （1）铺浴巾：暴露患者背部、肩部、上肢及臀部，身体其他部位用盖被盖好，减少不必要的身体暴露。将浴巾纵向铺于患者身下，防止浸湿床单； （2）清洁背部：用毛巾依次擦洗患者的颈部、肩部、背部及臀部； （3）全背按摩：两手掌蘸少许按摩油/膏/乳，用手掌大、小鱼际以环形方式按摩。从骶尾部开始，沿脊柱两侧向上按摩至肩部，按摩肩胛部位时应用力稍轻；再从上臂沿背部两侧向下按摩至髂嵴部位。如此有节律地按摩数次。至少持续3分钟； （4）用拇指指腹蘸按摩油/膏/乳，由骶尾部开始沿脊柱旁按摩至肩部、颈部，再继续向下按摩至骶尾部； （5）用手掌大、小鱼际蘸按摩油/膏/乳紧贴皮肤按摩其他受压处，按向心方向按摩，力度由轻至重，再由重至轻。按摩3～5分钟； （6）背部轻叩3分钟； 2. 侧卧位背部按摩 （1）协助患者取侧卧位，先按摩一侧背部，操作要点同俯卧位背部按摩（1）～（6）； （2）协助患者转向另一侧卧位，按摩另一侧髋部	“您觉得温度可以吗？” “有任何不舒服您告诉我。” “您觉得力度可以吗？”

续　表

步骤	操作要点	语言
6. 更换衣服	撤去浴巾，协助患者穿衣	—
7. 操作后处理	1. 协助患者取舒适卧位，促进患者放松，增加背部按摩效果； 2. 整理床单位； 3. 整理用物； 4. 洗手； 5. 记录执行时间及护理效果	“来，我帮您躺好，有任何需要可以按床头铃呼叫我，谢谢您的配合。”

4. 注意事项

（1）操作过程中注意监测患者生命体征，如有异常应立即停止操作。

（2）护士操作时应遵循人体力学原理，注意节时省力。

（3）按摩力量适中，避免用力过大造成皮肤损伤。

5. 健康教育

（1）向患者及家属进行健康宣教，讲解背部按摩对预防压力性损伤的重要性。

（2）指导患者经常自行检查皮肤，于卧位或坐位时采用减压方法，对受压处皮肤进行适当按摩，并有计划、适度地活动全身。

（3）教育患者保持皮肤及床褥的清洁卫生，鼓励患者及家属积极参与自我护理。

三、压力性损伤

压力性损伤（pressure injury）是长期卧床患者或躯体移动障碍患者皮肤易出现的最严重问题，具有发病率高、病程发展快、难以治愈及治愈后易复发的特点，一直是医疗和护理领域的难题，引起医疗机构的广泛关注。

压力性损伤是位于骨隆突处、医疗或其他器械下的皮肤和/或软组织的局部损伤。可表现为皮肤完整或开放性溃疡，可伴有疼痛。损伤因强烈和/或长期存在的压力或压力联合剪切力而导致。软组织对压力和剪切力的耐受性受微环境、营养、灌注、合并证以及软组织情况的影响。因用于诊断或治疗目的使用器械而产生的压力性损伤称为器械相关压力性损伤（devices related pressure injury，DRPI），其损伤形状与器械形状一致。

压力性损伤本身并不是原发疾病，大多是由于其他原发病未能很好地护理而造成的皮肤损伤，一旦发生压力性损伤，不仅增加患者痛苦、加重病情及延长康复时间，严重时还会因继发感染引起败血症而危及生命。因此，必须加强患者皮肤护理，预防和减少压力性损伤发生。虽然近年来医疗护理服务水平已有很大提高，但从全球范围看，压力性损伤的发生率并无下降趋势。目前将压力性损伤患病率和发生率作为监测压力性损伤预防干预效果的标准。

（一）压力性损伤发生的原因

压力性损伤的形成是一个复杂的病理过程，是局部和全身因素综合作用的结果。

1. 力学因素　压力性损伤不仅由垂直压力引起，还可由摩擦力和剪切力引起，通常是由2～3种力联合作用所导致。

（1）垂直压力（pressure）：对局部组织的持续性垂直压力是引起压力性损伤的最重要原因。当持续性垂直压力超过毛细血管压（正常为16～32mmHg）时，即可阻断毛细血管对组织的灌注，致使氧和营养物质供应不足，代谢废物排出受阻，导致组织发生缺血、溃烂或坏死。压力性损伤形成与压力强度和持续时间有密切关系。压力越大，持续时间越长，发生压力性损伤的概率越高。此外，压力性损伤发生与组织耐受性有关，肌肉和脂肪组织因代谢活跃，较皮肤对压力更为敏感，因此最先受累且较早出现变性和坏死。垂直压力常见于长时间采用某种体位，如卧位、坐位者。

（2）摩擦力（friction）：由两层相互接触的表面发生相对移动而产生。摩擦力作用于皮肤可损害皮肤的保护性角质层而使皮肤屏障作用受损，增加皮肤对压力性损伤的敏感性。摩擦力主要来源于皮肤与衣、裤或床单表面逆行的阻力摩擦，尤其当床面不平整（如床单或衣裤有皱褶或床单有渣屑）时，皮肤受到的摩擦力会增加。患者在床上活动或坐轮椅时，皮肤随时可受到床单和轮椅表面的逆行阻力摩擦。搬运患者时，拖拉动作也会产生摩擦力而使患者皮肤受到损伤。皮肤擦伤后，受潮湿、污染而易发生压力性损伤。

（3）剪切力（shearing force）：由两层组织相邻表面间的滑行而产生的进行性相对移位所引起，由压力和摩擦力协同作用而成，与体位有密切关系。如半坐卧位时，骨骼及深层组织由于重力作用向下滑行，而皮肤及表层组织由于摩擦力而仍停留在原位，从而导致两层组织间产生进行性相对移位而形成剪切力。剪切力发生时，因由筋膜下及肌肉内穿出供应皮肤的毛细血管被牵拉、扭曲、撕裂，阻断局部皮肤、皮下组织、肌层等全层组织的血液供应，引起血液循环障碍而发生深层组织坏死，形成剪切力性溃疡（图6-5）。由剪切力造成的严重伤害早期不易被发现，且多表现为口小底大的潜行伤口。当剪切力与压力共同作用时，阻断血流的作用将更加显著。

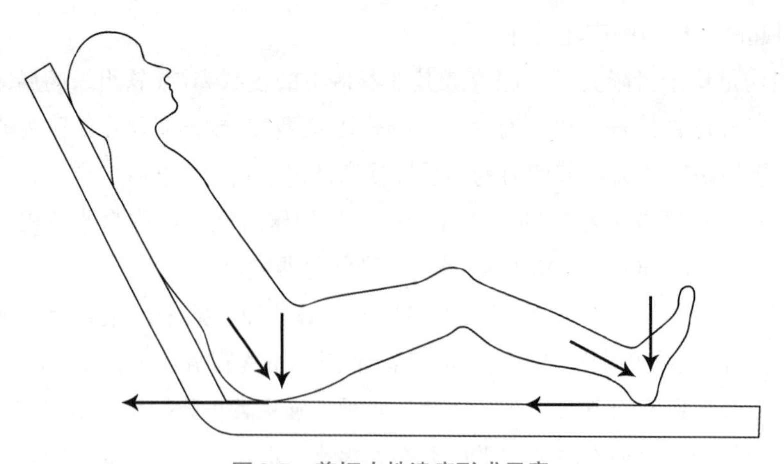

图6-5 剪切力性溃疡形成示意

2. 局部潮湿或排泄物刺激　因大小便失禁、汗液、尿液及各种渗出引流液等引起的潮湿刺激导致皮肤浸渍、松软，削弱其屏障作用，致使皮肤易受剪切力和摩擦力等损伤。尤其是尿液和粪便中化学物质的刺激使皮肤酸碱度发生改变，致使表皮角质层的保护能力下降，皮肤组织破溃，容易继发感染。此外，过度擦洗可进一步清除保护皮肤的天然润滑剂，致使皮肤易损性增加。

3. 营养状况　营养状况是影响压力性损伤形成的重要因素。全身出现营养障碍时，营养摄入不足，蛋白质合成减少，出现负氮平衡，皮下脂肪减少，肌肉萎缩。一旦受压，骨隆突处皮肤要承受外界压力和骨隆突本身对皮肤的挤压力，受压处因缺乏肌肉和脂肪组织保护而容易引起血液循环障碍，出现压力性损伤。过度肥胖者卧床时体重对皮肤的压力较大，因而容易发生压力性损伤。

4. 年龄　老年人因老化过程导致皮肤在解剖结构、生理功能及免疫功能等方面均出现衰退现象，表现为皮肤松弛、干燥、缺乏弹性，皮下脂肪萎缩、变薄，皮肤抵抗力下降，对外部环境反应迟钝，皮肤血流速度下降且血管脆性增加，导致皮肤易损性增加。

5. 体温升高　体温升高时，机体新陈代谢率增高，组织细胞对氧的需求量增加。加之局部组织受压，使已有的组织缺氧更加严重。因此，伴有高热的严重感染患者存在组织受压情况时，压力性损伤发生的概率升高。

6. 器械使用　因长期使用医疗器械，如心电监护仪、吸氧面罩、呼吸机、气管切开导管、各种约束装置及矫正器等，可在医疗器械使用的部位产生压力和/或造成局部温、湿度改变，导致局部皮肤组织耐受性下降，进而发生不同程度的压力性损伤。

7. 机体活动和/或感觉障碍　活动障碍多由神经损伤、手术麻醉或制动造成，自主活动能力减退或丧失使局部组织长期受压，血液循环障碍而发生压力性损伤。感觉受损可造成机体对伤害性刺激反应障碍，保护性反射迟钝，长时间受压后局部组织坏死而导致压力性损伤发生。

8. 急性应激因素　急性应激使机体对压力的敏感性增加，导致压力性损伤发生率增高。此外，急性应激引起体内代谢紊乱，应激激素大量释放，中枢神经系统和内分泌系统发生紊乱，机体内环境的稳定性被破坏，机体组织失去承压能力，从而引发压力性损伤。

（二）压力性损伤的分期

据美国国家压力性损伤咨询委员会（National Pressure Injury Advisory Panel，NPIAP）/欧洲压力性损伤咨询委员会（European Pressure Ulcer Advisory Panel，EPUAP）压力性损伤分类系统，压力性损伤分为1～4期、深部组织损伤和不可分期（图6-6）。

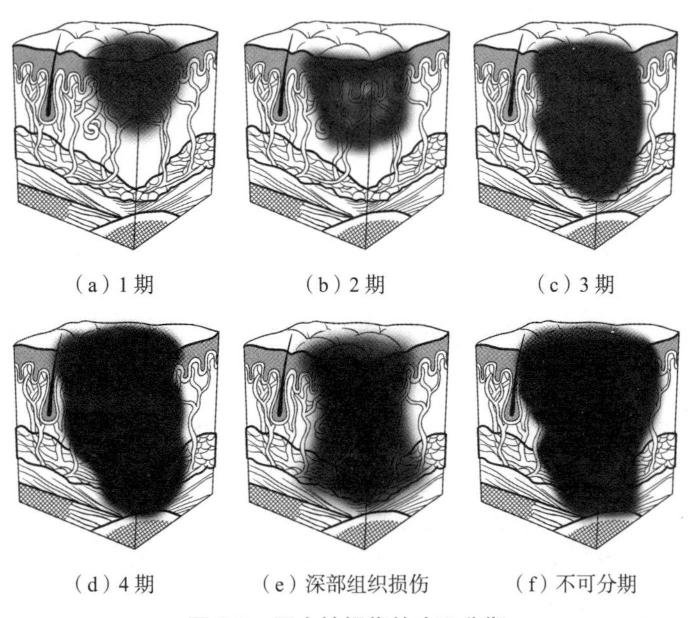

（a）1期　（b）2期　（c）3期

（d）4期　（e）深部组织损伤　（f）不可分期

图6-6　压力性损伤的病理分期

1. 1期　指压不变白的红斑，皮肤完整。局部皮肤完好，出现压之不褪色的局限性红斑，通常位于骨隆突处。与周围组织相比，该区域可有疼痛、坚硬或松软，皮温升高或降低。肤色较深者因不易观察到明显红斑而难以识别，可根据其颜色与周围皮肤不同来判断。

2. 2期　部分皮层缺损。部分表皮缺损伴真皮层暴露，表现为浅表开放性溃疡，创面呈粉红色、无腐肉；也可表现为完整或破损的浆液性水疱。

3. 3期　全层皮肤缺损。全层皮肤缺损，可见皮下脂肪，但无筋膜、肌腱/肌肉、韧带、软骨/骨骼暴露。可见腐肉和/或焦痂，但未掩盖组织缺失的深度。可有潜行或窦道。此期压力性损伤的深度依解剖学位置不同而表现各异，鼻、耳、枕骨和踝部因皮下组织缺乏可表现为表浅溃疡；臀部等脂肪丰富部位可发展成深部伤口。

4. 4期　全层皮肤和组织缺损。全层皮肤或组织缺损，伴骨骼、肌腱或肌肉外露。创面基底部可有腐肉和焦痂覆盖，常伴有潜行或窦道。与3期类似，此期压力性损伤的深度取决于解剖位置，可扩展至肌肉和/或筋膜、肌腱或关节囊，严重时可导致骨髓炎。

5. 深部组织损伤　皮肤完整或破损，局部出现持续的指压不变白，皮肤呈深红色、栗色或紫色，或表皮分离后出现暗红色伤口或充血性水疱。可伴疼痛、坚硬、糜烂、松软、潮湿、皮温升高或降低。肤色较深者难以识别深层组织损伤。

6. 不可分期　全层皮肤和组织缺损，因创面基底部被腐肉和/或焦痂掩盖而无法确认组织缺失程度。需去除腐肉和/或焦痂后方可判断损伤程度。

（三）压力性损伤的评估

1. 风险因素与风险评估　评估压力性损伤风险时需考虑移动和活动受限情况，以及承受的摩擦力和剪切力情况。此外，还需考虑压力性损伤史、有无压力点疼痛、是否患有糖尿病、是否使用医疗器械，以及营养状态和皮肤潮湿度等。

评估时可使用风险评估工具对患者发生压力性损伤的危险因素进行定性和定量综合分析，由此判断发生压力性损伤的危险程度，降低压力性损伤预防护理工作的盲目性和被动性，提高压力性损伤预防工作的有效性和针对性。常用压力性损伤风险评估工具包括布雷登（Braden）量表、诺顿（Norton）量表、沃特洛（Waterlow）量表及安德森（Andersen）危险指标记分法等。应用压力性损伤风险评估工具时需根据患者的具体情况进行动态评估，及时修正措施，实施重点预防。

（1）Braden量表：是目前国内外用来预测压力性损伤发生的较为常用的方法之一（表6-9），对压力性损伤高危人群具有较好的预测效果，且评估简便、易行。Braden量表的评估内容包括感觉、潮湿、活动力、移动力、营养及摩擦力和剪切力6部分。总分值范围为6～23分，分值越小，提示发生压力性损伤的危险性越高。评分≤18分，提示患者有发生压力性损伤的危险，建议采取预防措施。

（2）Norton量表：也是目前公认用于预测压力性损伤发生的有效评分方法（表6-10），特别适用于老年患者的评估。Norton量表从五个方面评估压力性损伤的危险因素：身体状况、精神状态、活动能力、灵活程度及失禁情况。总分值范围为5～20分，分值越小，表明发生压力性损伤的危险性越高。评分≤14分，提示易发生压力性损伤。由于此评估表缺乏营养状态的评估，故临床使用时需补充相关内容。

表6-9　Braden量表

项目	评分			
	1分	2分	3分	4分
感觉：对压力相关不适的感受能力	完全受限	非常受限	轻度受限	未受损
潮湿：皮肤暴露于潮湿环境的程度	持续潮湿	潮湿	有时潮湿	很少潮湿
活动力：身体活动程度	限制卧床	坐位	偶尔行走	经常行走
移动力：改变和控制体位的能力	完全无法移动	严重受限	轻度受限	未受限
营养：日常食物摄取状态	非常差	可能缺乏	充足	丰富
摩擦力和剪切力	有问题	有潜在问题	无明显问题	—

表6-10　Norton量表

项目	评分			
	4分	3分	2分	1分
身体状况	良好	一般	不好	极差
精神状态	思维敏捷	无动于衷	不合逻辑	昏迷
活动能力	可以走动	需协助	坐轮椅	卧床
灵活程度	行动自如	轻微受限	非常受限	不能活动
失禁情况	无失禁	偶有失禁	经常失禁	二便失禁

2. 高危人群　压力性损伤发生的高危人群包括：①慢性神经系统疾病患者。②脊髓损伤患者。③老年人。④姑息治疗患者。⑤肥胖患者。⑥转运途中患者。⑦长时间手术患者。⑧新生儿和儿童。⑨糖尿病患者。⑩使用医疗器械患者。对上述高危人群需加强压力性损伤预防与管理。

3. 易患部位　压力性损伤好发于长期受压及缺乏脂肪组织保护、无肌肉包裹或肌层较薄的骨隆突处。卧位不同，受压点不同，好发部位亦不同（图6-7）。

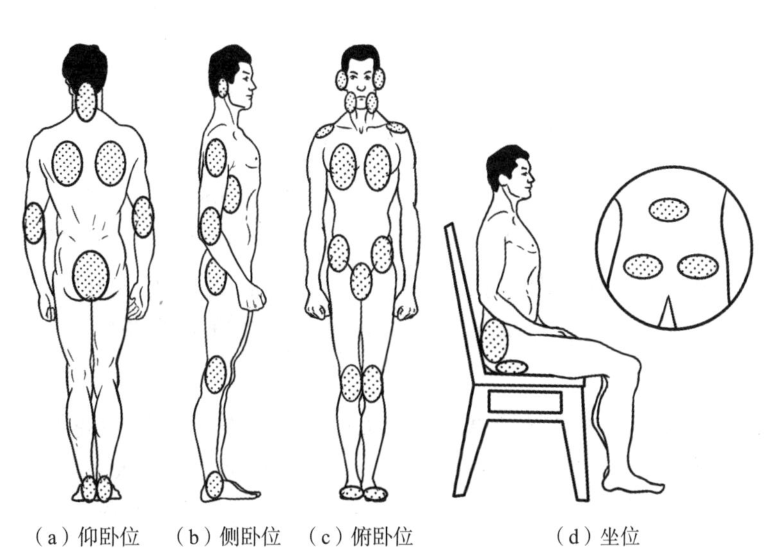

图6-7　压力性损伤好发部位

（1）仰卧位：好发于枕骨粗隆、肩胛部、肘部、骶尾部及足跟部。

（2）侧卧位：好发于耳郭、肩峰、肋骨、肘部、髋部、膝关节内外侧及内外踝处。

（3）俯卧位：好发于面颊部、耳郭、肩部、女性乳房、男性生殖器、髂嵴、膝部及足尖处。

（4）坐位：好发于坐骨结节处。

器械相关压力性损伤多发生于器械与皮肤长期接触处，即器械直接压迫的皮肤之下，尤其以脂肪组织较少的部位最为严重，颜面部和颈部因皮下脂肪较少，更容易造成器械相关压力性损伤。器械相关压力性损伤常因医疗器械固定使接触部位皮肤破损隐秘而难以被及时发现。常见器械如呼吸面罩、外周中心静脉置管、吸氧管等管路、石膏和夹板等矫形器械设备。

（四）压力性损伤的预防

压力性损伤预防的关键在于加强管理，消除危险因素。压力性损伤一旦发生，会对患者及其家庭乃至社会产生不利影响，因此压力性损伤的预防尤为重要。精心、科学的护理可将压力性损伤的发生率降到最低。为此，护士在工作中要做到“六勤”，即勤观察、勤翻身、勤按摩、勤擦洗、勤整理及勤更换。交接班时，护士应严格、细致地交接患者的局部皮肤情况和护理措施的执行情况。但是，并非所有的压力性损伤均可预防。某些患者由于特殊的自身条件使压力性损伤的发生在所难免，如严重负氮平衡的恶病质患者，因软组织过度消耗失去保护作用，损伤后自身修复亦困难，难以预防压力性损伤的发生。另外，因某些疾病限制翻身，如神经外科患者需要镇静药以减少颅内压增高的危险，翻身不利于颅内压稳定，因此也难以预防压力性损伤的发生。

1. 进行皮肤和组织评估 对于压力性损伤的预防、分期、诊断及治疗至关重要。评估时需检查有无红斑，若有红斑需鉴别红斑范围和分析红斑产生原因。此外，评估时还应评估皮肤温度、水肿、硬度和疼痛情况。评估时除采用直接观察方法外，还可使用水分测量装置及超声、激光多普勒血流测定等多种皮肤评估新技术作为辅助手段。

2. 采取预防性皮肤护理措施 保护皮肤、预防皮肤损伤的措施包括：①保持皮肤清洁，避免局部不良刺激。②使用隔离产品，避免皮肤受潮。③避免用力按摩或用力擦洗易患部位皮肤，防止造成皮肤损伤。④失禁患者使用高吸收性失禁产品，并定期检查失禁情况，及时处理排泄物。⑤使用硅胶泡沫敷料等皮肤保护用品，保护易患部位皮肤。⑥摆放体位时避免红斑区域受压。

3. 进行营养评估 营养不良与压力性损伤的发生、严重程度及愈合时间有关。因此，对于压力性损伤高危人群可采用营养筛选工具进行全面营养评估，制订个体化营养治疗计划。合理膳食是改善患者营养状况、促进创面愈合的重要措施。在病情允许情况下，给予压力性损伤高危人群高热量、高蛋白及高维生素饮食，增强机体抵抗力和组织修复能力，并促进创面愈合。维生素C和锌对伤口愈合具有重要作用，对于压力性损伤高危人群可适当给予补充。

4. 进行体位变换 体位变换可间歇性解除压力或使压力再分布，避免局部组织长期受压。

经常翻身是长期卧床患者最简单而有效的解除压力的方法。翻身频率需个体化，根据患者的移动和活动能力、皮肤和组织耐受度、病情、皮肤状况、整体治疗目标、舒适感和疼痛感而确定。一般每2小时翻身一次，必要时每30分钟翻身一次。变换体位时需掌握翻身技巧或借助辅助装置，避免推、拉、推等动作，避免皮肤受到摩擦力和剪切力作用。

体位变换后需合理摆放体位，使骨隆突处压力最小化，并使压力得到最大限度重新分配，尤其需注意足跟处的减压，注意镇静中的新生儿或婴儿头部受压部位的改变，以及避免皮肤与医疗设备直接接触。手术患者需注意不同手术体位压力点的变化。

长期卧床患者可采用30°斜侧卧位，避免骶尾部和大转子受压；在病情允许情况下床头抬高角度限制于30°内，避免身体下滑而形成剪切力；长期坐位患者，除需注意维持其稳定性及全范围活动性外，还应注意保持合适坐姿以减轻剪切力和压力对皮肤和软组织的作用。

变换体位的同时评估患者皮肤情况，建立床头翻身记录卡（表6-11），记录翻身时间、卧位变化及皮肤情况。

表6-11 翻身记录卡

姓名： 床号：

日期/时间	卧位	皮肤情况及备注	执行者

5. 选择和使用合适的支撑面 支撑面是指用于压力再分布的装置，可调整组织负荷和微环境情况，如泡沫床垫、气垫床、减压坐垫、医用级羊皮垫等。选择支撑面时需考虑患者制动的程度、对微环境控制和剪切力降低的需求、患者的体型和体重，以及压力性损伤发生的危险程度等因素。需要注意的是，尽管使用支撑面，仍需经常进行体位变换以预防压力性损伤发生。

6. 鼓励患者早期活动 早期活动可降低因长期卧床造成患者临床情况恶化的风险，活动频率和活动强度需根据患者耐受程度和发生压力性损伤危险程度决定。在病情允许情况下，协助患者进行肢体功能练习，鼓励患者尽早离床活动，预防压力性损伤发生。

7. 实施健康教育 确保患者和家属的知情权，使其了解自身皮肤状态及压力性损伤的风险与危害，指导其掌握预防压力性损伤的知识和技能，如营养知识、翻身技巧及预防皮肤损伤的技巧等，从而鼓励患者及家属有效参与或独立采取预防压力性损伤的措施。

对于器械相关压力性损伤，采取如下预防措施。

（1）合理选择和正确使用医疗器械：选择尺寸大小及形状合适的器械，使用时佩戴合适，定期监测医疗器械固定装置的松紧度，避免过度受压，在不造成额外压力的情况下防止脱落。

（2）定期评估皮肤，做好皮肤护理：每天至少检查医疗器械下方或周围皮肤两次，观察有无压力性损伤迹象，并注意保持医疗器械下方皮肤清洁。

（3）采取压力再分布措施：通过调整体位、交替使用或重新放置医疗器械，使医疗器械所致压力得以再分布。新指南提出，在对儿童和成年人进行氧疗时，在保障安全的情况下，建议采用面罩和鼻塞交替给氧的方式以降低鼻、面部压力性损伤程度。

（4）使用预防性敷料，降低压力性损伤相关风险。

知识拓展

成人呼吸支持治疗器械相关压力性损伤的预防

去除或减轻器械相关压力性损伤的风险因素主要包括以下内容。

1. 应根据医嘱、呼吸支持治疗的目的，结合医疗机构现有器械及患者病情、面部轮廓选择呼吸支持治疗器械。

2. 宜选择材质柔软、大小合适的呼吸支持治疗器械。

3. 应结合产品说明书和患者情况，正确佩戴和固定呼吸支持治疗器械：①行无创通气的患者，应使面罩与面部平行，呼吸机显示的漏气量≤30L/min。②固定经鼻气管插管时，可使用加强胶布或抗过敏胶布；固定经口气管插管时，可使用固定器或加强固定胶布和系带双重固定。使用胶布时，宜采用无张力固定。③固定气管切开套管时，固定带与皮肤之间宜容纳2横指。④宜交替使用或重置呼吸支持治疗器械再分布器械接触处的压力。⑤宜在呼吸支持治疗器械下方使用预防性敷料：宜选择易于移除或观察的预防性敷料，如泡沫敷料、水胶体敷料、半透膜敷料；宜根据医疗器械与皮肤接触面的形状剪裁预防性敷料；应确保呼吸支持治疗器械使用效果不受预防性敷料的影响；若敷料破损、移位、松动、过湿或污染时，应及时更换。

资料来源：中华护理学会. 成人呼吸支持治疗器械相关压力性损伤的预防：T/CNAS 34—2023 [S]. 北京：中华护理学会，2023：10.

（五）压力性损伤的治疗与护理

1. 全身治疗与护理　积极治疗原发病，补充营养和进行全身抗感染治疗等。良好的营养是创面愈合的重要条件，因此应给予患者平衡饮食，增加蛋白质、维生素及微量元素的摄入。对长期不愈的压力性损伤，可静脉滴注复方氨基酸溶液。低蛋白血症患者可静脉输入血浆或人血白蛋白，提高血浆胶体渗透压，改善皮肤血液循环。胃肠道摄入、消化和吸入营养障碍者可采用全胃肠外营养治疗，保证营养物质供给以满足机体代谢需要。此外，遵医嘱给予抗感染治疗，预防败血症发生。同时加强心理护理，促进身体早日康复。

2. 局部治疗与护理　除可采取上述压力性损伤预防措施外，还需根据压力性损伤创面的特点和伤口情况，采取针对性的治疗和护理措施。

（1）压力性损伤评估及愈合监测：全面的压力性损伤评估是制订压力性损伤治疗和护理方案的前提。初始评估后，需至少每周进行压力性损伤评估一次，评估内容包括压力性损伤的部位、分期、大小（长、宽、深）、颜色、组织类型、创缘、窦道、潜行、瘘管、渗出、气味及伤口周围情况等。更换敷料时需根据创面情况、渗出液变化和有无感染迹象等判断压力性损伤是否改善或恶化。若伤口面积增大、组织类型改变、伤口渗液增多或出现临床感染等其他迹象，提示压力性损伤恶化，需及时调整治疗方案；若渗液减少、伤口面积缩小和创面组织好转提示压力性损伤愈合良好。

压力性损伤的愈合监测由医疗专业人员辅以压力性损伤评估工具和数字成像得以完成，

对压力性损伤愈合过程进行精确测量和描述有助于评价伤口的愈合趋势，为进一步治疗提供依据。常用于评估压力性损伤愈合过程的量表包括贝茨-詹森伤口评价工具（Bates-Jensen Wound assessment tool，BWAT）、压力性损伤愈合评价量表（pressure ulcer scale for healing，PUSH）和压力性损伤状态工具（pressure sore status tool，PSST）等。

（2）疼痛评估与处理：压力性损伤会让患者产生痛感，无论在静息状态还是在进行治疗、护理操作时均可出现。因此，做好压力性损伤相关性疼痛的评估、预防和管理，尤其是预防和减轻治疗和护理操作所致的疼痛至关重要。如为患者变换体位时可使用吊带或转运床单以减少摩擦力和剪切力，同时保持床单平整无皱褶；摆放体位时避开压力性损伤部位和避免采用导致压力增加的体位；选择敷料时选择更换频率低、容易去除的敷料，避免对皮肤产生机械性损伤。在伤口治疗和护理操作开始前需采取充分的疼痛控制手段。

（3）使用伤口敷料：湿性伤口愈合理论提出，适度湿润、密闭、微酸（接近于皮肤pH）、低氧或无氧且接近于体温的伤口环境为创面愈合的适宜环境。随着湿性伤口愈合理论的提出及创面愈合病理生理过程的深入研究，湿性敷料不断改进并发展，目前已广泛用于压力性损伤的临床治疗。常用的湿性敷料包括水胶体敷料、透明膜敷料、水凝胶敷料、藻酸盐类敷料、泡沫敷料、高吸收性敷料等。每种类型敷料具有各自的优缺点和临床适应证，需根据压力性损伤的分期、伤口渗出物的性质和量、创面基底组织状况、压力性损伤周围情况、压力性损伤大小、深度和部位，以及是否存在瘘管和/或潜行等因素进行选择。

（4）伤口治疗与护理：包括清洗和清创。

1）清洗：每次更换敷料时需进行伤口清洗，以清除表面残留物和敷料残留物。伤口清洗液需根据伤口类型进行选择，创面无感染时多采用对健康组织无刺激的生理盐水进行冲洗，对确诊感染、疑似感染或疑似严重细菌定植的压力性损伤，需根据创面细菌培养及药物敏感试验结果选择带有表面活性剂和/或抗菌剂的清洗液。清洗时需避免交叉感染，并注意窦道、潜行或瘘管的处理。

2）清创：指清除压力性损伤创面或创缘无活力的坏死组织。常用的清创方法包括外科清创、保守锐性清创、自溶性清创、生物性清创和机械性清创，清创方法需根据患者的病情和耐受性、局部伤口坏死组织情况和血液循环情况选择。对于免疫缺陷、供血障碍和全身败血症期间未采用抗生素治疗的患者，清创应慎重。

（5）药物治疗：为控制感染和增加局部营养供给，可对局部创面采取药物治疗，如聚维酮碘、胰岛素等，或采用具有清热解毒、活血化瘀、去腐生肌的中草药治疗。

（6）其他措施：如生物敷料、生长因子、生物物理方法和手术治疗等。

压力性损伤是全身、局部因素综合作用所引起的皮肤组织变性、坏死的病理过程。护士只有认识到压力性损伤的危害性，了解其病因和发生发展规律，综合考虑压力性损伤的危险因素，掌握其防治技术，才能自觉、有效地做好压力性损伤防治工作。护理工作中应强化“预防为主，立足整体，重视局部”的观念，使压力性损伤的护理更加科学化、制度化、程序化和人性化。

第四节　会阴部护理

个体会阴部温暖、潮湿、透气性差、皮肤表面阴毛生长浓密，病菌容易滋生繁殖，且因为会阴部有多个邻近孔道的特殊生理结构，致病菌易由此进入人体出现逆行感染。当个体患病长期卧床时，抵抗力降低，会阴部空气流通不畅，容易导致感染。因此，经常对会阴部位及其周围皮肤进行清洁，即会阴部护理（perineal care）对预防感染、提高患者舒适度十分重要，尤其是生殖系统及泌尿系统炎症、二便失禁、会阴部皮肤破损、留置导尿管、产后、会阴部术后的患者，更应加强会阴部护理。

有自理能力的患者可自行完成会阴部护理；自理能力受限的患者，需要护士协助或直接为患者进行会阴部护理。

一、评估

实施会阴部护理前，护士需要对患者的病情、自理能力、会阴部卫生状况、会阴部卫生知识现状进行评估。

1. 病情评估　患者有无生殖系统及泌尿系统炎症、二便失禁、会阴部皮肤破损、留置导尿管、产后、会阴部手术等情况。

2. 自理能力评估　患者会阴部护理的完成度，即可以自行完成、完全需他人协助完成、部分需要他人协助等，确定患者日常会阴部的清洁情况。

3. 会阴部卫生状况评估　患者会阴部有无感染、破损、异味、瘙痒及分泌物异常等情况。

4. 会阴部卫生知识现状　评估患者对会阴部清洁卫生知识的了解程度，包括重要性、会阴部清洁的方法、注意事项等。

二、会阴部的清洁护理

（一）目的

1. 保持会阴部清洁，提高患者舒适度，预防和减少感染。
2. 促进伤口愈合。
3. 导尿术、留取中段尿标本及会阴部手术的前期准备。

（二）操作前准备

1. 评估患者并解释

（1）评估患者的基本情况，如年龄、病情、意识状态、心理状态、配合程度、卫生知识等；会阴部的清洁程度、皮肤黏膜状况、有无伤口、流血等情况；有无失禁或留置导尿管。

（2）向患者及其家属解释会阴部清洁护理的目的、方法、配合要求和注意事项。

2. 患者准备

（1）了解会阴部清洁护理的目的、配合要点和注意事项。

（2）患者取仰卧位，双腿屈膝外展。

3. 环境准备　关闭门窗，拉上窗帘或屏风遮挡，减少隐私暴露，注意患者保暖。

4. 护士准备　衣帽整洁，修剪指甲，洗手，戴口罩。

5. 用物准备

（1）治疗车上层：治疗盘内备有无菌溶液、大量杯、清洁棉球、镊子、一次性手套、药膏；治疗盘外备有手消毒液、橡胶单、中单、毛巾、浴巾、卫生纸、水壶（内盛温水，不以超过40℃为宜），必要时备消毒液。

（2）治疗车下层：脸盘、便盆及便盆巾、医疗垃圾桶、生活垃圾桶。

（三）操作步骤

会阴部清洁护理的操作步骤见表6-12。

表6-12 会阴部清洁护理

步骤	操作解释	操作语言
1. 核对	备齐用物至床旁，核对患者床号、姓名、腕带	“您好（根据患者具体情况使用尊称），我是您的责任护士，能告诉我您的床号和姓名吗，看一下您的腕带。”
2. 解释	解释操作目的，消除患者顾虑、取得患者配合	“根据您的病情，需要为您进行会阴部清洁护理，请您配合我好吗？” “操作中我会保护好您的隐私，动作轻柔，请您不要担心。”
3. 遮挡	关闭门窗，屏风遮挡	—
4. 体位	橡胶单和中单置于患者臀下，脱对侧裤腿盖于近侧腿部，对侧腿用盖被遮盖。协助患者取仰卧位，两腿外展	“为了便于操作，请您配合我取体位。” “这样您觉得可以吗，如果感觉冷，请您告诉我。”
5. 备水	脸盆内放温水，毛巾放于脸盘内，脸盘和卫生纸放于床旁桌上	—
6. 戴手套	戴一次性手套	—
7. 擦洗会阴	1. 女性 （1）依次擦洗阴阜、阴唇、尿道口和阴道口（一手分开阴唇，暴露尿道口和阴道口，另一手用毛巾从会阴部向肛门方向轻轻擦洗）。擦洗顺序是自上而下，先对侧再近侧； （2）置便盆于患者臀下； （3）冲洗：一手持装有温水的大量杯，另一手持夹有棉球的大镊子，边冲水边擦洗会阴部。从会阴部冲洗至肛门部，冲洗后，将会阴彻底擦干； （4）撤去便盆； 2. 男性 依次擦洗阴茎头部（由尿道口向外环形擦洗）、阴茎体部（沿阴茎体自上而下擦洗）、阴囊及阴囊下皮肤皱褶处	“现在我要为您擦洗会阴，请您放松，如有不适，请随时告诉我。” “请您配合我抬高臀部，接下来我将为您冲洗会阴部。” “请您配合我再次抬高臀部。” “现在我要为您擦洗会阴，请您放松，如有不适，请随时告诉我。”
8. 擦洗肛周	协助患者取侧卧位，擦洗肛周及肛门部位	“我来帮助您侧卧，继续擦洗。”
9. 用药	二便失禁患者，可在肛门及会阴部涂凡士林或氧化锌软膏	“根据您的病情，我将为您涂保护皮肤的软膏。”
10. 核对	再次确认患者信息	“我们再来核对一下您的床号、姓名。”
11. 操作后处理	1. 脱手套，撤除橡胶单和中单； 2. 协助患者穿好衣裤，取舒适卧位； 3. 整理床单位和用物； 4. 洗手，记录	“谢谢您的配合，操作已结束，我帮助您整理衣服，取舒适体位。” “您还有其他需要吗？”
12. 宣教	根据患者具体情况，按需进行	—

（四）注意事项

1．擦洗时动作轻稳，柔和适度，避免过度刺激。严格按照擦洗顺序，即根据患者情况从污染最小部位至污染最大部位清洗，自上而下，先对侧后近侧，避免交叉感染。注意皮肤皱褶处，必要时增加擦洗次数，直到擦净。

2．擦洗会阴时，每擦洗一处需要更换一个棉球或变换一处毛巾部位。若患者有会阴部或直肠手术，须遵守无菌原则，用无菌棉球擦净手术部位及会阴周围皮肤，且动作轻柔。

3．擦洗水温合适，避免烫伤，减少刺激；操作中减少暴露患者，注意保暖，保护患者隐私。

4．擦拭时注意观察患者会阴部和肛门皮肤黏膜的情况。有伤口的患者，应观察伤口是否出现红肿、分泌物性状以及伤口愈合等情况。对二便失禁的患者，尤其注意观察肛门部位的皮肤黏膜情况，必要时先用卫生纸擦洗，再擦洗肛门。如发现异常，应及时向医生汇报，并配合护理。

5．操作时，应遵循人体力学原理，注意保持良好身体姿势，节时省力。

6．女性患者月经期宜采用会阴冲洗。

7．留置导尿者，需要做好留置导尿管的清洁与护理。①清洁尿道口和尿管周围，擦洗顺序是：自尿道口向远端依次擦拭尿管的对侧、上方、近侧、下方。②检查留置导尿管和尿袋开始使用日期。③操作过程中尿管置于患者腿下并妥善固定。④操作后注意观察导尿管是否通畅，避免出现脱落或打结等情况。

（五）健康教育

1．教育患者经常检查会阴部卫生情况，及时做好清洁护理，预防感染。

2．指导患者掌握会阴部清洗方法。

第五节　晨晚间护理

晨晚间护理是基础护理的一项重要内容，也是优质护理服务的重要组成部分，其目的是根据患者习惯，满足其清洁和舒适的需要。临床上对于自理能力受限的患者，如危重、昏迷、高热、瘫痪、大手术后、年老体弱等患者，护士需要协助其进行晨晚间护理，以满足患者身心舒适的需求。

一、晨间护理

晨间护理（morning care），一般于患者晨间醒后、诊疗工作前完成。通过晨间护理，既能够保持病室和床单位的整洁、美观，又可以促进患者清洁、舒适，预防并发症。同时，护士近距离地观察、了解患者，与患者沟通，为诊断、治疗及护理提供依据，按需为患者提供心理护理和卫生指导。

对于病情较轻、能离床活动的患者，护士应鼓励其自行完成个人的清洁活动，包括刷牙、漱口、洗脸、梳头等，以增强其康复的信心。

对于病情较重、不能离床活动的患者，护士应协助患者予以完成，包括排便、洗漱、进食等。同时，结合患者病情，注意查看其全身皮肤有无受压变红，并进行背部及受压骨隆突处皮肤的按摩和清洁，合理安置体位。

与此同时，护士还需要清洁、整理床单位；按需给予患者叩背、吸痰、咳嗽有效指导；检查各种管道的引流、固定和治疗完成情况；与患者沟通，了解其夜间睡眠、疼痛、呼吸等情况，根据患者情况进行心理护理和卫生宣教；按需开窗通风，保持病室内空气新鲜。

二、晚间护理

晚间护理（evening care），一般于患者晚间入睡前为其提供的护理。通过晚间护理，既能够确保病室的安静、清洁，又可以为患者创造舒适的睡眠条件，促进患者入睡；观察、了解患者病情变化，满足其身心需要；预防压力性损伤的发生。

对于病情较轻、能离床活动的患者，护士鼓励其自行完成个人清洁及排便活动。对于病情较重、不能离床活动的患者，护士协助其进行洗漱、排便等，女性患者给予会阴冲洗。同时，协助患者取舒适卧位，并检查患者全身皮肤受压情况，按需按摩背部及骨隆突部位。

与此同时，护士还需要整理床单位，必要时更换；保持病房安静、调节室内光线及温度、增减盖被；遵医嘱对疼痛患者给予镇痛处理；检查导管有无弯折、扭曲或受压，妥善固定并保持通畅；经常巡视病室，观察病情，了解患者睡眠情况，对于睡眠不佳的患者应按失眠给予相应的护理。

本章小结

思考题

患者，男，68岁。因脑梗死卧床1个月，二便失禁，不能自行翻身。近日骶尾部皮肤呈紫红色，压之不褪色，而后此处皮肤出现大小不等的水疱。

请问：

1. 该患者骶尾部皮肤出现了什么并发症？

2. 如何预防此并发症的发生？

3. 目前应采取何种治疗和护理措施？

更多练习

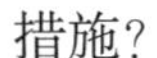

（李　宁　丁　哲）

第七章　休息与活动

学习目标

1. 素质目标

（1）通过护士与患者的有效沟通与交流，提高患者对休息与活动相关护理措施的依从性。

（2）护士在评估患者的睡眠及活动过程中，应尊重患者的隐私和个体需求。

2. 知识目标

（1）掌握：睡眠各时相的特征。

（2）熟悉：休息的条件，睡眠的影响因素，关节活动练习的目的。

（3）了解：休息及活动的意义。

3. 能力目标

（1）运用正确的方法收集患者的睡眠资料，并保证收集的资料全面、准确。

（2）能采取有效的护理措施促进患者的睡眠。

（3）运用正确的方法评估患者的活动情况，并保证评估的内容全面、准确。

（4）正确判断肌力和机体活动能力的级别。

（5）采取恰当的护理措施协助患者活动。

案例

【案例导入】

护士夜巡病房，发现王阿婆夜间难以入睡，一番沟通后发现王阿婆是担心自己家里养的鸡、鸭无人喂养，再加上王阿婆第一次住院，对病房环境感到陌生、害怕，夜间病房经常有响动，影响王阿婆休息。

【请思考】

1．王阿婆失眠的原因是什么？

2．为改善王阿婆的失眠情况，护士应该如何制订护理计划？

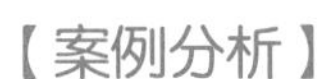

对于人类而言，充分的休息和活动是维持身体健康的前提基础。在治疗过程中，患者若想维持良好的身心状态，科学合理的休息与活动是必不可少的。护士应掌握休息与活动的意义、条件以及方法，帮助患者解决休息与活动中遇到的具体问题，满足患者的需求，使其早日康复。

第一节 休息与睡眠

一、休息

休息与个体身心状态密切相关，在合理调整活动方式的基础上实现缓解身心压力、维持良好状态的效果。休息包括身、心两方面的放松过程，其目的在于减轻生理疲劳和缓解心理压力。

（一）休息的意义

休息是人类基本需求之一。确保充分休息是保持身心健康的关键，对于患者而言，更是促进身体恢复的重要途径。

休息在保持健康方面发挥着至关重要的作用，具体体现如下。①休息能够缓解机体疲劳，减轻精神压力，维持良好的身心状态。②休息能改善人体生理功能，维持身体正常运转。③休息能够为身体健康创造良好条件。④休息能够减少消耗，避免不必要的摄入。⑤休息能够提高蛋白质合成效率，提高组织修复能力。

具体休息策略因个体差异而不同，这取决于年龄、健康状况、职业特性以及生活方式等多种因素。不论选择何种休息方式，关键是实现缓解疲劳、减轻压力、增进身心舒适及恢复精力。

（二）休息的条件

1. 生理因素　生理舒适是确保有效休息的关键，要求各器官组织功能健全，皮肤无损伤，关节和肌肉活动正常。身体的各部位应保持清洁、无异味，无疼痛及感觉异常。任何形式的生理不适都可能直接影响休息效果。

2. 心理因素　患者在患病期间，心理和情绪都会发生波动，行为和生活方式也随之改变。面对疾病给个人与家庭带来的挑战，患者会产生恐惧、焦虑、烦躁、抑郁、沮丧等负面情绪，对患者的休息和睡眠产生直接影响。

3. 环境因素　医院的环境对患者的休息状况起着不可忽视的作用。环境能直接影响患者的心境。例如，空间布局、温度、湿度、光照、色彩、空气质量和声音等因素，都会在不同程度上影响着患者的休息和病情恢复。因此，医院应给患者提供一个和谐而舒适的环境。

4. 睡眠因素　睡眠的时间和质量对休息具有重大影响。无论是原发性睡眠障碍还是因住院导致的继发性睡眠障碍均将影响良好的睡眠质量，导致患者得不到充分有效的休息，从而不利于其达到良好的恢复效果。

（三）协助患者休息的护理措施

1. 缓解生理不适症状　在休息过程中，以疼痛为代表的生理不适将表现出巨大不利影响。通过合理的药物管理可以缓解患者疼痛，如遵医嘱给予适当的镇痛药，可以减轻患者的疼痛感。通过定期检查长期卧床患者的体位，适时调整卧姿，以改善患者的舒适度，进一步促进患者休息。

2. 照顾患者的情感需求　患者在医院期间往往感到焦虑、恐惧或孤独，医护人员应关注患者的情感需求，及时提供心理支持，与其进行交流，鼓励亲友探视，以减轻他们的负面情绪。此外，鼓励患者听音乐也可以帮助患者放松身心，促进休息。

3. 保证患者的环境舒适　患者休息还需要一个舒适的病房环境。医疗环境中往往存在许多影响患者休息的因素，如机器声、脚步声或其他患者的喧哗声。护士应做到说话轻、走路轻、关门轻、操作轻，最大限度地提供安静的环境，促进患者入睡和休息。病房应保持清洁，无尘、无杂物，床单和被褥应定期更换。病房温、湿度应适宜，每天定时开窗通风。患者夜间如有治疗操作，应使用床头灯。

4. 改善患者的睡眠状况　睡眠时长及睡眠质量是影响患者休息的重要因素。护士应全面评估影响患者睡眠的因素及患者的睡眠习惯，制订改善患者睡眠状况的个性化护理措施，保证患者的睡眠时长和睡眠质量，从而达到有效的休息。

二、睡眠

觉醒与睡眠是交替循环且具有昼夜节律性的生理活动，是人类生存的基本需求。睡眠是一种特殊的生理状态，由多个不同的睡眠阶段组成，使个体对环境刺激的反应性降低。睡眠是一种休息方式，能帮助个体精力与体力的恢复，它能保障个体在觉醒时处于最佳功能状态，使个体能高效地参与工作和其他活动。睡眠尤其对促进疾病康复有着重要的意义。

（一）睡眠的生理

1. 睡眠发生机制　睡眠是由位于脑干尾端的睡眠中枢控制的。该中枢通过向上传导的方式作用于大脑皮质（也称为上行抑制系统），与上行激动系统相对抗，从而调节睡眠和觉醒的转化。随着对中枢神经递质的研究进展，目前已将睡眠的发生机制与不同的中枢递质系统功能相联系。在人脑中，腺苷、前列腺素 D_2 能促进睡眠，而5-羟色胺能抑制睡眠。

2. 睡眠生理特点　睡眠是一个周期性循环的生理现象，每天都会重复发生。在睡眠过程中，人的视觉、触觉、嗅觉和听觉会减弱，骨骼肌的反射和肌肉的紧张度会减弱，自主神经功能也会发生一系列改变，如血压下降、心率减慢、呼吸变缓、瞳孔收缩、尿量减少、基础代谢率降低、胃液分泌增加、唾液分泌减少和出汗增多等。

3. 睡眠时相（sleep phase）　根据睡眠发展过程中脑电波变化和机体活动功能的表现，将睡眠分为正相睡眠（orthodox sleep）和异相睡眠（paradoxical sleep）两个时相。开始睡眠后，人体会在正相睡眠和异相睡眠这两个时相之间进行反复转变。入睡后80～120分钟属于正相睡眠阶段，然后转变为20～30分钟的异相睡眠，进而又转入正相睡眠。整个睡眠过程中约进行4～5次循环交替，在循环交替的过程中，异相睡眠的持续时间将不断增加。相关研究结果表明，无论是正相睡眠还是异相睡眠都可以直接脱离睡眠状态（即醒来），而从清醒状态转变为睡眠状态时只能先呈现出正相睡眠状态。

（1）正相睡眠：又称慢波睡眠（slow-wave sleep，SWS）或非快速眼球运动（non-rapid eye movement sleep，NREM）睡眠，是正常人所必需的。在正相睡眠中，机体耗氧量减少，但大脑耗氧量并无显著变化，而且腺垂体表现出相对更高的生长激素分泌水平。这就表明了正相睡眠具有加快体力恢复、促进生长的作用。如果长期睡眠不足，之后进入正常睡眠状态时同样首先进入正相睡眠阶段，同时表现出深度睡眠持续时间增加的情况，实现对睡眠不足的补偿效果。正相睡眠分为如下四个时期。

第Ⅰ期（入睡期）：该期出现在清醒状态、睡眠状态的转换过程和过渡阶段，其持续时间通常在几分钟左右，是最浅睡眠阶段，容易被唤醒。此期生理活动速度开始降低，生命体征减弱，基础代谢变慢。脑电图呈现低电压α节律，频率为8～12次/秒。

第Ⅱ期（浅睡期）：此期可听到声音，也容易被唤醒，身体功能活动继续变慢，肌肉逐渐放松。此期持续10～20分钟，脑电图出现快速、宽大的梭状波，频率为14～16次/秒。

第Ⅲ期（中度睡眠期）：此期肌肉完全放松，生命体征数值下降，身体基本不动，不易被唤醒。此期约持续15～30分钟，脑电图可见梭状波与δ波交替出现。

第Ⅳ期（深度睡眠期）：此期身体完全松弛且无法移动，极难被唤醒，腺垂体分泌生长激素，人体组织愈合加快。此期约持续15～30分钟，脑电图呈现缓慢而高的δ波，频率为1～2次/秒。

（2）异相睡眠：又称快波睡眠（fast-wave sleep，FWS）或快速眼球运动睡眠（rapid eye movement sleep，REM sleep），此期的睡眠特点是眼球快速转动，脑电波与觉醒时相似，呈现低振幅去同步化快波。其表现与正相睡眠相比，各种感觉进一步减退，更难被唤醒，骨骼肌反射和肌张力进一步减弱，肌肉几乎完全松弛，运动系统受到很强的抑制，但植物性神经系统活动增强，如眼球快速运动、部分躯体抽动、血压升高、心率加快、呼吸加快且不规则等。做梦是异相睡眠的一种特征。异相睡眠过程中，人体大脑耗氧量将上升，血液流量也会增加，使得大脑蛋白质的合成水平提升同时生长激素的分泌水平下降。特别是对于幼儿而言，异相睡眠对其神经系统的发育具有更加显著的影响，有利于幼儿精力的恢复和记忆力的提升。睡眠各阶段的主要特征见表7-1。

表7-1 睡眠各阶段变化

睡眠分期		特点	生理表现	脑电图特点
正相睡眠期（NREM期）	第Ⅰ期	可被外界的声响或说话声惊醒	全身肌肉松弛，呼吸均匀，脉搏减慢	低电压α节律，频率为8～12次/秒
	第Ⅱ期	进入睡眠状态，但仍易被惊醒	全身肌肉松弛，呼吸均匀，脉搏减慢，血压、体温下降	出现快速、宽大的梭状波，频率为14～16次/秒
	第Ⅲ期	睡眠逐渐加深，需要巨大的声响才能使之觉醒	肌肉十分松弛，呼吸均匀，心率缓慢，血压、体温继续下降	梭状波与δ波交替出现
	第Ⅳ期	为沉睡期，很难唤醒，可出现梦游和遗尿	全身松弛，无任何活动，脉搏、体温继续下降，呼吸缓慢均匀，体内分泌大量生长激素	缓慢而高的δ波，频率为1～2次/秒

续 表

睡眠分期	特点	生理表现	脑电图特点
异相睡眠期（REM期）	眼肌活跃，眼球迅速转动，梦境往往在此时期出现	心率、血压、呼吸大幅度波动，肾上腺素大量分泌。除眼肌外，全身肌肉松弛，很难唤醒	呈不规则的低电压波形，与第Ⅰ期相似

4. 睡眠周期（sleep cycle） 在一般情况下，睡眠周期是正相睡眠和异相睡眠交替循环的。每个睡眠周期均包含60～120分钟的有序睡眠时相，平均为90分钟。成人每晚6～8小时的睡眠通常包含4～6个睡眠周期（图7-1）。

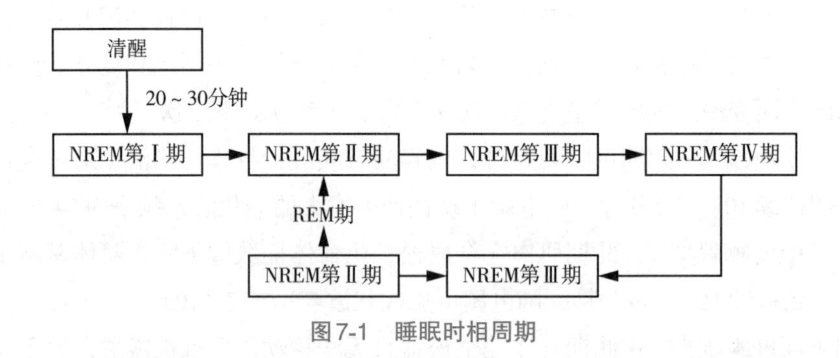

图7-1 睡眠时相周期

正常睡眠的过程如下：入睡后的前20～30分钟，从正相睡眠的入睡期开始进入浅睡期，然后进入中度睡眠期，随后进入深度睡眠期，再返回到浅睡期和中度睡眠期，然后进入异相睡眠。异相睡眠大约持续10分钟，之后又回到浅睡期。不同睡眠时相的持续时间有所变化。刚入睡时，正相睡眠的中度和深度睡眠约90分钟，异相睡眠不超过30分钟；到了深夜，异相睡眠时间会延长到60分钟，而正相睡眠的中度和深度睡眠时间也会随之减少。在睡眠后期阶段，异相睡眠将表现出相对更长的持续时间。除夜间正常睡眠以外，日间小睡过程也表现出相应的睡眠周期变化特征，而且小睡的总时间也将直接决定各睡眠阶段的持续时间。相较而言，上午的小睡更多属于夜间睡眠的延续阶段，因此包含了更大比重的异相睡眠；下午小睡时，正相睡眠所占比例增大，会影响到晚上的正相睡眠时长。

周期性交替的睡眠过程，无论个体由哪种睡眠时相转换为唤醒状态，再次进入睡眠状态都无法回归至唤醒前的睡眠时相，而是从睡眠最初的状态重新开始。如果夜间睡眠的完整过程无法得到良好的保持，那么就难以保证深度睡眠、异相睡眠的充分性，影响睡眠质量进而影响个体健康。因此，护士了解睡眠周期变化及特点，评估患者的睡眠需求以及影响睡眠的因素，能确保患者睡眠的质量和连续性，帮助患者获得最佳的睡眠。

（二）睡眠的评估

1. 影响睡眠的因素

（1）生理因素：主要与昼夜节律、内分泌、年龄有关。昼夜节律（circadian rhythm）是指人体根据内在的生物规律，在24小时内发生的一系列生理活动的周期性变动，形成一个人日常生活节奏，这种节律性特征也是个体生理特征、心理特征的集中体现，表现为激素分泌、体温、代谢等生理指标。睡眠是一个周期性现象，一般在昼夜节律最低期发生，与人体的生物钟保持一致。长期频繁地夜间工作或经历时差会导致生物节律失调，产生疲劳和不适。适度疲劳能够创造相对更好的睡眠条件并实现更好的睡眠效果，然而过度疲劳就会加大正常入睡难度且影响睡眠质量，通常需要3～5天才能恢复。此外，内分泌水平也是睡眠的主要影响因素之一。以女性为例，月经期会表现出更大的睡眠需求以达到缓解疲劳、恢复状态的效果。而对于绝经期女性而言，内分泌水平的变化是睡眠紊乱的主要原因之一，因此合理补充激素能够实现改善睡眠质量的效果。睡眠时间通常与年龄成反比。随着年龄增长，个体的睡眠时间会逐渐减少。

（2）病理因素：疾病是影响睡眠的主要原因，主要包括以下几点。①躯体不适：躯体疾病如慢性疼痛、呼吸困难、瘙痒等会干扰正常的睡眠。②身体疾病：如高血压、消化性溃疡、肥胖症、甲状腺功能亢进症、哮喘、睡眠呼吸暂停综合征等会影响睡眠质量。③精神方面的不利表现：八成左右的失眠问题是精神障碍或者疾病的外在表现之一。临床数据表明，以神经衰弱、抑郁、焦虑等为代表的精神问题是失眠的主要原因，上述精神疾病的存在可能导致中枢交感神经、胆碱能系统紊乱，从而对大脑的睡眠调节功能产生不利影响。

（3）环境因素：大部分人会因环境变化而损害正常的睡眠能力。作为医疗服务的重要主体和场所，医院在开展医疗服务的过程中呈现出复杂的环境特征和持续不断的运转特征，与正常的家庭环境存在巨大区别，这就破坏了患者的正常作息规律，从而导致睡眠质量下降。由相关研究结果可知，身处陌生环境时，个体睡眠特征将发生显著变化，呈现出入睡难度大、异相睡眠时间变短、觉醒次数增多等问题。此外，患者睡眠时的体位、接受各种护理操作、携带各类管道以及环境中的光线、声音、温度、湿度和空气质量等都会直接影响患者的睡眠质量。

（4）药物因素：药物对睡眠的影响机制非常复杂。如神经系统药物、降压药、抗组胺药、平喘药、镇痛药、镇静药、激素等，都会对睡眠产生影响。β受体阻断药的主要不良反应就是失眠、噩梦、睡眠中断等情形。使用利尿药会出现夜间尿频的现象，从而导致睡眠质量下降。虽然服用安眠药能够改善睡眠状况，但是其合理的使用时间应控制在一周以内，时间过长会引发疲劳、精神不振、日间嗜睡等后果。长期不规范使用安眠药可能导致药物依赖或戒断反应，从而加重睡眠障碍。

（5）心理因素：情绪波动和心理反应的强烈变化，如焦虑、恐惧、悲伤、抑郁、紧张、喜悦、愤怒等都可能会对睡眠产生影响。当患者因生病而住院时，其情绪和心理都会产生波动，如对疾病的担忧、经济的压力和角色的转变等，都可能导致睡眠障碍。

（6）饮食因素：摄入特定的食物和饮料也会对睡眠产生影响。一些含有*L*-色氨酸的食物，如肉类、乳制品和豆类，被认为是天然的催眠药，可以缩短入睡时间。适量的饮酒可以让身心放松，有助于加快入睡。但过量饮酒会抑制脑干维持睡眠的功能，影响睡眠质量。饮用浓茶、咖啡、可乐等包含咖啡因物质的液体后会对中枢神经形成刺激而使大脑处于兴奋状态，从而加大入睡难度。即时入睡也将存在较大的觉醒可能，从而导致睡眠时间变少，影响良好的睡眠效果。对于睡眠质量较差的人来说，应限制摄入咖啡因。

（7）生活习惯因素：长时间处于紧张忙碌的工作状态，昼夜颠倒，缺乏运动和休息，或者长时间处于单调乏味的环境中，因缺乏必要的刺激，而影响睡眠质量。睡前的不良习惯，如饥饿、过度进食、过量饮水，或睡前接受强烈刺激，如看恐怖电影或听恐怖故事、受到严厉指责、进行剧烈活动，以及过度兴奋、悲伤、恐惧等都会影响睡眠质量。而睡前洗热水澡、喝牛奶、阅读报纸、听音乐等会提高睡眠质量。

知识拓展

世界睡眠日

为唤起全民对睡眠重要性的认识，国际精神卫生和神经科学基金会于2001年发起了一项关于“全球睡眠和健康计划”的全球性活动，将每年的3月21日定为“世界睡眠日”。2003年中国睡眠研究会把“世界睡眠日”正式引入中国，从2008年起发布中国主题。

历年世界睡眠日主题：

2015年：健康心理，良好睡眠

2016年：美好睡眠，放飞梦想

2017年：健康睡眠，远离慢病

2018年：规律作息，健康睡眠

2019年：规律睡眠，益智护脑

2020年：良好睡眠，健康中国

2021年：规律睡眠，健康未来

2022年：良好睡眠，健康同行

2023年：良好睡眠，健康之源

2024年：健康睡眠，人人共享

2. 常见的睡眠障碍

睡眠障碍（sleep disorder）是无法维持正常睡眠状态的情形，主要表现为睡眠量和质难以维持正常状态、睡眠过程存在异常问题、异常睡眠行为等问题。常见的睡眠障碍主要包括器质性、非器质性睡眠障碍两种不同情形。

（1）失眠（insomnia）：是睡眠质量或数量不能满足正常需求的一种主观体验，是以入睡及睡眠维持困难为主要表现的一种临床上最常见的睡眠障碍。失眠的主要类型有入睡困难、维持睡眠困难和早醒等。实际上失眠患者多数存在混合性失眠。主要表现为入睡困难、多梦、通宵不眠、清晨过早醒来，总的睡眠时间减少，脑电波呈现正相睡眠的第Ⅲ期、第Ⅳ期睡眠减少，所以醒后仍觉疲乏，经常伴有多种不适症状，如头晕目眩、心悸、气短、急躁易怒、注意力分散、健忘、工作与学习效率下降等。根据引起的原因不同，失眠可分为原发性失眠与继发性失眠。原发性失眠，即失眠症；继发性失眠是由精神、躯体或环境等因素引起的短暂失眠，可见于如下五种情况。①精神因素：焦虑、紧张等。②躯体因素：疼痛、瘙痒等。③环境因素：噪声、室温过高等。④药物因素：利血平、苯丙胺、甲状腺素、氨茶碱等可引起失眠，停药后失眠即可消失，但长期服用安眠药会造成药物依赖性失眠。⑤疾病因素：脑血管疾病等。

（2）发作性睡病（narcolepsy）：是不可抗拒的突然发生的睡眠，可能存在入睡前幻觉、发作性猝倒、睡眠瘫痪等情形，属于睡眠障碍的特殊表现形式。此类疾病表现出无法自控的短期嗜睡特征，患者在疾病发作时会直接从清醒状态变化为异相睡眠状态，但是睡眠特征和正常睡眠无显著区别，且与正常睡眠时的脑电图波形基本相同。该病发作通常持续几分钟到几十分钟不等。发作性睡病的病因尚不清楚，但目前的研究表明可能与遗传、免疫系统异常以及脑部化学物质的产生异常有关。因发作性睡病具有突然性，护士应正确认识发作性睡病，指导患者学会自我保护，注意发作前兆，避免意外发生，并告诫患者禁止从事驾驶、操作机器等危险工作。

（3）睡眠过度（hypersomnia）：是睡眠时间过长或长期处于想睡的状态。通常情况下，患者总睡眠时间会延长，持续数小时或几天，难以唤醒并处于混乱的状态。睡眠过度可发生于脑部疾病如脑血管疾病、脑外伤、脑炎、脑瘤等，也可发生于其他原因，比如糖尿病、镇静药过量使用、忧郁症、焦虑症等相对严重的心理疾病等。此类疾病的患者除了睡眠时间延长，其他方面表现基本正常。

（4）睡眠呼吸暂停（sleep apneas）：是以睡眠中呼吸反复停顿为特征的一种睡眠障碍，每次停顿≥10秒，通常每小时停顿次数＞20次，表现为时醒时睡，并伴有动脉血氧饱和度降低、低氧血症、高血压及肺动脉高压。睡眠呼吸暂停可分为中枢性和阻塞性呼吸暂停两种类型。中枢性呼吸暂停是由于脑干中负责呼吸的中枢神经系统功能异常。这种异常可能与异相睡眠相关的脑干呼吸调节机制失调有关。阻塞性呼吸暂停发生在严重的打鼾或喘息之后，与睡眠期间上气道的塌陷、狭窄，以及呼吸中枢控制功能紊乱有关。睡眠呼吸暂停发作时，迷走神经兴奋引起心率减慢，甚至会导致心搏骤停。

（5）睡眠剥夺（sleep deprivation，SD）：是指睡眠时间和睡眠时相的减少或丧失。一般成年人持续清醒15～16小时后就会出现睡眠剥夺，此时很容易转入睡眠状态。但在现实生活中，人们并没有意识到睡眠剥夺是一种常见的公共健康问题。有研究发现，约1/3或更多的人因睡眠剥夺而患上嗜睡症。睡眠剥夺会引起睡眠不足综合征，表现为心理、认知和行为方面的异常。在行为方面，睡眠剥夺对行为速度的影响比对行为准确性的影响更为明显；对情绪的影响比对认知的影响更为明显，且会反过来影响行为。而基于睡眠时相、时间剥夺的具体情况，睡眠剥夺具体包含总睡眠剥夺、部分性睡眠剥夺、选择性睡眠剥夺和睡眠片段化等不同情形。能够逆转睡眠剥夺的唯一方式是获得恢复性睡眠。

（6）异态睡眠（different state sleep）：是指睡眠过程中出现的异常表现形式。通常包括睡行症、梦魇、夜惊和遗尿4种异态睡眠。

1）睡行症（sleep walking）：又称梦游症、夜游症或梦行症。发生在正相睡眠的第Ⅲ期、第Ⅳ期睡眠，主要见于儿童，多见于男性，随着年龄的增长症状逐渐消失。睡行症患者通常表现出一系列自动化的行为，例如坐起来、走动、打开门窗或进行复杂的活动，但醒后无法记忆或意识到这些行为。尽管睡行症本身通常不会造成严重的健康问题，但患者在行为活动过程中可能存在意外伤害的风险。需要制订实施必要的干预措施确保睡行症患者的安全，如锁好门窗、移走危险物品等。

2）梦魇（nightmare）：指在睡眠中经历的一种噩梦，它通常被描述为带有强烈恐惧和焦虑感的梦境。在梦魇中，人们可能会感受到逃脱困境的无力、被追赶或追捕的恐惧，甚至可能出现现实无法发生的可怕情节或角色。梦魇通常会导致人们在梦中惊醒，伴随着心率加快、出汗和焦虑。能够部分回忆起梦境内容，并且大多不会影响后续入睡。梦魇的诱因主要表现为日间受到惊吓、神经系统过度兴奋、呼吸受阻、胸前受压或者睡前过度饮食等。梦魇是异相睡眠阶段的一种不良反应，虽然长期服用相关镇静催眠药能够有效缓解症状，但突然停药后仍会复发。通常情况下，梦魇表现出暂时性特征，不会严重影响个体健康。

3）夜惊（night terrors）：表现为睡眠过程的突然惊醒反应，呈现出两眼直视、神情惊惶、呼吸急促、心率加快、躁动不安、大声喊叫等情况，其持续时间通常在1～2分钟，发作后仍可正常入睡，且清醒后对发作情况失去印象。相关研究表明，夜惊多出现在入睡之后的15～30分钟，是正相睡眠阶段的一种异常表现，脑电波表现出觉醒α节律特征。

4）遗尿（enuresis）：具体含义为5岁以上儿童缺乏排尿控制能力，无论是白天还是夜晚都会出现睡眠过程中非自主排尿现象。主要与大脑尚未发育完善、睡前饮水过多或过于兴奋有关。遗尿具体表现出原发性遗尿、继发性遗尿等不同情形。原发性遗尿是自婴儿期后始终未具备排尿控制能力；继发性遗尿是在对排尿具备自主控制能力之后再次发生的遗尿现象。

（三）协助患者睡眠的护理措施

1. 消除身体不适 良好睡眠的前提条件为舒适、放松的身体状态。因此若想保证患者良好的睡眠状况，护士需要尽可能消除患者身体不适，创造良好的睡眠环境。如做好卫生护理、更换柔软宽松的衣物、避免床褥对患者舒适的影响、选择合适的卧位、放松关节和肌肉、保证顺畅呼吸、服用缓解疼痛等身体不适的药物等。

2. 缓解压力、维持良好精神状态 轻松愉悦的精神状态有利于实现良好睡眠效果，而精神压力的存在会导致各类心理问题，从而影响正常睡眠。因此，护士需要做好观察和分析工作，对患者精神状况进行科学分析和把握，与患者共同讨论影响睡眠的原因，解决患者的睡眠问题。当患者感到焦虑、不安或失望时，不要强迫其入睡，这样将加剧睡眠问题。若患者表现出难以入睡问题，护士需要采取合理的措施，在转移其注意力的同时指导其开展一些有利于缓解情绪的活动，以此改善睡眠效果。此外，护理干预措施也应根据患者的年龄进行合理调整。

3. 提供良好的睡眠环境 护士应降低外界因素对患者感官的刺激，控制好病区的温度、湿度、空气、光线和声音。适宜的环境温度有利于实现良好的睡眠效果。夏季和冬季的最佳室内温度分别在25℃左右和18～22℃之间。而环境湿度的最佳范围是50%～60%。同时也要控制环境噪声，尽量避免医疗行为、医患人员日常活动造成的严重噪声，同时合理设置电话、监护设备的音量大小，在确保顺利接听和识别的同时也应最大限度降低其音量，并且避免在夜间搬动病床或其他物品，避免穿硬底鞋，做到走路轻、说话轻、操作轻、关门轻。同时应根据患者的个体差异为其安排不同的病室，避免相互干扰而影响正常睡眠。夜间休息时间需要尽量避免开启主灯且拉好窗帘，避免剧烈光线刺激患者眼部而影响睡眠。每天保证空气流通，对病室里的污染物及时进行清理，确保良好的室内环境，为患者休息创造良好条件。

4. 满足患者合理需求 舒适的病房环境有利于患者的治疗和康复。这就需要确保病房床铺的舒适性和安全性，枕头、被褥等应软硬适中。老人、儿童及意识障碍的患者要加床挡，以保证睡眠安全。在睡眠之前做好卫生清洁工作，确保病房干净、整洁，患者物品规范摆放，避免夜间活动导致安全风险。此外，还要制订合理的护理计划，尽可能避免护理活动影响患者正常睡眠。一般应以白天为主要护理时间，同时将午睡时间作为非护理工作时间段。夜间护理的间隔时间应在90分钟左右，避免患者完整睡眠周期无法持续的现象。

5. 合理使用药物 镇定催眠药能改善睡眠，但长期服用会产生药物依赖性和副作用。

若患者需要服用催眠药，那么护士应充分了解患者的服药情况，对药物类型、功能、特征以及副作用形成正确认知，便于采取针对性的管理措施，尽可能避免用药风险。目前，常用的催眠药有下列几种。

（1）苯二氮䓬类：如地西泮（安定）、氯氮（利眠宁）、硝西泮（硝基安定）、艾司唑仑（舒乐安定）等，是目前临床最常用的镇静、催眠、抗焦虑类药物。其中，地西泮能够显著加快入睡速度，减少觉醒次数并延长睡眠时间。由于其安全范围较大，副作用较小，广泛应用于失眠症的临床治疗。但长期用药会导致不同程度的药物依赖性与耐受性，并且引发戒断反应，盲目停药会导致失眠、焦虑、兴奋、感冒样症状、心动过速、呕吐、出汗、震颤、感觉障碍等后果，甚至引起惊厥。因此不宜长期服用，并尽可能应用控制症状的最低剂量，疗程在4周之内。老年人应慎用苯二氮䓬类药物，以防产生共济失调、意识模糊、反常运动、幻觉、呼吸抑制以及肌无力等。患者在服用苯二氮䓬类药物过程中，应尽量避免饮酒或服用其他中枢抑制类药物，避免造成更加严重的中枢抑制问题。同时也应尽量避免饮用咖啡、茶饮等液体，避免其中的咖啡因同地西泮之间出现药理拮抗作用影响用药效果；同时也应禁止吸烟，避免影响苯二氮䓬类药物的正常代谢，导致镇静效果下降、降低疗效等问题。

（2）巴比妥类：如苯巴比妥（鲁米那）、戊巴比妥、异戊巴比妥等，可选择性地阻断脑干网状结构上行激活系统，使大脑皮质细胞兴奋性降低，从而达到镇静、催眠、抗惊厥的作用。与苯二氮䓬类药物相比，巴比妥类药物的安全范围窄，耐受性及成瘾性强，因此，已不作为镇静催眠药的首选。

（3）其他：如水合氯醛口服或直肠给药均能迅速吸收，临床上主要用于顽固性失眠或用其他催眠药效果不佳的患者。由于水合氯醛刺激性强，应用时必须稀释，口服时与水或食物同服可以避免胃部不适，直肠炎或结肠炎的患者不可直肠给药。

唑吡坦，具有镇静催眠作用，能缩短睡眠潜伏期，延长睡眠的第Ⅱ、Ⅲ、Ⅳ期，减少夜间清醒次数，增加总的睡眠时间，提高睡眠质量，短期服用唑吡坦副作用较少，不会产生药物依赖性及戒断反应，主要用于失眠症的短期治疗。但下列情况禁用本药：①呼吸功能不全患者。②睡眠呼吸暂停综合征患者。③重症肌无力患者。④15岁以下儿童。⑤哺乳期妇女。⑥与乙醇同时使用。

6. 建立科学作息规律　护士需要做好指导教育工作，帮助患者形成科学的作息习惯，避免因为自身因素影响睡眠质量。而良好睡眠习惯就是科学作息规律的主要内容，具体表现如下。①基于个体生物节律制订合理的作息时间，白天精力充沛，夜间稳定睡眠，避免出现白天运动不足、夜间熬夜等现象发生。②入睡之前可适当饮食，在避免饥饿的同时也需要避免刺激性饮食，以此创造良好的睡眠条件。③结合个人爱好开展睡前放松活动，通过欣赏音乐、读书等方式实现放松效果，将身心状况调整至适合睡眠的状态。

第二节 活　　动

活动是人类的基本需求之一，对维持人的健康至关重要。人们通过活动来满足基本生理需求，维持意识和智力的发展，满足自我实现的需要。衣食住行是人们最基本的生存需求，摄入与排泄则是维持身体机能的基本活动。这就才能保持人体良好的循环能力，为人类生存发展提供必要支持。当疾病导致个体的活动能力发生改变时，会直接影响身体各系统的生理功能，也会影响患者的心理状态。活动能力的丧失会导致身体出现多种并发症，如压力性损伤、关节僵硬、肌肉挛缩、肌张力降低、肌肉萎缩和便秘等。心理上会出现焦虑、自卑和抑郁等情绪问题。从日常生活能力、社交能力以及自我概念等方面来说，缺乏人的完整性。因此，护士应从满足患者身心需求和促进机体康复的角度出发，协助患者选择和进行适当的活动。

一、活动的意义

人的活动是非常复杂的，需要骨骼、关节、肌肉和神经系统的协调配合。在运动过程中，骨骼起杠杆的作用，关节是运动的枢纽，肌肉是运动的动力。只有当骨骼和关节都完整时，肌肉的收缩才能引起骨骼绕轴运动，使身体产生活动。适度的运动会使人自觉身体强壮，从而更好地适应人体内环境和外环境的变化，保持身心健康。活动有利于保持良好的身体状态，其积极作用表现在：①合理运动能够确保肌肉处于良好的运动状态，充分保证机体的运动协调性与稳定性。②合理运动能够改善血液循环状态，在增强心肺功能的同时改善消化能力，确保机体健康。③合理运动也能够达到缓解压力、消除疲劳的效果，从而降低疾病风险并实现改善睡眠、延缓衰老的积极作用。

二、活动受限的原因

人体具有完整的骨骼、肌肉、关节、血管、神经系统结构和功能，就能进行灵活的活动。但疾病不仅会导致身体不适甚至疼痛，也会影响人体系统的正常功能，从而导致活动功能受损等后果。活动受限的常见原因有以下几方面。

（一）疼痛

许多疾病引起的疼痛都会限制患者相应部位的活动，如类风湿关节炎患者，常因减轻疼痛而被动地减少活动，造成关节活动范围缩小；手术后患者因手术伤口疼痛而主动或被动地限制活动以减轻疼痛。

（二）运动系统结构或功能受损

肢体的先天性畸形或残疾等，直接或间接地限制了正常活动；再者，疾病造成的关节肿胀、增生、变形等也会影响机体的活动。骨骼、关节、肌肉的器质性损伤，如扭伤、挫伤、骨折等，同样会导致受伤肢体活动受限，身体活动能力下降。

（三）神经系统功能障碍

神经系统功能障碍可造成暂时性或永久性运动功能障碍，如脑血管意外、重症肌无力等。脊髓损伤造成的中枢性神经功能损伤，受损神经支配的部分躯体也会出现明显的运动障碍或活动受限。

（四）严重疾病

疾病也可能导致营养不良、肥胖等后果，从而影响正常的身体状态，造成运动能力不足甚至受限等问题；心肺疾病引起乏力、供氧不足等也会使患者活动能力下降。

（五）心理因素

个体本身没有躯体疾病，神经功能和骨骼肌肉状态完好，但是由心理问题导致活动能力下降，甚至丧失活动能力。如当个体的心理压力超过其承受范围时，易出现焦虑、情绪低落等负面情绪，会发生情绪性活动能力下降。重度抑郁或某些精神病患者，如木僵患者、抑郁性精神分裂症患者等，不仅表现出思维异常问题，也存在不同程度的活动能力受损情形。患者的社会支持系统，如家属的行为和态度也会影响患者的心理状态，进而影响其活动能力。

（六）医疗措施的限制

在治疗疾病时，医护人员采取的某些医护措施有时也会限制患者活动。如为预防昏迷患者因躁动而出现意外，按照相关程序采用必要的约束；骨科患者在牵引和使用石膏绷带过程中，会限制其活动范围，甚至需要制动；心肌梗死早期的患者需要绝对卧床休息，也限制了患者的活动。

三、活动受限对机体的影响

活动受限对机体的皮肤、运动系统、循环系统、呼吸系统、消化系统、泌尿系统和心理、社会方面造成一定的影响，活动受限越严重，影响就越大。

（一）对皮肤的影响

活动受限或长期卧床的患者，对皮肤最主要的影响是形成压力性损伤。内容参见本书第六章第三节。

（二）对运动系统的影响

日常活动产生的机械压力有助于维持肌肉强度和耐力，维持骨骼的坚韧及支撑力，并有利于肌肉收缩，进而促进静脉回流。对于患者而言，病情原因会限制活动的范围和强度，但人体长期处于活动受限状态，会出现以下情况。

1. 引起肌张力减弱、肌肉萎缩，会使肌肉形态变小，还会使肌肉运动功能、强度、耐力和协调力变弱。
2. 引起骨质疏松、骨骼变形，严重时还会出现病理性骨折。
3. 引起关节僵硬、变性，出现垂足、垂腕、髋关节外旋及关节活动范围缩小。
4. 引起腰背部出现酸痛不适。

（三）对循环系统的影响

活动受限对循环系统的影响主要有直立性低血压和静脉血栓形成两方面。

1. 直立性低血压　具体表现为患者体位变化时或者长时间站立时的血压急剧下降（下降幅度达到了20mmHg以上），同时存在头晕、恶心、乏力、视物模糊等不适症状。对于长期卧床的患者而言，本身其肌肉能力有所下降，而且存在神经血管反射能力减弱的情况，对血液的正常回流造成了不利影响。若突然将身体姿态从躺卧变成直立，那么血管无法适应神经血管的反射，处于扩张状态，致使血液滞留在下肢，导致血压突发性的下降而影响正常的大脑供血，表现出眼前发黑、头晕等问题。

2. 深静脉血栓形成　指血液在深静脉内不正常地凝集，阻塞管腔，导致静脉正常的血液会漏受阻，同时引发继发性血栓等问题。而下肢深静脉、四肢浅静脉将成为主要病变区域。通常情况下，长期卧床患者、肥胖患者、贫血患者等具有相对更大的血栓风险。引起静脉血栓的三个主要因素是血流缓慢、静脉壁损伤和血液高凝状态。三个因素同时存在就极有可能导致静脉血栓问题，最终造成肺栓塞、死亡等严重后果。

（四）对呼吸系统的影响

在活动受限的情况下，患者可能出现坠积性肺炎、二氧化碳潴留等问题。

1. 坠积性肺炎　长期卧床患者身体虚弱，全身肌肉无力，呼吸肌运动能力减弱，呼吸道内堆积大量黏液，使气道内纤毛排除异物的能力减弱，同时由于患者咳嗽无力，大量痰液因重力作用流向肺底，容易发生肺部感染，导致坠积性肺炎。

2. 二氧化碳潴留　长期卧床患者身体虚弱，无力做有效深呼吸；胸部扩张受限，使有效通气量减少；同时肺部排除异物功能下降，使分泌物增多，影响气体正常交换，导致二氧化碳潴留。

（五）对消化系统的影响

活动受限对消化系统的影响主要会引起食欲缺乏、营养不良以及便秘。

1. 食欲缺乏、营养不良　因活动不足、疾病消耗等问题的影响，长期卧床患者往往表现出食欲缺乏、食欲缺乏等问题，导致其出现不同程度的营养不良问题，难以满足机体恢复需要，影响身体健康。

2. 便秘　久病卧床的患者由于摄入纤维和水分减少，胃肠道蠕动减慢，不习惯床上排便，会出现便秘现象。如果经常便秘，会造成辅助排便的腹肌和肛提肌的肌张力下降，严重时会出现粪便嵌塞，加重便秘。

（六）对泌尿系统的影响

一般情况下，当患者处于站姿或坐姿时，能使会阴部肌肉放松，同时肌肉下压帮助排尿，有助于排空膀胱。长期卧床的患者会出现排尿困难、尿潴留、泌尿系统结石、尿路感染。

1. 排尿困难　患者排尿时习惯于站姿或者坐姿，但长期卧床的患者排尿姿势改变，会出现排尿困难现象。

2. 尿潴留　长期卧床患者易发生排尿不顺畅问题。受其影响，患者膀胱会因持续膨胀导致逼尿肌过度伸展，影响机体正确感受膀胱充盈状态，从而形成尿潴留。

3. 泌尿系统结石　机体活动量减少时，骨的脱钙作用增加，使钙、磷排出增加，加上尿液潴留，使尿液中的钙、磷浓度增加，沉积后会形成结石。

4. 尿路感染　受尿液潴留影响，患者正常排尿不足，难以对尿道形成充分的冲洗，从而导致细菌过度繁殖并经尿道口对膀胱、输尿管、肾等形成侵袭，引发尿路感染问题。

（七）对心理、社会方面的影响

久病卧床也会导致患者面对不同程度的社会问题和心理问题，导致患者产生消极情绪；有些患者会变得胆怯畏缩，可能出现定向力障碍；有些制动患者会出现情绪波动，甚至表现为敌对好斗；有些患者由于疾病原因，身体残疾而无法就业，面临经济困难的状况。

四、患者活动的评估

适当降低活动量虽然有利于改善患者恢复状况，但也会影响正常的身体机能。尤其是长期卧床患者，活动量降低会引起各种并发症，不仅影响正常的生理活动，还会加重原有的疾病。因此，指导患者正确地进行相关活动，对促进机体康复、减少因长期卧床引起的并发症有着重要的意义。在指导患者活动前，护士应明确评估的重点，采用适当的方法对患者的活动进行正确的评估，根据患者的实际情况制订相应的活动计划。

（一）评估的重点

护士对患者活动的评估重点包括：患者对合理运动的个体需求、患者生活自理情况、患者耐力水平、日常活动相关影响因素、患者活动受限对患者的主要影响。

（二）评估的方法

评估活动的方法包括问诊、体格检查和辅助检查。通过询问患者的日常活动能力、活动耐力的情况及影响因素，以及对患者肌力、机体活动功能、心肺功能的体格检查，辅助实验室检查结果，综合判断患者的活动需要和活动能力。

评估活动还可以运用研究工具，如日常生活活动（activity of daily living，ADL）能力量表等相关的测评工具，其中广泛应用的主要有Katz指数、Barthel指数、Pfeffer功能活动问卷、日常生活活动能力量表等。上述测评工具在测量内容、评价标准以及适用领域方面各有侧重，例如Barthel 指数和日常生活活动能力量表，常用于临床患者生活自理能力等级评定。

（三）评估的内容

1. 一般资料　包括患者的年龄、性别、文化程度、职业及日常活动习惯等。对于患者活动状况的评估，首先应考虑患者年龄因素，该因素将成为缓和运动需求、耐受能力的主要影响因素；性别则决定了不同患者在运动方式、运动强度方面的差异；文化程度和职业可以帮助护士分析患者对活动的态度和兴趣并指导其活动计划的实施。护士应全面考虑以上因素，选择适合患者的活动方式，制订出有针对性的活动计划。

2. 心肺功能状态　各类活动会导致机体需氧量上升，引发代偿性心率及呼吸加快、血压升高等问题，从而加大呼吸系统、循环系统负担。对于呼吸系统、循环系统功能受限的患者而言，在无法保证合理活动时会导致病情加重。因此在制订活动计划时需要检查和评估患者的心率、呼吸、血压等指征，准确评估其心肺功能，制订与之匹配的活动计划，避免因活动过度影响身体健康。心功能分级一般分为如下4级。

（1）1级：患者虽然存在心脏疾病但是并未影响其正常活动能力。因此，一般性的适量的活动并不会影响患者身体正常状态。

（2）2级（轻度心力衰竭）：患者的体力活动会表现出比较轻微的受限情形。非活动状态并未有明显感觉，一般性活动就可能导致心肺功能不足问题，经适当休息即可有效缓解相关症状。

（3）3级（中度心力衰竭）：患者的体力活动将表现出显著的受限情形。虽然休息状态时并不会表现出明显症状，但是即使开展低于一般性活动的运动都会引起相关症状，需要较长休息时间才能有所改善。

（4）4级（重度心力衰竭）：患者将失去体力活动能力，非活动状态都有可能出现心力衰竭问题，任何体力活动都会导致症状加剧。

3. 活动能力　评估患者的骨骼肌状态、关节功能状态和机体活动能力。

（1）骨骼肌肉状态：机体进行活动要具有健康的骨骼组织和良好的肌力。肌力的含义为肌肉收缩量，可在评估分析特定肌肉群收缩能力进行衡量。肌力的等级划分情况如下。

0级：完全瘫痪、肌力完全丧失。

1级：可见肌肉轻微收缩但无肢体活动。

2级：肢体可移动位置但不能抬起。

3级：肢体能抬离床面但不能对抗阻力。

4级：能做对抗阻力的运动，但肌力减弱。

5级：肌力正常。

（2）关节功能状态：在评估分析疾病、卧床对患者关节功能的影响情况时，一般需要以患者关节主动移动能力和协助下的关节被动移动能力为评估依据，对关节的肿胀、僵硬、变形等情况进行判断，同时也需要评估分析关节活动范围受限情况，关节是否存在声响、疼痛、不适等症状。

（3）机体活动能力：在观察和评估患者日常运动情况的基础上可对其机体活动能力进行分析和判断，具体以患者行走、穿衣、上厕所等活动能力为对象开展评估分析工作，其等级划分情况具体如下。

0级：完全能独立，可自由活动。

1级：需要使用辅助器械。

2级：需要他人的帮助、监护和教育。

3级：既需要帮助，也需要辅助器械。

4级：完全不能独立，完全依赖他人。

4. 活动耐力　是指个体对活动与运动的生理和心理耐受力。当活动的数量和强度超过耐受力时，机体会出现疲劳、心悸、胸闷、呼吸困难、头晕、四肢和腰背痛等症状。内脏、骨骼、肌肉、神经系统疾病，以及使用降压药、β受体阻断药等均可使机体活动耐力降低。

5. 现阶段患病情况　通常而言，患者的疾病性质、程度将直接影响其机体活动能力，从而决定了受限情况。因此，通过评估分析患者疾病情况能够针对性的制订科学合理的活动方案与活动方式，同时也有利于患者的康复。如截瘫、昏迷、骨折、烧伤等患者的活动完全受限，应采取由照顾者协助为主的被动运动方式，并应尽早预防因长期卧床可能对机体造成的并发症。如果为慢性病或疾病的恢复期，病情对活动的影响较小，护士应鼓励患者坚持进行主动运动，促进机体康复。另外，在评估患者疾病的同时，护士还要考虑到疾病治疗方案对运动的特殊要求，正确处理肢体活动与制动的关系，合理地制订护理计划。

6. 社会心理状况 在机体活动过程中，患者心理状况也将显著影响活动情况。若患者存在消极情绪就会导致其活动积极性不足，引发厌烦、恐惧问题，不利于活动的良好开展，而且会影响预期效果。因此，在对患者心理状态进行评估分析的基础上，可以制订相应的干预措施，有利于消除不利情绪，确保患者良好的心理状态，从而为各项活动的开展创造有利环境。而且家属认知、态度、行为等也是患者心理状态的显著影响因素，这就需要护士对家属开展必要的教育培训工作，确保患者处于良好的认知水平，从而能够理解与支持患者，帮助患者建立广泛的社会支持系统，更好地完成护理活动计划。

五、协助患者活动的护理措施

护士应综合考虑年龄、身心特征以及疾病情况制订科学的活动计划，有效改善患者康复条件。尽管对大多数人来说活动是有益于健康的，但如果缺乏科学的依据和正确的方法则对健康不利，甚至会对身体造成伤害。

（一）协助患者变换体位

长期卧床的患者由于缺乏活动，或因疾病长时间采取不适当的被动体位或强迫体位，会影响脊柱、关节及肌肉组织的活动，容易出现局部疼痛、肌肉僵硬等症状。因此，卧床患者如病情允许，应经常变换体位，并给予背部护理，协助患者进行关节和肌肉的功能活动，促进局部血液循环，帮助放松，减轻疼痛，保持关节和肌肉的良好运动能力，并且有效降低久病卧床导致患者皮肤长期受压引起的皮肤损伤或坏死的风险，因此，护士应定时为患者更换体位，促进活动，避免压力性损伤的发生。

（二）关节活动范围练习

关节活动范围（range of motion，ROM）是指关节运动时所通过的运动弧，常以度数表示，亦称关节活动度。关节活动范围练习（range of motion exercise）简称为ROM练习，指基于关节的正常活动能力，综合运用主动练习、被动练习相结合的方法实现关节的良好运动，从而不断提升关节的运动能力。该方法包括主动性ROM练习、被动性ROM练习等不同情形，前者由患者独自、主动完成，后者则由医务人员进行必要的协助。若患者存在不同程度的活动受限问题，需要及时开展ROM练习，在医务人员的指导和帮助下掌握科学的运动方法。被动性ROM练习可于护士为患者进行清洁护理、翻身和更换卧位时完成，既节省时间，又可观察患者的病情变化。下面主要介绍被动性ROM练习的具体方法。

1. 目的

（1）维持关节活动度。

（2）预防关节僵硬、粘连和挛缩。

（3）促进血液循环，有利于关节营养的供给。

（4）恢复关节功能。

（5）维持肌张力。

2. 操作方法

（1）基于人体力学原理，在护士的协助和引导下让患者呈现出自然放松姿势，并尽可能缩小操作者与患者之间的距离，令患者正面朝向操作者。

（2）具体以患者关节特征为出发点，依次运动不同关节，确保关节运动的正确形式与合理范围，确保关节运动活动质量。①屈曲（flection）：关节弯曲或头向前弯。②伸展（extension）：关节伸直或头向后仰。③伸展过度（过伸）（hyperextension）：伸展超过一般的范围。④外展（abduction）：远离身体中心。⑤内收（adduction）：移向身体中心。⑥内旋（internal rotation）：旋向中心。⑦外旋（external rotation）：自中心向外旋转。并注意观察患者的身心反应。各关节的活动形式和范围参照表7-2，图7-2、图7-3。

（3）按照图7-4相关内容进行辅助运动，操作者的手需要环住患者运动关节或在关节远端的身体区域进行支撑。

（4）关节ROM练习应以5～10次的完整运动为一组，一旦患者出现疲劳、痉挛、疼痛等不适反应就需停止操作以避免损伤。

（5）在完成ROM练习之后应对患者生命体征进行测量，帮助患者以舒适的体态躺卧。

（6）每日记录ROM练习情况，并对患者的练习成果进行观察和记录。

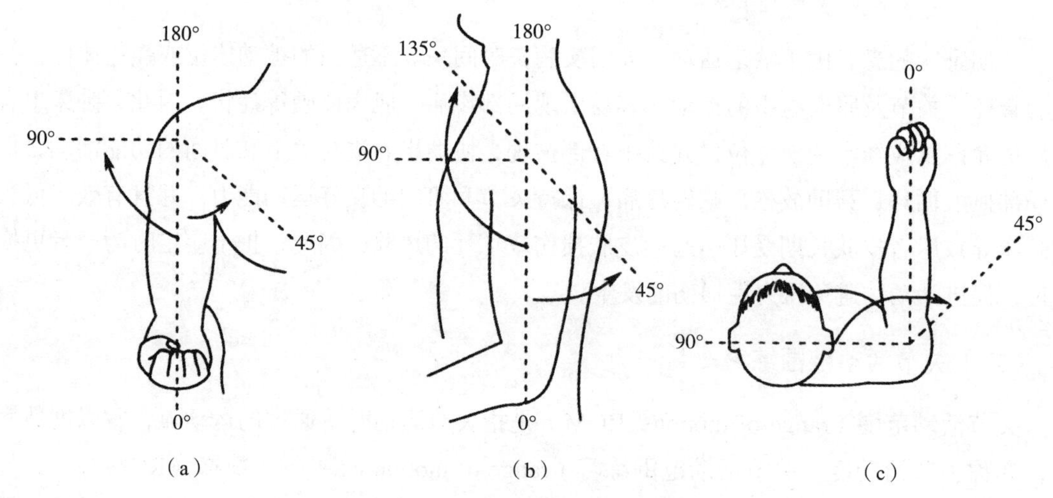

图7-2 肩关节的活动范围

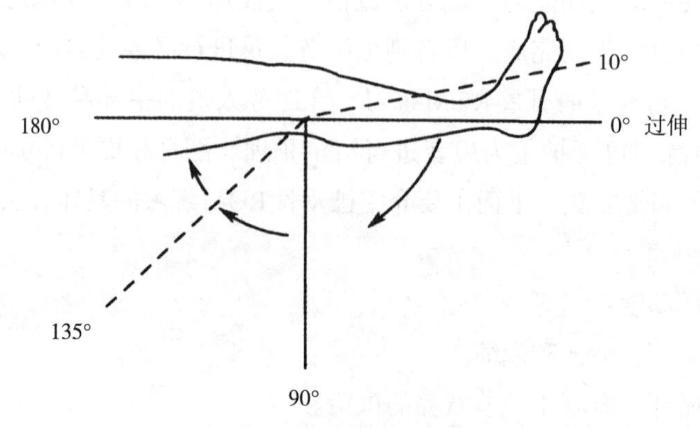

图7-3 膝关节的活动范围

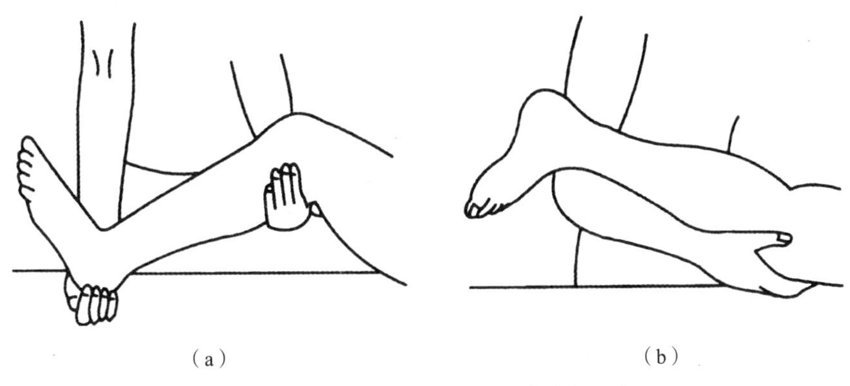
（a）（b）

图7-4 用手做成环状或支架来支托腿部

表7-2 各关节的正常活动范围表

关节	前后	左右	旋转	内外展	上下
颈椎	前屈35°～45° 后伸35°～45°	侧屈45°	60°～80°	—	—
腰椎	前屈90° 后伸30°	侧屈20°～30°	30°	—	—
肩关节	前屈90° 后伸45°	—	内旋80° 外旋30°	外展90° 内收20°～40°	上举90°
肘关节	前屈140° 过伸0°～10°	—	旋前80°～90° 旋后80°～90°	—	—
腕关节	背伸35°～60° 掌屈50°～60°	桡偏25°～30° 尺偏30°～40°	旋前80°～90° 旋后80°～90°	—	—
髋关节	屈曲145° 后伸40°	—	内旋40°～50° 外旋40°～50°	外展30°～45° 内收20°～30°	—
膝关节	屈曲145° 过伸15°	—	内旋10° 外旋20°（屈膝）	—	—
踝关节	背伸20°～30° 跖屈40°～50°	—	内旋10° 外旋20°	—	—

3. 注意事项

（1）在进行活动之前，对患者综合情况进行评估分析，并结合患者的实际情况与康复目标制订科学的运动方案。

（2）做好必要的清洁整理工作，确保运动环境安静、整洁和舒适，确保衣物舒适宽松，并且对患者隐私予以充分的保护。

（3）认真观察患者活动表现，对其运动状态进行评估分析。如有异常情况，需要及时报告医生并采取相应措施。

（4）对于关节存在运动受限问题的患者，需要根据临床医生、康复医生的意见合理开展ROM练习活动，避免二次损伤风险。

（5）若患者存在心脏疾病，则应重点关注其心脏功能，及时发现胸痛、心律不齐、心率变化或血压升高等症状，以避免剧烈活动诱发心脏病发作。

（6）在了解患者病情的基础上，护士需要开展必要的教育工作，提高患者和家属对关节活动的认知水平和重视程度，提高患者练习积极性，最终实现由被动转变为主动的运动方式。

（7）活动结束后，应做好总结和记录工作，为后续护理工作的开展提供科学指导。

（三）肌肉练习

1. 等长运动（isometric exercise） 在维持肌肉长度不变的前提下增强其张力就是等长运动。此类运动不会引起关节显著活动，因此又称静力性运动。如固定膝关节的股四头肌锻炼就属于等长运动。等长运动的能够避免关节明显活动，可以克服肢体固定的缺陷，一定程度增强肌肉能力降低萎缩风险。同时也适用于关节内损伤、积液、炎症等情形；同时可根据患者实际情况合理增加运动负荷以实现更好的训练效果。但是也存在增强效果相对有限的缺点。

2. 等张运动（isotonic exercise） 基于特定负荷开展的关节运动，在改善关节活动能力的同时也能够实现肌肉收缩锻炼效果，也叫做动力性运动。此类运动的优势表现为符合肌肉运动特性、增强神经控制能力等，即可选择电负荷、少次数的快速疲劳运动策略，也可选择渐进性抗阻训练法（progressive resistance exercise），逐渐增加肌肉阻力进行练习，即先找出10RM的重量（测定肌肉连续做10次运动的最大负荷），然后逐步增加运动强度，帮助患者良好适应运动环境并实现良好的运动效果。

肌肉锻炼的注意事项具体如下。

（1）在综合考虑患者病情和需求的基础上制定合理运动方案，确保运动的科学性与合理性，实现最佳运动康复目标。对于患者在练习过程中取得的进步和成就，应及时给予肯定和鼓励，以增强康复的信心。

（2）确保良好的准备和放松工作，尽可能降低损伤风险。

（3）观察和评估患者运动表现，确保肌肉的适度疲劳，避免出现疼痛现象。同时也应合理调整运动节奏，确保肌肉充分休息。

（4）一旦在运动过程中出现不适症状，需要立即停止运动并上报医生，由医生进行检查并制订处理方案。

（5）需要根据患者实际情况灵活调整运动方案，严重情况下应禁止进行肌肉练习。

本章小结

思考题

1. 患者，女，48岁。右胫腓骨粉碎性骨折术后3月余，夜间右小腿经常会出现明显不适感，对病房环境有恐惧情绪，患者主诉近2个月入睡困难、夜间多梦、早醒、睡眠质量差，白天出现头晕心悸、体倦乏力、急躁易怒、注意力不集中、记忆力减退。

请问：

（1）患者目前的主要问题是什么？

（2）出现该问题的主要原因是什么？

（3）护士应采取哪些护理措施帮助患者解决该问题？

2. 患者，男，76岁。因突发脑梗死住院保守治疗一周，左侧偏瘫、口齿不清症状已经得到改善，患者现左上肢肢体能轻微抬起，不能对抗阻力，左下肢肢体能在床面平移，不能抬离床面，关节活动范围缩小。

请问：

（1）该患者目前的左上肢及左下肢的肌力分别是几级？如何评估？

（2）该患者目前的状况对机体的主要影响有哪些？

（3）护士应该采取哪些护理措施提高该患者的活动能力？

更多练习

（陈果果）

第八章 医疗与护理文件

教学课件

学习目标

1. 素质目标

（1）树立以患者为中心的理念。

（2）能认识到医疗与护理文件记录重要性的观念，规范记录相关文件。

2. 知识目标

（1）掌握：医疗与护理文件的记录原则，医嘱种类的区分，病区交班报告的书写顺序。

（2）熟悉：医疗与护理文件的管理要求，病区交班报告的书写要求。

（3）了解：医嘱处理的注意事项。

3. 能力目标

（1）正确绘制体温单和处理各种医嘱。

（2）准确书写出入液体记录单、特殊护理记录单、病区交班报告。

（3）结合临床实践，完成一份完整的护理病历。

案例

【案例导入】

患者，男，32岁。因便血1月余于当日上午9：50坐轮椅入院治疗。主诉乏力感明显，查体：贫血貌，全身皮肤完好，无出血点，T 37.2℃，P 121次/分，R 24次/分，BP 101/60mmHg。护士遵医嘱予以输血，输血后护士的记录如下：患者血常规报告示RBC 2.12×10^{12}/L，Hb 59g/L，遵医嘱给予静脉输注O型去白细胞悬浮红细胞1.5U。输血前测T 37.1℃，由护士陈某与王某双人核对无误后于下午4：15输注，滴速为15滴/分，15分钟后患者主诉无不适，调整滴速为50滴/分，下午6：11时输血完毕，患者无特殊不适。

【请思考】

1．如何正确绘制患者入院体温单？

2．简述护理文件书写的意义？

【案例分析】

在医学临床实践领域，医疗及护理文件将作为最基本的原始文字材料之一，也将成为医院管理、患者了解自身情况的重要资料信息，同时也在科学研究、医疗服务等领域表现出巨大的应用价值。医疗文件的主要内容为患者疾病治疗过程所形成的各类资料信息，包括疾病发生时间、诊断结果、治疗方案、治疗结果等方面的内容，具体由医生、护士等人员进行填写和整理；而护理文件的主要内容是护理工作相关的观察结果，由护士根据工作情况进行填写，在临床护理工作领域占据了重要地位。这就要求医疗及护理文件的格式标准、内容规范并妥善保管，充分保证相关资料数据的全面性、完整性与可靠性。虽然现阶段不同医院在编制和管理医疗及护理文件时选择的记录和管理方式有所不同，但其所遵循的基本原则是一致的。

第一节　医疗与护理文件的记录和管理

目前医疗及护理文件主要由病历、医嘱单、体温单、护理记录单、病区交班报告、特别护理记录单等资料文件构成。在记录和管理相关文件时，医护人员必须尽职尽责，保证认真、严谨、仔细、负责的工作态度，并遵守专业技术规范。

一、医疗与护理文件记录的意义与原则

（一）记录意义

1. 提供信息　医疗与护理文件是患者接受医疗服务相关信息的重要记录结果，是患者病情、诊断、护理、转归等资料信息的原始记录，能够为医务人员了解患者情况、制订治疗护理方案提供必要依据，从而保证相关工作的科学性与有效性，也为不同部门、不同医护人员之间的工作协调与配合提供有力支持，从而实现最佳治疗与护理效果。

2. 提供科教资料　科研与教学也是医疗工作的主要内容。而医疗及护理记录体现了理论和实践的科学结合，能够为教学工作提供有力支持，提高教学工作质量水平。部分特殊案例更是表现出巨大的教学参考价值。而医疗及护理记录也是医学科研的原始资料，尤其对回顾性研究具有重要的参考价值。同时，它也是流行病学研究、传染病管理、防病调查等重要的统计学参考资料。

3. 提供评价依据　在对医院的医疗、护理工作质量进行评估分析时，医疗及护理记录也将作为重要的评价依据，是医院管理水平、技术水平以及科研水平的重要体现。因此，医疗及护理记录将为医院医护管理水平的量化评估提供科学依据，同时也可在医院等级认定、绩效考核等工作中提供可靠依据。

4. 提供法律依据　具体到法律实践领域，医疗及护理记录也将表现出相应的法律效用，能够为医疗责任认定、医疗纠纷解决、保险责任界定等工作提供必要依据，是法律认可的证

据性文件。因此，及时、完整、准确地做好医疗与护理记录，不仅能有效地维护医护人员的合法权益，还可以为患者和家属提供有效的依据。

（二）记录原则

1. 及时　及时性是医疗护理记录的首要原则，全面、正确地进行数据记录，同时保证记录的时效性。若在开展抢救工作中无法及时开展记录工作，则相关人员需要在完成抢救工作后6小时内对相关记录进行补充，同时将抢救工作相关信息进行记录，对记录补充时间进行标注。

2. 准确　准确性也是医疗及护理记录的基本原则之一，充分保证相关数据的真实性、可靠性和正确性。除医疗服务相关信息之外，医护人员也需要如实记录和描述患者主诉、行为等相关信息，避免相关记录存在主观偏见，确保记录内容的客观性和公正性。记录患者主观资料时，不应是患者自述或是护士主观臆想的内容，而应是患者病情进展的客观、科学的内容。记录人必须是执行人。记录的时间应是事件实际发生的时间，不能提前或延后。若存在书写错误，则需要对错误内容进行划线处理，可根据需要进行修改或者删除，并对划线处理的时间、人员名字进行记录。

3. 完整　必须保证记录内容的完整性，严格按照相关规定填写资料，避免出现信息遗漏、内容空白。在签名栏需要由记录人员签写完整姓名。对于病情突变、患者不配合治疗、请假外出、自残或自杀风险问题，护士需要详细记录相关内容，明确相关事项发生的时间和原因，并按照规定开展汇报工作，确保交接班工作的规范性和严谨性。

4. 简要　在开展记录工作时，相关内容需要简洁明了、重点明确，规范使用专业词汇以及缩写、简写格式，确保记录结果的明确性和清晰性，便于医护人员快速、准确了解相关内容。同时发挥表格文件的优势，提高记录效率和质量。

5. 清晰　记录的字体应保持端正和清晰，确保表格的干净整洁，严禁不规范简写和擅自涂改。

二、医疗与护理文件的管理

（一）管理要求

1. 严格按照医院规定放置和管理相关医疗及护理文件，在完成记录、使用结束之后必须回归原位。

2. 确保文件资料的完整性与整洁性，避免出现破损、散落、污染等问题。

3. 严禁患者及家属擅自翻阅相关文件，未经允许不可带离病区，避免管理风险。

4. 做好相关文件资料的保管工作。基于现行规定，体温单、医嘱单、特别护理记录单等文件资料应长期保存；门（急）诊病历档案的保存时间自患者最后一次就诊之日起15年。

5. 根据患者需要，医疗及护理文件相关记录、资料可复印或复制。具体内容包括门（急）诊病历、住院志、体温单、医嘱单、化验单（检验报告）、医学影像检查资料、特殊检查（治疗）同意书、手术同意书、手术及麻醉记录单、病理报告、护理记录、出院记录等基本医疗资料以及其他相关病历资料。

6. 若存在医疗纠纷、医疗事故等，需由医患双方共同完成死亡病例讨论记录、疑难病例讨论记录、上级医生查房记录、会诊记录、病程记录、各种检查报告单、医嘱单等资料的封存、启封工作，封存的病历资料可以是复印件，由医疗机构保管。

（二）病历排列顺序

1. 住院期间病历排列顺序

（1）体温单（按时间先后倒排）。

（2）医嘱单（按时间先后倒排）。

（3）入院记录。

（4）病史及体格检查。

（5）病程记录（病情记录、手术记录或是分娩记录单等）。

（6）会诊记录。

（7）各种检验和检查报告单。

（8）知情同意书。

（9）护理记录单。

（10）长期医嘱执行单。

（11）住院病历首页。

（12）门诊病历。

2. 出院（转院、死亡）病历排列顺序

（1）住院病历首页。

（2）出院或死亡记录。

（3）入院记录。

（4）病史及体格检查。

（5）病程记录。

（6）各种检验和检查报告单。

（7）知情同意书。

（8）护理记录单。

（9）医嘱单（按时间先后顺排）。

（10）长期医嘱执行单。

（11）体温单（按时间先后顺排）。

第二节 医疗与护理文件的书写

医疗和护理文件书写，包括填写体温单、医嘱单、出入量记录单、特别护理记录单、病区交班报告、护理病历等，此类文件的书写包括纸张手工记录和计算机与网络电子记录两种方法。认真、客观的填写各类护理文件，是护士必须掌握的基本技能。

一、体温单

体温单（temperature sheet）用于记录患者的体温、脉搏、呼吸及其他情况，如患者入

院、手术、分娩、转科、出院、死亡时间，血压、体重、大便、小便、出入量等。（附录D）

（一）眉栏的填写

1. 眉栏 用蓝（黑）笔填写患者姓名、性别、年龄、科别、病室、床号、入院日期、住院病历号等项目。

2. “日期”栏 用蓝（黑）笔填写。每页第1日填写年、月、日，其余6天只填日。若在6天内遇有新的年度或月份开始，则填写年、月、日或月、日。

3. “住院天数”栏 用蓝（黑）笔填写。从入院当天开始填写，连续写至出院日。用阿拉伯数字“1、2、3…”表示。

4. “手术（分娩）后天数”栏 用红笔填写。以手术（分娩）次日为第1日，用阿拉伯数字“1、2、3…”连续写至14日止。若在14天内行第二次手术，则第一次手术日数作为分母，第二次手术日数作为分子填写，依次填写至第二次手术14日为止。

（二）体温单40～42℃横线之间的填写

用红笔填写。在体温单40～42℃之间相应时间栏内纵行填写入院、转入、手术、分娩、出院、死亡等项目，除手术不写具体时间外，其余均按24小时制，精确到分钟，后写“于”或划一竖线，竖线占2个小格，如“入院于十八时四十九分”。转入时间由转入科室填写。

（三）体温、脉搏曲线的绘制和呼吸的记录

1. 体温曲线的绘制

（1）体温符号用蓝笔绘制于体温单35～42℃之间，每小格为0.2℃，口温以蓝点“●”，腋温以蓝叉“×”，肛温以蓝圈“○”，耳温以蓝空三角形“△”表示。相邻体温用蓝线相连。

（2）若体温未达到35℃，属于体温不升情形，需要将相关情况以红色笔在对应时间格标注为“不升”，且不将其和相邻温度进行连线。

（3）对于体温过高患者，在经物理降温或药物降温处理后，等待30分钟对体温进行重新测定，所得测温结果用红色“○”进行描述，标注于降温操作之前温度对应的同纵向时间格中，且通过红色虚线将降温处理前后的体温数据进行连接，而后续测温结果应连接到降温操作之前的体温数据。

（4）如果存在相邻两次测温数据显著差距或者不符合病情诊断结果，则应再次开展测温工作，在确保测温结果准确的基础上用蓝色、蓝黑色或者黑色笔迹将英文字母“v”标注于相应体温数据旁边，代表“verified”，即核实确认。

（5）如果因患者拒绝、请假或外出未能测量记录体温，护士需通过红笔将相关信息填写到对应时间纵格中，并且不对前后两次体温数据进行连线。

（6）若对患者采取隔2小时测温措施，则应以专用的q2h体温单对相关数据进行记录。

2. 脉率（心率）曲线的绘制

（1）患者的脉率应以红色笔进行书写，每格对应4次/分，脉率以“●”，心率以“○”进行描述，并通过红线对相邻数据进行连接。

（2）在记录脉搏短绌信息时，以红色的“○”代表心率，并以红线对相邻心率数据进行连接，并用红线对脉率、心率曲线之间的空白区域进行填涂。

（3）若脉搏、体温数据存在重叠情形，则应以体温数据优先，用蓝色笔迹绘制于相应表格，然后在外侧以红色笔迹进行圈写，代表脉搏“○”这一情况。如果体温数据为肛温，需分别以蓝圈和圈内红点作为体温、脉搏的标志。

（4）如果因患者拒绝、请假或外出未能测量记录脉率或心率，护士需通过红笔将相关信息填写到对应时间纵格中，并且不对前后两次体温数据进行连线。

3. 呼吸的填写

（1）用阿拉伯数字对呼吸次数测量结果进行记录，无须标注单位，通过红笔将相关数据填写到呼吸栏里，且相邻两项数据采取上下错开的形式，且首个呼吸数据位于表单上方。

（2）对于呼吸机辅助呼吸患者，需要用黑色®符号标注在体温单对应时间格的最上方。

（四）底栏填写

底栏需要记录大便次数、尿量、出入量、体重、身高、血压，以及过敏药物等其他资料信息，可通过蓝色或者黑色的阿拉伯数字进行记录，无须标注计量单位。

1. 血压　以毫米汞柱（mmHg）为单位，记录在相应时间栏内。

（1）记录方式为收缩压/舒张压。

（2）患者在办理完入院手续后需对其血压进行测量和记录，住院患者的血压测量记录频率不得低于每周一次。若需要在同一天中连续多次测量血压，那么上午和下午的测量结果需分别写在前半格与后半格；若当天完成手术操作，则需将术前血压、术后血压分别填写到前面与后面。如每日测量次数大于2次，应记录在护理记录单上。

（3）如为下肢血压应当标注。

2. 大便次数　记前一日的大便次数，每24小时记录1次。未解大便以“0”表示；大便失禁以“※”表示；人工肛门以“☆”表示；灌肠以“E”表示，灌肠后排便以E作为分母、排便作为分子表示，例如，“$^{1}/_{E}$”表示灌肠后排便1次；“$1^{2}/_{E}$”表示自行排便1次，灌肠后又排便2次；“$^{4}/_{2E}$”表示灌肠2次后排便4次。

3. 尿量　以毫升（ml）为单位，记录前一日24小时总尿量，每天记录1次。导尿以“C”表示；尿失禁以“※”表示。例如：“1500/C”表示导尿患者排尿1500ml。

4. 出入量　以毫升（ml）为单位，记录前一日24小时的出入总量，每天记录1次。

5. 体重　以千克（kg）为单位，患者新入院时，护士测量体重并记录在相应时间栏内。住院期间，每周测量1次并记录。若病情危重或不能走动者，可不测量，体重栏内注明“平车”或“卧床”。

6. 身高　以厘米（cm）为单位，一般新入院患者当日应测量身高并记录。

7. 其他　“其他”栏作为机动，根据病情需要填写，如特殊用药、腹围、药物过敏试验、管路情况等。

8. 页码　按页数用蓝（黑）笔连续填写。

在科技创新发展的推动下，医院管理呈现出信息化发展特征，电子体温单的应用水平不断提升。护士通过录入个人账号和密码登录护士工作站系统，选择患者体温单绘制界面，将患者生命体征分项目逐一录入后保存，则系统自动生成体温单。电子体温单仅需保证相关数据信息的准确性即可，不会出现文件资料污染、受损、丢失等问题，且集成了预警功能，能够对护士的相关工作进行提醒，因此能够充分保证相关记录的准确性、可靠性与规范性，能够有效避免人为操作导致的风险。

二、医嘱单

医嘱（doctor's order），是医生在综合分析患者病情的基础上拟定的书面治疗计划，为医护人员开展相应治疗护理工作提供必要依据。通常情况下，医嘱的开具主体和执行主体分别是医生和护士。

（一）医嘱的内容

一般而言，医嘱的基本内容由日期、时间、床号、姓名、护理常规、护理级别、饮食、体位、药物（注明剂量、用法、时间等），以及检查治疗工作，术前准备等信息构成，医生、护士需在医嘱上完整签名作为确认标志。

（二）医嘱的种类

1. 长期医嘱（long term doctor's order） 指有效时间超过24小时的特定医嘱，并且需由医生明确标注失效或停止时间。典型代表有二级护理、糖尿病饮食、阿司匹林肠溶片75mg po qd等。（附录E）

2. 临时医嘱（temporary doctor's order） 即有效时间在24小时以内的医嘱，有的需在限定时间内执行，典型代表有会诊、手术、特殊检查等；而“st”的含义为“立即执行”，“0.1%肾上腺素1mg st”就表示立即注射1mg 0.1%肾上腺素。临时医嘱也包括出院、转科、死亡等内容，常见情形如附录F所示。

3. 备用医嘱（alternative doctor's order） 根据不同病情需要，分为长期备用医嘱和临时备用医嘱。

（1）长期备用医嘱（prn order）：其含义为有效时间超过24小时的医嘱，且需由医生明确注明其失效或停止的时间。每执行1次应在临时医嘱栏内记录1次，2次执行之间必须有间隔时间。如：“哌替啶50mg im q6h prn”。

（2）临时备用医嘱（sos order）：是有效期在12小时内有效，必要时使用的医嘱，只执行1次，过期未执行则失效。如：“地西泮5mg po sos”。

4. 特殊医嘱 写在临时医嘱单上。

（1）一天内需要连续执行数次的医嘱，如雾化q2h×5。

（2）每天1次需要连续执行数天的医嘱，如创口细菌培养qd×3d。

（三）医嘱的处理

1. 医嘱的录入 医生通过医生工作站直接录入医嘱，系统直接传输到护士工作站。

2. 医嘱的处理方法

（1）提取医嘱：处理医嘱时护士需录入工作账号与密码，进入护士工作站系统后提取录入医嘱。

（2）核对医嘱：处理医嘱前应双人核对医嘱，核对内容包括医嘱类别、内容、执行时间等。核对无误后方可确认医嘱。如遇有疑问的医嘱应立即与医生进行确认，严防盲目执行医嘱。

（3）生成医嘱：医嘱确认汇总生成后，中心药房根据网络信息摆药，分发针剂等；处理医嘱护士通过各自的终端机直接打印当天各种药物治疗单，包括注射、口服、输液等长期、临时医嘱执行单，并由执行医嘱护士执行。

（4）执行医嘱：执行医嘱护士再次核对医嘱无误后，按执行单上的要求进行医嘱的执行。执行后，注明执行时间，且以完整的签名为标志。①长期医嘱执行：经确认和生效之后，长期医嘱相关执行单将进行打印作为操作依据，对于需要定期执行的长期医嘱而言，需要在执行单上注明具体的执行时间。如“二甲双胍片250mg po tid”，在服药单上则应注明“二甲双胍片250mg po 8am、12am、4pm”。在完成长期医嘱相关工作任务之后，护士需将执行时间标注在长期医嘱执行单中，且以完整签名为标志。②临时医嘱执行：分立即执行医嘱、限时执行医嘱等。前者需护士完成相关工作之后将执行时间标注在执行单中并以完整签名为确认标志；限时医嘱则需要标注在临时治疗本、交班记录本等文件中，相关诊疗申请单需及时转交给相关科室安排具体事项。③备用医嘱执行：分为长期备用医嘱和临时备用医嘱两种。前者需在完成工作后将执行时间标注在医嘱单中并以完整签名为确认标志；后者的有效期为12小时，限定时间内是否执行均将自行失效。

（5）停止医嘱：停止医嘱时，由医生在医嘱单的原医嘱后面注明停嘱日期、时间；护士核对确认后，把相应执行单上的有关项目注销，同时注明停止日期和时间。

（6）重整医嘱：若因手术、分娩、转科等因素导致医嘱重新开具，则需要相关医生将红横线标注于原医嘱最后项下方，根据具体情况将“术后医嘱”“分娩医嘱”“转入医嘱”等文字信息填写在旁边，然后重开新医嘱，原医嘱自动停止。

（四）医嘱处理的注意事项

1. 处理医嘱时如有疑问，必须询问或核对清楚后再执行。

2. 医嘱生效的标志为医生的完整签名。通常情况下，口头医嘱并不具备执行效力，若因抢救、手术无法出具正式的书面医嘱，医生可通过口头医嘱的形式安排相关工作，同时护士需对口头医嘱的内容进行记录和复述，经医生确认之后方可作为执行依据。同时医生应于事后根据实际情况对医嘱内容进行补写。

3. 医嘱的核对应遵循每班/每日核对与每周总查对制度，并将查对时间、查对者完整签名标注于查对登记本中。

4. 临时医嘱涉及下一班工作内容时，应在交接班环节通过交班记录本进行标注和说明。

5. 若已有医嘱取消相关执行任务，则由医生登入医生工作站后直接做删除或停止处理。

6. 医嘱执行者必须在医嘱单上签全名。

三、出入量记录单

一般而言，正常人体内的液体维持动态平衡，即摄入量、排出量应基本相等。如果患者摄入的水分减少，或休克、严重烧伤、腹水、心肾疾病或大型手术等导致水分摄入和排出不平衡，人体就会发生脱水或水肿。因此，护士有必要精确测量和记录患者的出入量，以作为医生了解病情、作出诊断和制订治疗方案的依据。因此，护士正确测量和记录患者的出入量对于临床工作至关重要。（附录G）

（一）内容与要求

1. 摄入量 具体表现为每日饮水量、食物含水量、输液量、输血量等指标。患者饮水或进食时，应使用固定的已知容量的容器，以便准确记录。固体食物除记录固体单位数量外，还需要根据医院常见食物含水量（表8-1）和常见果蔬含水量（表8-2）换算出食物及果蔬的含水量。

表8-1 医院常见食物含水量

食物	单位	原料重量/g	含水量/ml	食物	单位	原料重量/g	含水量/ml
米饭	1中碗	100	240	藕粉	1大碗	50	210
大米粥	1大碗	50	400	鸭蛋	1个	100	72
	1小碗	25	200	馄饨	1大碗	100	350
面条	1中碗	100	250	牛奶	1大杯	250	217
馒头	1个	50	25	豆浆	1大杯	250	230
花卷	1个	50	25	蒸鸡蛋	1大碗	60	260
烧饼	1个	50	20	牛肉	—	100	69
油饼	1个	100	25	猪肉	—	100	29
豆沙包	1个	50	34	羊肉	—	100	59
菜包	1个	150	80	青菜	—	100	92
水饺	1个	10	20	大白菜	—	100	96
蛋糕	1块	50	25	冬瓜	—	100	97
饼干	1块	7	2	豆腐	—	100	90
煮鸡蛋	1个	40	30	带鱼	—	100	50

表8-2 常见果蔬含水量

名称	重量/g	含水量/ml	名称	重量/g	含水量/ml
西瓜	100	79	葡萄	100	65
甜瓜	100	66	桃	100	82
西红柿	100	90	杏	100	80
萝卜	100	73	柿子	100	58
李子	100	68	香蕉	100	60
樱桃	100	67	橘子	100	54
黄瓜	100	83	菠萝	100	86
苹果	100	68	柚子	100	85
梨	100	71	甜橙	100	88

2. 排出量 主要组成包括尿量，其次是大便量、呕吐量、咯血量、痰量、出血量、引流液量以及创面渗出液量等。为了确保准确记录尿量，对于昏迷或者尿失禁的患者，可通过留置导尿密切观察患者的尿量；对于婴幼儿也可以使用称重法来计算尿布里的尿量。对于难

以收集的其他排出物，可根据定量液体浸润棉织物的情况来估算。

（二）记录方法

1. 填写记录单的眉栏各项目及页码。

2. 记录同一时间的摄入量和排出量，在同一横格上开始记录；对于不同时间的摄入量和排出量，应各自另起一行记录。除了大便记录需要记录次数（或g）外其他均以毫升（ml）为单位表示。

3. 患者的出入量可12小时小结1次，结果记录在划好的格子上；也可24小时小结1次，24小时总出入量填写在体温单的相应栏内，必要时做分类总结。

4. 患者不需继续记录出入量的，一般记录单不留档保存。

四、特别护理记录单

对于重点观察患者，需要通过特别护理记录单明确护理工作任务，在及时、准确记录相关数据的基础上为患者病情分析提供准确依据，相关内容详见附录H所示。

（一）记录内容

记录内容包括患者的生命体征、出入量、病情动态、治疗和护理措施及其效果等。危重患者的记录内容应根据相应专科的特点进行书写。

（二）记录方法和要求

1. 填写眉栏各项目及页码。

2. 确保患者体温、脉搏、血压、呼吸等数据记录的及时性和准确性，能够为患者的病情风险、治疗及护理措施的制订和治疗效果评估提供科学依据，并在完成记录工作中以完整姓名的形式进行确认。将各项数据（包括阿拉伯数字及其计量单位）填写到记录栏和标题栏中。常规时间测量生命体征的数值除绘制在体温单上外，还应记录在特别护理记录单上。

3. 记录排出量时，应仔细填写液体的量、颜色、性质，并记录于病情栏中，并将12小时或24小时的总量填写在体温单的相应栏内。

4. 患者病情相关信息应当全面、详细地记录在病情及处理栏中，同样以完整签名作为确认标志。

5. 患者在出院或者死亡之后，需对特别护理记录单进行留档保存处理。

五、病区交班报告

病区交班报告以书面的形式对护士值班过程中的病区情况及患者病情进行记录和报告，由值班护士进行书写并由接班护士进行查阅以明确相关情况，为后续医疗护理工作提供必要依据。

（一）书写内容

1. 出院、转出、死亡患者　需要明确记录患者出院时间、转出科室时间以及转入科室名称、患者抢救情况和死亡时间等信息。

2. 新入院及转入患者　需要明确记录患者入院时间、转入时间、入院方式、诊断结果、主要症状等信息。

3. 手术及分娩患者　患者手术相关内容应详细、准确的标注说明，主要内容包括麻醉种类，手术名称及过程，麻醉清醒时间，以及回病房后的生命体征、伤口、引流、排尿及镇痛药使用的情况等。分娩患者需要标注说明胎次、产式、产程、分娩时间、会阴切口及恶露等情况，产后自行排尿时间，新生儿性别及评分等信息。

4. 危重、有异常情况及做特殊检查或治疗的患者　此类患者需要标注说明其生命体征、意识、病情动态、特殊的抢救、治疗、护理措施及效果，生活护理情况（如口腔护理）、压疮护理及饮食护理等相关信息。需要继续重点观察和注意的事项。

5. 预手术、预检查和待行特殊治疗的患者　需要标注说明预手术患者术前用药等相关准备工作事项；预检查和待行特殊治疗的患者应写明需要注意的事项。

6. 老年、儿童及生活不能自理的患者　需要标注说明其生活护理情况，明确口腔护理、压力性损伤护理、饮食护理等相关信息。

除上述信息以外，患者心理情况以及其他待完成事项也将成为交接班工作的重要内容。夜间记录需特别注明睡眠情况这一信息。

（二）书写要求

1. 在保证巡视工作质量的基础上充分了解患者病情，并将相关信息进行准确书写。

2. 确保内容的全面性、真实性与可靠性，以简洁的语言明确重点内容。

3. 确保字迹清楚、规范，严禁擅自涂改，分别以蓝/黑色和红色水笔作为日间记录、夜间记录的书写工具。

4. 严格遵守工作制度，依次将姓名、床号、住院病历号、诊断等基本信息书写在报告中，并对患者病情、治疗护理情况进行简要说明。

5. 对新入院、转入、手术、分娩患者，需将“新”“转入”“手术”“分娩”等文字书写到诊断报告右下角区域对其身份进行标注，并且以“危”或“※”等文字符号作为危重患者的标志。

6. 书写应以离开患者优先、进入患者次之、重点患者最后的顺序进行。同一栏内的内容，按床号先后顺序书写。

7. 书写完毕后，注明页数并签全名。

8. 护士长应对每班的病区交班报告进行检查，确认符合书写要求后签全名；对于不符合要求的病区交班报告，护士长应告知交班护士按要求补充完善。

六、护理病历

具体到临床护理领域，患者相关信息应当通过书面资料进行记录和说明，而护理病历就是非常基础、非常重要的一项书面文件，该文件资料以患者入院评估表、住院患者评估表、护理计划单、护理记录单、健康教育计划（包括住院期间健康教育计划、出院指导）等为主要内容。

1. 患者入院评估表　初步评估新患者基本情况，明确其健康状况并对所需护理诊断措施进行标注。

2. 住院患者评估表　为护士了解患者病情提供必要依据，并对分管患者情况进行评估和记录。评估内容可因病种、病情不同而有所不同。

3. 护理计划单　为护理人员制订实施护理计划提供必要依据，明确护理目标、任务和具体措施等信息。

4. 护理记录单　具体记录了护士所开展的具体护理工作以及相应结果。以患者护理诊断/问题，护士实施的护理措施、相关措施执行效果等为主要内容。

5. 健康教育计划

（1）住院期间健康教育计划：以改善治疗环境、缩短恢复时间为目标，确保患者掌握科学的自我护理方法而开展的教育培训与实践训练活动。其主要内容为入院须知、环境介绍、医护人员介绍、疾病相关知识介绍、各种检查治疗目的和注意事项、饮食与活动注意事项、疾病的预防及康复措施等。

（2）出院指导：为患者出院之后的注意事项进行说明，通过讲解、示范、模拟、提供书面及视听材料等不同形式确保患者及家属有良好的认知效果。

知识拓展

人工智能分诊网络平台

人工智能分诊网络平台采用的是光学字符识别（optical character recognition，OCR）及AI信息技术等技术手段。OCR是现代计算机技术的代表性成果之一，能够实现手写文字、打印文字的数字化转换；而AI技术则能够模仿人类思维模式对相关信息进行处理和分析以得到科学的结果，为决策工作提供科学支持。

基于OCR、AI等技术的功能作用，能够在自动识别患者病历材料（如检验报告、CT图像）相关信息的基础上结合自然语言处理（natural language processing，NLP）对文字信息开展分句、提取等处理从而明确相关材料的内容。为患者精准匹配合适科室、促进智能分诊的目的。采用这种人工智能分诊网络平台可以提高分诊的准确性和效率。

资料来源：陈婵，郭俊晨，谌永毅，等. 工智能辅助下肿瘤专科分诊网络平台的实现与效果评价［J］. 护理学杂志，2023，38（20）：1-4.

本章小结

思考题

1. 患者，男，35岁。咳嗽、高热不退3天，测甲型流感病毒阳性，住院治疗。医嘱：二级护理，普食，急查血常规、胸部X线、心电图，磷酸奥司他韦胶囊150mg，口服，一日两次。

请问：

（1）上述医嘱各属于哪类医嘱？

（2）如何处理各类医嘱？

2. 患者，男，85岁。因肾衰竭入院，需对其24小时出入量进行测量和记录。

请问：

（1）需要记录哪些数据信息？

（2）正确记录方法是什么？

更多练习

（陈果果）

第九章　生命体征的评估与护理

教学课件

学习目标

1. 素质目标

（1）具备高度的责任心和职业道德，能够尊重和关爱患者，关注患者的健康状况。

（2）具备敏锐的观察能力和良好的沟通技巧，能够及时发现患者生命体征的变化，并从沟通中取得患者的配合。

2. 知识目标

（1）掌握：体温、脉搏、呼吸、血压的生理变化，异常体温、脉搏、呼吸、血压的评估及护理，测量体温、脉搏、呼吸、血压的方法及注意事项，吸痰法及鼻氧管给氧法的操作目的、操作前准备、操作流程、注意事项，氧疗的副作用。

（2）熟悉：体温计的消毒与检查，有效咳嗽、叩击、体位引流，缺氧程度判断。

（3）了解：体温、脉搏、呼吸、血压的形成，体温计的种类和构造，氧疗分类，缩唇呼吸，腹式呼吸，血压计的种类和构造。

3. 能力目标

（1）能正确识别出异常体温、脉搏、呼吸、血压。能够运用本章所学知识为异常生命体征患者正确健康宣教。

（2）能够正确测量及记录体温、脉搏、呼吸、血压。

（3）能够运用本章所学知识为患者正确实施吸痰及吸氧。

案例

【案例导入】

患者，男，32岁。工作繁忙，每天熬夜至凌晨，于5天前自感全身发冷、寒战，并伴有咳嗽、咳痰，咳较多黄色黏痰，自行服用3天感冒药后未见明显好转，门诊就诊并收入呼吸病房。入院后，责任护士每日定时为患者测量生命体征。T 40℃左右，日差超过2℃。P 108次/分，R 26次/分，患者神志不清，精神萎靡，食欲缺乏。

【请思考】

1．该患者的热型是哪一种？其发热为哪种程度？

2．患者发热期间，护士应实施的护理措施有哪些？

【案例分析】

第一节 体温的评估与护理

体温（body temperature）分为体核温度和体表温度。体核温度（core temperature），又称“深部温度（deep temperature）”。机体心、肺、脑和腹腔内脏等处的温度。相对稳定且高于体表温度。正常的体核温度是一定范围内的温度。体表温度（surface temperature）是皮肤、皮下组织以及脂肪的温度，可受环境温度和衣着情况的影响且低于体核温度。基础体温（basal body temperature，BBT）指人体在（持续）较长时间（6～8小时）的睡眠后醒来，尚未进行任何活动之前所测量到的体温。

一、正常体温及生理变化

（一）体温的形成

体温是人体产热与散热平衡的动态反映。人体热量由三大营养物质（糖、脂肪、蛋白质）氧化分解而产生。三大营养物质在体内氧化时释放能量，其总能量的50%以上迅速转化为热能，以维持体温，并不断地散发到体外；其余不足50%的能量贮存于腺苷三磷酸（adenosine triphosphate，ATP）内，供机体利用，最终仍转化为热能散发到体外。

（二）产热与散热

1．产热方式　分为战栗产热和非战栗产热（也称代谢产热）。非战栗产热是由维持生命的各种活动产生热量。这种产热与基础代谢成正比，且不会因为身体内部体温调节的需求而改变。战栗产热发生在机体突然暴露于寒冷环境中。通过增加肾上腺素和甲状腺素的分泌提高机体细胞代谢率，以及骨骼肌发生不随意的节律性收缩产热，以应对机体遇冷的情况。

2．散热方式　人体散热方式有辐射、传导、对流和蒸发四种。人体主要的散热器官是皮肤，占总散热量的70%；呼吸散热占29%；排泄也可以散发部分热量。

（1）辐射：热由一个物体表面通过电磁波的形式传至另一个与它不接触的物体表面的一种方式。它是人体安静状态下处于气温较低环境中的主要散热方式。辐射散热量的效率取决于皮肤与周围环境的温度差、机体的有效辐射面积以及衣着情况等。温差越大或有效辐射面积越大、衣着越单薄，则散热量越多。

（2）传导：指通过直接接触使热由一物体传至另一温度较低的物体或在同一物体内由分子传递，使热由温度较高部位传至温度较低部位的一种散热方式。传导散热的效率取决于物体的导热性能、接触面积、温差大小等。由于水的导热性能好，临床上常用冰袋、冰帽为高热患者进行物理降温。

（3）对流：指通过气体或液体的流动来交换热量的一种散热方式，它是传导散热的一种特殊形式。对流散热的效率取决于气体或液体的流动速度、温差的大小。如夏天开窗通风、开电风扇降温。

（4）蒸发：指水由液态转变为气态，同时带走大量热量的一种散热方式。在高温环境中，蒸发是主要的散热方式。蒸发有不感蒸发（不显汗）、发汗两种形式。不感蒸发占一定比例，成年人24小时的不感蒸发量一般为1000ml，其中通过皮肤蒸发为600～800ml。如临床上对高热患者采用乙醇擦浴降温，是利用乙醇蒸发散热的原理。

机体以不同方式散热的比例，随环境的温、湿度和身体状况而改变。血管舒缩、呼吸、出汗、寒战等均与产热和散热有关。当外界温度低于人体皮肤温度时，机体大部分热量可通过辐射、传导、对流和部分蒸发的方式散热；当外界温度等于或高于人体皮肤温度时，蒸发就成为人体唯一的散热形式。

（三）体温的调节

体温的调节分为生理性（自主性）体温调节和行为性体温调节两类。

1. 生理性体温调节　在下丘脑体温调节中枢控制下，机体外周和中枢温度感受器受内外环境温度刺激，通过一系列生理反应如血管的舒缩、骨骼肌运动及汗腺分泌等，调节机体产热和散热，使体温保持相对恒定状态。

2. 行为性体温调节　通过人类有意识的行为活动，即机体在不同环境中的姿势和行为的改变而达到调节体温的目的。如增减衣服、增减机体活动量、开关门窗或使用冷暖空气调节器等。行为性体温调节以生理性体温调节为基础，是对生理性体温调节的补充。

（四）体温的生理变化

1. 正常体温　由于体核温度不易测试，临床上常以口腔、直肠、腋窝等处的温度来代表体温，其中直肠温度（即肛温）最接近于人体深部温度。正常体温的范围见表9-1。

表9-1　成人体温平均值及正常范围

部位	平均温度	正常范围
腋温	36.5℃（97.7 ℉）	36.0～37.0℃（97.3～99.0 ℉）
口温	37.0℃（98.6 ℉）	36.3～37.2℃（97.7～99.9 ℉）
肛温	37.5℃（99.5 ℉）	36.5～37.7℃（96.8～98.6 ℉）最接近体核温度

温度可用摄氏温度（℃）和华氏温度（℉）来表示。摄氏温度与华氏温度的换算公式为：

$$℉=℃\times 9/5+32;\ ℃=(℉-32)\times 5/9$$

2. 生理变化　体温受多种因素影响会出现生理性变化，但其变化的范围很小，一般每日不超过0.5～1.0℃。在测量体温时，应加以考虑。

（1）昼夜：正常人体温在24小时内呈周期性波动，清晨2～6时最低，午后2～6时最高。体温的这种昼夜周期性波动称为昼夜节律。老年人体温的昼夜节律波动可因衰老过程中自主神经功能的改变而变小。

（2）年龄：由于基础代谢水平的不同，各年龄段的体温也不同。儿童、青少年的体温高于成年人，而老年人的体温低于青、壮年。新生儿尤其是早产儿，体温调节功能尚未发育完善，其体温易受环境温度的影响，因此新生儿应加强护理，做好防寒保暖措施。老年人受体温调节功能下降等因素的影响，对外界极端温度更为敏感，75岁以上的老年人发生低体温的风险增高。

（3）性别：成年女性的体温平均比男性高0.3℃，可能与女性皮下脂肪层较厚，散热减少有关。女性的基础体温随月经周期呈规律性的变化，在排卵前体温较低，排卵日最低，排卵后体温升高，这与体内孕激素水平周期性变化有关，孕激素具有升高体温的作用，因此在临床上可通过连续测量基础体温了解月经周期中有无排卵和确定排卵日期。

（4）肌肉活动：剧烈肌肉活动（劳动或运动）可使骨骼肌强烈收缩，产热增加，导致体温升高。因此，测量体温应在患者安静状态下测量。

（5）压力和情绪：情绪激动或压力增加可使体内的肾上腺素和去甲肾上腺素分泌增加，新陈代谢增加，产热增加。

（6）饮食：进食后体温升高，而饥饿、禁食时体温下降。

此外，环境温度和药物等都会影响体温。如麻醉药可抑制体温调节中枢或影响传入路径的活动并扩张血管，增加散热，降低机体对寒冷环境的适应能力。因此手术患者在术中和术后应注意保暖。

二、异常体温的评估

（一）体温过高

体温过高（hyperthermia）指机体体温升高超过正常范围。病理性体温过高包括发热（fever）和过热（superheat）。发热指机体在致热原作用下，体温调节中枢的调定点上移而引起的调节性体温升高。发热可分为感染性发热和非感染性发热两大类。感染性发热由病原体引起；非感染性发热由病原体以外的各种原因引起，如恶性肿瘤引起的发热。过热，也称超热，是指调定点未发生移动，而是体温调节障碍、散热障碍、产热器官功能异常等原因，造成体温调节中枢不能将体温控制在与调定点相适应的水平上，是被动性的体温升高。如大面积烧伤后瘢痕形成造成皮肤散热障碍引起的体温过高，外界环境温度过高引起的中暑。

一般而言，当腋下温度超过37℃或口腔温度超过37.3℃，一昼夜体温波动在1℃以上可称为发热。

1. 临床分级　以口腔温度为例，发热程度可划分如下。①低热：37.3～38.0℃。②中等热：38.1～39.0℃。③高热：39.1～41.0℃。④超高热：41℃以上。

2. 发热过程及表现　一般将发热过程分为三个时期。

（1）体温上升期：此期特点是产热大于散热，体温升高。主要表现为皮肤苍白、干燥无汗、畏寒甚至寒战。体温上升有两种形式，一种是体温在数小时内突然上升至39～40℃：称为骤升，临床上常见于肺炎链球菌肺炎、疟疾等；另一种是体温逐渐上升，在数日内达高峰称为渐升，临床上常见于伤寒等。

（2）高热持续期：此期特点是体温上升达高峰后保持一段时间，即产热和散热在较高水平上趋于平衡。主要表现为皮肤潮红、灼热、口唇干燥、头痛、头晕、全身不适、软弱无力、呼吸和脉搏加快，甚至出现谵妄、昏迷。

（3）体温下降期：此期特点是散热大于产热，体温逐渐恢复至正常。主要表现为大量出汗、皮肤潮湿。体温下降通常有两种方式，一种是体温在数小时内降至正常称为骤降，如疟疾；另一种是体温在数天内降至正常，如伤寒、风湿热。体温骤降者由于大量出汗，丢失体液过多，容易出现脉搏细速、四肢厥冷、血压下降等虚脱或休克现象，护理中应加强观察。

3. 常见热型　各种体温曲线的形态称为热型（fever type）。某些发热性疾病具有独特的热型，加强观察有助于对疾病的诊断。但须注意，由于目前抗生素的广泛使用（甚至滥用）或由于应用（包括不适当使用）解热药、肾上腺皮质激素等，使热型变得不典型。常见热型有以下五种。

（1）稽留热（continued fever）：体温持续在39～40℃，达数天或数周，24小时波动范围不超过1℃见图9-1（a）。常见于伤寒、大叶性肺炎高热期等。

（2）弛张热（remittent fever）：体温常在39℃以上，24小时内温差达2℃以上，体温最低时仍高于正常水平，见图9-1（b）。常见于败血症、风湿热、化脓性感染等。

（3）间歇热（intermittent fever）：体温骤然升高至39℃以上，持续数小时，然后下降至正常，经过一个间歇期，体温又升高，高热期和无热期交替出现，见图9-1（c）。常见于疟疾等。

（4）回归热（relapsing fever）：体温升至正常范围以上数天后再降至正常1～2天后再升高，如此交替出现。常见于回归热、霍奇金病。

（5）不规则热（irregular fever）：发热无一定规律，且持续时间不定，见图9-1（d）。常见于结核病、风湿热、癌性发热等。

4. 护理措施

（1）病情观察：定时测体温。一般每日测体温4次，高热时应每4小时测量1次，待体温恢复正常3天后，改为每日测量2次。同时观察患者面色、脉搏、血压、呼吸、四肢末梢情况、发热类型、发热程度、伴随症状、治疗效果、饮水、进食、尿量、体重等临床表现；小儿高热时易出现惊厥，应密切观察，如有异常应及时报告医生。

（2）降温：发热是机体的一种防御机制，对于原因不明的发热者，若体温不太高，可不急于降温，以免延误诊断。对于高热或持续发热患者，则应在治疗原发病的同时，采取适当降温措施。一般体温在39℃以下可通过提供适宜的环境如加强通风、调整盖被、限制活动等增加患者舒适感；体温在39℃以上常采用物理或药物降温。

1）药物降温：是指按医嘱应用解热药，通过调节体温中枢、减少产热、加速散热而达到降温的目的。使用时应注意药物剂量，对年老体弱及心血管疾病者应防止出现虚脱或休克现象。

2）物理降温：有局部和全身冷疗两种方法。体温超过39℃，应用局部降温，可用冰袋、化学制冷袋在大血管处及前额进行冷敷；体温超过39.5℃，可应用温水擦浴、乙醇擦浴等全

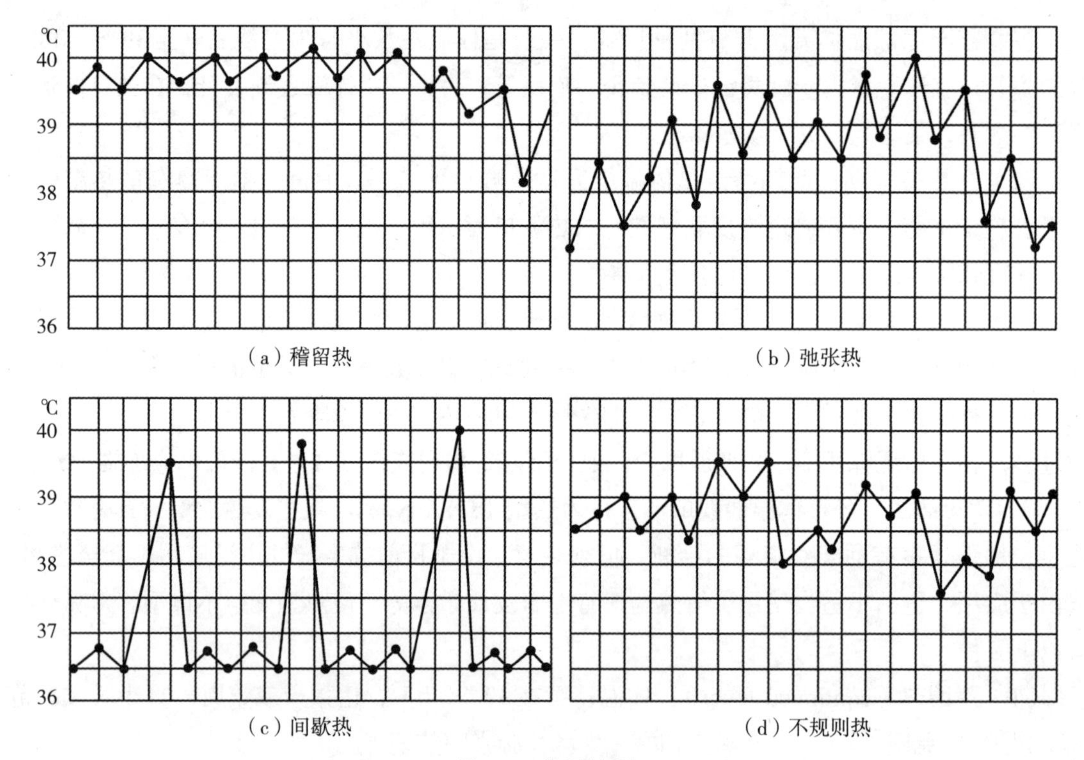

图9-1 常见热型

身冷疗。实施降温措施30分钟后应注意监测体温并记录及交班。

（3）补充营养和水分：给予高蛋白、高热量、高维生素、易消化的流质或半流质食物。注意食物的色、香、味，鼓励少量多餐，以补充高热的消耗，提高机体的抵抗力，鼓励患者多饮水，每日3000ml左右，以补充高热消耗的大量水分。必要时应按医嘱静脉输液或鼻饲补充营养和水分。

（4）保持清洁与舒适：具体如下。①做好口腔护理：发热时由于唾液分泌减少，口腔黏膜干燥，且抵抗力下降，病原体易于生长繁殖，出现口腔感染。因此，应在晨起、餐后、睡前协助患者漱口，保持口腔清洁。②加强皮肤护理：退热期患者大量出汗，应随时擦干汗液，及时更换衣服和床单，防止受凉，保持皮肤干燥清洁。对于长期持续高热卧床者，应协助其翻身，防止压疮的发生。③卧床休息：高热时，新陈代谢增快，进食量少，消耗增加，患者大多体质虚弱，因此应卧床休息，以减少能量的消耗，有利于机体的康复；低热者可酌情减少活动。

（5）注意安全：高热患者可出现躁动不安、谵妄等情况，应防止坠床、舌咬伤，必要时加床档或用约束带。

（6）心理护理及健康教育：发热的不同时期会出现不同临床症状，患者产生紧张、不安、恐惧等心理反应。应经常巡视患者，耐心解答各种问题，使患者对体温的变化和伴随症状有充分的了解，缓解其紧张情绪。

（二）体温过低

体温过低指体温低于正常范围。

1. 原因

（1）散热过多：长时间暴露在低温环境中，使机体散热过多、过快；在寒冷环境中大量饮酒，使血管过度扩张热量散失。

（2）产热减少：重度营养不良导致机体产热不足；或由于疾病影响使机体代谢率降低，产热减少。

（3）体温调节中枢受损：中枢神经系统损伤，如颅脑外伤、脊髓受损或药物中毒，如麻醉药、镇静药过量，导致体温调节中枢障碍。

2. 临床分级　体温过低一般分为如下四级。①轻度：32.1～35.0℃。②中度：30.0～32.0℃。③重度：＜30.0℃，瞳孔散大，对光反射消失。④致死温度：23.0～25.0℃。

3. 临床表现　体温下降，呼吸、脉搏、血压降低，发抖，皮肤苍白冰冷，肢端可出现冻伤，尿量减少，意识障碍，嗜睡，甚至出现昏迷。

4. 护理措施

（1）环境温度：提供合适的环境温度，维持室温在22～24℃。

（2）保暖措施：给予毛毯、棉被、电热毯、热水袋，添加衣服，防止体热散失。给予热饮，提高机体温度。

（3）加强监测：持续监测体温的变化，至少每小时测量1次，直至体温恢复至正常且稳定。同时注意呼吸、脉搏、血压的变化。

（4）病因治疗：去除引起体温过低的原因，使体温恢复正常。

（5）健康指导：教会患者避免导致体温过低的因素，如营养不良、衣服穿着过少、供暖设施不足等。

三、体温的测量

（一）体温计的种类

1. 水银体温计（mercury-in-glass thermometer）　分口表、肛表、腋表3种（图9-2）。水银体温计是一根真空毛细管外带有刻度的玻璃管。玻璃管末端的球部装有水银，口表和腋表的球部较细长，有助于测温时扩大接触面；肛表的球部较粗短，可防止插入肛门时折断或损伤黏膜。体温表毛细管的下端和球部之间有一狭窄部分，使水银遇热膨胀后不能自动回缩，从而保证体温测试值的准确性。

体温计有摄氏体温计和华氏体温计（图9-3）两种。临床主要使用的是摄氏体温计。摄氏体温计的刻度是35～42℃，每1℃之间分成10小格，每小格为0.1℃，在0.5℃和1℃的刻度处用较粗的线标记。在37℃刻度处则以红色表示，以示醒目。摄氏温度与华氏温度的换算公式为：℉＝℃ ×9/5＋32，℃＝（℉－32）×5/9。

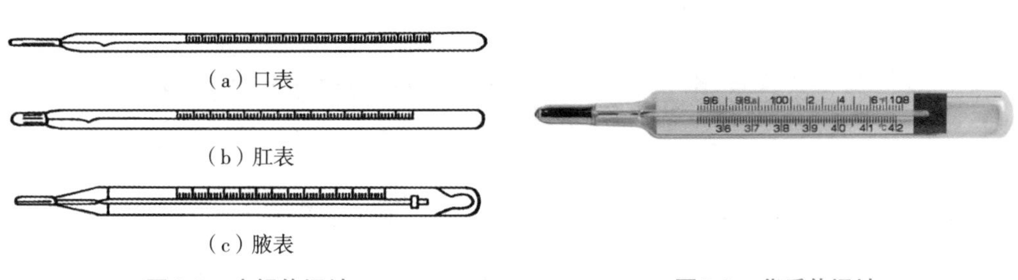

图9-2　水银体温计　　图9-3　华氏体温计

2. 电子体温计（electro thermometer） 利用热敏电阻的特性进行测量。电子体温计一般由感温头、量温棒、显示屏、开关按键等结构组成。电子体温计测温迅速，读数直观、灵敏度高。市场上的电子体温计有棒式及奶嘴式等多个类型（图9-4）。棒式电子体温计可测量口温、腋温及肛温。奶嘴式电子体温计适合婴幼儿使用。

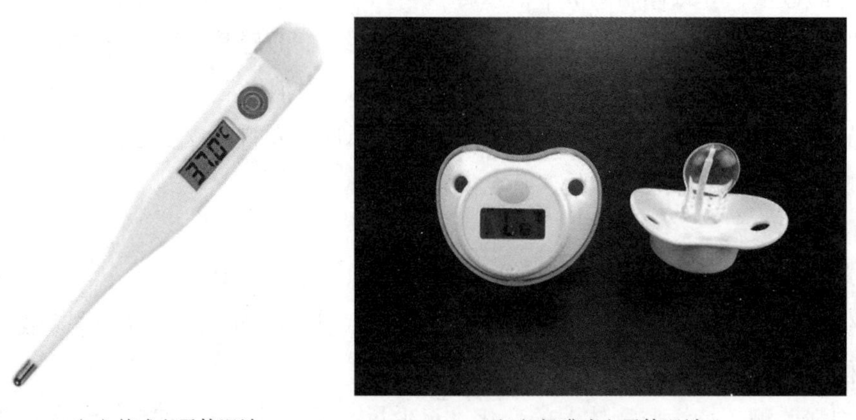

（a）棒式电子体温计 （b）奶嘴式电子体温计

图9-4 电子体温计

3. 红外线体温仪（infrared thermometer） 通过红外传感器吸收人体辐射的红外线进行体温测量，具有测温迅速、简单、安全等优点。可分为接触式和非接触式两大类（图9-5）。红外线体温仪常用于测量额温及耳温。额温测量时需将红外线体温仪的探头置于额头中心处。若使用非接触式红外线额温仪，额温仪的探头需距离额头中心1～3cm。额温测量时还需确保无头发、汗水、帽子等遮挡。耳道内温度接近人体体核温度且受影响因素少，故耳温较额温更稳定。3岁以上患者测量耳温时需将耳郭向上向后牵拉，3岁以下婴幼儿需将耳郭向下向后牵拉，使耳道平直，易于测量。正常耳温在35.6～37.4℃。

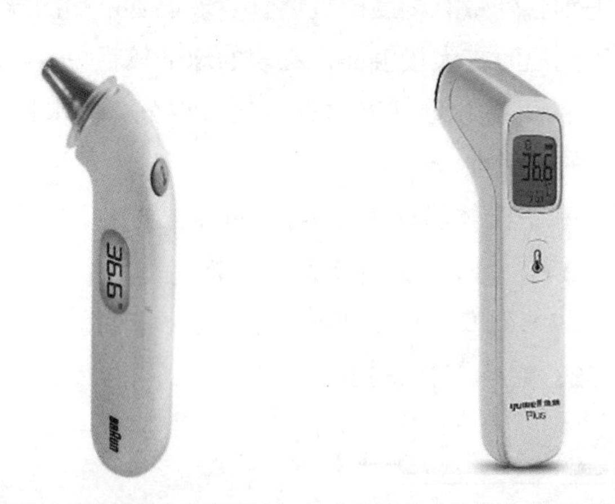

（a）耳温枪（接触式红外线体温仪）（b）额温枪（非接触式红外线体温仪）

图9-5 红外线体温仪

（二）体温计的消毒与检查

1. 体温计的消毒 体温计应一人一用，用后消毒，防止交叉感染。

（1）水银体温计的消毒：将使用后的体温计放入消毒液中浸泡，清水冲洗擦干后放入清洁容器中备用。注意口表、肛表、腋表应分别消毒和存放。

（2）电子体温计及红外线体温仪的消毒：可参考相关产品的说明书，根据材质不同选择适当的消毒方法，其中感温头部分是消毒的重点。红外线耳温枪多配有探头保护套，探头保护套使用后按一次性用物处理。

2. 体温计的检查　新体温计在使用前应进行检查，已使用的体温计也应定期检查，以保证测量的准确性。

（1）水银体温计的检查：将消毒后的体温计水银柱甩至35℃以下，之后将所有体温计同一时间放入已测好的40℃以下的水中，3分钟后取出检查。若误差在0.2℃以上、玻璃管有裂痕或水银柱自行下降，则不能使用。合格体温计擦干，放入清洁容器内备用。

（2）电子体温计及红外线体温仪的检查方法：参考相关产品说明书。

（三）体温测量的方法（以水银体温计为例）

1. 目的

（1）判断体温有无异常。

（2）动态监测体温变化，分析热型及伴随症状。

（3）协助诊断，为预防、治疗、康复和护理提供依据。

2. 操作前准备

（1）评估患者并解释：具体如下。

1）评估：患者的年龄、病情、意识、治疗情况，心理状态及合作程度。

2）解释：向患者及家属解释体温测量的目的、方法、注意事项及配合要点。

（2）患者准备：具体如下。

1）了解体温测量的目的、方法、注意事项及配合要点。

2）体位舒适，情绪稳定。

3）测温前20～30分钟若有运动、进食、冷热饮、冷热敷、洗澡、坐浴、灌肠等，应休息30分钟后再测量。

（3）环境准备：室温适宜、光线充足、环境安静。

（4）护士准备：衣帽整洁，修剪指甲，洗手，戴口罩。

（5）用物准备：具体如下。

1）治疗车上层：容器2个（一个为清洁容器盛放已消毒的体温计，另一个为盛放测温后的体温计）、含消毒液纱布、表（有秒针）、记录本、笔、手消液。

2）若测肛温，另备润滑剂、棉签、卫生纸。

3. 操作步骤　体温测量的操作步骤见表9-2。

表9-2　体温测量

步骤	操作解释	操作语言
1. 核对	携用物至患者床旁，核对患者床号、腕带、姓名、住院号等	“您好（根据患者具体情况使用尊称），我是您的责任护士，能告诉我您的床号和姓名吗，看一下您的腕带？”

续 表

步骤	操作解释	操作语言
2. 解释	解释操作目的，取得患者的配合	"根据您病情需要为您测量体温，请您配合我好吗？"
3. 评估	评估是否有影响测量因素	"请问您30分钟内有没有剧烈运动及情绪波动或进食，如有，需要休息一会再测量，没有我们可以继续测量。"
4. 部位或体位	1. 口温　舌下热窝（舌系带两侧，左右各一）； 2. 腋温　腋窝正中； 3. 肛温　侧卧位、俯卧位或仰卧屈膝位，暴露测温部位	—
5. 测量方法	根据患者情况选择适当的测温方法 1. 口温　将口表水银端斜放于患者一侧舌下热窝（图9-6），嘱患者闭紧口唇3分钟； 2. 腋温　将腋表紧贴皮肤，水银端放于腋窝深处，嘱患者屈臂过胸夹紧体温10分钟（图9-7）； 3. 肛温　润滑肛表水银端，便于插入，避免擦伤或损伤肛门及直肠黏膜。将水银端插入患者肛门3～4cm（婴儿1.25cm，幼儿2.5cm），测温3分钟。为婴幼儿测温时，应固定体温计，防止掉落或插入过深	口温："请您在测量口温时不要说话，也不要用牙咬体温计。" 腋温："请您把手臂抬起，帮您擦净腋窝，腋表请紧贴腋窝。" 肛温："小朋友好，这个体位舒适吗？我们开始测量体温了。"
6. 取表检视	取出体温计用纱布擦净。若测肛温，用卫生纸擦净患者肛门处。检视读数，若与病情不符应重测	—
7. 核对	再次确认患者信息	"我们再来核对一下您的床号、姓名。"
8. 洗手	按七步洗手法洗手	—
9. 宣教	根据患者具体情况进行	"您的体温是40℃，属于高热，请您注意休息，清淡饮食，4小时后我会再为您测量体温。有任何需要可以按床头铃呼叫我，谢谢您的配合。"
10. 记录整理	协助患者穿衣或裤，取舒适体位，整理床单位。将体温值记录在记录本上，发热患者应交班、报告值班医生	—
11. 绘制或录入	洗手后绘制体温单或将体温数值录入到移动护理信息系统的终端设备	—

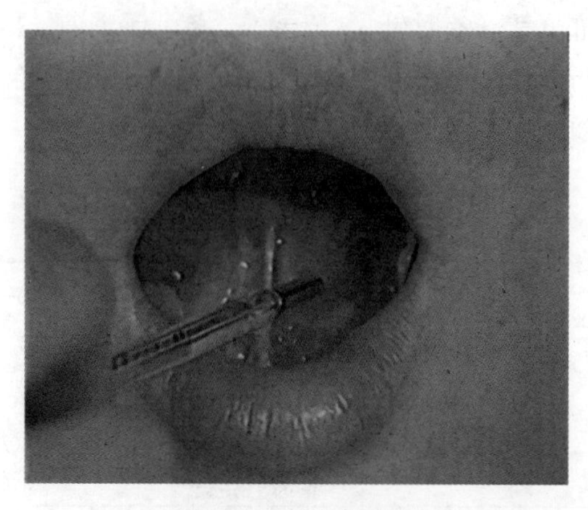

图9-6　舌下热窝

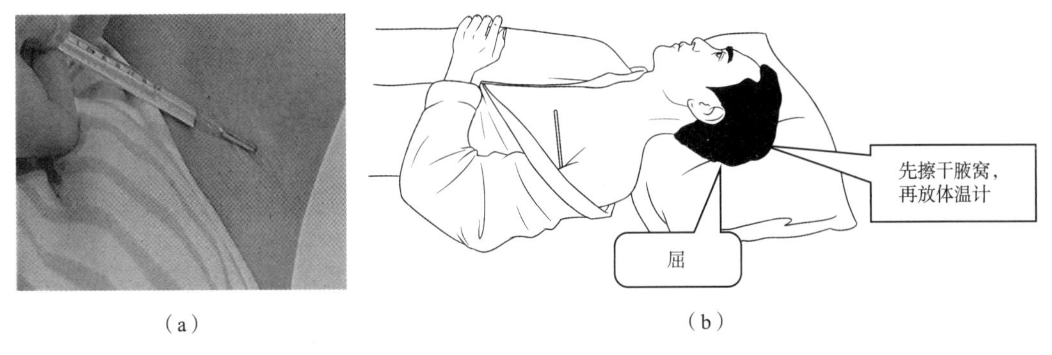

（a）　　（b）

图9-7　腋温测量法

4. 注意事项

（1）测量体温前应清点体温计数量，并检查有无破损。定期检查体温计的准确性。

（2）婴幼儿、精神异常、昏迷、口腔疾患、口鼻手术、张口呼吸者禁忌口温测量。腋下有创伤、手术、炎症，腋下出汗较多者，肩关节受伤或消瘦夹不紧体温计者禁忌腋温测量。直肠或肛门手术、腹泻、禁忌肛温测量；心肌梗死患者不宜测肛温，以免刺激肛门引起迷走神经反射，导致心动过缓。

（3）婴幼儿、危重患者、躁动患者、精神异常患者，应设专人守护，防止意外。

（4）婴幼儿除了肛门、腋窝可作为测量体温的部位外，还可使用奶嘴式电子体温计或耳温枪进行体温测量。

（5）测口温时，若患者不慎咬破体温计，首先应及时清除玻璃碎屑，以免损伤唇、舌、口腔、食管、胃肠道黏膜，再口服蛋清或牛奶，以延缓汞的吸收。若病情允许，可食用粗纤维食物，加速汞的排出。

（6）测量时注意避免影响体温改变的各种因素，如运动、进食、冷热饮、冷热敷、洗澡、坐浴、灌肠等。

（7）发现体温与病情不符合时，要查找原因，予以复测。

（8）汞泄漏处理的应急程序参见第五章患者的安全与护士的职业防护。

5. 健康教育

（1）向患者及家属解释体温监测的重要性，指导其正确测量体温的方法，以保证测量结果的准确性。

（2）介绍体温的正常值及测量过程中的注意事项。

（3）教会患者对体温的动态观察，提供体温过高、体温过低的护理指导，增强自我护理能力。

（4）鼓励患者穿着宽松、棉质、透气的衣物，以利于排汗。

（5）指导患者切忌滥用解热药及抗生素。

知识拓展

耳温枪

耳温枪是登月技术衍生的日常发明。目前常应用于有婴儿的家庭，其可以直接置入耳朵，测量温度。它通过一个相机镜头一样的装置探测红外能量，在三两秒就可测出体温，婴孩和儿童使用方便又安全。

它的原理是人的耳膜临近大脑下视丘，而下视丘是脑部温控中心，并不断向外辐射红外线，在耳部通过红外传感技术测得的温度更能准确地反映出人体核心温度。该产品测量体温非常快捷，把探头深入耳孔内，按下测量按键，一般只需1秒就完成一次测量，无须像水银温度计那样长时间等待。

需要注意的是，这种耳温枪配有一次性可更换保洁护套，能杜绝接触式交叉感染，使用者一定不要贪图省事而不更换护套。

第二节　脉搏的评估与护理

动脉是富有弹性的结缔组织与肌肉所形成的管路，在每个心动周期中，动脉内压力发生周期性波动所引起的动脉血管发生的搏动，称动脉脉搏（arterial pulse），简称脉搏（pulse）。正常人脉率规则、强弱相等，不会出现脉搏节律紊乱、强弱交替的现象。

一、正常脉搏及生理变化

（一）脉搏的产生

心脏有节律性的搏动引起射血，对动脉管壁产生压力，血液由主动脉瓣射入主动脉，后进入到全身动脉，动脉管壁弹性纤维较多，血液进入动脉后使动脉压力上升，动脉血管扩张，当心脏舒张时无血液射入主动脉，动脉内压力下降，血管借助自身的弹性进行回缩，这样动脉血管随着心脏的舒缩而发生有规律的起伏就形成了脉搏。

（二）脉搏的生理变化

1. 脉率（pulse rate）　指每分钟脉搏搏动的次数（频率）。正常成年人在安静状态下脉率为60～100次/分。正常情况下，脉率就是心率的代表。脉搏并不是一成不变的，会受很多因素的影响而出现频率上的变化。

（1）年龄：刚出生的婴儿平均脉率可达到120次/分，脉率也会随年龄增长逐渐下降，到65岁后又因机体功能减弱，脉率又会随之轻度增加，见表9-3。

表9-3　脉率的正常范围与平均脉率

年龄	性别	正常范围/（次·分$^{-1}$）	平均脉率/（次·分$^{-1}$）
出生～1个月	—	70～170	120
1～12个月	—	80～160	120
1～3岁	—	80～120	100
3～6岁	—	75～115	100
6～12岁	—	70～110	90
12～14岁	男	65～105	85
	女	70～110	90
14～16岁	男	60～100	80
	女	65～105	85
16～18岁	男	55～95	75
	女	60～100	80
18～65岁	—	60～100	72
65岁以上	—	70～100	75

（2）性别：女性因体内脂肪含量较男性略高，所以女性体温比男性高0.3℃，脉率也通常比男性快5次/分。

（3）活动及情绪：当运动、兴奋、恐惧、愤怒、焦虑时由于交感神经兴奋导致脉率增快；休息、睡眠时代谢降低，机体对氧及血液供给需求减少，心脏因此减少了对血液的泵送，心率也会随之下降。

（4）饮食：进食、过度饮酒、浓茶或浓咖啡会使脉率加快，是因为浓茶里面含有茶多酚，咖啡中含有咖啡因的成分，多饮会导致交感神经兴奋，出现脉率加快；饥饿能使脉率减慢。

（5）体位：站位或坐位时的脉率比卧位时的脉率略快。

（6）药物：氨茶碱，阿托品、肾上腺素等能引起脉率加快，这与交感神经兴奋性增高有关；使用β受体阻断药，如美托洛尔、比索洛尔；钙离子拮抗药，如维拉帕米、地尔硫䓬及镇静药、洋地黄类药物能使脉率减慢。

2. 脉律　指脉搏的节律性。它反映了心脏搏动的是否规律，正常脉搏跳动是间隔相等。但正常小儿、青年和部分成人，可出现吸气时增快，呼气时减慢，称为窦性心律不齐，一般无临床意义。

3. 脉搏的强弱　动脉血管起伏的力量，可通过触诊感受到。正常情况下动脉血管起伏的力量强弱相同。脉搏的强弱与每搏输出量、脉压、周围血管阻力有关。

4. 动脉壁的情况　正常动脉管壁顺滑、柔软且有弹性。可通过触诊感知动脉壁的情况。

二、异常脉搏的评估及护理

（一）异常脉搏的评估

1. 脉率异常

（1）心动过速（tachycardia）：指成人脉率在安静状态下超过100次/分，又称为速脉。

某些疾病、血液流失或脱水造成的低血容量会使脉率增快。常见于发热、疼痛、甲状腺功能亢进症（由于代谢率增加而使脉率增快）、心力衰竭、血容量不足等，是机体的一种代偿机制，通过加快心率来满足机体对氧的需要。正常人也可有窦性心动过速，但是为一过性的生理过程，不构成异常。机体温度与脉率成正比，18岁以上成人体温每上升1℃，脉率相应上升10次/分左右，儿童约增加15次/分。

（2）心动过缓（bradycardia）：指成人脉率在安静状态下低于60次/分，又称缓脉。常见于颅内压增高、甲状腺功能减退症、低温、血钾过高、房室传导阻滞，或服用某些药物，如地高辛、普萘洛尔（心得安）等。生理性的缓脉多见于长期体育锻炼的人，是因为他们心脏收缩能力强大，身体素质较好，属于正常情况。脉率小于40次/分时，需检查心电图，便于发现有无完全性房室传导阻滞。

2. 节律异常

（1）间歇脉（intermittent pulse）：在一系列正常规则的脉搏中，出现一次提前而较弱的脉搏，其后有一较正常延长的间歇（代偿间歇），称间歇脉。如每隔一个或两个正常搏动后出现一次期前收缩，则前者称二联律，后者称三联律。发生机制主要是异位起搏点提前出现冲动，代替了窦房结引起心脏收缩，使心脏出现过早的射血，引起脉搏提前出现。常见于各种原因引起的器质性心脏病。正常人在过度疲劳、精神兴奋、体位改变时偶尔也会出现间歇脉。

（2）脉搏短绌（pulse deficit）：在同一单位时间内脉率少于心率，称为脉搏短绌，简称绌脉。其特点是脉律完全不规则，间隔时间长短不一致，脉率快慢不一致，心音强弱不一致，脉率与心率不一致。发生机制是由于心脏不规则颤动，导致心肌收缩力强弱不等，有些颤动输出血量较少，不足以引发动脉起伏，造成脉率低于心率。临床中见于心房颤动的患者。

3. 强弱异常

（1）洪脉（surging pulse）：脉来极大，如波涛汹涌，来盛去衰的脉象。发生机制是当心输出量增加，心室收缩时动脉血管内压力增加，动脉充盈，动脉血管起伏明显，脉压增大，触之脉搏强而大。常见于高热、甲状腺功能亢进症、主动脉瓣关闭不全等。运动后、情绪激动时也常触到洪脉。

（2）细脉（thready pulse）：脉细如线。发生机制是当心输出量减少，心室收缩时进入动脉里的血液减少，导致动脉血管的充盈度降低，动脉血管起伏小，脉压减小，触之弱而细小。常见于心功能不全、大出血、休克、主动脉瓣狭窄等，是一种危险的脉象。

（3）交替脉（alternating pulse）：脉搏节律正常但搏动强、弱交替出现。主要由心脏功能减退，使心肌收缩强度不等，交替出现而引起，常见于高血压性心脏病、急性心肌梗死、主动脉瓣关闭不全等。是左心衰竭的重要体征之一。

（4）水冲脉（water-hammer pulse）：脉搏骤起骤降，急促而有力。跟洪脉发生原理相同，触诊时动脉起伏比洪脉还要明显。常见于主动脉瓣关闭不全、甲状腺功能亢进症等。检查方法：一手腕高于头顶，另一手掌部握手腕的桡动脉处，能感到急促有力的如潮水般起伏的脉搏。

（5）奇脉（paradoxical pulse）：指吸气时脉搏明显减弱或消失，常见于心包积液和缩窄性心包炎，是心脏压塞的重要体征之一。奇脉产生主要原因是吸气时正常情况下胸腔负压增加，流向右心室的血液也相应增加，由于心包缩窄流向右心室的血液减少，从而影响流向左心室的血液，使得左心室射血量也相应减少，所以在吸气时脉搏减弱。呼气时，胸腔负压减小，左心室充盈量增加，脉搏恢复正常。不明显的奇脉在测量患者血压时可发现，吸气时的收缩压比呼气时的收缩压低10mmHg以上。

4. 动脉壁异常 动脉硬化可表现为动脉管壁弹性下降，硬度增加；严重时则动脉滚动、迂曲、结节。其原因为动脉壁的弹力纤维减少，使动脉管壁变硬，呈条索、迂曲状。多见于动脉硬化的患者。

（二）异常脉搏的护理

1. 注意休息，适当活动 脉搏增快或减慢，都会影响心脏的正常供血工作，如心肌供血不足会出现胸痛，脑供血不足会表现为头晕、头痛、黑矇、视物模糊，甚至晕倒，需指导患者卧床休息，适当活动，得以减少心肌耗氧量。根据动脉血氧分压及血气分析数值的情况给予吸氧。

2. 加强观察，做好急救准备 观察脉搏的频率、节律、强弱等问题；观察用药后的治疗效果和不良反应，患者出现心律失常、胸部疼痛等症状时，及时通知医生并备好急救所需药品和物品，并保证除颤器处于完好状态备。

3. 做好心理护理，消除紧张情绪 因紧张、焦虑会影响心脏功能，所以需要保持患者情绪的平稳，针对病情对患者进行相应知识讲解，树立战胜疾病信心，做好心理护理，消除其紧张、恐惧感。

4. 做好健康教育及出院指导 指导患者进清淡易消化的饮食；注意劳逸结合，规律生活；保持情绪舒畅；戒烟限酒；勿用力排便；告知患者正常脉搏的范围和特征，如每分钟次数、节律规则等，帮助患者了解正常脉搏的标准，让患者学会自我监测脉搏及观察药物的不良反应。指导患者服用抗心律失常药时，不可自行随意增加或减少药物剂量。指导患者测量脉搏的正确方法，定期进行脉搏测量，注意观察脉搏的异常情况：如出现脉搏过快、过慢、不规则或强弱不等，应及时就医。

三、脉搏的测量

（一）脉搏测量的部位

临床测量脉搏时，一般选取易于触摸的浅表动脉来测量脉搏。桡动脉是临床护士最易选取部位，患者也乐于接受。其次为颈动脉、肱动脉、腘动脉和股动脉等。如怀疑患者心搏骤停或休克时，则应首选大动脉为诊脉点，如颈动脉等。

（二）脉搏测量的方法（以桡动脉为例）

1. 目的 ①判断脉搏有无异常。②动态监测脉搏变化，间接了解心脏状况。③协助诊断，为预防、治疗、康复、护理提供依据。

2. 操作前准备

（1）评估患者并解释：具体如下。①评估：患者的年龄、病情、治疗情况，心理状态及合作程度；患者在30分钟内有无剧烈活动、情绪波动等影响因素存在；患者测量肢体有无偏瘫、功能障碍。②解释：向患者及家属解释呼吸测量的目的、方法、注意事项。

（2）患者准备：具体如下。①了解脉搏测量的目的、方法、注意事项及配合要点。②体位舒适，情绪稳定。③测量前若有剧烈运动、情绪激动、哭闹等，应休息20～30分钟后再测量。

（3）环境准备：室温适宜、光线充足、环境安静。

（4）护士准备：衣帽整洁，修剪指甲，洗手，戴口罩。

（5）用物准备：具体如下。①治疗车上层：表（有秒针）、记录本、笔、手消毒液。②必要时备听诊器。

3. 操作步骤　脉搏测量的操作步骤见表9-4。

表9-4　脉搏测量

步骤	操作解释	操作语言
1. 核对	携用物至患者床旁，核对患者床号、腕带、姓名、住院号等	“您好（根据患者具体情况使用尊称），我是您的责任护士，能告诉我您的床号和姓名吗？看一下您的腕带。”
2. 解释	解释操作目的，取得患者的配合	“根据您病情需要为您测量脉搏，协助医生诊断及治疗，请您配合我好吗？”
3. 评估	是否有影响测量脉搏的因素	“请问您30分钟内有无剧烈运动及情绪激动，如果有可以先休息一会。”
4. 体位	协助患者取卧位或坐位；手腕伸展，手臂置于舒适位置	“帮您取舒适体位，手掌向上略外展。”
5. 测量	护士以示指、中指、环指的指端按压在桡动脉处，按压力量适中，以能清楚测得脉搏搏动为宜，压力太大或太小都感觉不到脉搏搏动	—
6. 计数	1. 正常脉搏测30秒，乘以2，异常脉搏测量1分钟； 2. 脉搏细弱难以触及时可用听诊器测心率1分钟心听诊部位可选择第5肋间左锁骨中线稍内侧处； 3. 脉搏短绌者，应由2名护士同时测量，一人听心率，另一人测脉率，由听心率者发出“起”或“停”口令，测量1分钟	—
7. 核对	再次确认患者信息	“我们再来核对一下您的床号、姓名。”
8. 洗手	按七步洗手法洗手	—
9. 宣教	根据患者具体情况进行	“您的脉搏是108次/分，有些略快，请您注意休息，避免剧烈活动，有任何需要可以按床头铃呼叫我，谢谢您的配合！”
10. 记录	1. 将脉率数值记录在记录本上； 2. 脉搏短绌以分数式记录，记录方式为心率/脉率。如心率169次/分，脉率78次/分，则应写成169/78次/分	—
11. 绘制或录入	绘制体温单，将脉搏数值输入医院管理信息系统	—

4. 注意事项

（1）拇指不能诊脉，因拇指上的小动脉易触摸到，在测量脉搏时会误认为患者脉搏。

（2）测量婴幼儿的脉搏时，因哭闹会增加脉率，应避免婴幼儿哭闹。

（3）偏瘫患者患侧肢体脉搏弱小不易测出，应选择健侧肢体测量。

（4）测量脉搏时为了能够及时发现患者的病情变化，需同时关注脉搏的节律、强弱等情况。

（5）细脉难以测量时，可以借助听诊器测量心率，测量时间1分钟。

（6）测量脉搏前患者如有明显的影响脉率测量因素时，如饮浓茶、咖啡及运动或情绪激动，应休息20～30分钟后再测量，避免影响结果的准确性。

5. 健康教育

（1）脉搏异常往往见于某些疾病，通过测量脉搏可以发现病情变化及转归，向患者及家属解释测量的必要性及正确的测量脉搏方法。

（2）教会患者出院后能够识别出异常脉搏，并能采取相应的自我护理，例如脉搏增快需要休息，按医嘱服用的药物不可突然停药，无法自行处理时要及时入院检查等。

第三节　呼吸的评估与护理

机体与外界环境之间的气体交换过程，称为呼吸。呼吸包括2个动作，吸气和呼气。这个过程是自发和自然的，意味着它不需要主观意识去控制或触发。当我们的身体需要摄入氧气或排出二氧化碳时，呼吸系统会自动地调整膈肌和肋间肌的收缩和舒张，使得呼吸运动得以顺畅进行。膈肌位于胸腔和腹腔之间，是一层扁平的肌肉。当膈肌收缩时，它会向下移动，使得胸腔的上下径增大，进而使得肺扩张。肋间肌位于肋骨之间，当肋间肌收缩时，它们会向外扩张，进一步增加胸腔的容量，从而有助于肺的扩张。

当肺扩张时，肺内的气压会降低，形成一个负压，这个负压与外部环境的气压差异使得气体从外部环境流入肺部。相反，当呼气时，膈肌和肋间肌会舒张，使得胸腔和肺的容量减小，肺内气压升高，从而将气体从肺部排出到外部环境。这个过程是由自主神经系统控制的，不需要时刻关注或控制它。自主神经系统负责调节许多身体功能，包括呼吸、心率、消化等，以确保我们的身体能够正常运作。

总的来说，呼吸是一个复杂但高效的过程，对于生命的意义非常重大，有维持生命，提供能量，调节血液酸碱度和情绪，增强核心稳定性，提升运动效果等。呼吸不仅仅是提供氧气的动力系统，它在生理、心理以及运动等多个层面都具有深远的影响，对于维持生命质量和健康状况至关重要。

一、正常呼吸及生理变化

（一）呼吸过程

呼吸的全过程由三个相互联系并同时进行的环节组成：外呼吸、内呼吸和血液的气体运输。

1. 外呼吸（external respiration）　即肺呼吸是指外界环境与血液之间在肺部进行的气体交换，包括肺通气和肺换气两个过程。

（1）肺通气（pulmonary ventilation）：指肺与外界环境之间的气体交换过程。当人体吸气时，外界富含氧气的空气通过呼吸道进入肺部，到达肺泡。

（2）肺换气（pulmonary gas exchange）：指肺泡与肺毛细血管之间的气体交换。肺部的毛细血管中流动的是含氧量较低的静脉血。由于肺泡壁和毛细血管壁都非常薄，且紧贴在一起，为气体交换提供了有利条件。在肺泡与毛细血管之间的气体交换过程中，氧气从肺泡扩散到毛细血管中，与红细胞结合形成氧合血红蛋白；同时，毛细血管中的二氧化碳扩散到肺泡中，随着呼气排出体外。这样，经过气体交换后，静脉血变成了富含氧气的动脉血，为身体各组织提供所需的氧气。

2. 气体运输（gas transport） 通过血液循环将氧由肺运送到组织细胞，同时将组织细胞产生的二氧化碳运送至肺。气体运输是生命活动中至关重要的一个环节，它涉及通过血液循环系统将氧气从肺部输送到身体的各个组织细胞，并将组织细胞产生的二氧化碳运回肺部进行排出。这个过程确保了身体各部位获得足够的氧气以维持正常的生理功能，同时及时清除代谢产生的二氧化碳，保持体内环境的稳定。

3. 内呼吸（internal respiration） 即组织换气，指血液与组织、细胞之间的气体交换。在组织换气的过程中，血液流经全身各处的毛细血管，与组织细胞进行直接的气体交换。具体地说，体循环中的毛细血管血液富含氧气，这些氧气通过扩散作用，从血液中释放到组织细胞中，供细胞进行代谢活动。同时，组织细胞在代谢过程中产生的二氧化碳，也通过扩散作用进入毛细血管血液中。这种气体交换的结果，使得原本富含氧气的动脉血逐渐变成了含氧量较低的静脉血。静脉血随后通过静脉系统回流至心脏，再经过肺循环，将二氧化碳释放到肺部并吸入新的氧气，完成气体交换的循环。内呼吸的正常进行对于维持身体的生命活动至关重要。它确保了组织细胞能够获得足够的氧气以维持正常的代谢功能，同时及时清除代谢产生的二氧化碳，保持体内环境的稳定。如果内呼吸受到干扰或障碍，将会导致组织缺氧和酸中毒等严重后果，甚至危及生命。

（二）呼吸的生理变化

1. 正常呼吸 一吸、一呼为一次呼吸，正常成人安静状态下的呼吸频率是反映人体呼吸系统健康状态的重要指标之一，在安静不动的情况下，每分钟呼吸的次数为16～20次［图9-8（a）］。这一频率的维持有助于身体有效地进行气体交换，确保足够的氧气供应和二氧化碳的排出。

2. 生理变化 呼吸运动是一种节律性的活动，它不仅仅是一种机械性的气体交换过程，还是受到体内外多种因素调控的复杂生理活动。呼吸的深度和频率并非一成不变，而是会根据体内外环境条件作出相应的调整。

（1）年龄：年龄越小，呼吸频率越快。如新生儿呼吸频率约为44次/分。

（2）性别：同年龄的女性呼吸比男性稍快，这可能与男性和女性在生理结构、肺功能以及激素水平等方面的差异有关。

（3）活动：劳动或运动时，代谢增强，呼吸加深加快，肺通气量增大，摄取更多的氧气，排出更多的二氧化碳，以与代谢水平相适应；休息和睡眠时代谢降低呼吸减慢。

（4）情绪：强烈的情绪变化，如紧张、恐惧、愤怒、悲伤、害怕等可刺激呼吸中枢，引起呼吸加快或屏气，导致呼吸节律和深度发生改变。

（5）血压：血压突然明显升高或降低时，可以对呼吸造成影响，血压升高，呼吸减慢、减弱；血压降低，呼吸加快、加强。

（6）体内环境：多种因素可以影响呼吸运动。如血液中的氧气和二氧化碳浓度是调节呼吸深度和频率的重要因素。当血液中氧气浓度降低或二氧化碳浓度升高时，呼吸中枢会受到刺激，导致呼吸加深加快，以增加气体交换的效率。此外，体温、酸碱平衡状态及神经系统的调节等也会影响呼吸运动。

（7）体外环境：气温、气压、湿度及空气中的氧气和二氧化碳浓度等因素同样会对呼吸运动产生影响。例如，在高原地区，由于气压较低，空气中的氧气浓度也相对较低，为了适应这种环境，人体会自然而然地加深加快呼吸，以获取足够的氧气。

二、异常呼吸的评估及护理

（一）异常呼吸的评估

1. 频率异常

（1）呼吸过速（tachypnea）：又称呼吸急促，呼吸频率超过24次/分的一种浅而速的呼吸现象，是临床常见的呼吸系统症状［图9-8（c）］。见于发热、疼痛、甲状腺功能亢进症等。一般体温每升高1℃，呼吸频率增加3～4次/分。

（2）呼吸过缓（bradypnea）：指呼吸频率低于12次/分［图9-8（b）］。见于颅内压增高、巴比妥类药物中毒、甲状腺功能减退症、呼吸衰竭等。颅内压增高时，抑制呼吸中枢，使得呼吸频率降低。巴比妥类药物主要用于镇静、催眠和抗惊厥，但过量使用或不当使用可能导致中毒。巴比妥类药物中毒时，患者可能出现呼吸抑制、血压下降、昏迷等症状，严重时甚至可能危及生命。因此，在使用这类药物时，必须严格按照医嘱进行，避免过量或长期使用。甲状腺功能减退症会导致机体代谢降低，从而引发呼吸过缓；而呼吸衰竭则是呼吸功能严重受损的表现，其中晚期可能出现呼吸过缓的症状。

2. 深度异常

（1）库斯莫尔呼吸：又称深大呼吸，表现为呼吸深大，但节律规整，见于各种原因引起的严重代谢性酸中毒［图9-8（d）］。如糖尿病酮症酸中毒和尿毒症酸中毒等，在糖尿病酮症酸中毒的情况下，患者由于血糖控制不佳，导致酮体在体内大量积聚。酮体的酸性物质过多会破坏体内的酸碱平衡，引起严重的代谢性酸中毒。这时，深度呼吸就成为患者努力排除体内过多酸性物质的一种方式。同样，尿毒症酸中毒也是深度呼吸的一个常见原因。尿毒症是肾功能严重受损的结果，肾无法有效排出体内的代谢废物和多余水分。这些废物在体内积累，形成酸性物质，导致酸中毒。深度呼吸在这种情况下可以帮助患者排除部分酸性物质，缓解酸中毒的症状。

（2）浅快呼吸：是一种浅表而不规则的呼吸。其特点是呼吸的深度和频率都发生异常变化。这种呼吸模式通常是呼吸系统的功能受到某种程度的损害或限制，导致机体无法有效地进行气体交换。某些肺部和胸膜疾病也会导致浅快呼吸。如肺炎、慢性阻塞性肺疾病（chronic obstructive pulmonary disease，COPD）、气胸、胸腔积液等，这些疾病会影响肺部的正常功能，使肺部无法充分扩张或收缩，导致呼吸变浅。同时，为了维持足够的氧气供应，呼吸频率可能会加快。也可见于呼吸肌麻痹和濒死的患者。

（3）叹息样呼吸：表现在一段正常呼吸中，突然插入一次深大呼吸，并常伴有叹息声的呼吸形式图9-9（e）。从病因的角度来看，叹息样呼吸多为功能性改变，也就是说，它可能并不直接指向某个具体的器质性疾病。相反，它更多地与人的心理状态有关。如神经衰弱、精神紧张或抑郁症等精神心理方面的问题，都可能导致患者出现叹息样呼吸。此外，叹息样呼吸也可见于正常人，尤其是在情绪波动、疲劳等情况下。

（4）下颌呼吸：即口呼吸，是指通过口腔进行呼吸的过程。下颌呼吸的临床表现为呼吸的时候只有下颌在移动，这是一种比较危险的信号。当患者出现下颌呼吸的时候，通常见于严重疾病的晚期，患者大多处于浅昏迷的状态，也可以见于鼻腔阻塞。

3. 节律异常

（1）潮式呼吸（tidal breathing）又称陈-施呼吸，是一种呼吸节律改变，呼吸有节奏地由暂停—浅呼吸—深呼吸—浅呼吸—暂停，周而复始，周期为30秒至2分钟的呼吸形式［图9-8（f）］。临床上多见于中枢神经系统疾病，如脑炎、脑膜炎、颅内压增高及巴比妥类等药物中毒，心力衰竭、糖尿病昏迷及尿毒症等。产生机制多是呼吸中枢对二氧化碳的反应性降低，导致呼吸中枢的兴奋阈值高于正常值。在正常情况下，血中二氧化碳的分压会刺激呼吸中枢，使其保持适当的活动水平以维持正常的呼吸。然而，在潮式呼吸的情况下，由于反应性的降低，只有当血中二氧化碳分压超过正常水平的阈值时，呼吸中枢才会被兴奋，从而使呼吸恢复。而一旦血中二氧化碳分压下降到阈值以下，呼吸中枢的活动又会停止，导致呼吸再次暂停。如此交替，就形成潮式呼吸。

（2）间断呼吸（cogwheel breathing）又称比奥呼吸（Biot respiration），一种病理性的周期性呼吸［图9-8（g）］。表现为一次或多次强呼吸后，继以长时间呼吸停止，之后再次出现数次强呼吸，多发生于中枢神经系统疾病。

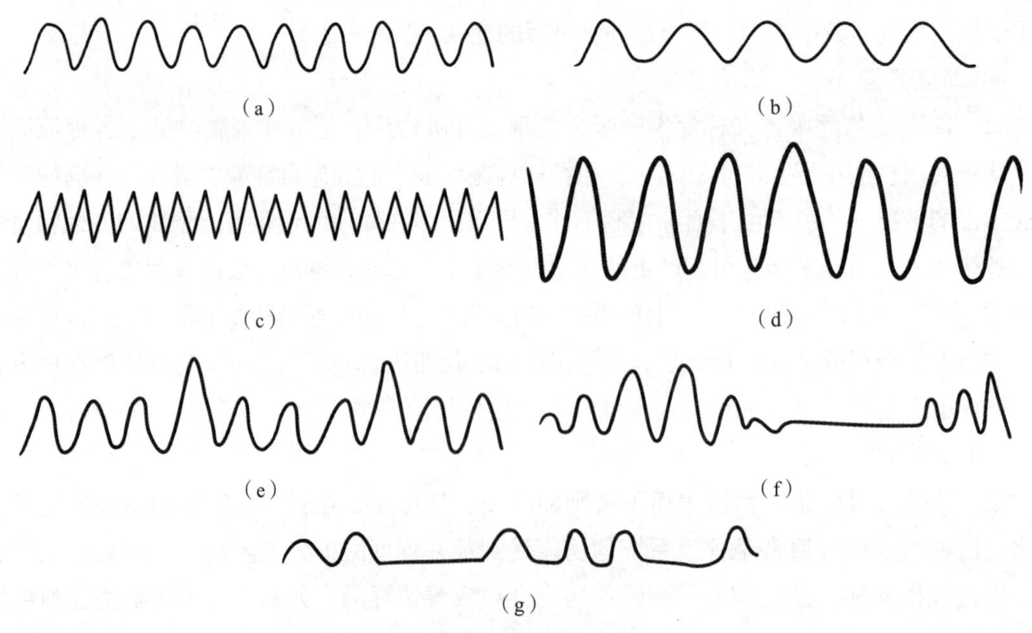

图9-8 正常和异常呼吸

注：（a）正常呼吸，频率12～20次/分。（b）呼吸过缓，频率＜12次/分。（c）呼吸过速，频率＞24次/分。（d）库斯莫尔呼吸，深而大的呼吸。（e）叹息样呼吸，频繁的穿插深呼吸。（f）潮式呼吸，不同呼吸深度的周期性变化，中间有呼吸暂停。（g）间断呼吸，间插不规则的呼吸暂停。

4. 声音异常

（1）蝉鸣样呼吸：是呼吸声音异常的一种。即在吸气时发出音调高的如蝉鸣音的特殊声音。产生机制是声带附近阻塞，使空气吸入发生困难。常见于喉水肿、喉头异物等。

（2）鼾声呼吸：表现为呼吸时发出一种粗大的鼾声，由气管或支气管内有较多的分泌物积蓄所致。多见于昏迷患者。

5. 形态异常

（1）胸式呼吸减弱，腹式呼吸增强：正常女性以胸式呼吸为主。由于肺、胸膜或胸壁的疾病，如肺炎、胸膜炎、肋骨骨折、肋间神经痛等产生剧烈的疼痛，均可使胸式呼吸减弱，腹式呼吸增强。

（2）腹式呼吸减弱，胸式呼吸增强：正常男性及儿童以腹式呼吸为主。如腹膜炎、大量腹水、肝脾极度肿大、腹腔内巨大肿瘤等，使膈肌下降受限，造成腹式呼吸减弱，胸式呼吸增强。

6. 呼吸困难（dyspnea） 是一个常见的症状及体征，患者主观上感到空气不足，客观上表现为呼吸费力，可出现发绀、鼻翼扇动、端坐呼吸。这些都是身体在努力获取更多氧气时的表现。同时，呼吸困难还会导致呼吸频率、深度和节律的异常。临床上可分为三种。

（1）吸气性呼吸困难：其特点是吸气显著困难，吸气时间延长，伴有“三凹征”（即吸气时胸骨上窝、锁骨上窝、肋间隙出现凹陷）。由上呼吸道部分梗阻，气流不能顺利进入肺，吸气时呼吸肌收缩，肺内负压极度增高所致。多见于喉、气管与大支气管的狭窄和阻塞，如气管异物、喉水肿等。

（2）呼气性呼吸困难：其特点是呼气费力，呼气时间延长。听诊肺部常有干啰音，多见于周围气道阻塞性疾病，如支气管哮喘、阻塞性肺气肿。

（3）混合性呼吸困难：其特点是吸气、呼气均感费力，呼吸频率增加。发生主要与肺呼吸面积减少，影响换气功能有关。严重感染性肺炎、广泛肺纤维化、肺不张、大量胸腔积液等。

（二）异常呼吸的护理

1. 卧床休息、提供舒适环境 对于呼吸困难的患者需要卧床休息，可以调整其体位以减轻不适感。如采用半卧位或坐位，有助于减轻肺部压力，改善呼吸功能，并调节室内温度、湿度，保持空气流通，有利于患者休息。患者还应注意日常护理，避免各种致病因素，如吸烟、环境污染、感冒等，以预防或减轻呼吸困难的症状。

2. 呼吸道畅通 及时清除呼吸道分泌物。对于无法自行咳痰的患者，可以进行吸痰。此外，对于需要长时间卧床的患者，应定期翻身、拍背，以促进痰液排出。

3. 加强观察 观察患者的呼吸情况，及时进行评估。遵医嘱给予患者药物治疗。同时，注意观察药物的疗效及不良反应，及时调整治疗方案。

4. 提供营养和水分 选择营养丰富、易于咀嚼和吞咽的食物，注意水分的供给，避免过饱及产气食物，以免膈肌上升影响呼吸。

5. 吸氧 呼吸异常患者有不同程度的缺氧，根据具体情况给予氧气吸入，必要时可用呼吸机辅助呼吸。

6. 心理护理 根据患者反应，有针对性地作好患者的心理护理，消除恐惧与不安，有安全感，同时，保持良好的生活习惯和情绪状态也有助于改善呼吸异常的症状。

7. 健康教育 戒烟限酒；培养良好的生活方式；对患者进行健康教育，让他们了解异常呼吸的原因、治疗方法以及预防措施。同时，指导患者掌握正确的呼吸锻炼方法，以促进呼吸功能的恢复，如缩唇呼吸、腹式呼吸等。

异常呼吸的护理需要综合考虑患者的生理、心理和社会因素，采取综合性的护理措施，以改善患者的呼吸状况，提高生活质量。

三、呼吸的测量

1. 目的

（1）判断呼吸有无异常。

（2）动态监测呼吸变化，了解患者呼吸功能情况。

（3）协助诊断，为预防、治疗、康复、护理提供依据。

2. 操作前准备

（1）评估患者并解释

1）评估：患者的年龄、病情、治疗情况、心理状态及合作程度。

2）解释：向患者及家属解释呼吸测量的目的、方法、注意事项。

（2）患者准备

1）了解呼吸测量的目的、方法、注意事项。

2）体位舒适，情绪稳定，保持自然呼吸状态。

3）测量前如有剧烈运动、情绪激动等，应休息20～30分钟后再测量。

（3）环境准备室温适宜、光线充足、环境安静。

（4）护士准备衣帽整洁，修剪指甲，洗手，戴口罩。

（5）用物准备

1）治疗车上层：表（有秒针）、记录本、笔、手消毒液。

2）必要时备棉花。

3. 操作步骤 呼吸测量的操作步骤见表9-5。

表9-5 呼吸测量的操作步骤

步骤	操作解释	操作语言
1. 核对	携用物至患者床旁，核对患者床号、腕带、姓名、住院号等	“您好（根据患者具体情况使用尊称），我是您的责任护士，能告诉我您的床号和姓名吗？看一下您的腕带。”
2. 解释	呼吸受意识控制，在测量呼吸前不必解释	—
3. 评估	是否有影响测量呼吸的因素	“请问您30分钟内有无剧烈运动及情绪激动，如果有可以先休息一会。”
4. 体位	协助患者取平卧位或坐位	“帮您取舒适体位。”
5. 测量	手放于脉搏处，观察胸廓或腹部起伏，一吸一呼为一次呼吸，同时注意呼吸的深度、节律、形态等有无异常	—

续　表

步骤	操作解释	操作语言
6. 计数	正常呼吸测30秒，乘以2，异常呼吸测量1分钟	—
7. 核对	再次确认患者信息	“我们再来核对一下您的床号、姓名。”
8. 洗手	按七步洗手法洗手	—
9. 宣教	根据患者具体情况进行	“您的呼吸是24次/分，略有些快，请您注意休息，避免剧烈活动，有任何需要可以按床头铃呼叫我，谢谢您的配合！”
10. 记录	将呼吸数值记录在记录本上	—
11. 绘制或录入	绘制体温单或将呼吸数值输入医院信息系统	—

4. 注意事项

（1）呼吸受意识控制，因此在测量呼吸前不需向患者进行解释，从而消除紧张情绪，避免影响测量的准确性。

（2）对于危重患者，由于呼吸可能微弱，可以用少许棉花置于患者鼻孔前，通过观察棉花被吹动的次数来测量呼吸频率。此时，计时应至少为1分钟，以确保获得准确的呼吸次数。

（3）保持情绪稳定：患者在测量呼吸时应避免情绪激动、紧张等不良情绪，以免影响测量结果；保持环境安静：测量呼吸时，应选择安静的环境，避免嘈杂声音对测量结果造成干扰。

5. 健康教育

（1）向患者及家属解释呼吸监测的重要性，学会正确测量呼吸的方法。

（2）指导患者保持情绪稳定，教会患者能识别异常呼吸。

（3）指导患者对异常呼吸进行自我护理。

四、促进呼吸功能的护理技术

（一）清除呼吸道分泌物的护理技术

1. 有效咳嗽（effective cough）　咳嗽是一种防御性呼吸反射，有效咳嗽、咳痰，可排出呼吸道内的异物及分泌物，具有保护和维持呼吸道通畅、预防肺部感染的作用，适用于神志清醒尚能咳嗽的患者。具体方法：取坐位或半坐卧位，身体前倾。一只手放于腹部，另一只手放于膝盖外侧，支撑身体，防止跌倒，患者进行2次深呼吸后，再深吸一口气后屏气3～5秒，身体前倾，腹部收缩，用胸腹部力量行2～3次短促有力咳嗽，咳嗽的声音应由胸部震动而发出，排出痰液后调整呼吸，如此反复。术后患者在进行有效咳嗽时，可用双手紧紧地压住伤口，以固定疼痛部位，或双手环抱一个枕头于胸腹部，协助咳嗽，氧气雾化吸入后咳嗽效果更佳。咳嗽锻炼每天3～5次，每次15分钟。

2. 胸部叩击（percussion）　指用手叩击胸背部，促进附着在气管、支气管、肺内的分泌物松动以利其排出。适用于长期卧床、久病体弱、排痰无力的患者。叩击的手法：协助患者坐位或侧卧位，操作者将手固定呈背隆掌空状，即手背隆起，手掌中空，用腕关节以患者能承受的中等力量。以40～50次/分的频率、由下至上、由外至内叩击，同时指导患者深呼吸气后屏气3～5秒再咳嗽，咳嗽后注意心律，有无缺氧。同时，应避免在乳房、心脏、骨突部位及衣服拉链、纽扣等位置进行叩击。

胸部叩击法并不适用于所有患者。如有未引流的气胸、肋骨骨折、病理性骨折、咯血、低血压及肺水肿等情况的患者应避免使用此方法。此外，孕妇和有严重心肺疾病的患者也不宜使用。

3. 体位引流（postural drainage） 置患者于特殊体位，将肺与支气管所存积的分泌物，借助重力作用使其流入大气管并咳出体外，称体位引流。适用于痰量较多、呼吸功能尚好的支气管扩张症、肺脓肿等患者，可起到重要的治疗作用。操作时使病肺处于高位，其引流支气管的开口向下，促使痰液借重力作用，顺体位引流气管咳出，配合使用一些胸部手法，如拍背、振颤等，能获得明显的临床效果。痰液黏稠不易引流时，可给予蒸汽吸入、超声雾化吸入、祛痰药，有利排出痰液。体位引流通常在餐前进行，以防止呕吐等不适症状的出现，每日2～4次，每次15～30分钟。如引流液每日小于30ml，可停止引流。如有呼吸功能不全、呼吸困难等症状，或患有严重心血管疾病、严重骨质疏松的老年人，以及身体过于虚弱者，应禁用此方法。在引流过程中，如果患者出现头晕、咯血、疲劳等不适，应立即停止体位引流。

4. 吸痰法（aspiration of sputum） 经口腔、鼻腔、人工气道将呼吸道的分泌物吸出，以保持呼吸道通畅的方法。临床上主要用于年老体弱、危重、昏迷、麻醉未清醒前等各种原因引起的不能有效咳嗽、排痰者。

（1）吸痰装置：有中心吸引器（中心负压装置）、电动吸痰器两种（图9-9），它们利用负压吸引原理，连接导管吸出痰液。①中心吸引器：它利用中心吸引站的真空泵机组产生负压源，通过密闭的吸引器管道连接到各个手术间、抢救室和病房，为终端提供负压。②电动吸痰器：主要依靠空气的压力差，当电动吸痰器接通电源开启之后，内部的马达就会带动偏心轮快速的转动。偏心轮重复转动的情况下两个瓶子内的压力就会慢慢地变成负压，然后再将气管中的痰液吸出。

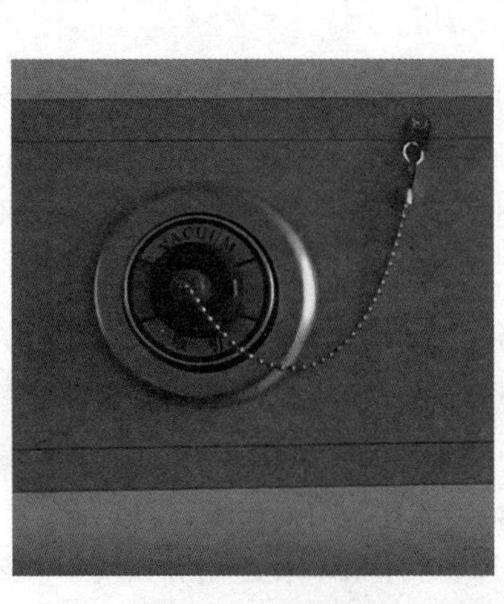

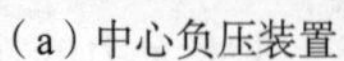

（a）中心负压装置

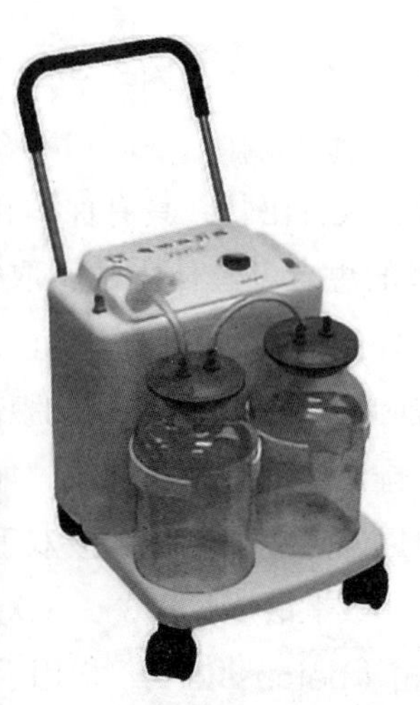

（b）电动吸痰器

图9-9 吸痰装置

（2）目的：具体如下。

1）清除呼吸道分泌物，保持呼吸道通畅。

2）促进呼吸功能，改善肺通气。

3）预防并发症发生。

（3）操作前准备：具体如下。

1）评估患者及解释：具体如下。①评估：患者目前的病情、年龄、意识、治疗情况；呼吸道痰液梗阻情况，患者排痰能力、血氧饱和度，是否氧疗；有无义齿患者的心理状态、合作程度。②解释：操作目的、方法、注意事项取得患者配合。

2）患者准备：①患者了解操作目的、方法、注意事项及配合要点。②体位舒适、愿意配合。

3）护士准备：衣帽整洁，修剪指甲，洗手，戴口罩。

4）环境准备：室温适宜、光线充足、安静整洁。

5）物品准备：中心负压装置或吸痰器，医用垃圾桶，生活垃圾桶。①治疗盘内备：吸痰管数根、纱布、无菌手套、吸痰器无菌缸1个（内盛生理盐水）。②治疗盘外：吸痰后无菌缸1个（内盛生理盐水）、弯盘、记录单、笔。必要时准备张口器、手电筒、压舌板。

（4）操作步骤：吸痰法的操作步骤见表9-6。

表9-6 吸痰法的操作步骤

步骤	操作解释	操作语言
1. 核对	携用物至患者床旁，核对患者床号、腕带、姓名、住院号等	“您好（根据患者具体情况使用尊称），我是您的责任护士，能告诉我您的床号和姓名吗？看一下您的腕带。”
2. 解释	解释操作目的，取得患者配合	“经过检查现在您呼吸困难是痰液堵塞气管导致的，我要为您吸痰缓解呼吸困难的症状，请您配合我好吗？”
3. 评估	评估口腔/鼻腔，口腔吸痰困难可经鼻腔吸痰，取下活动义齿，昏迷患者可以压舌板或张口器协助张口	“我来检查一下口/鼻腔情况。”
4. 体位	协助患者头偏向一侧，面向操作者	“帮您取舒适体位，头偏向我。”
5. 连接吸痰装置	将吸痰表连接到中心负压装置/吸痰器连接电源，检查吸痰装置的性能，打开开关，调节负压，一般成人40.0～53.3kPa（300～400mmHg），儿童＜40.0kPa（300mmHg）	—
6. 洗手、戴口罩	洗手、戴口罩、戴手套	—
7. 试吸	连接吸痰管，关闭侧孔，在治疗盘里的吸痰前无菌罐里试吸生理盐水，检查吸痰管是否通畅	—
8. 吸痰	一手反折吸痰管末端，另一手持吸痰管前端，插入咽喉部（距门切齿10～15cm），松开吸痰管的末端开始吸痰，先吸咽喉部，再吸气管处痰液，每次不超过15秒，手法是左右旋转向上提拉吸痰管	“开始吸痰了，请您张口，不要紧张，有不适可以举手示意我。”
9. 冲管	退出吸痰管，在另一无菌缸里用生理盐水冲洗管道	—

续 表

步骤	操作解释	操作语言
10. 观察	观察气道是否通畅；患者的反应，如面色，呼吸，血压，血氧等；痰液的颜色及量	—
11. 核对	再次确认患者信息	“我们再来核对一下您的床号、姓名。”
12. 安置患者	取舒适体位，拭去脸部分泌物，整理床单位	—
13. 整理	物品归位，按要求正确处理医疗废物	—
14. 洗手	按七步洗手法洗手	—
15. 宣教	根据患者具体情况进行	“痰液已经吸出来了，是白色黏痰约5ml，您现在感觉怎么样啦？舒服多啦是吧？请您平时注意饮水，适当活动利用痰液的排出，谢谢您的配合。”
16. 记录	记录吸痰的时间，患者的反应，痰的性质及量	—

（5）注意事项：具体如下。

1）检查吸痰装置性能：在吸痰前，务必检查吸痰装置的性能是否良好，包括检查是否存在漏气情况。这可以确保在吸痰过程中设备能够正常工作，避免因设备问题导致的操作中断或患者不适。

2）无菌操作与更换吸痰管：严格执行无菌操作是预防交叉感染的关键。每次吸痰都应更换新的吸痰管，避免重复使用带来的细菌污染风险。

3）控制吸痰时间：每次吸痰的时间应控制在15秒内，以避免因长时间吸痰导致的患者缺氧。在吸痰过程中，护士应密切关注患者的反应，如有缺氧表现，应立即停止吸痰。

4）轻稳吸痰动作：吸痰动作应轻稳，避免使用暴力，以防止对呼吸道黏膜造成损伤。护士在吸痰时应根据患者的具体情况调整力度和速度。

5）配合其他治疗：当痰液黏稠时，为提高吸痰效果，可以配合叩击、雾化吸入等治疗方法。这些方法有助于稀释痰液，使其更容易被吸出。

6）注意电动吸痰器的使用：电动吸痰器连续使用时间不宜过久，以免对设备造成损坏。同时，贮液瓶内的液体应及时倾倒，避免液体吸入马达内。在贮液瓶内加入少量消毒液可以防止吸出液黏附于瓶底，便于清洗消毒。

7）吸痰前的纯氧吸入：对于有明显缺氧情况的患者，建议在吸痰前的30～60秒进行纯氧吸入。这可以增加患者体内的氧气储备，降低因吸痰导致的缺氧风险。

8）选择合适的吸痰管：成人和儿童使用的吸痰管直径应小于其气管插管的直径的50%，婴儿则要小于70%。这一建议有助于防止因吸痰管直径过大导致的肺不张等并发症。

遵循这些注意事项可以确保吸痰过程的安全性和有效性，为患者提供更好的医疗护理。同时，护士在操作过程中应保持高度的责任心和警惕性，及时发现并处理可能出现的问题。

（二）促进呼吸技术

1. 缩唇呼吸（pursed-lip breathing） 经鼻腔吸气，呼气时将嘴缩紧，如吹口哨样，在4～6秒内将气体缓慢呼出的方法。适用于慢性支气管炎、肺气肿或慢性阻塞性肺疾病患者，配合腹式呼吸效果更好。具体做法：首先，经鼻腔吸气；接着，在呼气时，需要将嘴缩紧，像吹口哨一样，确保在4～6秒内将气体缓慢呼出。

缩唇呼吸的作用主要体现在以下两个方面。

（1）延缓呼气气流压力的下降，提高气道内压，防止小气道过早闭合。这有助于肺内残气更易排出，减少肺内残气量，从而改善通气功能。有助于下一次呼吸时吸入更多的新鲜空气或氧气。这在一定程度上可以帮助缓解缺氧症状。

（2）降低呼吸频率，减轻患者的痛苦。尤其是对于中重度的COPD患者，在运动、感到惊恐或支气管痉挛时，可能会出现过度出气的现象。通过缩唇呼吸，可以降低呼吸频率，缓解这些不适症状。

缩唇呼吸是一种简单而有效的呼吸训练方法，对于改善慢性阻塞性肺疾病等患者的呼吸功能具有积极的作用。

2. 腹式呼吸（abdominal breathing） 也称为横膈呼吸，是一种利用横膈膜上下运动来辅助呼吸的方式。在腹式呼吸中，横膈膜下降，使得胸腔容积扩大，肺部得以充分扩张，从而吸入更多的空气。这种呼吸方式在吸气时，上腹部隆起较明显，而胸部则保持相对稳定。腹式呼吸不仅是健康人的主要呼吸形式，特别是对于成年男性和儿童，更是一种有效的呼吸训练方法。通过腹式呼吸，可以显著提高通气效率，帮助更好地进行气体交换。这是因为腹式呼吸能够更有效地排出肺部底部的二氧化碳，减少其在肺部的滞留，从而优化呼吸功能。

腹式呼吸的益处众多，它不仅可以改善呼吸功能，还有助于放松身心，减轻压力。对于患有慢性阻塞性肺疾病等呼吸系统疾病的患者来说，腹式呼吸更是一种有效的辅助治疗手段。通过长期的腹式呼吸训练，可以逐渐改善呼吸状况，提高生活质量。

3. 氧气疗法（oxygen therapy） 指通过给氧，提高动脉血氧分压和动脉血氧饱和度，增加动脉血氧含量，纠正各种原因造成的缺氧状态，促进组织的新陈代谢，维持机体生命活动的一种治疗方法。氧气疗法在临床应用广泛，可用于各种原因引起的缺氧，如慢性阻塞性肺疾病、心力衰竭、贫血等。通过氧气治疗，可以提高患者血氧含量，改善组织缺氧状态，缓解呼吸困难、发绀等症状，提高生活质量。总的来说，氧气疗法是一种重要的治疗手段，但在使用过程中，也需要注意相关事项，确保治疗的安全和有效性。

（1）缺氧程度判断：根据临床表现及动脉血氧分压（PaO_2）和动脉血氧饱和度（SaO_2）来确定。

1）轻度低氧血症：PaO_2＞6.67kPa（50mmHg），SaO_2＞80%，无发绀者一般不需氧疗。如有呼吸困难，可给予低流量、低浓度（氧流量1～2L/min）氧气吸入。

2）中度低氧血症：PaO_2 4.00～6.67kPa（30～50mmHg），SaO_2 60%～80%，有发绀、呼吸困难，需氧疗。

3）重度低氧血症：PaO_2＜4kPa（30mmHg），SaO_2＜60%，显著发绀、呼吸极度困难、出现“三凹征”，是氧疗的绝对适应证。

血气分析检查是监测用氧效果的客观指标，当患者PaO_2＜50mmHg（6.6kPa）时，应给予吸氧。

（2）氧疗的分类：分为低浓度氧疗、中浓度氧疗和高浓度氧疗。浓度与氧流量的关系为：

$$吸入氧浓度（\%）=21+4\times 氧流量（L/min）$$

1）低浓度氧疗：也被称为控制性给氧，其吸入氧浓度通常低于40%。这一治疗方法主要适用于患有慢性阻塞性肺部疾病和慢性呼吸衰竭的患者。对于这类慢性缺氧的患者来说，他们长期的高二氧化碳分压使得呼吸中枢对二氧化碳的敏感性降低。因此，呼吸的维持主要依赖于缺氧对颈动脉体和主动脉体的化学感受器的刺激，这种刺激会反射性地引起呼吸。

如果给予这类患者高浓度的氧气吸入，迅速解除缺氧对化学感受器的刺激，那么兴奋呼吸中枢的作用就会消失，导致呼吸抑制。这进一步会加重二氧化碳的潴留，甚至可能引发二氧化碳麻痹。

2）中浓度氧疗：吸入氧浓度为40%～60%的氧疗方法。主要应用于明显通气血流比例失调的患者。如贫血、肺间质纤维化、心肌梗死、休克的患者。

3）高浓度氧疗：吸入氧浓度在60%以上，用于单纯缺氧而无二氧化碳潴留的患者。由于吸氧浓度较高，单纯低氧的患者可以迅速纠正低氧的影响，改善临床症状。如成人型呼吸窘迫综合征，心肺复苏后的生命支持。

4）高压氧疗：是将患者置于高压环境中（高压氧舱内，超过一个大气压的环境），吸入纯氧或高浓度氧以治疗疾病的方法。主要适用于一氧化碳中毒、气性坏疽、破伤风、脑血管病（脑血栓或脑出血）等。

（3）供氧装置：有医用氧气筒及氧气表，以及医院氧气供应系统等。

1）医用氧气筒及氧气表：具体如下。

氧气筒为圆柱形无缝钢筒，筒内可耐高压14.7MPa（150kg/cm^2），容积40L的氧气筒可容纳氧量约6000L。氧气瓶内氧气供应时间计算公式如下。

$$供应时间（min）=\frac{[压力表压力-5（kg/cm^2）]\times 氧气筒容积（L）}{1kg/cm^2\times 氧流量（L/min）}$$

氧气筒的顶部有一总开关，可控制氧气的放出，使用时将总开关向逆时针方向旋转1/4周，即可放出足够的氧气。氧气筒颈部的侧面有一气门与氧气表相连，是氧气自筒内输出的途径。

氧气表由压力表、减压器、流量表、湿化瓶、安全阀等部分组成（图9-10）。每个部分都有其独特的功能。①压力表：用于测知筒内氧气的压力，以MPa或kg/cm^{2}表示。压力越大，说明氧气贮存量越多。②减压器：是一种弹簧自动装置，能将氧气筒内的压力减低至0.2～0.3MPa，使流量平稳，保证安全。③流量表：内装有浮标，当氧气通过时，浮标会被吹起。从浮标上端平面所指的刻度，可以测知每分钟氧气的流出量，用L/min表示。④湿化瓶：瓶内装入1/3～1/2的冷开水或蒸馏水，用于湿化氧气，以免呼吸道黏膜被干燥的氧气刺激。湿化瓶内的水应每天更换一次。⑤安全阀：用于防止发生意外。当氧气流量过大、压力过高时，安全阀的内部活塞即自行上推，使过多的氧气由四周小孔流出，以保证安全。

氧气表的装表法包括吹尘、装氧气表和检查等步骤，而卸表法则涉及放余气、卸氧气表等操作。需要注意的是，在使用氧气表前，需要检查环境是否安全，如地面是否平坦稳固、附近是否有明火等可能导致火灾或爆炸的物品或活动，以及操作的地方是否通风良好。同时，确保氧气表上已连接好高压管和减压器，并检查减压器的压力表指针是否在零位上，以

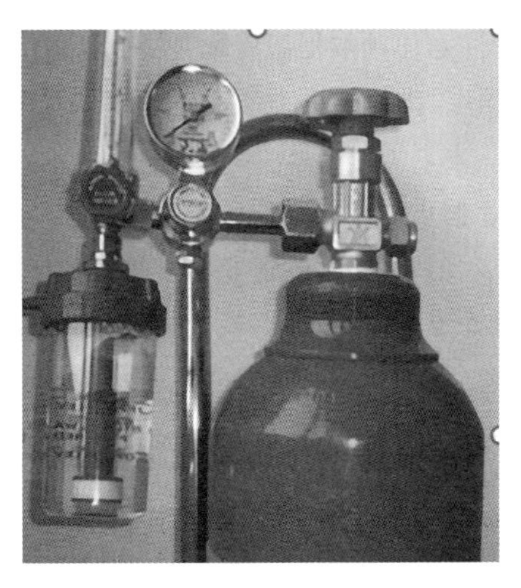

图9-10　氧气筒及氧气表

保证安全使用。

2）医院氧气供应系统：是一个高效且复杂的网络，确保了各病区、门诊和急诊室的氧气需求得到满足。这个系统主要由供应站和氧气管道装置组成。供应站作为氧气的核心来源，负责储存和分配氧气。它配备有总开关，可以方便地对整个氧气供应系统进行管理和控制。此外，供应站还具备严格的安全措施，以确保氧气的安全储存和供应。氧气管道装置则是连接供应站与各用氧单位的重要通道。这些管道设计合理、安装规范，确保了氧气的稳定输送。同时，管道系统还配备了必要的阀门和接口，方便各用氧单位连接和使用。各用氧单位，如病区、门诊和急诊室，都配有氧气表。氧气表是控制氧气流量的关键设备，通过打开流量表，用氧单位就可以获得所需的氧气。氧气表的使用需要遵循一定的操作规程，以确保氧气的安全、有效使用。

为了确保氧气供应系统的正常运行和安全使用，医院需要采取一系列管理措施。这包括对氧气管道及附属设施进行建档立卡、加强安全宣教、充分运用信息化手段进行实时跟踪和动态管理，以及定期对氧气管道及附属设施进行检查和检验等。此外，医院还需要指定专门的管理部门和管理人员，明确其管理职责和责任，确保氧气供应系统的安全、稳定运行。

3）氧气枕：为一长方形橡胶枕，枕的一角有橡胶管，上有调节器以调节流量。

4）高压氧舱：各种缺氧症的治疗设备。舱体是一个密闭圆筒，通过管道及控制系统把纯氧或净化压缩空气输入。舱外医生通过观察窗和对讲器可与患者联系。大型氧舱有10～20个座位。

4．常见氧疗技术　鼻导管给氧法将鼻导管从患者鼻孔插入一定深度给氧的方法。是临床上最常用的氧疗方法。

（1）目的：具体如下。

1）供给患者氧气，纠正各种原因造成的缺氧状态，提高动脉血氧分压和动脉血氧饱和度，增加动脉血氧含量。

2）促进组织的新陈代谢，维持机体生命活动。

（2）操作前准备：具体如下。

1）评估患者及解释：①评估患者目前的病情、年龄、意识、治疗情况；患者缺氧程度、血气分析结果；患者的鼻腔有无分泌物堵塞，有无鼻中隔偏曲；患者的心理状态、合作程度。②解释操作目的、方法、注意事项取得患者配合。

2）患者准备：①患者了解操作目的、方法、注意事项及配合要点。②体位舒适、愿意配合。

3）护士准备：衣帽整洁，修剪指甲，洗手，戴口罩。

4）环境准备：室温适宜、光线充足、安静整洁、远离火源。

5）物品准备：供氧装置一套（氧气筒或氧气管道装置），医用垃圾桶，生活垃圾桶。①治疗盘内备：鼻氧管、棉签、纱布、小药杯（内盛冷开水或蒸馏水）。②治疗盘外备：弯盘、扳手（氧气筒）、氧气记录单、笔。

（3）操作步骤：鼻导管给氧的操作步骤见表9-7。

表9-7　鼻导管给氧

步骤	操作解释	操作语言
1. 核对	携用物至患者床旁，核对患者床号、腕带、姓名、住院号等	“您好（根据患者具体情况使用尊称），我是您的责任护士，能告诉我您的床号和姓名吗？看一下您的腕带。”
2. 解释	解释操作目的，取得患者配合	“经过检查现在您因呼吸困难引起缺氧，遵医嘱我要为您吸氧，来缓解呼吸困难的症状，请您配合。”
3. 评估	评估鼻腔情况。查看是否有分泌物堵塞，有无鼻息肉，鼻腔通气情况	—
4. 体位	根据病情协助患者取舒适体位	“帮您取舒适体位。”
5. 洗手	按七步洗手法洗手	—
6. 清洁	用棉签蘸蒸馏水，清洁鼻腔	“为您清洁鼻腔。”
7. 连接	连接氧气表及吸氧管，检查装置是否漏气	—
8. 调节	遵医嘱调节氧气流量	—
9. 检查	将鼻氧管前端浸润到蒸馏水中，湿润并检查吸氧管是否通畅	—
10. 插管	将鼻氧管插入鼻孔1cm	—
11. 固定	将鼻氧管环绕耳部，在下颌部固定，松紧适宜	—
12. 整理	整理患者床单位；物品归位，医疗废物按要求处理	—
13. 洗手、记录	按七步洗手法洗手，记录吸氧时间，氧流量，患者的反应	—
14. 宣教	根据患者具体情况进行宣教	“氧气为您连接好了，您现在吸氧流量是3L/min，请您不用随意调动氧流量，不要在室内吸烟及使用明火，防止出现危险，有任何需要可以按床头铃呼叫我，谢谢您的配合！”
15. 停氧	先取下吸氧管，在关闭流量开关	“经检查您现在不需要吸氧了，遵医嘱为您停氧。”
16. 整理	整理患者床单位；物品归位，医疗废物按要求处理	—
17. 记录	记录停氧时间，及患者的反应	“氧气为您取下来了，有任何不适可以随时呼叫我谢谢您的配合。”

（4）注意事项：具体如下。

1）检查用氧装置，确保氧气装置没有漏气且通畅，可以避免因设备问题导致的安全隐患。同时，严格遵守操作规程和“四防”原则，即防震、防火、防油、防热，也是保障氧疗安全的重要环节。

2）在使用氧气时，调节好流量是关键。错误的开关操作可能导致大量氧气进入呼吸道，造成肺病损伤。因此，医务人员必须熟练掌握氧气的使用方法，确保患者安全。

3）对于氧气筒的管理也有严格的要求。氧气筒内氧气不可用尽，以防止灰尘进入筒内引起爆炸。

4）在氧疗监护方面，医务人员需要密切观察患者的缺氧症状改善情况，以及实验室检查指标的变化。同时，还需要注意氧气装置是否漏气、管道是否通畅等问题。对于可能出现的氧疗副作用，医务人员也需要有所了解和准备，以便及时采取相应的预防措施和处理方法。

5）氧气筒外均应悬挂“四防”标识牌（防震、防火、防油、防热），对于未用完或已用尽的氧气筒应分别悬挂“满”或“空”的标志，对于已用氧气筒做好剩余压力记录，提高使用效率。

5. 氧疗监护

（1）观察缺氧症状：在氧疗过程中，对患者缺氧症状的改善情况进行密切观察是至关重要的。如患者由烦躁不安转为安静、心率逐渐减慢、呼吸变得平稳、发绀消失等，这些都是缺氧症状得到改善的表现。医务人员需要密切关注这些体征变化，以便及时调整氧疗方案。

（2）实验室检查：实验室检查指标是评估氧疗效果的重要依据。其中，动脉血氧分压（PaO_2）、动脉血二氧化碳分压（$PaCO_2$）和动脉血氧饱和度（SaO_2）是反映氧疗效果的关键指标。通过监测这些指标的变化，可以客观评估氧疗的效果，为调整治疗方案提供依据。

（3）氧气装置检查：在吸氧过程中，需要定期检查氧气装置是否漏气、管道是否通畅。这是确保氧气供应稳定、安全的关键步骤。一旦发现氧气装置存在问题，应立即进行处理，以避免影响氧疗效果或引发安全隐患。

（4）氧疗的副作用：氧疗虽然对改善患者缺氧症状有显著效果，但也可能带来一些副作用。当氧浓度高于60%、持续时间超过24小时，可出现氧疗副作用。常见的副作用如下。

1）氧中毒：表现为胸骨下不适、疼痛、灼热感，继而出现呼吸增快、恶心、呕吐、烦躁、断续的干咳，原因是肺实变。预防措施是避免长时间、高浓度氧疗，密切观察氧疗过程中患者的表现，评估治疗效果。

2）肺不张：表现为烦躁，呼吸、心率增快，血压上升，继而出现呼吸困难、发绀、昏迷。原因是吸入纯氧气后，肺泡氮气被氧气替换，一旦支气管有阻塞时，其所属肺泡内的氧气被肺循环血液迅速吸收，引起肺不张。预防措施是鼓励患者做深呼吸，多咳嗽和经常改变卧位、姿势，防止分泌物阻塞。

3）呼吸道分泌物干燥：氧气是一种干燥气体，吸入后可导致呼吸道黏膜干燥，分泌物黏稠不易咳出，且有损纤毛运动。因此，氧气吸入前一定要先湿化再吸入，减轻刺激作用，并定期雾化吸入。

4）晶状体后纤维组织增生：仅见于新生儿，以早产儿多见。由于新生儿发育不完善，视网膜血管收缩、视网膜纤维化，最后出现不可逆转的失明，因此新生儿应控制氧浓度和吸氧时间。

5）呼吸抑制：见于Ⅱ型呼吸衰竭者，如慢性阻塞性肺疾病（PaO_2降低、$PaCO_2$增高），患者应给予低浓度、低流量（2L/min）持续给氧，$PaCO_2$维持在8kPa即可。

氧疗监护是确保患者安全有效接受氧疗的重要措施。医务人员需要密切关注患者的缺氧症状改善情况、实验室检查指标变化以及氧气装置的工作状态，同时了解并预防可能出现的氧疗副作用，以确保患者能够安全、有效地接受氧疗。

第四节　血压的评估与护理

血压（blood pressure，BP）是血液在血管内流动对血管壁的侧压力，它是推动血液在血管内流动的动力。血压分为动脉血压、静脉血压和毛细血管压，但通常所说的血压是指动脉血压。血压的高低对于维持正常的血液循环和新陈代谢至关重要。血压过低或过高都会带来严重的健康后果，血压的测量单位通常为千帕（kPa）或毫米汞柱（mmHg）。由于人们长期以来使用水银血压计测量血压，因此在临床上习惯用水银柱的高度即毫米汞柱来表示血压数值。千帕和毫米汞柱之间的换算关系为：1mmHg=0.133kPa，1kPa=7.5mmHg。血压的测量通常使用袖带血压计，测量的是肱动脉的血压。血压有两个重要的指标：收缩压和舒张压。收缩压是心室收缩时血液对动脉的最高压力，也称为“高压”；舒张压是心室舒张时动脉血管弹性回缩时的压力，也称为“低压”。

血压作为最重要的生命体征之一，需要医护人员随时密切观察，血液是人体的一个最主要的营养来源，它把人体所需要的氧气和营养物质运送到全身的各个细胞，同时也把身体代谢的产物运走，在这个过程当中压力起到重要的作用，没有压力血液就没有向前运动的动力。血压过高会造成靶器官的损坏，过低则会引起重要脏器供血不足。作为一名医务工作者，护士应充分认识到血压对护理的意义，掌握与血压相关的知识，做好血压的测量及血压异常患者的健康教育，最终帮助患者增进身心健康。

一、正常血压及生理变化

（一）血压的形成

血压的形成是一个复杂的过程，它涉及多个因素的相互作用。在保证正常血容量的前提下，心室射血和外周阻力是形成血压的两项基本因素，同时大动脉的弹性储器作用也对血压的形成起到了重要的作用。

当心室收缩时，它会产生强大的泵血力量，推动血液进入动脉系统。这个过程中，心室所产生的能量一部分转化为血液的动能，推动血液在血管中流动；另一部分则转化为势能，形成对血管壁的侧压力，并使血管壁扩张。其次，外周阻力主要由小动脉和微动脉的口径决定，它们对血流的阻力越大，血压就越高。外周阻力可以使血液滞留于血管内而构成压力，这也是血压形成的重要机制之一。此外，当心室射血时，大动脉能够扩张以容纳更多的血液，从而缓冲了血压的上升。而当心室舒张时，大动脉的弹性回缩能够将暂贮的血液继续推动向前，维持一定的舒张压高度。这种弹性储器作用有助于保持血压的稳定性和连续性。

动脉血压的形成是多种因素相互作用的结果。心室射血和外周阻力是血压形成的基本因素，而大动脉的弹性储器作用则对血压的稳定起到了重要的调节作用。了解这些因素对于理解血压的生理机制和维持血压在正常范围内具有重要意义。

（二）血压的生理变化

1. 正常血压　血压的正常范围并非一个固定的数值，而是存在一定的波动区间。在安静状态下，正常成人的血压相对稳定，其正常范围大致为，见表9-8。

表9-8　血压正常范围

血压	正常值/mmHg	正常值/KPa
收缩压	90～139	12.0～18.6
舒张压	60～89	8.0～12.0
脉压	30～40	4.0～5.3

2. 生理变化　血压是一个受到多种因素影响的生理指标，其变化与个体的年龄、性别、生活习惯、环境等因素密切相关。以下是对上述提到的各种因素的详细分析。

（1）年龄：随着年龄的增长，人体的血管会逐渐硬化，弹性降低，导致收缩压与舒张压均会增高。特别是收缩压，其增高趋势最为显著。各年龄段的血压平均值也有所不同，一般来说，随着年龄的增长，血压的平均值也会逐渐上升（表9-9）。

表9-9　各年龄段血压平均值　　单位：mmHg

年龄	收缩压（男）	舒张压（男）	收缩压（女）	舒张压（女）
16～20岁	115	73	110	70
21～25岁	115	73	110	71
26～30岁	115	75	112	73
31～35岁	117	76	114	74
36～40岁	120	80	116	77
41～45岁	124	81	122	78
46～50岁	128	82	128	79
51～55岁	134	84	134	80
56～60岁	137	84	139	82
61～65岁	148	86	145	83

（2）性别：在更年期前，女性的血压普遍低于男性。这是因为女性在更年期前受到雌激素的保护，血管弹性较好。然而，更年期后，随着雌激素水平的下降，女性的血压会逐渐升高，与男性的血压差异逐渐减小。

（3）昼夜和睡眠：血压呈现出明显的昼夜波动。在生理情况下，血压表现为杓型节律，即夜间血压降低，白天血压升高：在凌晨2：00—3：00血压最低，在起床活动、进食后，血压迅速升高，上午8：00—10：00、下午16：00—18：00血压最高，晚上8时后会呈下降趋势，表现为两峰一谷。这种波动与人体的生物钟和日常活动有关。此外，睡眠不佳或过度劳累时，血压可能会稍有增高。

（4）体型：高大、肥胖的人往往血压较高。这是因为肥胖会增加心脏的负担，导致血压升高。

（5）体位及部位：不同体位血压也有所不同，立位血压通常高于坐位血压，而坐位血压又高于卧位血压。这是由于重力代偿机制的影响。此外，两上肢的血压也不完全相等，右上肢的血压通常高于左上肢，这与动脉分支的解剖结构有关。下肢的血压则高于上肢，与股动脉的管径和血流量有关。

（6）运动：运动对血压的影响与运动方式有关。持续握拳等肌肉运动会使血压升高。而步行、骑自行车等有氧运动在开始时可能使血压升高，但随着运动的进行，由于血流的重新分配和有效循环血量的改变，血压可逐渐恢复正常。

（7）环境温度：环境温度也会影响血压。气温低时，末梢血管收缩，血压略有升高；气温高时，皮肤血管扩张，血压略有下降。

此外，情绪、活动、饮食等也会对血压产生影响。激动、紧张、恐惧等情绪可能使血压升高；排泄、吸烟、呕吐等活动也可能导致血压波动。而饮酒、高盐高脂饮食等不良生活习惯则可能对血压产生长期的不良影响。

血压是一个复杂而多变的生理指标，受到多种因素的影响。因此，在日常生活中，应该注意保持健康的生活方式，避免不良的生活习惯和环境因素，以维护血压的稳定和健康。同时，定期监测血压也是预防和控制高血压等心血管疾病的重要手段。

二、异常血压的评估与护理

（一）异常血压的评估

1. 高血压（hypertension） 指在未服用降压药的情况下，非同日测量3次诊室血压，成人收缩压≥140mmHg和/或舒张压≥90mmHg，即可诊断为高血压。高血压是最常见的心血管疾病，不仅影响血管健康，还可能导致中风、心肌梗死、心力衰竭、肾衰竭等严重的心脑血管疾病。高血压的发病原因复杂，通常可以分为原发性高血压和继发性高血压两大类。原发性高血压占高血压患者的绝大多数，它是在一定遗传背景下，由于多种后天环境因素作用，使正常血压调节机制失代偿所出现的以血压升高为主要临床表现的综合征。而继发性高血压则继发于其他疾病，有明确而独立的病因，是某些疾病的一个临床表现。

高血压分为3级，当患者收缩压和舒张压属于不同级别时，应按两者中较高的级别分类。中国高血压分类标准，见表9-10。

2. 低血压（hypotension） 血压低于90/60mmHg称为低血压。但低血压并不完全具有病理意义。有人血压明显低于正常值，但无异常感觉和生理改变，称为生理性低血压。休克、心力衰竭、大出血等所致的低血压称为病理性低血压。

表9-10　中国高血压分类标准（2018版）　单位：mmHg

分级	收缩压/舒张压
正常血压	＜120和＜80
正常高值	120～139和/或80～89
高血压	≥140和/或≥90
1级高血压（轻度）	140～159和/或90～99
2级高血压（中度）	160～179和/或100～109
3级高血压（重度）	≥180和/或≥110
单纯收缩期高血压	≥140和＜90

3. 脉压异常　脉压，作为收缩压与舒张压之间的差值，是评估心血管健康状况的重要指标之一。其正常值通常维持在30～40mmHg的范围内。脉压的变化往往能够反映出一些潜在的心血管问题。

（1）脉压增大：即脉压超过60mmHg，可能暗示着多种心血管疾病的存在。如主动脉瓣关闭不全会导致血液在心脏舒张期反流回左心室，从而使得舒张压降低，脉压增大；主动脉硬化则会使血管弹性降低，收缩压升高而舒张压变化不大，导致脉压增大。此外，甲状腺功能亢进症和动静脉瘘等疾病也可能导致脉压增大。

（2）脉压减小：即脉压低于20mmHg，同样可能是某些疾病的信号。严重主动脉瓣狭窄时，心脏收缩期射血受阻，收缩压降低，而舒张压可能相对正常或略有升高，从而导致脉压减小。心包大量积液和缩窄性心包炎则可能限制心脏的舒张，影响心室充盈，使得舒张压升高，脉压减小。末端循环衰竭时，由于外周血管阻力降低，血压普遍下降，脉压也可能随之减小。

（二）异常血压的护理

针对高血压患者的护理与管理，确保患者的健康和安全。

1. 密切监测血压　血压的定期监测是高血压患者管理的重要一环。定时间、定部位、定体位、定血压计的“四定”原则能够确保血压测量的准确性和一致性，为医生提供可靠的参考数据。

2. 观察病情　患者应按照医嘱定时服药，并密切观察药物的不良反应。同时，护士和家属也应留意患者是否有潜在的并发症发生，如心脑血管事件的前兆等，一旦发现异常，应立即就医。

3. 休息与活动　高血压患者应注意休息，保证充足的睡眠。适当的体力活动和体育运动能够改善血液循环，增强心血管功能。但活动强度和时间应量力而行，避免过度劳累。

4. 良好环境　提供舒适的环境对于高血压患者的康复至关重要。适宜的温度、湿度、良好的通风和合理的照明能够提升患者的居住体验，有助于放松身心。

5. 控制情绪　情绪管理是高血压护理中的一项重要内容。患者应学会调整情绪，避免过度紧张、激动或焦虑。通过放松训练、心理咨询等方式，可以帮助患者保持心情舒畅。

6. 合理饮食　饮食调整是高血压治疗的基础。患者应选择低脂、低胆固醇、低盐、高维生素的食物，避免摄入过多的刺激性食物。同时，减少钠盐摄入，逐步达到世卫组织推荐的每日食盐摄入量。

7. 健康教育　对患者及家属进行健康教育是提升高血压管理效果的关键。教会他们如何正确测量和判断异常血压，以及按医嘱服药的重要性。此外，还应强调生活方式的调整，包括戒烟限酒、合理作息等。

高血压患者的护理与管理需要综合多方面的措施，从血压监测、病情观察、休息活动、环境调整、情绪控制、饮食调理到健康教育等方面进行全面管理。只有这样，才能有效地控制血压，减少并发症的发生，提高患者的生活质量。

三、血压的测量

血压测量方法分为有创血压测量和无创血压测量。有创血压测量需要将导管刺穿血管将压力传感器直接与血管相连，这被认为是最准确的血压测量方法，这种测量血压的方法一般只用于危重患者。无创血压测量又可以根据是否使用袖带分为有袖带测量和无袖带测量。一般而言，有袖带测量比无袖带测量要准确。有袖带测量根据测量方法可以分为听诊法测量和示波法测量。听诊法是在血压测量过程中通过用听诊器听血管中血液流动不畅导致的声音断定血压值，使用水银血压计测量血压时属于此种方法。示波法的原理是获取在放气过程中产生的振荡波，通过一定的算法换算得出血压值。绝大多数的电子血压计均是采用示波原理来设计的。

（一）血压计的种类和构造

1. 血压计的种类　主要有水银血压计、无液血压计、电子血压计。

2. 血压计的构造

（1）水银血压计：水银血压计是一种经典的血压测量设备，其结构包括输气球、调节压力阀门、袖带、能充水银的玻璃管及水银槽等。袖带作为关键部分，需要正确包裹在受测者的上臂上，其尺寸应根据受测者的臂围进行调整，以确保测量的准确性。如果袖带过小，可能会导致血压测量值偏高。水银血压计的优点在于测量结果准确可靠，但操作相对复杂，需要一定的技巧和经验（图9-11）。

（2）无液血压计：又称为弹簧式血压计或气压表式血压计，通过气压泵进行操作。它的体积较小，携带方便，但长期使用可能导致弹簧性状改变，从而影响测量结果的准确性。因此，无液血压计需要定期与标准的水银血压计进行校准。然而，由于其准确性问题，无液血压计在临床上的使用已经逐渐减少（图9-12）。

（3）电子血压计：电子血压计是目前临床上和家庭常用的血压测量设备。它根据测量部位的不同，可分为上臂式、手腕式、手指式等多种类型。电子血压计的优点在于操作简便，只需打开开关即可自动进行测量，读数直观易懂。然而，手腕式电子血压计并不适用于所有人群，特别是那些患有血液循环障碍的患者，如糖尿病、高血脂、高血压等，因为这些疾病可能导致末梢循环障碍，影响测量的准确性。相比之下，上臂式电子血压计由于其原理（通过袖带内的换能器将信号转换为数字处理，直接在显示屏上显示收缩压、舒张压和脉搏数值）和设计的优越性，成为临床和家庭使用的首选。

不同类型的血压计各有优缺点，选择哪种血压计应根据受测者的具体情况和需求进行考虑。无论使用哪种血压计，都应确保按照正确的操作方法进行测量，并定期与标准血压计进行校准，以保证测量结果的准确性（图9-13）。

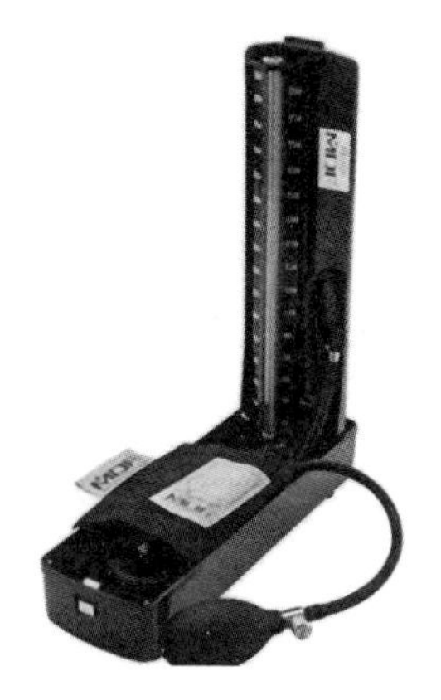

图9-11　水银血压计

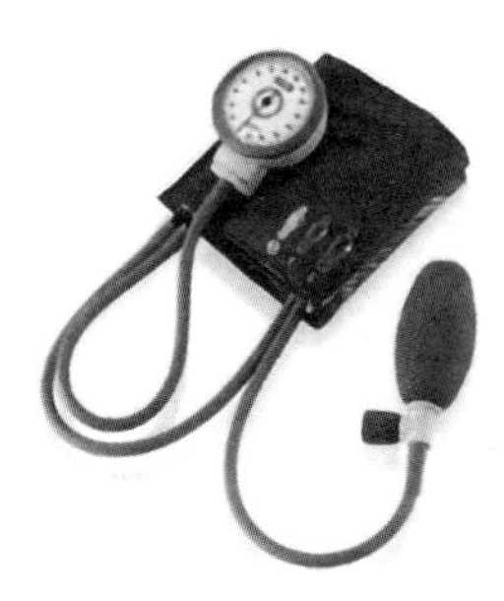

图9-12　无液血压计

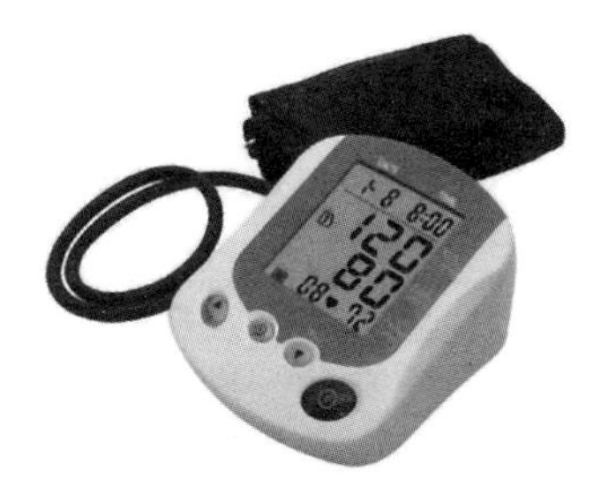

图9-13　电子血压计

（二）测血压的方法

1. 目的

（1）通过测量血压，间接了解循环系统的功能状况，为预防、诊断、治疗、康复、护理提供依据。

（2）判断被测者血压有无异常。

2. 操作前准备

（1）评估患者并解释

1）评估：患者的年龄、病情、治疗情况，有无偏瘫及功能障碍，既往血压状况、服药情况、心理状态及合作程度。

2）解释：向患者及家属解释血压测量的目的、方法、注意事项及配合要点。

（2）患者准备

1）体位舒适，情绪稳定。

2）测量前排空膀胱，有吸烟、运动、情绪变化等影响血压准确性的因素，应休息15～30分钟后再测量。

3）了解血压测量的目的、方法、注意事项及配合要点。

（3）环境准备：室温适宜、光线充足、环境安静。

（4）护士准备：衣帽整洁，修剪指甲，洗手，戴口罩。

（5）用物准备：血压计、听诊器、记录本（体温单）、笔。

3. 操作步骤　测血压的操作步骤见表9-11。

表9-11 测血压

步骤	操作解释	操作语言
1. 核对	携用物至患者床旁，核对患者床号、腕带、姓名、住院号等	“您好（根据患者具体情况使用尊称），我是您的责任护士，能告诉我您的床号和姓名吗？看一下您的腕带。”
2. 解释	解释操作目的，取得患者的配合	“根据您病情需要为您测量血压，协助医生诊断及治疗，请您配合我好吗？”
3. 评估	是否有影响测量血压的因素；是否存在肢体障碍	“请问您30分钟内有无剧烈运动及情绪激动，如果有可以先休息一会。”
4. 体位	协助患者取卧位或坐位；手腕伸展，手臂置于舒适位置。平卧位：肱动脉、血压计平腋中线。坐位：肱动脉、血压计平第4肋	“帮您取舒适体位，手掌向上略外展。”
5. 测量	1. 水银血压计测量肱动脉 （1）缠袖带驱尽袖带内空气。平整置于上臂中部，下缘距肘窝2～3cm，松紧以能插入一指为宜。血压计、肱动脉、心脏在同一水平。必要时脱衣袖，避免过紧、过厚影响测量结果； （2）充气打开水银槽开关，将听诊器胸件放在肱动脉搏动最明显处（不可塞入袖带里），一手固定，另一手握加压气球，关上气门，注气至肱动脉搏动消失再升高20～30mmHg； （3）放气以4mmHg/s左右的速度放气； （4）听诊视线与水银柱凹凸面平行，留意第一个清晰的搏动音出现，水银柱所指刻度即为收缩压。继续缓慢放气，留意搏动音突然低钝或消失时水银柱所指刻度即为舒张压，WHO规定成人应以动脉搏动音消失作为判断舒张压的标准； 2. 电子上臂血压计测量肱动脉　袖带平整置于上臂中部，下缘距肘窝2～3cm，松紧以能插入一指为宜。肱动脉、心脏在同一水平，按下测量开关键，在测量过程中，请患者保持安静； 3. 水银血压计测量腘动脉 （1）体位仰卧、平卧、侧卧； （2）缠袖带袖带缠于大腿下部，其下缘距腘窝3～5cm。听诊器置于腘动脉搏动最明显处，测量方法同肱动脉	“马上为您测量了，请您保持安静，谢谢配合！”
6. 整理	排除袖带内余气，右倾45°时，水银全部流回槽内，关闭水银槽开关，盖上盒盖，平稳放置；患者取舒适体位	—
7. 核对	再次确认患者信息	“我们再来核对一下您的床号、姓名。”
8. 洗手	按七步洗手法洗手	—
9. 宣教	根据患者具体情况进行指导	“您的血压测量结果是150/90mmHg，请您平时注意饮食，避免高油、高盐饮食，注意休息，适当运动，有任何需要可以按床头铃呼叫我，谢谢您的配合。”
10. 记录	将血压数值记录在记录本上，记录方法为收缩压/舒张压（例：155/95mmHg）。当变音与消失音之间有差异时，或危重者应记录两个读数	—

4. 注意事项

（1）血压计的性能检查至关重要。血压计应定期进行校准，每年至少一次，以确保其准确性。在每次测量前，也应检查血压计是否完好，包括水银是否充足、橡胶管和输气球是否漏气等。同时，听诊器的橡胶管也应检查是否老化，衔接是否紧密，传导是否正常

（2）测量前的准备工作同样重要。患者应在安静状态下休息20～30分钟，以避免运动、情绪激动、吸烟、进食等因素导致血压偏高。同时，测量时应注意选择合适的环境，排除可能影响血压准确性的外界因素。

（3）在测量过程中，如果血压听不清或异常，应重测。重测时，需要驱尽袖带内的空气，使水银柱降至零点，并稍等片刻后再进行测量。对于首诊患者，应测量两上臂的血压，以血压读数较高一侧数值作为最终数值。测量血压时，应相隔1～2分钟重复测量，取两次读数的平均值记录。如果两次读数的收缩压或舒张压相差5mmHg以上，应再次测量，并取三次读数的平均值记录

（4）注意一些操作细节对血压测量的影响。如袖带的宽度会影响测量结果，袖带过宽会使血压值偏低，袖带过窄则会使血压值偏高。水银量的不足也会使血压值偏低。患者的体位、袖带的松紧、测量者的视线水平以及放气速度等因素也会影响血压测量的准确性。

（5）偏瘫、肢体有损伤者，测量血压时应选择健侧肢体。避免选择静脉输液一侧肢体，以免因血液循环障碍影响输液。

（三）健康教育

1. 向患者详细讲解有关高血压的基本知识和控制血压的重要性。高血压是一种常见的慢性疾病，长期的高血压状态会对心血管系统造成严重的损害，增加心脑血管疾病的风险。因此，患者需要了解高血压的危害，认识控制血压的重要性，从而积极配合治疗和管理。

2. 向患者及其家属介绍正确使用血压计和测量血压的方法。患者和家属应学会正确使用血压计，了解测量血压的正确姿势、时间和方法，避免因为操作不当而影响测量结果的准确性。同时，定期监测血压，及时发现血压异常，也是控制高血压的重要手段。

3. 指导患者采取科学、合理的生活方式和保持平稳的心态。患者应注意饮食调整，限制钠盐摄入，增加蔬菜水果等富含钾、镁、钙等微量元素的食物摄入；戒烟限酒，避免过度劳累和精神紧张；保持适当的运动锻炼，控制体重；保证充足的睡眠时间，避免熬夜等不良生活习惯。同时，患者还需要学会调整自己的心态，保持积极乐观的情绪，避免情绪波动对血压的影响。

4. 指导患者服药和定期复查。患者应遵医嘱按时服药，不要随意更改药物剂量或停药，以免影响治疗效果。同时，定期复查血压和相关生化指标，及时了解病情变化，也是控制高血压的关键措施之一。

综上所述，针对高血压患者的健康教育和管理需要综合考虑患者的实际情况和需求，提供全面、个性化的指导和支持，帮助患者有效控制血压，提高生活质量。

知识拓展

肾神经消融术治疗难治性高血压

肾神经消融术（renal denervation，RDN），是一种基于介入器械的新型高血压治疗方法。血压每增高20/10mmHg，患心脑血管疾病风险就增加10%，因此，血压达标是高血压防治的关键。

据统计，我国35 ~ 75岁成年人的高血压患病率接近50%，目前约有4.4亿的高血压患者。由于药物治疗控制不良和药物依从性差等原因，5% ~ 30%的高血压患者为难治性高血压，去肾神经术可以治疗高血压的关键在于肾动脉上富含交感神经丛，而交感神经活动的增加，在原发性高血压的病理生理学中起关键作用。而RDN，其实就是通过微创介入手术，将一根电极消融导管深入肾动脉，用频射能量破坏一部分肾动脉外周神经即交感神经，部分阻断大脑与肾交感神经之间的信号传导，从而抑制交感神经过度兴奋而起到很明显的降压效果，造福那些用药物不能控制的难治性高血压患者。

资料来源：陈艾东，朱国庆．肾神经消融术治疗高血压的病理生理学基础和临床研究进展［J］．中国医学前沿杂志（电子版），2024，16（2）：1-5.

本章小结

思考题

1．患者，女，68岁。今日晚餐后心前区剧烈疼痛1小时，不能缓解来院就诊，诊断为急性心肌梗死，遵医嘱安置患者入监护室。心电监护：脉搏三联律。

请问：

（1）应如何为该患者测量体温？

（2）什么是脉搏三联律？

（3）针对该患者的脉搏，应采取哪些护理措施？

2．患者，女，55岁。自感胸闷不适，口唇青紫，呼吸困难。血气分析：PaO_2 40mmHg，SaO_2 65%。

请问：

（1）请判断该患者的缺氧程度？

（2）该患者氧疗时应如何进行监护？

（3）如何做好用氧安全？

3. 患者，女，68岁。高血压病史25年。家中如厕后突感头晕，随即倒地入院治疗，入院诊断为“脑出血”。护理体检：昏迷，左侧偏瘫，血压180/100mmHg。

请问：

（1）护士为该患者测量血压时选择右侧肢体的原因是什么？

（2）持续观察血压时应做到哪“四定”？

（3）对该患者的常规护理措施有哪些？

更多练习

（张晓群　肖　娜）

第十章　冷、热疗法

教学课件

学习目标

1. 素质目标

（1）具备人文关怀素养，树立关爱生命、全心全意为护理对象健康服务的精神。

（2）加强与患者沟通交流，关心患者，保护患者隐私，避免因实施冷、热疗法给患者带来不必要的伤害。

2. 知识目标

（1）掌握：冷、热疗法的禁忌，冰袋和冰囊、温水擦浴或乙醇擦浴、热水袋、红外线灯及烤灯的目的及注意事项。

（2）熟悉：冷、热疗法的目的，冷、热疗法的效应，熟悉冰帽、温水坐浴的目的及注意事项。

（3）了解：影响冷、热疗法效果的因素，冷湿敷、热湿敷、温水浸泡的目的及注意事项。

3. 能力目标

具备运用本章知识，根据患者情况正确选择并规范实施冷、热疗法的能力。

冷、热疗法（cold and heat therapy）是一种临床上常见的物理疗法，通过用冷或用热作用于人体的局部或全身，达到止血、镇痛、消炎、退热和增进舒适的作用。作为冷、热疗法的实施者，护士需要具备相关的知识和技能，包括了解冷、热疗法的概念及原理、应用范围及注意事项，掌握冷、热疗法的正确使用方法，同时密切观察患者的反应，并对治疗效果进行及时评价，以达到实现最佳疗效、减少损伤发生的目的。

第一节 概 述

案例

【案例导入】

患者，男，28岁。建筑工程师。自诉2天前下班后打篮球时淋雨，当晚出现咳嗽、咳痰，今日病情加重，表现为寒战、高热，全身肌肉酸痛、右胸疼痛且深呼吸时加重，咳嗽、咳痰加剧，痰呈铁锈色，遂入院治疗。目前患者神志清楚，呼吸急促，呈急性面容，T 40.1℃，P 105次/分，R 30次/分，BP 100/70mmHg；右肺触觉语颤增强，叩诊呈浊音，可闻及支气管呼吸音、右下肺闻及散在湿啰音。

血常规检查示WBC 20×10^9L；胸部X线片示右肺下叶片状阴影，诊断为“右下肺炎”。护士遵医嘱为患者实施物理降温。

【请思考】

1．可为该患者采取的物理降温方法有哪些？

2．影响该患者物理降温效果的因素有哪些？

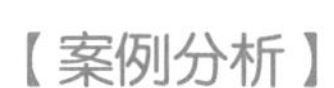

冷、热物质作用于人体后，机体将产生一系列效应，其效果也受到多种因素影响。在实施冷、热疗法前应了解相关知识，确保机体产生最佳的生理效果，避免发生副作用。

一、冷、热疗法的概念

冷、热疗法是临床常用的物理治疗方法，是利用低于或高于人体温度的物质作用于人体表面，通过神经传导引起皮肤和内脏器官的收缩和扩张，从而改变机体各系统体液循环和代谢活动，达到治疗的目的。

人体皮肤能产生多种感觉，因为皮肤分布着多种感受器，如冷感受器、热感受器、痛觉感受器等。冷感受器位于真皮上层，热感受器位于真皮下层，痛觉感受器广泛分布于皮肤的表层。冷感受器比较集中于躯干上部和四肢，数量较热感受器多4～10倍。因此机体对冷刺激的反应比热刺激敏感。当热感受器及冷感受器受到强烈刺激时，痛觉感受器也会兴奋，使机体产生疼痛感觉。

在护理实践中，我们可以利用冷、热感受器与疼痛之间的关系来帮助患者更好地应对疼痛。例如，在进行疼痛管理时，可以通过给予患者适当的冷、热疗法来缓解其疼痛感受。冰敷或热敷可以帮助患者减轻炎症引起的疼痛，从而提高患者的舒适度。此外，当患者出现急性疼痛时，可以通过提供冷、热疗法来缓解患者的疼痛感受，减少其对疼痛的焦虑和恐惧。

二、冷、热疗法的效应

冷、热疗法虽然是作用于皮肤表面，但会使机体产生局部或全身的反应，包括生理效应和继发效应。

1. 生理效应　皮肤血管是由动脉和小动脉交织的血管组成，当局部受到冷刺激时，交感神经兴奋，使小动脉收缩。当局部受热刺激时，由于抑制交感神经对血管收缩的冲动，使受热部位及周围皮肤小动脉扩张。冷、热疗法的应用使机体产生不同的生理效应，其效应是相对的（表10-1）。

2. 继发效应　指用冷或用热超过一定时间，产生与生理效应相反作用的现象。如热疗可使血管扩张，但持续用热30～45分钟后，则血管收缩；同样持续用冷30～60分钟后，则血管扩张，这是机体为避免长时间用冷或用热对组织造成损伤而引起的防御反应。因此，冷、热疗法应有适当的时间，以20～30分钟为宜，如需反复使用，中间必须给予1小时的休息时间，让组织有一个复原过程，防止产生继发效应而抵消生理效应。

表10-1　冷、热疗法的生理效应

生理效应	用热	用冷	生理效应	用热	用冷
血管	扩张	收缩	血液流动	增快	减慢
细胞代谢	增加	减少	淋巴流动	增快	减慢
需氧量	增加	减少	结缔组织伸展性	增强	减弱
毛细血管通透性	增加	减少	神经传导速度	增快	减慢
血液黏滞度	降低	增加	体温	上升	下降

三、影响冷、热疗法效果的因素

1. 方式　冷、热应用方式不同产生的效果也不同。冷、热疗法分为干法（干冷及干热）和湿法（湿冷及湿热）两大类。以热疗法为例，将湿法和干法进行比较，湿热法具有穿透力强（水是一种良好的导体，其传导能力及渗透力比空气强，因此，同样的温度下，湿冷、湿热的效果优于干冷、干热。）、不易使皮肤干燥、体液丢失较少等特点，而干热法具有保温时间较长、不会浸软皮肤、烫伤危险性较小等特点。在临床应用中，应根据病变部位和病情特点选择冷、热疗法的方式，同时注意防止冻伤、烫伤。

2. 面积　冷、热疗法的效果与面积大小有关。冷、热应用面积较大，则冷、热疗法的效果就较强；反之，则较弱。但须注意使用面积越大，患者的耐受性越差，且会引起全身反应，如大面积热疗法，导致广泛性周围血管扩张，血压下降，若血压急剧下降，患者容易发生晕厥；而大面积冷疗法，导致血管收缩，并且周围皮肤的血液分流至内脏血管，使患者血压升高。

3. 时间　冷、热应用的时间对治疗效果有直接影响，在一定时间内其效应是随着时间的增加而增强。冷疗时间一般为20～30分钟，用冷时间持续30～45分钟后，反而引起血管扩张，用冷时间过长不但达不到治疗目的，还可导致不良反应，甚至冻伤；热疗时间一般为20～30分钟，用热时间过长，持续30～45分钟后，引起血管收缩，抵消治疗效果，时间过长、温度过高可导致烫伤。

4. 温度　冷、热疗法的温度与机体治疗前体表的温度相差越大，机体对冷、热刺激的反应越强；反之，则越弱。另外，环境温度也影响冷热效应，在环境温度高于或等于身体温度时用热，传导散热被抑制，热效应会增强；在干燥冷环境中用冷，散热会增加，冷效应会增强。

5. 部位　不同厚度的皮肤对冷、热刺激的反应不同。皮肤较厚的区域，如足、手，对冷、热刺激的耐受性较高，冷、热疗法效果比较差；而皮肤较薄的区域，如前臂内侧、颈部，对冷、热刺激的敏感性较高，冷、热疗法效果比较好。皮肤的不同层次对冷、热刺激的反应也不同，皮肤浅层的冷感受器较温感受器浅表且数量多，故皮肤浅层对冷刺激较敏感。血液循环也影响冷、热疗法的效果，血液循环良好的部位，可增强冷、热疗法的效果。因此，临床上为高热患者物理降温时，多将冰袋、冰囊放置在颈部、腋下、腹股沟等体表大血管流经处，以增加散热。

6. 个体差异　不同年龄、性别、身体状况、居住习惯、肤色的个体对冷、热疗法的反应不同。婴幼儿由于神经系统发育尚未成熟，对冷、热刺激的耐受性较低；老年人由于感觉功能减退，对冷、热刺激的敏感性降低，反应比较迟钝。女性比男性对冷、热刺激更为敏感。昏迷、血液循环障碍、血管硬化、感觉迟钝等患者，其对冷、热刺激的敏感性降低，对这类患者应用冷、热疗法时尤其要注意防止冻伤与烫伤。长期居住在热带地区者对热的耐受性较高，而长期居住在寒冷地区者对冷的耐受性较高。浅肤色者比深肤色者对冷、热刺激的反应更强烈，而深肤色者对冷、热刺激更为耐受。

第二节　冷、热疗法的应用

案例

【案例导入】

患者，男，63岁。主诉“左侧肢体活动不便1年多，加重并伴左肩关节疼痛3天”，并于门诊就诊。头颅CT示“右侧基底节区脑软化灶”形成，诊断为“脑出血后遗症”入院治疗。患者一般情况尚可，双侧肢体肌力均为5级，左肩关节疼痛明显，且左上肢上举或外展时左肩关节疼痛加重，被动屈曲也可引起剧痛。患者入院后经改善循环、营养脑细胞等药物治疗及湿热敷等物理治疗，其左肩关节疼痛程度减轻约70%，左侧肢体活动度明显增加。

【请思考】

1. 护士为该患者实施热湿敷的目的是什么？
2. 热湿敷缓解该患者肩关节疼痛的作用机制有哪些？
3. 护士为该患者实施热湿敷的过程中，应注意哪些问题？

【案例分析】

冷、热疗法是临床中常用的护理技术，根据实施的面积及应用方式的不同，冷、热疗法可分为局部冷、热疗法和全身冷、热疗法。局部冷疗法包括冰袋、冰囊、冰帽、冷湿敷法等，全身冷疗法包括温水擦浴、乙醇擦浴等。局部热疗法包括热水袋、烤灯的使用及热湿敷、热水坐浴等。

在临床护理工作中，护理人员应了解各种冷、热疗法的特点，熟悉冷、热疗法的目的、方法、禁忌，确保安全有效地使用冷、热疗法。

一、冷疗法

（一）目的

1. 减轻局部充血或出血　冷疗法可使局部毛细血管收缩，血管通透性降低，减轻局部组织充血和水肿；冷疗法还可使血液黏稠度增加，血流减慢，促进血液凝固而控制出血。适用于鼻出血、扁桃体摘除术和软组织损伤早期。

2. 控制炎症扩散　冷疗法可使局部血管收缩，血流减少，细菌的活力和细胞代谢率降低，可控制炎症扩散及抑制化脓，适用于炎症早期。

3. 减轻疼痛　冷疗法可抑制组织细胞的活动，使神经末梢敏感性降低，从而减轻疼痛；同时，冷疗法血管收缩，血管通透性降低，渗出减少，从而减轻局部充血、肿胀压迫神经末梢引起的疼痛。适用于局部软组织损伤的早期、牙痛、烫伤等。

4. 降低体温　冷疗法直接作用于体表皮肤，可通过传导和蒸发作用散热，降低体温，适用于高热、中暑等患者；冷疗法应用于头部和全身，可降低脑细胞的代谢，减少脑细胞的耗氧量，有利于脑细胞功能的恢复，适用于脑外伤、脑缺氧等患者。

（二）禁忌

1. 局部血液循环障碍　冷疗法可加重微循环障碍，导致组织缺血、缺氧。例如：大面积组织受损、全身微循环障碍、休克、周围血管病变、动脉硬化、糖尿病、神经病变、水肿等患者，因循环不良、组织营养不足，若使用冷疗法，将进一步使血管收缩，加重血液循环障碍，导致局部组织因缺血缺氧而变性坏死。

2. 慢性炎症或深部化脓病灶　冷疗法可使局部血流减少，妨碍炎症的吸收。

3. 组织损伤、破裂或有开放性伤口处　冷疗法可降低血液循环，增加组织损伤的风险，影响伤口愈合，尤其是大范围组织损伤，应禁止用冷疗法。

4. 对冷过敏　对冷过敏者使用冷疗法可出现红斑、荨麻疹、关节疼痛、肌肉痉挛等过敏症状。

5. 慎用冷疗法的情况　昏迷、感觉异常、关节疼痛、心脏病、哺乳期产妇胀奶、婴幼儿、年老体弱者等应慎用冷疗法。

6. 冷疗法的禁忌部位

（1）枕后、耳郭、阴囊处：用冷易引起冻伤。

（2）心前区：冷疗法可导致反射性心率减慢、心房颤动、心室颤动、房室传导阻滞等。

（3）腹部：用冷易引起腹泻。

（4）足底：用冷可导致反射性末梢血管收缩影响散热或引起一过性冠状动脉收缩。

（三）方法

1. 冰袋和冰囊

（1）目的：降温，局部消肿、止血、消炎、减轻疼痛。

（2）操作前准备：具体如下。

1）评估患者并解释：具体如下。①评估：评估患者年龄、病情、体温、意识及心理状态；用冷部位皮肤颜色、温度、感觉，有无硬结、淤血及对冷过敏；对疾病、冰袋及冰囊使用知识的了解程度。②解释：核对医嘱、患者身份信息，解释操作目的。

2）患者准备：①了解冰袋使用的目的、方法、注意事项及配合要点。②体位舒适、愿意合作。

3）环境准备：室温适宜，酌情关闭门窗，避免对流风直吹患者，保护患者隐私。

4）护士准备：衣帽整洁，修剪指甲，洗手，戴口罩。

5）用物准备：具体如下。①治疗车上层：治疗盘内备冰袋或冰囊（图10-1）、布套、毛巾；治疗盘外备冰块、帆布袋、木槌、脸盆及冷水、勺、手消毒液。②治疗车下层：生活垃圾桶、医疗垃圾桶。

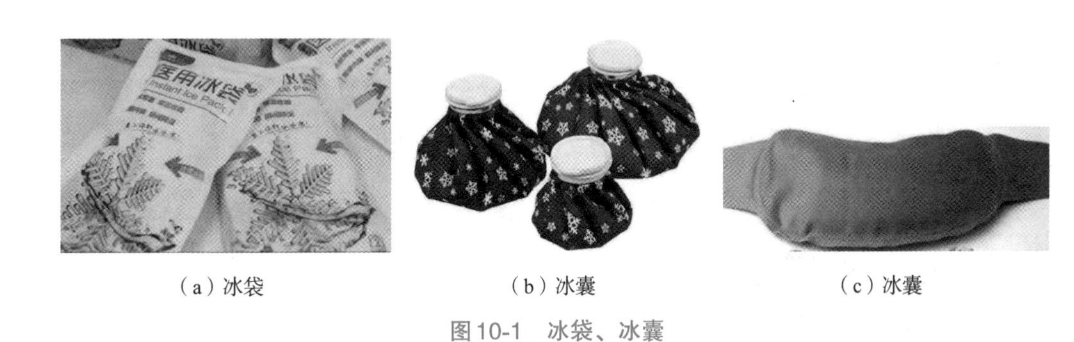

（a）冰袋　　（b）冰囊　　（c）冰囊

图10-1　冰袋、冰囊

（3）操作步骤：冰袋和冰囊的操作步骤见表10-2。

表10-2　冰袋和冰囊

步骤	操作解释	操作语言
1. 备冰装袋	检查冰袋或冰囊有无破损，防损坏冰袋及刺激患者引起不适。检查冰袋夹子能否夹紧。将冰块放入帆布袋内，用木槌敲成小块，以核桃大小为宜，倒入脸盆，用冷水冲去冰的菱角，装入冰袋或冰囊1/2 ～ 2/3满，排尽空气，夹紧袋口，擦干，倒提，检查无漏水后，装入布套内	—
2. 核对	携用物至患者床旁，核对患者床号、腕带、姓名、住院号等	“您好（根据患者具体情况使用尊称），我是您的责任护士，能告诉我您的床号和姓名吗，看一下您的腕带？”
3. 解释	向患者或家属解释目的以取得合作	“根据您病情需要，为您用冰袋进行物理降温，请您配合我好吗？”

续 表

步骤	操作解释	操作语言
4. 放置冰袋	①高热降温时冰袋可置于前额、头顶部（图10-2），冰囊置于体表大血管分布处，如颈部两侧、腋窝、腹股沟等处。②前额部冷敷时可将冰囊吊在支架上，底部接触鼻根。③扁桃体摘除术后冰囊可置于颈前颌下（图10-3）	“您好，现在放置冰袋，如在此过程中有不适感，可以按床头铃呼叫我。如发现局部皮肤颜色改变，有麻木感，立即停止使用，同时注意防冻伤。”
5. 观察效果	冷疗法期间询问患者感觉，观察局部皮肤颜色及冰袋情况	—
6. 撤出冰袋	①用冷疗20～30分钟后，取下冰袋，以防继发效应。②协助患者取舒适卧位，整理床单位	“您好，您的冰袋降温时间到了，帮您取下冰袋。”
7. 操作后处理	将冰袋或冰囊洗净、倒挂晾干，吹入少量空气，防两层之间粘贴，挂于阴凉处备用，冰袋布套清洁后晾干备用	—
8. 洗手	按七步洗手法洗手	—
9. 记录	记录使用部位、时间、效果、反应；降温30分钟后应测量体温并记录在体温单上	—

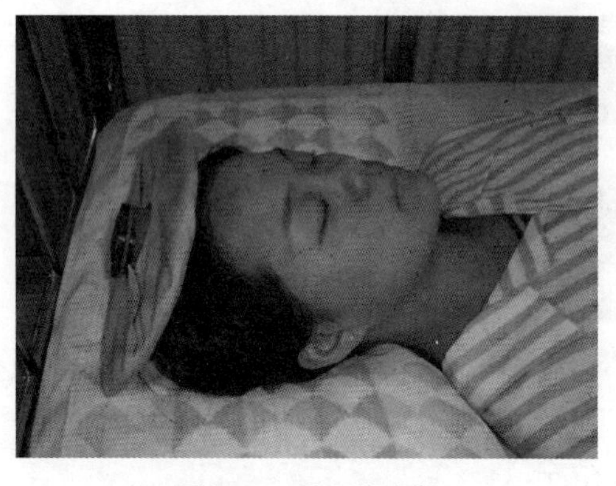

图10-2 头顶部冷敷

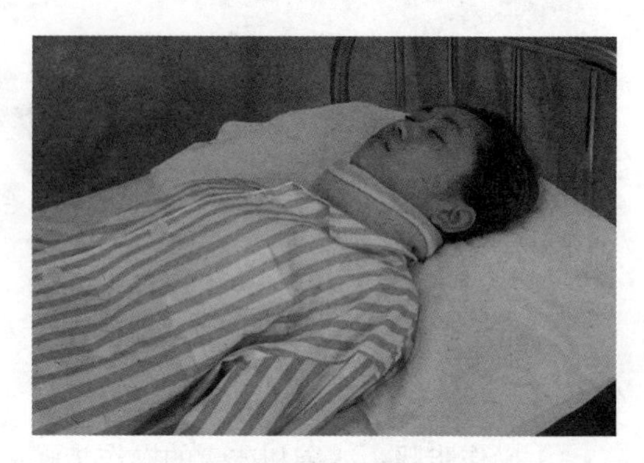

图10-3 颈部冷敷

（4）注意事项：具体如下。

1）使用冰袋、冰囊时，外面应套上布套。

2）注意随时观察冰袋、冰囊有无漏水，布套湿后应立即更换冰袋，如局部皮肤苍白、发绀或有麻木感，需立即停止使用，冰块融化后，应及时更换。

3）冰袋压力不宜过大，以免阻碍血液循环，如放于前额时，可将冰袋悬吊在支架上，以减轻局部压力，但冰袋必须与皮肤接触。

4）高热降温30分钟后测体温，当体温降至39℃以下，取下冰袋，做好记录。如需重复用冷，可间隔1小时后再使用。

（5）健康教育：向患者及家属介绍冰袋（冰囊）的作用及使用方法，说明局部冷疗的影响因素和禁忌使用冷疗的部位。

2. 冰帽　冰帽常用于头部降温，是临床上最常见的物理降温方法之一。

（1）目的：采取头部降温为主，体表降温为辅的方法，降低体温，降低脑组织代谢，减少耗氧量，提高脑细胞对缺氧的耐受性，以防治脑水肿。

（2）操作前准备：具体如下。

1）评估患者并解释：具体如下。①评估：评估患者的年龄、病情、意识状态、体温、头部皮肤及治疗情况；患者合作程度，对疾病及冰帽（冰槽）使用知识的了解程度。②解释：核对医嘱、患者身份信息，解释操作目的。

2）患者准备：①了解冰帽使用的目的、方法、注意事项及配合要点。②体位舒适、愿意合作。

3）环境准备：室温适宜，酌情关闭门窗。

4）护士准备：衣帽整洁，修剪指甲，洗手，戴口罩。

5）用物准备：具体如下。①治疗车上层：治疗盘内备冰帽（图10-4）、肛表、海绵；治疗盘外备冰块、帆布袋、木槌、盆及冷水、勺、手消毒液。②治疗车下层：水桶、医疗垃圾桶、生活垃圾桶。

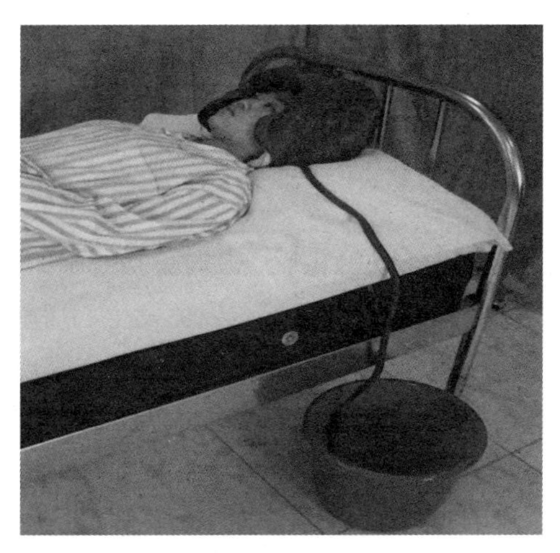

图10-4　冰帽

（3）操作步骤：冰帽的操作步骤见表10-3。

表10-3　冰帽

步骤	操作解释	操作语言
1. 准备冰帽	核对医嘱，检查冰帽或冰槽有无破损。将冰块放入帆布袋内，用木槌敲成小块，冰块大小适宜，防损坏冰帽及刺激患者。放入脸盆，用冷水冲去冰的菱角后装入冰帽或冰槽内，擦干水迹	—
2. 核对	携用物至患者床旁，核对患者床号、腕带、姓名、住院号等	“您好（根据患者具体情况使用尊称），我是您的责任护士，能告诉我您的床号和姓名吗，看一下您的腕带？”
3. 解释	向患者或家属解释目的以取得合作	“根据您病情需要，为您用冰帽进行物理降温，请您配合我好吗？”

续 表

步骤	操作解释	操作语言
4. 头戴冰袋	①去枕，铺橡胶单及中单于患者头下。②铺治疗巾于冰帽或冰槽内，将小垫枕放于患者肩下，将患者头部置于冰帽或冰槽内，两耳郭处及后颈部垫海绵垫。③两耳塞不脱脂棉花，用凡士林纱布覆盖双眼，将排水管放在水桶内	"您好，现在给您放置冰帽，如在此过程中有不适感，可以按床头铃呼叫我。如发现局部皮肤颜色改变，有麻木感，立即停止使用，同时注意防冻伤。"
5. 观察效果	①用冷期间注意观察患者生命体征、局部皮肤情况等。②每30分钟测量1次肛温，保持肛温在33 ℃左右	—
6. 撤除冰帽	①用冷时间依据患者病情而定。②用毕，取下冰帽或冰槽，协助患者取舒适卧位，整理床单位	"您好，您的冰帽降温时间到了，帮您取下冰帽。"
7. 操作后处理	处理方法同冰袋	—
8. 洗手	按七步洗手法洗手	—
9. 记录	记录使用部位、时间、效果、反应；降温30分钟后应测量体温并记录在体温单上	—

（4）注意事项：具体如下。

1）观察冰帽有无破损、漏水，冰块融化后应及时更换或添加冰块。

2）肛温不得低于30℃，同时测量患者脉搏，以免发生心房颤动、心室颤动或房室传导阻滞等。观察皮肤色泽，防止患者耳郭发生发绀、麻木、冻伤等现象。

（5）健康教育：使用冰帽（冰槽）前，向患者及家属介绍使用方法、说明头部冷疗作用。

3. 冷湿敷

（1）目的：用于降温和局部组织镇痛、止血、消炎。

（2）操作前准备：具体如下。

1）评估患者并解释：具体如下。①评估：评估患者的年龄、病情、意识状况、体温、治疗及心理情况；患者局部皮肤有无伤口；对疾病及冷湿敷法使用的了解程度。②解释：核对医嘱、患者身份信息，解释操作目的。

2）患者准备：具体如下。①了解冷湿敷使用的目的、方法、注意事项及配合要点。②体位舒适、愿意合作。

3）环境准备：室温适宜，酌情关闭门窗，必要时床帘遮挡。

4）护士准备衣帽整洁，修剪指甲，洗手，戴口罩。

5）用物准备：具体如下。①治疗车上层：治疗盘内备敷布2块、纱布、一次性治疗巾、手套；治疗盘外备盛放冰水的容器，手消毒液。必要时备换药用物。②治疗车下层：医疗垃圾桶、生活垃圾桶。

（3）操作步骤：冷湿敷的操作步骤见表10-4。

表10-4　冷湿敷

步骤	操作解释	操作语言
1. 核对	携用物至患者床旁，核对患者床号、腕带、姓名、住院号等	"您好（根据患者具体情况使用尊称），我是您的责任护士，能告诉我您的床号和姓名吗，看一下您的腕带？"
2. 解释	向患者或家属解释目的以取得合作	"根据您病情需要，为您做冷湿敷，请问您有用冷过敏史吗？"
3. 暴露患处	①协助患者取舒适体位，暴露患处，在冷敷部位下垫橡胶单和治疗巾。②冷敷部位涂凡士林，上盖一层纱布	—
4. 湿敷患处	①戴上手套，将敷布置于冰水中浸透，将敷布拧至不滴水，抖开，敷于患处（降温敷于前额）。②3～5分钟更换一次敷布，冷敷15～20分钟后用纱布擦净患处	"您好，在您的患处进行湿敷了，如在此过程中有不适感，请您告诉我。"
5. 观察效果	用冷疗法期间询问患者感觉，观察局部皮肤颜色及湿敷情况	—
6. 操作后处理	擦干冷敷部位，脱去手套。协助患者取舒适卧位，整理床单位，清理用物	"您好，您的冷敷时间到了，帮您取下敷布。"
7. 洗手	按七步洗手法洗手	—
8. 记录	记录用冷部位、时间、效果及反应；降温时冷湿敷半小时后测量体温，记录在体温单上	—

（4）注意事项：具体如下。

1）注意观察局部皮肤情况及患者反应，防冻伤。

2）用冷时间不超过30分钟，若为降温，则使用冷湿敷30分钟后应测量体温，并将体温记录在体温单上。

3）如冷敷部位为开放性伤口，须按无菌技术操作冷敷后换药。

4）敷布完全浸湿，以不滴水为度。

（5）健康教育：具体如下。

1）冷湿敷前向患者及家属介绍冷湿敷的目的、作用、方法。

2）教会患者自我护理的技巧，说明使用冷湿敷的注意事项。

4. 温水擦浴或乙醇擦浴　温水擦浴和乙醇擦浴是常用的全身冷疗法，常用于高热患者的物理降温。乙醇是一种挥发性的液体，擦浴时在皮肤上迅速蒸发，吸收和带走机体大量的热，而且乙醇又具有刺激皮肤使血管扩张的作用，因而散热能力较强。

（1）目的：为高热患者降温。

（2）操作前准备：具体如下。

1）评估患者并解释：具体如下。①评估：患者的年龄、病情、体温、意识、治疗情况、有无乙醇过敏史、皮肤状况、活动能力、合作程度及心理状态。②解释：核对医嘱、患者身份信息，解释操作目的。

2）患者准备：具体如下。①了解温水擦浴或乙醇擦浴的目的、方法、注意事项及配合要点。②体位舒适、愿意合作，按需排尿。

3）环境准备：调节室温，关闭门窗，必要时床帘遮挡。

4）护士准备：衣帽整洁，修剪指甲，洗手，戴口罩。

5）用物准备：具体如下。①治疗车上层：治疗盘内备大毛巾、小毛巾、热水袋及套、冰袋及套；治疗盘外备脸盆（内盛放32～34℃温水2/3满或盛放30℃、25%～35%乙醇200～300ml），手消毒液。必要时备干净衣裤。②治疗车下层：医疗垃圾桶、生活垃圾桶。必要时备便器。

（3）操作步骤：温水擦浴或乙醇擦浴的操作步骤见表10-5。

表10-5　温水擦浴或乙醇擦浴

步骤	操作解释	操作语言
1. 核对	携用物至患者床旁，核对患者床号、腕带、姓名、住院号等	"您好（根据患者具体情况使用尊称），我是您的责任护士，能告诉我您的床号和姓名吗，看一下您的腕带？"
2. 解释	向患者或家属解释目的以取得合作	"根据您病情需要，为您做温水擦浴，以达到物理降温的目的。在操作过程中，我会拉上床帘，注意保护您的隐私。"
3. 安置体位	①松开床尾盖被，协助患者脱去上衣、松解裤带，取舒适卧位。②患者头部置冰袋，以帮助降温和防止头部充血；放热水袋于足底，使患者感觉舒服，并促进足底血管扩张，有利于散热	—
4. 擦浴	1. 方法　脱去衣裤，大毛巾垫擦拭部位下，小毛巾浸入温水或乙醇中，拧至半干，缠于手上成手套状，以离心方向擦浴，擦浴毕，用大毛巾擦干皮肤； 2. 顺序 （1）双上肢：患者取仰卧位，按顺序擦拭。①颈外侧→肩→上臂外侧→前臂外侧→手背。②侧胸→腋窝→上臂内侧→前臂内侧→手心； （2）腰背部：患者取侧卧位，从颈下肩部→臀部。擦拭毕，穿好上衣； （3）双下肢：患者取仰卧位，按顺序擦拭。①外侧：髂骨→下肢外侧→足背。②内侧：腹股沟→下肢内侧→内踝； 3. 时间　每侧（四肢、背腰部）3分钟，全过程20分钟以内	"您好，我现在要进行擦浴了，如在此过程中有不适感，请您告诉我。"
5. 观察效果	观察患者有无异常，如有寒战、面色苍白、脉搏和/或呼吸等异常，停止擦浴，及时处理。	—
6. 操作后处理	擦浴毕，取下热水袋，根据需要更换干净衣裤，协助患者取舒适体位；整理床单位，开窗，拉开床帘；用物处理。	—
7. 洗手	按七步洗手法洗手	—
8. 记录	记录擦浴时间、效果及反应；擦浴30分钟后测量体温，记录在体温单上；若体温低于39℃，取下头部冰袋。	—

（4）注意事项：具体如下。

1）注意观察局部皮肤情况及患者反应，如出现面色苍白、寒战，脉搏、呼吸异常时，应立即停止擦浴并通知医生。

2）禁忌拍拭胸前区、腹部、后颈、足底。新生儿、血液病、高热患者及乙醇过敏者禁用乙醇擦浴。

3）擦浴时，以拍拭方式进行，避免摩擦方式，因摩擦易生热。

4）拍拭腋窝、手心、腹股沟、腋窝等处稍用力，并延长拍拭时间，以促进散热。

5）擦浴的全过程不宜超过20分钟，以防产生继发效应。

（5）健康教育：具体如下。

1）擦浴前，向患者及家属介绍擦浴目的、方法和影响因素。

2）教会患者自我护理的技巧，说明全身降温应达到的治疗效果。

5. 其他冷疗法

（1）化学制冷袋：是一种特制的密封塑料袋，它含有两种不同的化学物质，分别装在两个独立的部分。使用时，通过挤压塑料袋将这两种物质混合，它们会发生化学反应，温度可以降至10～26℃，从而达到镇痛和降温的效果。这种产品可以代替传统的冰袋，具有无毒、无味的特性，内装的是凝胶或其他化学冰冻介质。化学制冷袋的工作原理不同于传统的冰袋，后者通常是通过将水与聚合物混合，利用溶解过程中的吸热效应来降温。化学制冷袋在冷疗法中应用广泛，这种治疗方法使用低于人体温度的物质作用于机体局部或全身皮肤，以达到止血、镇痛、消炎和退热的效果。

（2）冰毯机：冰毯机是一种利用半导体制冷技术来降低体温的设备，主要由电源、半导体制冷片、散热结构和毯面等部分组成。其工作原理是通过半导体制冷片在电流作用下产生制冷效应，将热量通过散热结构散发，使毯面保持低温。在设备启动后，电流通过半导体制冷片，产生制冷效应，使得毯面温度降低。同时，毯面材料具有良好的热传导性，可以迅速吸收人体产生的热量，维持毯面的低温状态。

医用冰毯全身降温仪（简称冰毯机）降温法是利用半导体制冷原理，将水箱内蒸馏水冷却。然后通过主机工作与冰毯内的水进行循环交换，促使毯面接触皮肤进行散热，达到降温目的。它主要用于全身降温，广泛应用于颅脑疾病术前术后的亚低温治疗及各种类型的顽固性高热不退的患者。使用时，在毯面上覆盖中单，助患者脱去上衣，整个背部贴于冰毯上。冰毯机上连有肛温传感器，可设置肛温上、下限，根据肛温变化自动切换“制冷”开关，将肛温控制在设定范围。冰毯机使用过程中应注意监测肛温、传感器是否固定在肛门内、水槽内水量是否足够等。

（3）半导体降温帽：是利用半导体温差电制冷技术，造成帽内局部的低温环境，从而降低脑代谢率。多用于脑外伤、脑缺氧、脑水肿、颅内压增高等情况。该机由冰帽和整流电源两部分组成；帽内温度由整流电源输出电流调节，在环境温度不高于35℃时，帽内温度在0～25℃范围内连续可调。与传统冰帽比较，具有降温时间持久，操作简便、能随意控制温度等特点。

知识拓展

冷疗法在运动医学中的应用

许多伤病如踝关节扭伤、肌肉拉伤、肌肉疲劳和痉挛等在康复治疗过程中采用冷疗法与其他疗法相结合的方法，可以更快、更好地恢复功能。作为功能恢复的冷疗法主要有活性冷敷（冷敷与主动运动的组合）、低温条件下的伸展（冷敷与伸展活动的组合）以及冷热交替治疗等。低温条件下的运动疗法是将冷敷与伤部主动运动结合在一起进行，冷敷能够消除疼痛，允许主动运动更早地开始。该疗法能防止肌肉失用性萎缩，减少局部肿胀和组织粘连，主要用于关节扭伤、挫伤的功能恢复治疗。具体方法是在伤部先进行15～20分钟冰敷，使伤部失去感觉，然后进行主动运动3～5分钟，再冰敷3～5分钟使伤部失去感觉，再进行主动运动3～5分钟，应重复进行3遍以上。

二、热疗法

（一）目的

1. 促进炎症的消散和局限　热疗法可使局部血管扩张，加快组织血液循环，促进组织中毒素的排出，增强组织新陈代谢和白细胞的吞噬功能。在炎症早期用热疗可促进炎症渗出物的吸收、消散；在炎症后期用热疗可促使白细胞释放蛋白溶解酶，以溶解坏死组织，使炎症局限。适用于睑腺炎（麦粒肿）、乳腺炎等患者。

2. 减轻疼痛　热疗法通过降低感觉神经的兴奋性；改善血液循环，加速组胺等致痛物质的排出，减轻水肿，解除对局部神经末梢的刺激；使肌肉、肌腱、韧带等组织松弛，增强肌肉组织伸展性，减少肌肉痉挛和关节强直，增加关节的活动范围，以解除或减轻疼痛。常用于腰肌劳损、胃肠痉挛、肾绞痛患者缓解疼痛，局部软组织损伤48小时后减轻肿胀和疼痛。

3. 减轻深部组织的充血　热疗法使体表血管扩张，皮肤血流量增加，导致全身循环血量的重新分布，深部组织血流量减少，从而减轻深部组织充血。

4. 保暖与舒适　热疗法可使局部血管扩张，促进血液循环，使体温升高，使患者感到舒适。适用于末梢循环不良者、年老体弱者、早产儿、危重的患者。

（二）禁忌

1. 未明确诊断的急性腹痛　热疗法虽能减轻疼痛，但易掩盖病情真相，贻误诊断和治疗；同时热疗法会促进炎症扩散，有引发腹膜炎的危险。

2. 面部危险三角区的感染　因该处血管丰富，静脉无静脉瓣，且与颅内海绵窦相通，热疗法可使血管扩张，血流增多，导致细菌和毒素进入血液循环，促进炎症扩散，易造成颅内感染和败血症。

3. 各种脏器出血、出血性疾病 热疗法可使局部血管扩张，增加脏器的血流量和血管通透性而加重出血。血液凝固障碍的患者，热疗法会增加出血的倾向。

4. 软组织损伤或扭伤的初期（48小时内） 凡软组织扭伤、挫伤48小时内禁忌用热疗法，因热疗法可促进血液循环，从而加重皮下出血、肿胀和疼痛。

5. 其他

（1）心、肝、肾功能不全者：大面积热疗法使皮肤血管扩张，减少对内脏器官的血液供应，加重病情。

（2）皮肤湿疹：热疗法可加重皮肤受损，也使患者痒感增加而不适。

（3）急性炎症：牙龈炎、中耳炎、结膜炎等热疗法时可使局部温度升高，有利于细菌繁殖及分泌物增多，加重病情。

（4）孕妇：胚胎在发育过程中对高温较为敏感，孕妇使用热疗法可增加胎儿先天畸形、流产、死胎的发生率。

（5）金属移植物部位、人工关节：金属是热的良好导体，用热易造成局部烫伤。

（6）睾丸：用热会抑制精子发育、破坏精子。

（7）麻痹、感觉异常者，婴幼儿，老年人慎用热疗。

（三）方法

1. 热水袋（hot water bag）

（1）目的：保暖、解痉、镇痛、舒适。

（2）操作前准备：具体如下。

1）评估患者并解释：具体如下。①评估：评估患者的年龄、病情、体温、意识及心理状态、治疗情况；患者局部皮肤颜色、温度，有无硬结、淤血、伤口、感觉障碍；对疾病及热水袋使用方法的了解程度。②解释：向患者或家属解释使用热水袋的目的、方法、注意事项及配合要点。

2）患者准备：①了解热水袋使用的目的、方法、注意事项及配合要点。②体位舒适、愿意合作。

3）环境准备：调节室温，酌情关闭门窗。

4）护士准备：衣帽整洁，修剪指甲，洗手，戴口罩。

5）用物准备：具体如下。①治疗车上层：治疗盘内备热水袋及套、水温计、毛巾；治疗盘外备：盛水容器、热水，手消毒液。②治疗车下层：医疗垃圾桶、生活垃圾桶。

（3）操作步骤：热水袋的操作步骤见表10-6。

表10-6 热水袋

步骤	操作解释	操作语言
1. 备热水袋	检查热水袋无破损，塞子能拧紧。测量调节水温，一手持热水袋袋口边缘，另一手灌入热水1/2～2/3袋。逐渐放平热水袋，见热水到达袋口即排尽袋内空气（图10-5），旋紧塞子。用毛巾擦干热水袋外水迹，倒提热水袋并轻轻抖动，检查无漏水，装入布套	—

续 表

步骤	操作解释	操作语言
2. 核对	携用物至患者床旁，核对患者床号、腕带、姓名、住院号等	“您好（根据患者具体情况使用尊称），我是您的责任护士，能告诉我您的床号和姓名吗，看一下您的腕带？”
3. 解释	向患者或家属解释目的以取得合作	“根据您病情需要，为您用热水袋保暖，请您配合我好吗？”
4. 置袋	1. 将热水袋放至所需部位，袋口朝向身体外侧，交代注意事项； 2. 根据目的设定用热时间，用于治疗一般不超过30分钟；保暖可持续使用； 3. 热水袋内水温降低后应及时更换。记录用热部位、时间，并交班	“您好，现在放置热水袋，如在此过程中有不适感，如皮肤出现潮红、疼痛可以按床头铃呼叫我。同时注意防烫伤。”
5. 观察效果	用热水袋期间询问患者感觉，观察局部皮肤颜色，防止烫伤患者	—
6. 操作后处理	1. 撤去治疗用物，协助患者取舒适体位，整理床单位； 2. 对用物进行处理。将热水袋倒空、清洗、倒挂、晾干，向袋内吹少量气后旋紧塞子，挂放于阴凉处备用；布套清洁后晾干备用	—
7. 洗手	按七步洗手法洗手	—
8. 记录	记录使用部位、时间、效果、反应，便于评价	—

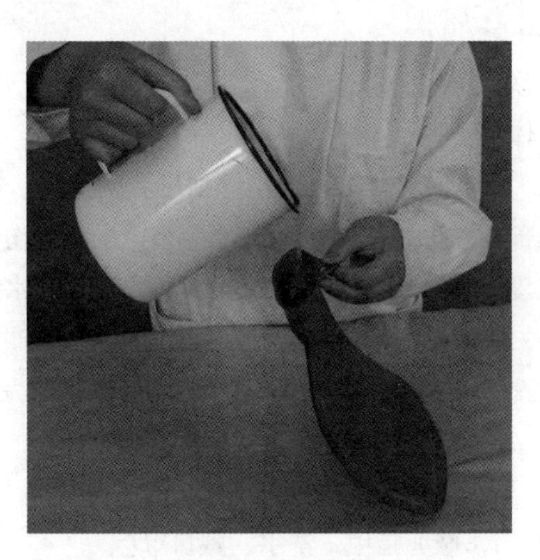

图10-5 灌热水袋

（4）注意事项：具体如下。

1）正常成人热水袋温度60 ～ 70℃。为老年人、小儿、意识不清者、麻醉未清醒者、末梢循环不良者使用热水袋时，水温不超过50℃，热水袋布套外可再包毛巾，定时检查局部皮肤情况，防止烫伤。

2）血液循环不良、感觉障碍、意识不清、年老体弱等患者慎用热疗。

3）使用热水袋期间，应经常巡视患者，观察局部皮肤情况，若发现潮红、疼痛等反应，应停止使用，并局部涂凡士林，保护皮肤。

4）治疗时间勿超过30分钟，以防继发效应，如持续使用热水袋，应及时更换热水，做好交接班。

（5）健康教育：具体如下。

1）使用前，向患者介绍热水袋的作用、使用方法和禁忌使用热疗的部位。

2）教会患者自我护理的技巧，说明热水袋应达到的治疗效果。

2. 红外线灯及烤灯（infrared lamp and hot lamp） 临床上常用红外线灯或鹅颈型烤灯（普通灯泡）提供辐射热，用于婴儿红臀、会阴部伤口及植皮供皮区等的照射治疗。

（1）目的：消炎、镇痛、解痉、促进创面干燥结痂及肉芽组织生长。

（2）操作前准备：具体如下。

1）评估患者并解释：具体如下。①评估：评估患者的年龄、病情、治疗情况、意识及心理状态；患者局部皮肤及开放伤口情况，有无感觉障碍等；对疾病及烤灯使用的了解程度。②解释：核对医嘱、患者身份信息，解释操作目的。

2）患者准备：①了解红外线灯（烤灯）使用的目的、方法、注意事项及配合要点。②体位舒适、愿意合作。

3）环境准备：调节室温，酌情关闭门窗，必要时床帘遮挡。

4）护士准备：衣帽整洁，修剪指甲，洗手，戴口罩。

5）用物准备：具体如下。①治疗车上层：手消毒液，必要时备有色眼镜。②另备红外线灯或鹅颈灯。

（3）操作步骤：红外线灯及烤灯的操作步骤见表10-7。

表10-7　红外线灯及烤灯

步骤	操作解释	操作语言
1. 准备烤灯	根据患者治疗部位选择适合功率的灯泡，检查烤灯性能、无漏电	—
2. 核对	携用物至患者床旁，核对患者床号、腕带、姓名、住院号等	“您好（根据患者具体情况使用尊称），我是您的责任护士，能告诉我您的床号和姓名吗，看一下您的腕带？”
3. 解释	向患者或家属解释目的以取得合作	“根据病情需要，为您用烤灯对患处镇痛解痉，请您配合我好吗？”
4. 照射患处	1. 协助患者取舒适卧位，暴露治疗部位，将烤灯（图10-6）对准患处，调节灯距，距治疗部位一般为30～50cm，接通电源，打开开关，温度以患者感觉温热为宜； 2. 照射面颈部及前胸时，用湿纱布遮盖患者眼睛或戴有色眼镜，交代注意事项，照射20～30分钟/次	“您好，现在对患处进行烤灯照射，如在此过程中有不适感，可以按床头铃呼叫。”
5. 观察效果	每5分钟观察治疗效果与反应	—
6. 操作后处理	1. 协助患者取舒适体位，整理床单位； 2. 对用物进行处理。将红外线灯（烤灯）擦拭整理后备用	—
7. 洗手	按七步洗手法洗手	—
8. 记录	记录使用部位、时间、效果、反应，便于评价	—

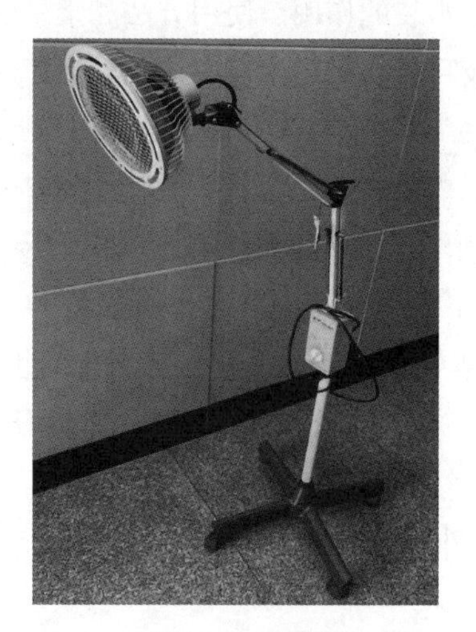

图10-6 烤灯

（4）注意事项：具体如下。

1）根据治疗部位选择不同功率红外线灯泡：胸、腹、腰、背取500～1000W，手、足部取250W。鹅颈灯40～60W。

2）胸前、面颈照射时，应让患者戴有色眼镜或用纱布遮盖，以保护眼睛。

3）照射过程中随时观察皮肤反应，以皮肤出现桃红色均匀红斑为合适剂量，若出现紫红色应停止照射，并涂上凡士林保护皮肤。

4）意识不清者、局部感觉障碍者、血液循环障碍者及瘢痕部位，照射时应加大灯距，防止烫伤。

5）冬季进行面部照射时，嘱患者在室内休息15分钟后方可外出，防止感冒。

（5）健康教育：具体如下。

1）使用烤灯前，向患者介绍烤灯使用目的、方法、注意事项。

2）教会患者自我护理的技巧，说明烤灯应达到的治疗效果。

3. 热湿敷（hot moist compress）

（1）目的：解痉、消炎、消肿、镇痛。

（2）操作前准备：具体如下。

1）评估患者并解释：具体如下。①评估：评估患者的年龄、病情、意识和心理状态、治疗情况；患者局部皮肤颜色、温度，有无硬结、淤血、伤口、感觉障碍；心理状态合作程度；对疾病及热湿敷法使用的了解程度。②解释：核对医嘱、患者身份信息，解释操作目的。

2）患者准备：①了解热湿敷使用的目的、方法、注意事项及配合要点。②体位舒适、愿意合作。

3）环境准备：调节室温，酌情关闭门窗，必要时床帘遮挡。

4）护士准备：衣帽整洁，修剪指甲，洗手，戴口罩。

5）用物准备：具体如下。①治疗车上层：治疗盘内备敷布2块、纱布、一次性治疗巾、棉垫、水温计、手套。治疗盘外备：热水瓶，脸盆（内盛放热水），手消毒液，一次性手套。必要时备大毛巾、热水袋、换药用物。②治疗车下层：医疗垃圾桶、生活垃圾桶。

（3）操作步骤：热湿敷的操作步骤见表10-8。

表10-8　热湿敷

步骤	操作解释	操作语言
1. 核对	携用物至患者床旁，核对患者床号、腕带、姓名、住院号等	“您好（根据患者具体情况使用尊称），我是您的责任护士，能告诉我您的床号和姓名吗，看一下您的腕带？”
2. 解释	向患者或家属解释目的以取得合作	“根据您病情需要，为您做热湿敷，请问您有用热过敏史吗？”
3. 暴露患处	1. 协助患者取舒适体位，暴露患处，在热敷部位下垫橡胶单和治疗巾； 2. 热敷部位涂凡士林，上盖一层纱布	—
4. 湿敷患处	1. 戴上手套，调节水温50～60℃，将敷布置于热水中浸透，将敷布拧至不滴水，抖开用手腕掌侧试温，以不烫手为宜，将敷布盖于纱布上，然后盖上棉垫； 2. 每3～5分钟更换一次敷布。患处不忌压迫时，将热水袋置于敷布上，再盖棉垫，再加盖大毛巾以维持温度。持续15～20分钟	“您好，在您的患处进行热湿敷了，如在此过程中有不适感，请您告诉我。”
5. 观察效果	用热疗法期间询问患者感觉，观察局部皮肤颜色及湿敷情况	—
6. 操作后处理	轻轻擦干热敷部位，脱去手套。协助患者取舒适卧位，整理床单位，清理用物	“您好，您的热敷时间到了，帮您取下敷布。”
7. 洗手	按七步洗手法洗手	—
8. 记录	记录用热部位、时间、效果及反应，便于评价	—

（4）注意事项：具体如下。

1）热敷部位有伤口或创面者，应按无菌操作进行，热敷后按换药法处理伤口。

2）寒冷季节面部热敷者，敷后15分钟方可外出，以防感冒。

3）热敷过程中，注意观察患者反应及局部皮肤状况，防止烫伤。

（5）健康教育：具体如下。

1）使用热敷前，向患者介绍热敷使用目的、方法、注意事项。

2）教会患者自我护理的技巧，说明热敷应达到的治疗效果。

4. 温水坐浴（warm site bath）

（1）目的：消炎、消肿、镇痛，促进引流，用于会阴部、肛门疾病及手术后。

（2）操作前准备：具体如下。

1）评估患者并解释：具体如下。①评估：评估患者的年龄、病情、意识和心理状态、治疗情况；患者局部皮肤无出血、感觉障碍；对疾病及热水坐浴的了解程度。②解释：核对医嘱、患者身份信息，解释操作目的。

2）患者准备：①了解温水坐浴的目的、方法、注意事项及配合要点。②排尿、排便，并用温水清洗局部皮肤。

3）环境准备：调节室温，关闭门窗，必要时床帘遮挡。

4）护士准备：衣帽整洁，修剪指甲，洗手，戴口罩。

5）用物准备：具体如下。①治疗车上层：治疗盘内备水温计、药液（遵医嘱配制）、毛巾、无菌纱布；治疗盘外备消毒坐浴盆、热水瓶、手消毒液。必要时备换药用物。②治疗车下层：医疗垃圾桶、生活垃圾桶。③另备坐浴椅。

（3）操作步骤：温水坐浴的操作步骤见表10-9。

表10-9 温水坐浴

步骤	操作解释	操作语言
1. 配药、调温	遵医嘱配制药液置于浴盆内1/2满，水温40～45℃	—
2. 核对	携用物至患者床旁，核对患者床号、腕带、姓名、住院号等	“您好（根据患者具体情况使用尊称），我是您的责任护士，能告诉我您的床号和姓名吗，看一下您的腕带？”
3. 解释	向患者或家属解释目的以取得合作	“根据病情需要，为您温水坐浴，请您配合我好吗？”
4. 协助坐浴	1. 置浴盆于坐浴椅上（图10-7）。协助患者排空大小便。协助患者取舒适卧位，暴露热敷部位，在热敷部位下垫一次性治疗巾，热敷处涂凡士林，盖上一层纱布。协助患者脱裤至膝，先用纱布蘸拭，适应后将臀部完全浸入盆中，必要时腿部用大毛巾遮盖，随时调节水温，浸泡15～20分钟； 2. 协助患者脱裤至膝，先用纱布蘸拭，适应后将臀部完全浸入盆中，必要时腿部用大毛巾遮盖，随时调节水温，浸泡15～20分钟	“您好，现在进行温水坐浴，为了保护您的隐私，我将床帘拉上。如在此过程中有不适感，可以告诉我。”
5. 观察效果	坐浴期间询问患者有无不适，观察患者反应及局部皮肤颜色	—
6. 操作后处理	1. 坐浴完毕，用毛巾擦干坐浴部位。协助患者穿好衣裤，取舒适卧位，如有伤口按无菌操作换药； 2. 整理床单位，拉开床帘，用物处理	—
7. 洗手	按七步洗手法洗手	—
8. 记录	记录使用部位、时间、效果、反应，便于评价	—

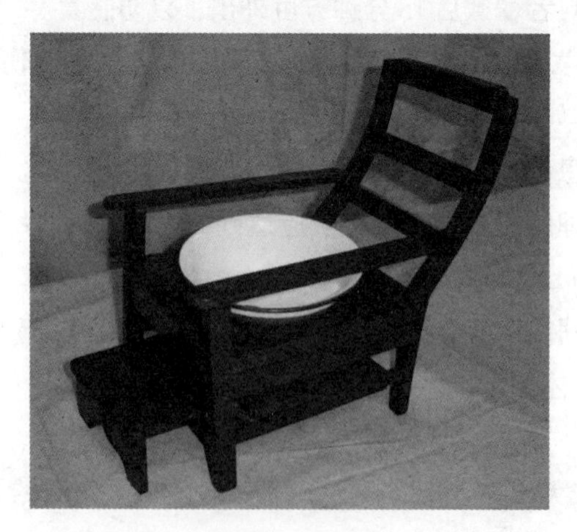

图10-7 坐浴

（4）注意事项：具体如下。

1）女性患者在经期、妊娠后期、产后2周内、阴道出血和盆腔急性炎症期不宜坐浴，以免引起出血和感染扩散。

2）坐浴部位有伤口者，应备无菌的坐浴盆、溶液，坐浴后应按无菌技术处理伤口。

3）坐浴过程中，注意观察面色、脉搏、呼吸，倾听患者主诉，如有乏力、眩晕者，应防止跌倒，并停止坐浴。

4）坐浴前嘱患者排空大小便，因热水可刺激肛门、会阴部，易引起排尿、排便反射。

（5）健康教育：①使用温水坐浴前，向患者介绍温水坐浴使用目的、方法、注意事项。②教会患者自我护理的技巧，说明温水坐浴应达到的治疗效果。

5. 温水浸泡（warm soak）

（1）目的：清洁、消毒、消炎、镇痛，用于手、足、前臂、小腿部感染的治疗等。

（2）操作前准备：具体如下。

1）评估患者并解释：具体如下。①评估：评估患者的年龄、病情、意识及心理状态、治疗情况；局部皮肤颜色、温度，有无硬结、淤血、伤口及感觉障碍等；对疾病及温水浸泡的了解程度。②解释：核对医嘱、患者身份信息，解释操作目的。

2）患者准备：①了解温水浸泡的目的、方法、注意事项及配合要点。②坐姿舒适、愿意合作。

3）环境准备：调节室温，酌情关闭门窗。

4）护士准备：衣帽整洁，修剪指甲，洗手，戴口罩。

5）用物准备：具体如下。①治疗车上层：治疗盘内备长镊子、纱布。治疗盘外备热水瓶、药液（遵医嘱准备）、浸泡盆，手消毒液。必要时备换药用物。②治疗车下层：医疗垃圾桶、生活垃圾桶。

（3）操作步骤：温水浸泡的操作步骤见表10-10。

表10-10 温水浸泡

步骤	操作解释	操作语言
1. 配药、调温	遵医嘱配制药液置于浴盆内1/2满，水温43～46℃	—
2. 核对	携用物至患者床旁，核对患者床号、腕带、姓名、住院号等	“您好（根据患者具体情况使用尊称），我是您的责任护士，能告诉我您的床号和姓名吗，看一下您的腕带？”
3. 解释	向患者或家属解释目的以取得合作	“根据病情需要，为您患处进行温水浸泡，请您配合我好吗？”
4. 协助坐浴	嘱患者将肢体慢慢放入盆内浸泡液中，浸泡15～20分钟，必要时用长镊子夹纱布反复轻擦创面，使之清洁（图10-8）	“您好，现在对进行温水坐浴，为了保护您的隐私，我将床帘拉上。如在此过程中有不适感，可以告诉我。”
5. 观察效果	浸泡期间观察患者局部皮肤情况，有无发红、疼痛等反应	—
6. 操作后处理	1. 浸泡毕擦干浸泡部位； 2. 撤去治疗用物，整理床单位，用物处理	—
7. 洗手	按七步洗手法洗手	—
8. 记录	记录使用部位、时间、效果、反应，便于评价	—

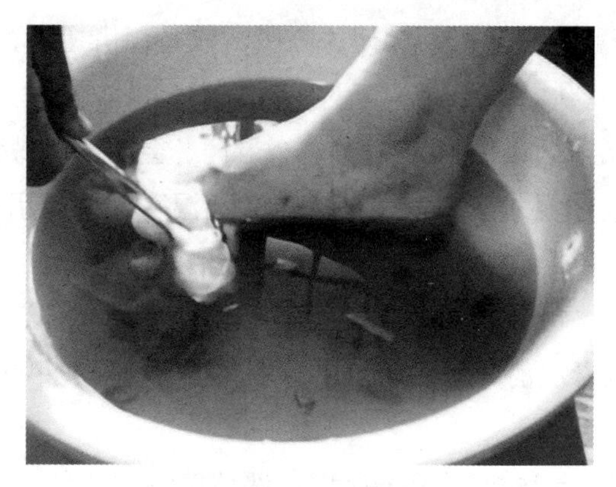

图10-8 温水浸泡

（4）注意事项：具体如下。

1）浸泡部位有伤口者，应备无菌浸泡盆、溶液及用物；浸泡后应按无菌换药法处理伤口。

2）浸泡过程中，注意观察局部皮肤的颜色，倾听患者主诉，随时调节水温。

3）如中途需添加热水，应先将肢体移出盆外，以防烫伤。

（5）健康教育：具体如下。

1）温水浸泡前，向患者介绍温水浸泡使用目的、方法、注意事项。

2）教会患者自我护理的技巧，说明温水浸泡应达到的治疗效果。

6. 其他热疗法

（1）化学加热袋（chemical hot pack）：化学加热袋是一种特制的密封塑料袋，它分为两个独立的部分，分别装有不同的化学物质。使用时，通过挤压塑料袋将这两种物质混匀，使它们发生化学反应而产生热量。这种加热袋的最高温度可达76℃，平均温度约为56℃，并且可以持续使用约2小时。化学加热袋的使用方法与热水袋相似，但为了防止烫伤，使用时应该加上布套或进行其他形式的包裹。特别是对于老年人、儿童、昏迷或感觉麻痹的患者，使用化学加热袋时应格外小心，以避免温度过高造成伤害。

（2）透热法（diathermy）：透热法属于物理治疗方法，是利用高频电流使组织深部产生强热，主要应用于类风湿关节炎、变形性关节疾病、创伤、肌肉痉挛、筋膜炎等的物理治疗。应用时注意机体内不可有金属物等，以免烫伤。

知识拓展

热疗法治疗肿瘤

热疗法治疗肿瘤效果是相对不错的。热疗法治疗肿瘤的技术已经逐步成熟，在肿瘤治疗中发挥越来越大的作用。热疗法被称为“绿色疗法”，能够有效消灭恶性肿瘤细胞，提高患者的生活质量，延长患者生命，并且对人体没有毒副作用。

热疗法是利用加热技术，使肿瘤病灶升温到有效的治疗温度并维持一段时间，可以消灭恶性肿瘤细胞，而不会对正常组织造成损伤，治疗效果相对较好。临床上一般会将热疗法联合其他治疗方式以达到更好的治疗效果。比如热疗联合化疗，具有特殊的协同抗癌作用，可以使化疗药物中的细胞毒性增强，更好地消灭恶性肿瘤细胞。

本章小结

思考题

1. 患者，男，27岁。高温车间工作。体温升至40℃，面色潮红，皮肤灼热，无汗，呼吸、心率、脉搏增快。

请问：

（1）该患者适合心前区冷疗法降温吗？为什么？

（2）你认为该患者最好的降温方式是什么？

2. 患者，女，25岁。高位截瘫，因护理不周引起压疮，入院治疗，护士遵医嘱给予红外线灯照射治疗压疮。

请问：

（1）为什么可以采取红外线灯照射治疗压疮？

（2）红外线灯照射最佳灯距和时间是多少？

更多练习

（张晓群）

第十一章　饮食与营养

教学课件

学习目标

1. 素质目标

（1）能用饮食与营养的基本知识对患者进行科学合理的饮食指导，树立科学严谨的工作态度。

（2）具有爱伤观念，能懂得患者的疾苦，操作中动作轻柔，关心体贴患者，树立关爱生命、为护理对象健康服务的专业精神。

2. 知识目标

（1）掌握：能量、营养素、体重指数、基本饮食、治疗饮食、试验饮食、要素饮食、肠内营养、鼻饲法、肠外营养的概念，医院饮食的分类、原则及适用范围，鼻饲法的目的、鼻饲液要求、操作要点和注意事项。

（2）熟悉：营养状况的评估，一般饮食护理，肠内营养的制剂种类、并发症和注意事项，肠外营养目的、分类、并发症及注意事项。

（3）了解：各种营养素的功能、来源及供给，饮食营养与健康的关系。

3. 能力目标

（1）能根据临床具体情境和患者疾病特点初步评估判断患者的营养状况。

（2）能按照规范操作流程，正确地进行鼻饲法操作，并能准确检查胃管是否在胃内。

（3）能根据患者疾病特点或临床情景为患者合理实施一般或特殊饮食护理。

案例

【案例导入】

患者，男，56岁。近3天出现胸闷、胸痛症状，经诊断为高血压合并冠心病并接受入院治疗。其高血压病史已有8年，糖尿病病史10余年。患者自幼体型偏胖，成年后体重持续超过110kg。多种减肥方法尝试后，体重无明显改善。日常饮食习惯偏油腻，食物摄入稍多即导致体重显著增加，且患者平时缺乏运动。目前患者体温36.6℃，脉搏80次/分，呼吸18次/分，血压180/90mmHg，身高174cm，体重120kg。

1．请计算该患者的体重指数。

2．请评价该患者的营养状况。

3．影响该患者营养状况的因素有哪些？

4．该患者的血压为180/90mmHg，这对他的健康有哪些潜在威胁？应如何通过饮食控制来降低血压？

5．该患者患有糖尿病10余年，对他的饮食有哪些特殊要求？

6．在制订饮食计划时，如何确保该患者能够获取足够的营养？

【案例分析】

饮食与营养（diet and nutrition）对人类健康有非常重要的作用。合理的饮食和营养摄取能够确保身体正常发育，维持身体各项功能的正常运行，提升身体免疫力，加速组织修复。反之，不健康的饮食方式及营养不均衡可能诱发多种健康问题。特别在患病期间，给予患者均衡且充足的饮食，对康复过程起到关键的推动作用。因此，护士应掌握饮食与营养的相关知识，准确地评估患者的饮食和营养状况，为他们制定科学合理的饮食治疗方案，并选择适当的供给方式，以帮助患者尽快康复。

第一节 概　　述

为了维护生命、预防疾病和促进康复，人类需要从食物中获取适量的能量和营养素。护士应深入理解人体的营养需求，探究饮食、营养与健康间的紧密关联，并认识这些因素对疾病康复的影响。唯有如此，才能采取针对性的措施，确保患者在康复阶段获得必要的营养支持，从而助力他们恢复健康并促进整体健康水平。

一、人体对营养的需要

（一）能量

能量（energy）是所有生物维持生命、生长发育和从事各种活动所必需的，由食物中的化学潜能转化而来。糖类是人体主要的能量来源，其次是脂肪和蛋白质。这些物质被称为产能营养素（energy-yielding nutrient），它们的产热量分别为，糖类4kcal/g，脂肪9kcal/g，蛋白质4kcal/g（1cal＝4.1868J）。

年龄、性别、生理特点、环境和劳动强度等多种因素会影响人体对能量的需求。根据中国营养学会的推荐标准，我国成年男性的能量供给量应在9.41～12.55MJ/d，而成年女性应在7.53～10.04MJ/d。

（二）营养素

营养素（nutrient）是具有供给能量、构成机体及调节和维持生理功能的物质，并且在生物体内可以被利用。人体必需营养素主要有六大类：蛋白质、脂肪、糖类、矿物质、维生素和水。营养素还包括其他膳食成分，如膳食纤维、番茄红素、叶黄素等。各种营养素的生理功能、主要来源以及每日供给量见表11-1。

表11-1　各种营养素的生理功能、来源及供给

营养素			生理功能	主要来源	每日推荐摄入量
蛋白质（protein）			构成、更新及修复人体组织；构成人体内的酶、激素、抗体、血红蛋白、尿纤维蛋白等，以调节生理功能；维持血浆渗透压；提供能量	肉、蛋、乳、水产、豆类及坚果等	男性：65g 女性：55g
脂肪（axunge）			提供及储存能量；构成身体组织；供给必需脂肪酸，促进脂溶性维生素的吸收；维持体温，保护脏器；增加饱腹感	动物性食品、食用油、坚果类等	占总能量的20%～30%
糖类（carbohydrate）			提供能量，参与构成机体组织，保肝解毒，抗生酮作用	谷类和根茎类食品（如粮食和薯类），各种食糖（蔗糖、麦芽糖等）	占总能量的50%～65%
矿物质	钙（calcium）		构成骨骼与牙齿的主要成分，调节心脏和神经的正常活动，维持肌肉紧张度，参与凝血过程，激活多种酶，降低毛细血管和细胞膜的通透性	奶及奶制品、海带、小虾米皮、芝麻酱、豆类、绿色蔬菜、骨粉、蛋亮粉	800mg
	磷（phosphorus）		构成骨骼、牙齿、软组织的重要成分，促进物质活化，参与多种酶、辅酶的合成，调节能量释放，调节酸碱平衡	广泛存在于动、植物食品中	720mg
	镁（magnesium）		多种酶的激活剂，维持骨骼生长和神经肌肉的兴奋性，影响胃肠道功能，影响甲状旁腺分泌等	大黄米、大麦、黑米、麦皮、黄豆等	330mg
	铁（iron）		组成血红蛋白与肌红蛋白，参与氧的运输；构成某些呼吸酶的重要成分，促进生物氧化还原反应	动物肝脏、动物全血、肉蛋类、豆类、绿色蔬菜	男性：12mg 女性：20mg
	锌（zinc）		促进机体发育和组织再生，参与构成多种酶，促进食欲，促进维生素A的正常代谢和生理功能，促进性器官与性功能的正常发育，参与免疫过程	动物食品、海产品、奶、蛋、坚果类等	男性：12.5mg 女性：7.5mg
	碘（iodine）		参与甲状腺素的合成	海产品、海盐	120μg
维生素	脂溶性维生素	维生素A（vitamin A）	维持正常夜视功能，保持皮肤与黏膜的健康，增强机体免疫力，促进生长发育	动物肝脏、鱼肝油、奶制品、禽蛋类、有色蔬菜及水果等	女性：700μgRAE（视黄醇当量） 男性：800μgRAE
		维生素D（vitamin D）	调节钙磷代谢，促进钙磷吸收	海鱼及动物肝脏、蛋黄、奶油，体内转化	10μg
		维生素E（vitamin E）	抗氧化作用，保持红细胞完整性，改善微循环；参与DNA、辅酶Q的合成	植物油、谷类、坚果类、绿叶蔬菜等	14mg α-TE（α生育酚当量）
		维生素K（vitamin K）	合成凝血因子，促进血液凝固	肠内细菌合成，绿色蔬菜、肝脏	80μg

续 表

营养素			生理功能	主要来源	每日推荐摄入量
维生素	水溶性维生素	维生素B_1（vitamin B_1）	构成辅酶TPP；参与糖代谢过程；影响某些氨基酸与脂肪的代谢，调节神经系统功能	动物内脏、肉类、豆类、花生、未过分精细加工的谷类	男性：1.4mg 女性：1.2mg
		维生素B_2（vitamin B_2）	构成体内多种辅酶，参加人体内多种生物氧化过程；促进生长，维持健康；保持皮肤和黏膜完整性	动物内脏、禽蛋类、奶类、豆类、花生、新鲜绿叶蔬菜等	男性：1.4mg 女性：1.2mg
		维生素B_6（vitamin B_6）	构成多种辅酶，参加物质代谢	畜禽肉及其内脏、鱼类等	1.4mg
		维生素B_{12}及叶酸（vitamin B_{12} and folic acid）	为细胞的核酸和核蛋白合成代谢过程中所必需的物质，促进红细胞发育与成熟	动物内脏、发酵豆制品、新鲜绿叶蔬菜	维生素B_{12}：2.4μg 叶酸：400μg DFE（叶酸当量）
		维生素C（vitamin C）	保护细胞膜，防治维生素C缺乏症；促进铁吸收和利用；促进胶原、神经递质、抗体合成；参与胆固醇代谢	新鲜蔬菜和水果	100mg
水（water）			构成人体组织，调节体温，溶解并运送营养素和代谢产物，维持消化、吸收功能，润滑作用，直接参加体内氧化还原反应	饮用水、食物中水、体内代谢水	1500～1700ml

注：表中营养素供给量采用中华人民共和国卫生行业标准《中国居民膳食营养素参考摄入量》（WS/T 578—2017）18～49岁成年居民参考摄入量。

二、饮食营养与健康的关系

食物是人类赖以生存的物质基础，平衡饮食和营养是保持健康的基本要素。不合理的饮食不仅不利于健康，甚至可能引发疾病，影响机体健康。

（一）合理饮食与健康

均衡的饮食可以维护并增进身体健康。

1. 促进生长发育　营养素对人体的发育起到重要的决定性作用，是维持机体生命活动所必需的重要物质基础。如果缺乏某些营养素，如维生素D、钙和磷，可能会对人体身心生长发育产生不良影响，例如导致骨骼合成异常，从而影响身体的正常生长。

2. 构成机体组织　蛋白质是构成机体组织的重要成分，糖类在神经组织的构建中起到关键作用，脂类则是细胞膜的重要组成部分，维生素在酶和辅酶的合成过程中扮演重要角色，而钙和磷则是构成骨骼的主要元素。

3. 提供能量　糖类、蛋白质和脂肪在体内的氧化过程能够产生能量，这些能量为机体进行各种生命活动所必需。

4. 调节机体功能　神经系统、内分泌系统及酶类协同调控人体活动，这些调节系统则由不同营养素组成。同时，适量的蛋白质与矿物质离子对维持机体内环境稳定至关重要。

（二）不合理饮食与健康

饮食不均衡可能引发营养失调，过多、过少或不当摄入营养素均可能损害健康。甚至促进某些疾病的发生与发展。

1. 营养不足　食物摄入单一或不足，可能会引起缺铁性贫血和佝偻病等营养缺乏性疾病。

2. 营养过剩　营养摄入过多，超过机体需要量，可能引发肥胖、心脑血管疾病和恶性肿瘤等某些营养失调性疾病。

3. 饮食不当　食品处理不当、食物长时间存放、生熟食品混放及过度饮食等因素，均可能引发食源性疾病，如胃肠炎。不洁的饮食或摄入有毒食物同样可能导致食物中毒。有些人可能对特定食物过敏。

（三）合理日常饮食

人们可以通过保持平衡膳食和合理摄入营养物质来降低与饮食相关的疾病风险。在日常生活中，应确保食物种类多样且合理搭配；维持饮食与运动的平衡，保持健康体重；增加蔬菜、奶类、全谷物和大豆的摄入量；适量食用鱼、禽、蛋、瘦肉；少油少盐，控糖限酒，规律进餐，足量饮水；学会烹饪和选择食物，理解食品标签的含义；采用公筷分餐，避免食物浪费。为了指导人们更好地搭配日常膳食，我国基于中国居民膳食的特点，制定了中国居民平衡膳食宝塔（图11-1）。

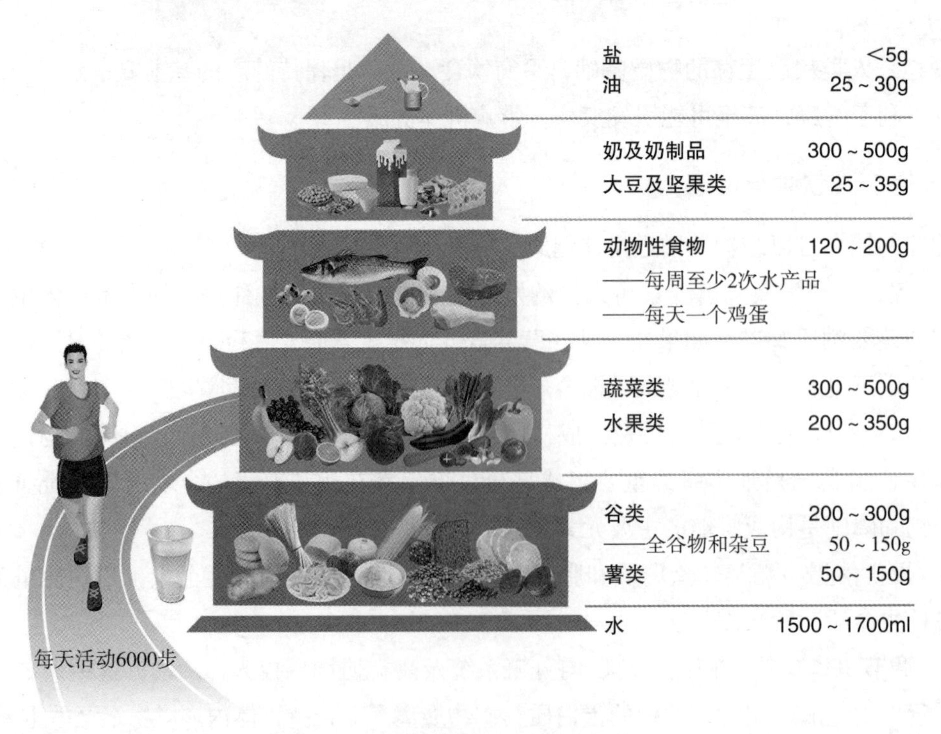

图11-1　中国居民平衡膳食宝塔（2022）

三、饮食营养与疾病痊愈的关系

人体在患病时，常伴随代谢变化。为辅助治疗和促进康复，需调整饮食与营养。

（一）补充缺失与消耗的营养

疾病与创伤导致代谢变化、能量消耗与营养素流失。合理调整营养素摄入，补充足够营养，可减少糖原分解与蛋白质消耗，增强抵抗力，促进组织修复与疾病康复。

（二）辅助诊断及治疗疾病

特定饮食不仅有助于某些疾病的诊断，更可作为治疗手段促进康复。例如，通过肌酐饮食试验，可辅助判断肾小球疾病。对于肥胖者，限制能量摄入能有效减重；而营养不良者则需增加营养摄入以改善健康。调整食物中的营养成分，如减少特定营养素，能减轻脏器的负担，如控制蛋白质摄入，以缓解肾衰竭患者的肾脏压力。此外，控制某些营养成分的摄取也能控制疾病进展，如1型糖尿病和高血压。在某些情况下，患者需特殊饮食营养支持，如肠内或肠外营养。根据患者生理和疾病特点，制定有针对性的、个性化饮食治疗方案和配方，有助于增强患者抵抗力、促进组织修复并恢复代谢功能。

知识拓展

家庭平衡膳食规划

家庭的平衡膳食规划应当具有充足性、平衡性、多样性、灵活性的特点。

1. 充足性　指能提供足够能量和营养素以满足健康人的需要。这就需要食物多样充足，保证能量和营养素的供给。如果一家人的膳食长期不能提供足够的某营养素的话，有可能出现缺乏症状，如儿童营养不良、生长迟缓，老年人贫血等。

2. 平衡性　平衡膳食有助于保证充足性。平衡膳食要求不同种类食物之间的比例适宜。在家庭采购烹饪中，可以根据食物中营养素的富含程度做到互补。例如肉类富含铁但钙含量很低，而牛奶富含钙但缺乏铁；其他富含蛋白质的食物、全谷物、蔬菜和水果等来补充微量营养素。

3. 多样性　好的膳食计划必须是食物多样的，多样化可使“平衡”变得容易。应该包括膳食宝塔中的各类食物，如谷类为主，餐餐有蔬菜，天天有水果，保证每天12种或每周25种以上食物。

4. 灵活性　在家庭的膳食计划中，可以考虑各种食物和烹饪方法的丰富多彩，尝试购买“新鲜”不常吃的食物，烹饪方法多样，提高饮食兴趣和艺术。

熟能生巧，多多练习，人人都可实践平衡膳食目标。

资料来源：中国营养学会. 中国居民膳食指南（2022）[M]. 北京：人民卫生出版社，2022.

第二节　营养状况的评估

营养评估在健康评估中占据至关重要的地位。通过与患者及其家属的深入交流，护士能够精准地评估患者的营养状况，深入了解其膳食结构，并识别出患者现存的或潜在的营养问题。这对于护士制订个性化的饮食治疗与护理计划至关重要，有助于改善患者的营养状况，进而促进患者的全面康复。

一、影响因素的评估

影响饮食与营养的因素有身体因素、心理因素及社会因素等。

（一）身体因素

1. 生理因素

（1）年龄：个体在生长发育的不同阶段，对能量和各类营养素的需求存在显著差异。婴幼儿生长迅速，对热量需求相对较高，需摄入富含蛋白质、维生素、矿物质的食物，促进其生长发育。母乳喂养的婴儿，需额外补充维生素D、维生素K和铁等营养素。对于幼儿和学龄前儿童，应确保摄入足够的脂肪酸，促进大脑和神经系统的发育。青少年在发育高峰，要多补充蛋白质、维生素和钙、铁、碘等微量元素。老年人对钙的需求有所增加，注意补充，以维护骨骼健康。

患者年龄不同，对食物质地和加工方法需求亦有差异。婴幼儿和老年人，需要易咀嚼、易吞咽、易消化的流质或软质食物。其他年龄段的患者，也可能因个人习惯和疾病状况等因素，有各自的饮食喜好或禁忌，在制订饮食计划时要注意考虑。

（2）活动量：活动量大小影响能量代谢，活动强度、工作性质及条件的不同会导致能量消耗有所差异。活动量大的个体相较于活动量小的个体，其对能量及营养素的需求会更高。这种需求差异是制订个性化饮食计划和营养补充策略的重要依据。

（3）特殊生理状况：女性存在特殊生理周期，如妊娠期，可引起女性的饮食习惯发生变化，可能对某种口味的食物有特殊喜好，或孕吐明显，影响营养素的摄入，但是一定要确保摄入营养的均衡，注意蛋白质、铁、钙和叶酸的补充。哺乳期对营养素的需求明显增加，每日饮食需额外增加500kcal热量，蛋白质需求增至65g/d，维生素和微量元素的摄入也要满足自身和婴儿的需要。

2. 病理因素

（1）疾病及药物影响：不同疾病可能影响患者对食物与营养素的摄取、消化、吸收和代谢过程。特别是口腔和胃肠道的疾病，它们会直接影响食物的摄取、消化和吸收。若患者有发热、烧伤、甲状腺功能亢进症等高代谢性疾病或慢性消耗性疾病，其身体对热量的需求将超过正常水平。在伤口愈合和感染期间，患者需要高蛋白饮食，以促进伤口愈合。若患者有低蛋白血症、体液不足或电解质紊乱，则需要增加相应营养素的摄入和补充。此外，若患者味觉、嗅觉出现异常，可因食之无味而影响其食欲，从而导致营养摄入不足。同样，身体不适引发的焦虑、悲哀等不良或负性情绪也会影响患者的食欲。

患病后，患者的用药情况也会影响饮食和营养。部分药物，如盐酸赛庚啶、胰岛素和类固醇类药物，能够增强食欲；有的药物，如非肠溶性阿司匹林和氯贝丁酯等，则可能降低食欲。有的药物会影响对营养素的吸收，例如长期服用苯妥英钠可干扰叶酸和维生素C的吸收，考来烯胺可影响胆固醇的吸收，而利尿药和抗酸药可引起矿物质缺乏。同时，某些药物，如异烟肼，会促进维生素B_6的排泄。还有部分药物，如磺胺类药物，可对肠道内的正常菌群造成破坏，从而影响维生素B和维生素K在肠道内的合成。这些影响需要在患者用药过程中进行综合考虑，以确保患者获得充足的营养支持。

（2）食物过敏：有些个体对某些食物过敏，如牛奶、海产品、鸡蛋等。摄入这些食物后，机体可能会出现哮喘、腹泻、荨麻疹等过敏表现，影响他们的生活质量和营养的摄入和吸收。因此，对于这些个体，了解和避免过敏食物，以及制订个性化的饮食计划，是非常重要的。

（二）心理因素

一般来说，焦虑、恐惧、悲哀、忧郁等不良情绪会引起交感神经兴奋，抑制胃肠道的蠕动和消化液的分泌，引发食欲缺乏、偏食等问题。而愉快、轻松的心理状态则会促进食欲。护理人员应该关注患者的心理状态，提供必要的心理支持，帮助患者调整情绪，以促进他们的食欲和营养摄入。

（三）社会因素

1. 经济状况　经济状况影响人们的购买力和对食物的选择，进而影响机体的营养状况。对于经济状况良好的个体，应警惕营养过剩的风险。对于经济状况较差的个体，需警惕营养不良的风险。护理人员应该评估患者的经济情况，帮助他们做出更健康的饮食选择，从而改善营养状况。

2. 饮食习惯　每个人都有自己独特的饮食习惯，包括对食品的选择、烹调食物的方法、饮食种类、饮食偏好以及进食时间和频次等。民族、宗教信仰、文化程度、社会文化习俗、地理位置和生活方式等多种因素会影响饮食习惯。例如，不同民族和宗教的人有着自己特定的饮食习惯或禁忌，如素食者，一般会避免摄入动物性食物，导致某些营养素的缺乏。不良的饮食习惯，如挑食或摄入零食和加工食品过多，会引起某些营养素摄入过多或过少，从而引发营养不平衡的问题。另外，长期大量饮酒会导致食欲降低，甚至影响肝的代谢功能。

3. 饮食环境　进食时，餐具的选择、环境的舒适度和卫生状况以及食物的色、香、味等因素，均会影响人们对食物的选择和摄入。

4. 生活方式　随着现代生活方式的快节奏和高效率，越来越多的人倾向于选择快餐和速食食品作为他们的主要饮食来源。

5. 营养知识　掌握科学的营养知识是保障人们摄入均衡合理健康饮食与营养的基础。因此，普及营养知识，提高公众对营养素的认知和了解，是维护人们身体健康的重要一环。

二、饮食营养的评估

（一）饮食状况评估

评估患者的饮食状况是判断其是否存在营养问题的重要手段。护理人员通过细致的观察和交流，能够确定患者是否有不良饮食习惯或其他影响营养摄入的问题，从而为患者提供个性化的营养建议，改善其营养状况。

1. 用餐情况　要评估患者用餐的时间、方式、频次、规律等。

2. 摄食种类及摄入量　在制订患者的饮食计划时，要注意评估患者摄入的食物种类、数量和相互之间的比例，以确保这些食物不仅满足患者的营养需求，还要易消化和吸收。

3. 食欲　注意评估患者是否有食欲、食欲有无变化，以及引起食欲改变的原因。

4. 其他　应注意评估患者是否服用某种药物、补品，并评估其种类、剂量、服用时间等，有无食物过敏史，有无特殊饮食习惯和喜好，有无挑食，有无咀嚼、吞咽不便，有无口腔疾病等可影响其饮食摄入状况的因素。

（二）体格检查

患者的营养状况可通过评估患者的外貌、皮肤、毛发、指甲、骨骼和肌肉等方面初步确定（表11-2）。

表11-2　不同营养状况的身体征象

项目	营养良好	营养不良
外貌	发育良好、精神、有活力	消瘦、发育不良、缺乏兴趣、倦怠、疲劳
皮肤	皮肤有光泽、弹性良好	无光泽、干燥、弹性差、肤色过淡或过深
毛发	浓密、有光泽	缺乏自然光泽，干燥稀疏
指甲	粉色、坚实	粗糙、无光泽、易断裂
口唇	柔润、无裂口	肿胀、口角裂、口角炎症
肌肉和骨骼	肌肉结实，皮下脂肪丰满、有弹性，骨骼无畸形	肌肉松弛无力，皮下脂肪菲薄，肋间隙、锁骨上窝凹陷，肩胛骨和髂骨突出

（三）人体测量

人体测量是通过测量人体有关部位的长度、宽度、厚度及围度，以探究个体的生长发育情况，了解其营养状况。在临床实践中，最常采用的测量指标包括身高、体重、皮褶厚度和上臂围。

1. 身高、体重　身高与体重是衡量生长发育与营养状况的关键指标之一。这些数值不仅受到营养状况的调控，也受到其他多种因素的影响，如遗传、种族、生活方式等。为了更准确地评价营养状况，通常需要测量身高和体重，并将所得数值与相应的人体正常参考值进行比较。

目前最常用评估指标为体重指数（body mass index，BMI），即体重（kg）/[身高（m）]^2。

按照中国营养学会的标准，BMI正常值为18.5～23.9。BMI≥28.0为肥胖。24.0≤BMI＜28.0为超重，BMI＜18.5为消瘦。

此外，我们可以计算个体的标准体重，并利用实际体重与标准体重的百分数来进行评价。百分数在100%±10%之内为正常范围，增加10%～20%为超重，增加超过20%为肥胖，减少10%～20%为消瘦，减少20%以上为明显消瘦。

我国常用的标准体重的计算公式为Broca公式的改良公式，如下：

男性：标准体重（kg）＝身高（cm）−105

女性：标准体重（kg）＝身高（cm）−105−2.5

实测体重占标准体重的百分数计算公式：

$$\text{实测体重占标准体重的百分数}=\frac{\text{实测体重}-\text{标准体重}}{\text{标准体重}}\times 100\%$$

2. 皮褶厚度　皮肤及皮下脂肪厚度的测量值之和。是反映体脂含量的指标。常用测量部位有上臂肱三头肌部、肩胛下角部，以及肱二头肌部、髂上、腹壁侧等。成人以肱三头肌皮褶厚度测量最常用，测量部位在肩峰和尺骨鹰嘴连线的上臂中点上1cm处。为了获得准确的测量结果，应使用专门的皮褶计进行测量，并重复测定3次后取平均值。其正常范围：男性为（13.1±6.6）mm，女性为（21.5±6.9）mm。

3. 上臂围　上臂围指的是上臂中点位置的周长，是一个可以反映肌蛋白贮存和消耗程度的重要指标。由于测量简便快速，它也被用作评价能量代谢平衡状况的参考。

（四）生化指标及免疫功能的评估

生化检测是科学评估人体内部各类营养素水平的重要手段，能够较为客观地反映个体的营养状况，并在早期发现亚临床型营养缺乏病。常用的生化检测方法有血液、尿液以及排泄物中特定营养素或代谢产物的含量测定。包括血液、尿液和粪便常规检验，以及血清蛋白、血清运铁蛋白、血脂、血清钙、电解质、pH等指标的测定。此外，还可通过营养素耐量或负荷试验，以及基于体内其他生化物质的检查来间接推断营养素水平。目前，血清蛋白质水平和氮平衡试验是常用的检查手段。

通过免疫功能测定，我们能够深入了解人体的免疫功能状况，并间接反映机体的营养水平。其中，淋巴细胞的总数及细胞免疫状态的检测是测定过程中的关键内容。

第三节　医院饮食

医院饮食可分为基本饮食（basic diet）、治疗饮食（therapeutical diet）和试验饮食（test diet）。这些饮食类型分别适应患者不同病情的需要。

一、基本饮食

基本饮食包括普通饮食、软质饮食、半流质饮食和流质饮食4种（表11-3）。

表11-3 医院基本饮食

类别	适用范围	饮食原则	用法	可选食物
普通饮食（general diet）	无饮食限制、消化功能正常、体温正常、病情较轻或恢复期的患者	营养平衡；美观可口；易消化，无刺激的一般食物；与健康人饮食相似	每日总能量应2200～2600kcal；蛋白质1.0～1.2g/kg，达70～90g；脂肪0.8～1.0g/kg，达60～70g；糖类275～350g；水分2500～3000ml。每日3餐，各餐按比例分配	一般食物都可采用
软质饮食（soft diet）	消化吸收功能差、咀嚼不便者、低热、消化道术后恢复期的患者	营养平衡；易消化，易咀嚼；食物碎、烂、软；少油炸、少油腻、少粗纤维及强烈刺激性调料	每日总能量为2200～2400kcal，蛋白质60～80g，每日3～4餐	软饭、面条、切碎煮熟的菜、肉等
半流质饮食（semi-liquid diet）	口腔及消化道疾病、中等发热、体弱、手术后患者	食物呈半流质；无刺激性；易咀嚼、吞咽和消化；纤维少，营养丰富；少食多餐；胃肠功能紊乱者禁用含纤维素或易引起胀气的食物；痢疾患者禁用牛奶、豆浆及过甜食物	每日总能量为1500～2000kcal，蛋白质50～60g，脂肪40～50g，糖类250g，必要时补充维生素和矿物质。每日5～6餐	泥、沫、粥、面条、羹等
流质饮食（liquid diet）	口腔疾患、各种大手术后，急性消化道疾患，高热，病情危重患者	食物呈液状，易吞咽、易消化，无刺激性；所含热量与营养素不足，只能短期使用；通常辅以肠外营养以补充能量和营养素	每日总能量为800kcal左右，蛋白质40～50g。每日6～7餐。每2～3小时一次，每次200～300ml	乳类、豆浆、米汤、稀藕粉、菜汁、果汁等

二、治疗饮食

治疗饮食是指在基本饮食的基础上，适当调节能量和营养素，以达到治疗或辅助治疗的目的，从而促进患者的康复（表11-4）。

表11-4 医院治疗饮食

饮食种类	适用范围	饮食原则及用法
高热量饮食（high calorie diet）	用于能量消耗较高的患者，如甲状腺功能亢进、结核、大面积烧伤、肝炎、胆道疾患、体重不足患者及产妇等	基本饮食基础上加餐2次，可进食牛奶、豆浆、鸡蛋、藕粉、蛋糕、巧克力及甜食等。总热量约为3000kcal/d
高蛋白饮食（high protein diet）	用于高代谢性疾病，如烧伤、结核、恶性肿瘤、贫血、甲状腺功能亢进症，大手术后等患者；低蛋白血症患者；孕妇、乳母等	基本饮食基础上增加富含蛋白质的食物，尤其是优质蛋白。供给量为1.5～2.0g/（kg·d），总量不超过120g/d。总热量为2500～3000kcal/d
低蛋白饮食（low protein diet）	用于限制蛋白质摄入的患者，如急慢性肾功能不全、肝性脑病或肝性脑病前期等患者	应多补充蔬菜和含糖高的食物，以维持正常热量。成人饮食中每日蛋白质含量不超过0.8g/kg。肾功能不全者应摄入优质动物性蛋白，忌用豆制品；若肾功能严重衰竭，甚至需摄入无蛋白饮食，并静脉补充氨基酸；肝性脑病者应以植物性蛋白为主

续　表

饮食种类	适用范围	饮食原则及用法
低脂肪饮食（low fat diet）	用于肝胆胰疾患、高脂血症、动脉粥样硬化、冠心病、肥胖症及腹泻等患者	饮食清淡、少油，禁用肥肉、蛋黄、动物脑等；脂肪含量少于50g/d，肝胆胰病患者少于40g/d，尤其应限制动物脂肪的摄入；高脂血症及动脉硬化患者不必限制植物油（椰子油除外）
低胆固醇饮食（low cholesterol diet）	用于高胆固醇血症等高脂血症、动脉粥样硬化、高血压、冠心病等患者	胆固醇摄入量少于300mg/d，禁用或少用含胆固醇高的食物，如动物内脏、脑、鱼子、蛋黄、肥肉、动物油等
低盐饮食（low salt diet）	用于心脏病、肾小球疾病、肝硬化腹水、重度高血压但水肿较轻患者	每日食盐量＜2g，不包括食物内自热存在的氯化钠。禁用腌制食品，如咸菜、皮蛋、火腿、香肠、咸肉、虾米等
无盐低钠饮食（non salt low sodium diet）	同低盐饮食，但一般用于水肿较重患者	无盐饮食除食物内自然含钠量外，不放食盐烹调，饮食中含钠量＜0.7g/d。低钠饮食需控制摄入食品中自然存在的含钠量，一般应＜0.5g/d。二者均禁食腌制食品、含钠食物和药物，如油条、挂面、汽水、碳酸氢钠药物等
高纤维素饮食（high cellulose diet）	用于便秘、肥胖症、高脂血症、糖尿病等患者	饮食中应多含食物纤维，如韭菜、芹菜、卷心菜、粗粮、豆类、竹笋等
低渣饮食（low residue diet）	用于伤寒、痢疾、腹泻、肠炎、食管-胃底静脉曲张、咽喉部及消化道手术的患者	饮食中应少含食物纤维，不用强刺激调味品及坚硬、带碎骨的食物；肠道疾患少用油脂

三、试验饮食

试验饮食是指在特定的时间内，通过对饮食内容的调整来协助诊断疾病和确保实验室检查结果正确性的一种饮食（表11-5）。

表11-5　医院试验饮食

饮食种类	适用范围	饮食原则及用法
肌酐试验饮食（creatinine test diet）	用于协助检查、测定肾小球的滤过功能	试验期为3天，试验期间禁食肉类、禽类、鱼类，忌饮茶和咖啡，全日主食在300g以内，限制蛋白质的摄入（每日蛋白质供给量＜0.8g/kg），以排除外源性肌酐的影响；蔬菜、水果、植物油不限，热量不足可添加藕粉或含糖的点心等，第3天测内生肌酐清除率及血肌酐含量
尿浓缩功能试验饮食（干饮食）（urine concentration function test diet）	用于检查肾小管的浓缩功能	试验期1天，控制全天饮食中的水分，总量在500～600ml，可进食含水分少的食物，如米饭、馒头、面包、炒鸡蛋、土豆、豆腐干等，烹调时尽量不加水或少加水；避免食用过甜、过咸或含水量高的食物，蛋白质供给量为1g/（kg·d）
甲状腺^{131}I试验饮食（^{131}I thyroid test diet）	用于协助测定甲状腺功能	试验期为2周，试验期间禁用含碘食物，如海带、海蜇、紫菜、海参、虾、鱼、加碘食盐等；禁用碘做局部消毒；2周后做^{131}I功能测定

续 表

饮食种类	适用范围	饮食原则及用法
胆囊B超检查饮食（galbladder B ultrasonic examination diet）	用于需行B超检查有无胆囊、胆管疾病患者	检查前3日最好禁食牛奶、豆制品、糖类等易发酵产气食物。检查前1日中午进食高脂肪餐，刺激胆囊收缩，促进胆汁排空；检查前1晚应进食无脂肪、低蛋白、高糖类的清淡饮食，稍后口服对比剂，禁食禁饮至次日上午。若胆囊显影良好，还需要了解胆囊收缩功能，则在第1次B超检查后，进食高脂肪餐（如油煎荷包蛋2只或高脂肪的方便餐，脂肪含量25～50g）；30～45分钟后做第2次B超检查观察，若效果不明显，可再等待30～45分钟后再次检查
葡萄糖耐量试验饮食（glucose tolerance test diet）	用于糖尿病的诊断	试验前食用糖类量≥300g的饮食共3日。同时停用一切能升降血糖的药物。试验前晚餐后禁食（禁食10～12小时）直至翌晨试验。试验日晨采血后将葡萄糖75g溶于300ml水中顿服。糖餐后0.5小时、1小时、2小时和3小时分别采血测定血糖
隐血试验饮食（occult blood test diet）	用于消化道出血、胃癌、消化性溃疡、伤寒，原因不明贫血等需做大便隐血试验的患者	试验期3日，禁食各种动物血、肉类、禽类、鱼类、蛋黄、绿叶蔬菜等含铁丰富的食物及药物。可食牛奶、鸡蛋清、去皮土豆、白萝卜、冬瓜、豆腐、大白菜、米、面、馒头等

第四节　一般饮食护理

根据患者的营养状态评估结果，结合其疾病的特性，护士为患者能够量身打造个性化的营养方案，并给予患者饮食方面的专业指导和护理，确保患者能够摄取充足、适宜的营养素，从而辅助患者加快康复进程。

一、病区的饮食管理

患者入院后，病区的主治医生会基于其病情制定饮食医嘱，详细规定患者的饮食种类与要求。护士按照医嘱填写入院饮食通知单，递交至营养室。同时，护士要在病区饮食单以及患者床头或床尾卡进行标注，确保饮食准确无误分发给每一位患者，满足患者的个性化饮食需求。

患者病情变化时，饮食需调整，如半流食转软质饮食、手术前禁食、出院停止饮食等，医生需重新开医嘱。护士根据新医嘱填写饮食更改通知单或饮食停止通知单，及时送达订餐人员或营养室，以确保饮食及时调整。

二、患者的饮食护理

（一）患者进食前的护理

1. 饮食教育　由于患者饮食偏好和缺乏营养知识，可能会对医院提供的特定饮食产生误解或抵触。护士应根据患者实际需求，解释饮食的重要性，指导适宜食物和饮食次数。在指导时，护士应尊重患者的饮食习惯，提供个性化建议，如推荐替代品和调味品，帮助患者逐步适应饮食变化。良好的饮食教育可增进患者对饮食计划的理解和执行意愿。

2. 进食环境准备　进餐环境优美舒适，可使患者心情舒畅、食欲增强。进餐时要确保进餐环境清洁、整齐，空气清新，气氛轻松愉快。

（1）在进食之前，应暂停非紧急治疗和护理工作。

（2）同病室患者若病情危重或痛苦呻吟，可使用屏风进行遮挡。

（3）整理床单位，确保床铺整洁无杂物，同时收拾床旁桌椅，移除床上不必要的物品，以营造一个简洁有序的空间。去除病室内的不良气味，保持空气清新，建议饭前半小时开窗通风。避免不良视觉印象刺激，移去便器等可能引起不适的物品。对于病室内行动不便的患者，饭前半小时协助其使用便器进行排尿或排便，使用后应及时清理并撤除便器，开窗通风，以保持室内空气新鲜。

（4）集体用餐环境有助于激发患者的食欲。在条件允许的情况下，应积极倡导患者在病区餐厅内共同用餐，或鼓励患者共同用餐，促进交流互动，营造温馨氛围。

3. 患者准备　进食前患者的舒适感受对其食欲有着积极的促进作用。因此，在用餐之前，护士应协助患者完成必要准备工作。

（1）减轻或去除各种不舒适因素：如疼痛者给予镇痛措施；高热者给予降温；调整敷料包扎固定的松紧度；协助患者更换卧位或对相应部位进行按摩，以促进血液循环并缓解疲劳。

（2）减少患者的不良心理状态：对于焦虑、忧郁者给予心理支持；在条件允许的情况下，安排家属陪伴，稳定患者的情绪。

（3）协助患者洗手、清洁口腔：对自理能力下降的患者给予口腔护理，口气清新，促进食欲。

（4）采取舒适的进餐姿势：若病情允许，协助患者下床就餐；下床不便者，可取坐位或半坐位，并摆放跨床小桌；卧床者可取侧卧或仰卧位（头偏向一侧）并提供必要的支撑和辅助，以确保其进食过程中的安全与舒适。

（5）经患者允许，将一次性治疗巾或餐巾铺在患者胸前，保护衣物和被单不被弄脏，帮助患者做好进食前的准备工作。

（二）患者进食中的护理

1. 及时分发食物　护士根据饮食单及时配餐，并将热饭、热菜准确无误地分发给每位患者。

2. 协助患者进食　加强巡视，并鼓励或协助患者进食。

（1）定期检查治疗、试验饮食的执行情况，并在必要时进行督促。收集患者对饮食配制的反馈意见，并及时与营养室沟通。对探访人员带来的食物，需经护士检查，确保其符合治疗和护理的原则，如有需要，协助加热处理，以确保患者的饮食安全与健康。

（2）在进食过程中，患者若有疑问，护士应积极回应，并提供专业的解答，逐步引导患者纠正不健康的饮食习惯。

（3）对卧床的患者，鼓励其尽可能自己进食。将食物和餐具放置在合适位置，方便患者取用，必要时护士随时提供帮助。

（4）针对无法自行进食的患者，应结合患者的进食习惯和要求，如食物种类、进食顺序等，合理地喂食。喂食的量和速度要根据患者的具体情况和需求来调整，确保他们有足够的时间咀嚼和吞咽。控制食物的温度，以防烫伤。在喂食过程中，饭和菜、主食和汤等食物搭配好，轮流喂食。进流质饮食者，可用吸管吸吮。

（5）对双目失明或做眼部手术后暂时遮盖眼部的患者，除了遵循上述喂食建议，还需特别关注增强他们的进食体验。在喂食时，护士应清晰描述食物的内容，以激发患者的食欲和兴趣。若患者坚持自己进食，可按时钟平面图摆放食物，并告知方向、食品名称，利于患者自行摄取，如图11-2所示。

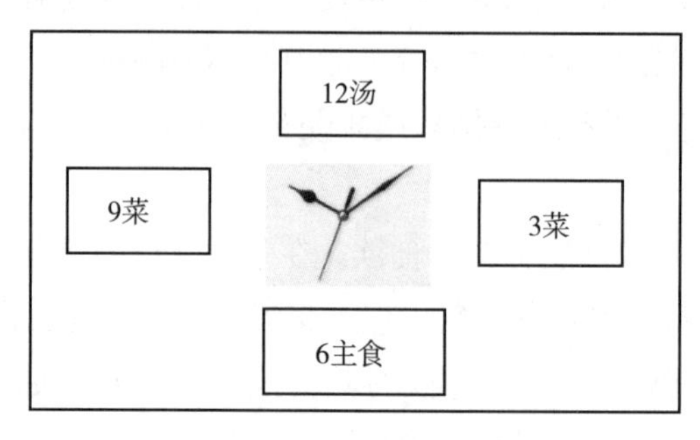

图11-2 食物放置平面图

（6）对禁食或限止饮食量的患者，应向患者解释原因，取得患者理解与配合，同时在床尾卡做相应标记，与下一班护士做好交接班。

（7）对需增加饮水量的患者，应向其解释原因和目的。为了保证夜间休息质量，督促患者在白天尽量摄入全天饮水量的3/4，避免夜间频繁起夜排尿。若不能一次性大量饮水，可采用少量多次的方式，并尝试摄入不同种类的液体，以确保充足的水分摄入。

（8）对需限制饮水量的患者，护士应向其解释限水原因以及饮水量，以取得患者理解与配合。在患者感到口干时，可用湿棉签湿润口唇、用注射器缓慢向口中滴水来缓解口腔黏膜的干燥。对口渴较为严重者，可采用口含冰块或酸梅等方法来刺激唾液分泌，从而有效缓解口渴。

3. 特殊问题的处理　护士在巡视患者用餐时，需迅速应对出现的特殊问题。

（1）恶心：若患者感到恶心，建议其深呼吸并暂停进食，以缓解症状。

（2）呕吐：遇到患者呕吐，首要任务是确保其安全。将患者头部转向一侧，避免呕吐物误入气管；同时提供容器收集呕吐物，并迅速清理现场，更换被污染的衣物和床单。为保持空气清新，需及时开窗通风；协助患者漱口或进行口腔护理，去除口中异味。若患者暂时不愿继续进食，可妥善保存剩余食物。详细观察并记录呕吐物的性状、颜色、量和气味，以供医生参考。

（3）呛咳：指导患者进食时应细嚼慢咽，避免谈笑说话，以减少呛咳风险。一旦发生呛咳，应协助患者拍背以缓解症状；若异物进入喉部，需立即采用海姆立克急救法进行急救处理，促使异物排出，防止窒息。

（三）患者进食后的护理

（1）在患者用餐完毕后，应及时清理，撤走餐具，整理床铺，确保环境整洁。协助患者洗手、漱口，必要时做口腔护理，清除口腔内食物残渣，保持口腔清洁舒适。

（2）在患者用餐完毕后，记录患者的进食情况，包括摄入食品的种类、质地、摄入食物的量以及患者的反应等。评估患者的营养状况，判断进食是否满足其营养需求，以便及时调整饮食计划。

（3）对禁食或暂缓进食的患者，护士应确保做好交接班工作，明确告知接班护士患者的饮食限制情况，确保患者得到连续的护理和关注。

第五节　特殊饮食护理

案例

【案例导入】

患者，男，72岁。糖尿病病史15年，并发冠心病5年。2小时前在家中突发右侧肢体无力，随即出现言语不清、口角歪斜，随后患者摔倒在地，意识模糊。家人立即呼叫急救，患者被送至医院急诊。经头颅MRI检查诊断为“左侧大脑中动脉供血区脑梗死”。护士遵医嘱迅速给予患者吸氧、心电监护、控制血糖、抗血小板聚集等紧急处理。目前患者生命体征稳定，但意识尚未完全恢复，存在明显的右侧肢体偏瘫和吞咽困难。为满足患者的营养需求，护士遵医嘱准备进行鼻饲。

【请思考】

1. 当该患者处于不同的意识状态时，插鼻饲管需注意的问题有什么不同？
2. 鼻饲操作过程中的注意事项有哪些？
3. 如何确定鼻饲管是否插入到胃里？
4. 在鼻饲管留置过程中，护士在护理鼻饲管时需注意哪些问题？

【案例分析】

对于病情严重、消化道功能受损、无法或不愿意经口进食的患者，为了保障其营养素的摄入、消化和吸收，维持细胞代谢，保护组织器官的结构与功能，调节免疫和内分泌系统，并促进组织修复与康复，临床上会根据患者的具体情况，采用不同的特殊饮食护理，包括肠内营养和肠外营养。

一、肠内营养

肠内营养（enteral nutrition，EN）是一种通过口服或管饲途径，经胃肠道给予的营养支持方式。这种方式提供的营养配方，只需经过化学性消化或无需消化，即可被肠黏膜吸收。

（一）肠内营养制剂

根据肠内营养制剂的成分特性，可以将其划分为四大类别：要素制剂、非要素制剂、组件制剂以及特殊应用制剂。

1. 要素制剂　亦称要素饮食，即一种特定营养品，由低聚或单体物质混合而成，其化学组成清晰，包含氨基酸或蛋白水解物、葡萄糖、脂肪、矿物质和维生素。加水后，能形成稳定溶液或悬浮液。适用于严重烧伤、创伤后超高代谢状态、消化道瘘、非感染性严重腹泻、消化吸收不良及营养不良、手术前后营养支持等患者。在临床营养治疗中，要素制剂对危重患者而言，能确保他们获取充足的能量与氨基酸等营养素，进而促进伤口愈合，改善患者的营养状况。

（1）特点：要素饮食，作为一种全面均衡的营养补给手段，满足人体发育成长中的各类需求。能直接被肠道吸收，无须消化。依据个体的生理特点，要素饮食的成分可灵活调整，增减特定成分或调整比例，实现特定的治疗效果。要素饮食残渣极少，能够显著减少粪便量。

（2）用法：根据病情需求，粉状要素饮食需与水以特定比例混合，调配出恰当的浓度和剂量。通过口服或管饲方式，为患者提供营养支持。然而，由于要素饮食通常具有较高的渗透压，口感不佳，因此患者口服时难以忍受，因此临床较少应用。为提升口感，部分要素饮食会适量添加调味料，使患者更容易接受。

2. 非要素制剂　是以整蛋白或蛋白质游离物作为主要的氮源的肠内营养制剂。其类别主要有匀浆制剂和以整蛋白为氮源的非要素制剂，接近等渗状态，口感较好，既可通过口服摄入，也可通过管饲方式给予。主要适用于胃肠道功能良好的患者。

（1）匀浆制剂：是通过将天然食物捣碎并均匀搅拌后制成的。具有价格较低、制备过程方便灵活的优点，可根据患者的具体需求进行调整。由于其固体成分容易沉降，使用时应注意防止管道堵塞。

（2）以整蛋白为氮源的非要素制剂：包括含牛奶配方、无乳糖配方以及含膳食纤维配方等。这些不同配方的产品为患者提供了更多样化的选择，以满足他们特定的营养需求或适应不同的饮食限制。

3. 组件制剂　亦被称为不完全制剂，是以某种或某类营养素为主的肠内营养制剂。对完全制剂起到补偿或强化作用，弥补完全制剂在适应个体差异方面的局限性。将两种或多种组件制剂进行组合来形成特定的组件配方，以满足患者的特殊需求。组件制剂主要由蛋白质组件、糖类组件、脂肪组件、维生素组件和矿物质组件组成。

4. 特殊应用制剂　为满足各种疾病或功能障碍患者的特殊营养需求而调整营养素成分或比例，以达到治疗目的的肠内营养制剂。如高支链氨基酸与低芳香族氨基酸的肝功能衰竭用制剂、以必需氨基酸为主的肾衰竭用制剂等。

（二）肠内营养的实施

根据实施途径，肠内营养可以分为口服和管饲两种方式。管饲（tube feeding）是将导管插入胃肠道，为患者提供必要的食物、营养液、水分及药物的方法，是临床上极为重要的营养补充手段。根据导管插入的路径不同，管饲可以分为以下五种：①鼻胃管，经鼻腔插管进入胃内。②口胃管，经口腔插管进入胃内。③鼻肠管，经鼻腔插管进入小肠，包括鼻十二指肠管和鼻空肠管。④胃造口管，经胃造瘘口插管进入胃内，也可经胃造口插入十二指肠或空肠。⑤空肠造口管，经空肠造瘘口直接插管至空肠内。在实际操作中，应根据患者的胃肠道状况、预计的管饲时间以及其他个体因素来选择合适的管饲方式。本节将重点以鼻胃管为例，详细介绍管饲法的操作方法。

鼻饲法（nasogastric feeding）是指经鼻腔插管到胃内，并通过该导管向胃内灌注流质饮食、水分和药物的方法。

1. 目的　对不能自行经口进食患者，通过鼻胃管供给食物和药物，以维持患者自身营养和治疗的需要。不能自行经口进食患者包括以下人群。①昏迷患者。②口腔疾患或口腔手术后患者，上消化道肿瘤等引起吞咽困难患者。③不能张口的患者，如破伤风患者。④其他患者，如早产儿、病情危重者、拒绝进食者等。

2. 操作前准备

（1）评估患者并解释：具体如下。

1）评估：患者的年龄、病情、意识、鼻腔情况、心理状态及合作程度。

2）解释：操作目的、过程、操作中配合方法和注意事项。

（2）患者准备：了解管饲饮食的目的，操作过程及注意事项，配合度高，鼻腔通畅。

（3）环境准备：环境宽敞、清洁，光线明亮，无异味。

（4）护士准备：衣帽整洁，修剪指甲，洗手，戴口罩。

（5）用物准备：具体如下。

1）治疗车上层：无菌鼻饲包［内备：治疗碗、镊子、压舌板、止血钳、纱布、50ml注射器（有条件的可以备一次性50ml注射器，放无菌包外）、治疗巾］或一次性无菌鼻饲包。胃管可根据鼻饲持续时间、患者的耐受程度选择橡胶胃管、硅胶胃管或新型胃管（胃管放无菌鼻饲包内还是选一次性胃管独立摆放，根据自己选择的胃管类型来定），液状石蜡、胶布、棉签，别针、夹子或橡皮圈、听诊器、手电筒、弯盘、鼻饲流食（38～40℃），温开水适量（也可取患者饮水壶内的水）、按需准备漱口或口腔护理用物及松节油、手消毒液、医嘱单、一次性清洁手套。采用滴注方式灌注流食者还需要准备带有输注管的肠内营养容器。

2）治疗车下层：医疗垃圾桶、生活垃圾桶。

3. 操作步骤　鼻饲法的操作步骤见表11-6。

表11-6　鼻饲法

步骤	操作解释	操作语言
1. 插管	核对：护士备齐用物携至患者床旁，核对患者床号、姓名、腕带、住院号	“您好（根据患者具体情况使用尊称），我是您的责任护士，能告诉我您的床号和姓名吗？检查一下您的腕带？”
	解释：解释操作目的，取得患者的配合	“根据您病情需要为您插胃管，请您配合我好吗？”
	摆体位：①有义齿者取下。②清醒患者取半坐位或坐位。③昏迷患者取去枕平卧位，头向后仰，见图11-3（a）。④将治疗巾围于患者颌下，弯盘置于枕旁	“我帮您取舒适卧位？您有佩戴义齿吗？我帮您取下来，防止操作中脱落。”
	戴手套：戴一次性清洁手套	—
	检查清洁鼻腔：观察鼻腔是否通畅，选择通畅一侧，用棉签清洁湿润鼻腔	“我帮您检查并清洁、湿润一下鼻腔，稍微有些凉。”

续 表

步骤	操作解释	操作语言
1. 插管	测量：测量胃管插入长度，插入长度一般为前额发际至胸骨剑突处或由鼻尖经耳垂至胸骨剑突处的距离；一般成人插入长度为45～55cm，应根据患者的身高等确定个体化长度；为防止反流、误吸，插管长度可在55cm以上；若需经胃管注入刺激性药物，可将胃管再向深部插入10cm	—
	润滑：将少许液体石蜡倒于纱布上，润滑胃管前端	—
	插管：①一手持纱布托住胃管，一手持镊子夹住胃管前端。沿选定侧鼻孔轻轻插入。②插入胃管10～15cm（咽喉部）时，根据患者具体情况进行插管。对清醒患者，嘱患者做吞咽动作，顺势将胃管向前推进，至预定长度；插管时动作轻柔，镊子尖端勿碰及患者鼻黏膜，以免造成损伤；吞咽动作可帮助胃管迅速进入食管，减轻患者不适，护士应随患者的吞咽动作插管，必要时可让患者饮少量温开水。对昏迷患者，左手将患者头托起，使下颌靠近胸骨柄，缓缓插入胃管至预定长度；下颌靠近胸骨柄可增大咽喉通道的弧度，便于胃管顺利通过咽部，见图11-3（b）；若插管中出现恶心、呕吐，可暂停插管，并嘱患者做深呼吸。深呼吸可分散患者注意力，缓解紧张；如胃管误入气管，应立即拔出胃管，休息片刻后重新插管；插入不畅时应检查胃管是否盘在口咽部，或将胃管抽出少许，再小心插入	“您好，现在开始插管了，我会动作轻柔小心，减轻您的痛苦，您若有什么不适请及时示意我，请您按我的指令配合，好吗？” “请您做吞咽动作，谢谢您的配合！” “您配合得非常好，插管已经顺利完成了！”
	确定：确认胃管插入胃内的方法有以下几种。①在胃管末端连接注射器抽吸，能抽出胃液。②置听诊器于患者胃部，快速经胃管向胃内注入10ml空气，听到气过水声。③将胃管末端置于盛水的治疗碗中，无气泡逸出	“现在我们确定一下胃管的位置，我帮您检查一下。”
	固定：确定胃管在胃内后，用胃管贴或胶布将胃管固定在鼻翼及颊部	“现在将胃管进行固定，防止胃管移动或滑出。”
	灌注食物：①连接注射器于胃管末端，抽吸见有胃液抽出，再注入少量温开水。每次灌注食物前应抽吸胃液以确定胃管在胃内及胃管是否通畅。温开水可润滑管腔，防止鼻饲液黏附于管壁。②根据患者具体情况以不同方式缓慢注入鼻饲液或药液。每次灌注前应先测试鼻饲液温度，以38～40℃为宜。分次推注：连接胃管与注射器。每日4～6次，每次250～400ml，根据患者病情可适当调整灌入鼻饲液的量；推注的速度不能快于30ml/min；每次抽吸鼻饲液后应反折胃管末端，避免灌入空气，引起腹胀。间歇滴注：将营养液放入肠内营养容器内，排气，连接胃管与输注管。总量在24小时内循环滴注，但其间隙给予休息。如输注3小时后休息2小时，如此不断重复。连续滴注：同间歇滴注。在12～24小时内持续滴入营养液，或用肠内营养泵保持恒定滴速。③鼻饲完毕后，再次注入少量温开水。冲净胃管，防止鼻饲液积存于管腔中变质造成胃肠炎或堵塞管腔	“我帮您灌入饮食，您若有不适，请及时告知我，谢谢！”
	处理胃管末端：将胃管末端盖好，用纱布反折包好，用橡皮筋扎紧，用别针固定于大单、枕旁或患者衣领处	“饮食已灌入完成，我将胃管末端固定好，您翻身时小心些，防止胃管脱落，谢谢您的配合！”
	操作后处理：①协助患者清洁鼻腔、口腔。②整理床单位。③嘱患者维持原卧位20～30分钟。维持原卧位有助于防止呕吐。④洗净鼻饲用的注射器，放于治疗盘内，用纱布盖好备用。鼻饲用物应每次更换消毒。⑤脱下一次性手套。⑥洗手。⑦记录鼻饲的时间，鼻饲物的种类、量，患者反应等	“您好好休息，有需要可以按床头铃找到我，我会随时帮您的！”

续 表

步骤	操作解释	操作语言
2. 拔管	用于停止鼻饲或长期鼻饲需要更换胃管时。长期鼻饲应定期更换胃管，晚间拔管，次晨再从另一侧鼻孔插入	—
	戴手套：戴一次性手套	—
	拔管前解释与准备：核对患者床号、姓名、腕带，解释拔管原因，置弯盘于患者颌下，夹紧胃管末端，以免拔管时管内液体返流，轻轻揭去固定的胶布	“您好，您恢复得非常好，遵医嘱可以帮您拔出胃管了，请您配合好吗？”
	拔出胃管：用纱布包裹近鼻孔处的胃管，嘱患者深呼吸，在患者吸气结束后屏气或呼气时拔管，边拔边用纱布擦胃管，到咽喉处快速拔出，以免管内残留液体滴入气管	—
	操作后处理：①将胃管放入弯盘，移出患者视线，减少患者不良的视觉刺激。②清洁患者口鼻、面部，用松节油或乙醇擦去胶布痕迹，协助患者漱口，采取舒适卧位。③整理床单位，清理用物。④脱下一次性手套。⑤洗手。⑥记录拔管时间和患者反应	“我帮您擦去胶布痕迹，请您漱口，感谢您的配合，您好好休息，有需要按床头铃，我会随时帮助您的！”

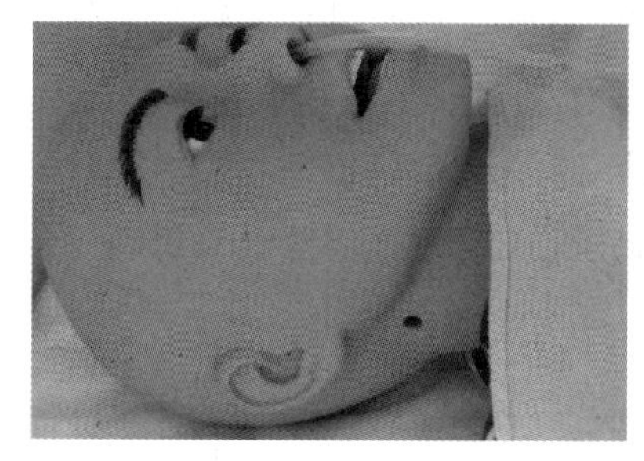

（a）头后仰

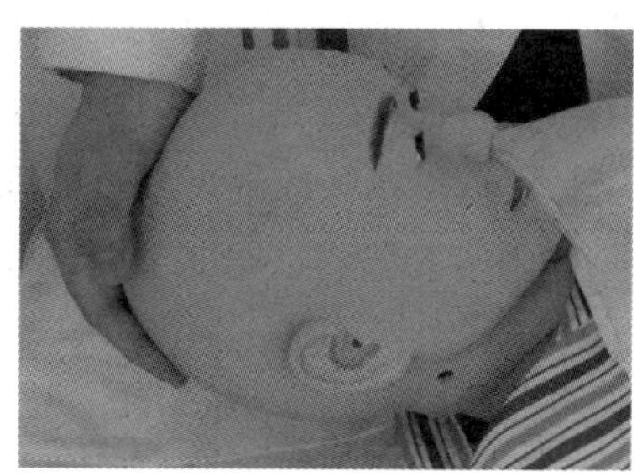

（b）下颌贴近胸骨柄

图11-3 为昏迷患者插胃管示意图

4. 注意事项

（1）在插管过程中，动作轻柔，以防损伤食管黏膜。食管存在3处狭窄，即环状软骨水平处、气管分叉处和食管通过膈肌处。经过食管的3处狭窄时，动作一定要轻柔。

（2）当胃管插入至10～15cm（咽喉部）时，对于清醒的患者，应指导其进行吞咽动作；对于昏迷患者，操作者用左手托起患者头部，使下颌靠近胸骨柄，增大咽喉部通道的弧度，以便顺利插管。

（3）插胃管过程中，患者出现呛咳、呼吸困难或发绀等症状，表明胃管误入气管，应立即拔出胃管，嘱咐患者休息片刻后，再重新尝试插入。

（4）每次鼻饲前，必须确保胃管在胃内且通畅。鼻饲前应先回抽胃管，查看胃内消化情况，可观察液体的颜色及量，若回抽胃液超过150ml或胃液呈血性、咖啡色时，应减量或暂停鼻饲。

（5）每次鼻饲前后，不管是喂食还是喂药，需注入20～30ml温开水冲洗管道，防止鼻饲管堵塞。

（6）鼻饲液的温度应在38～40℃，以避免过冷或过热对患者造成不适。新鲜果汁与奶液应分别注入，以防产生凝块。如果是片剂药物，应当研成粉末状；胶囊状药物可剥去外壳倒出内容物，加入温水充分溶解后再注入。

（7）分次推注法主要适用于非危重且经胃内喂养的患者。操作简便且费用较低，但可能较容易引起胃肠道症状，患者出现恶心、呕吐、腹胀和腹泻等。多数患者能够耐受间歇性滴注。连续滴注法多用于经十二指肠或空肠喂养的危重患者。

（8）食管梗阻者禁忌鼻饲法，食管静脉曲张为鼻饲法的相对禁忌证。

（9）长期鼻饲者，应每天进行口腔护理2次，并定期更换胃管。晚上末次饮食后拔管，次晨进食前从另一侧鼻腔插管。普通胃管每周更换一次，硅胶胃管每月更换一次。

5. 健康教育

（1）向患者解释管饲饮食的目的、作用、操作过程和配合方法，以减轻患者的焦虑。

（2）向患者说明鼻饲液的种类、温度、量、两次饮食间隔时间、胃管的冲洗、患者卧位要求等。

（3）向患者介绍更换胃管的频率和方法等。

（4）提醒患者若鼻饲后出现不适症状，应及时告知医护人员。

（三）肠内营养泵

肠内营养泵是一种专为管饲设计的营养输注系统，它通过管饲管与泵管及其附件相连，利用微电脑技术精确调控输注速度、剂量、温度及总量，形成一个完整、封闭、安全且便捷的系统。此系统特别适用于昏迷患者或需准确控制营养摄入的管饲饮食患者。肠内营养泵能够根据患者的疾病特点和需求，合理设定参数，保证定时、定量地为患者输入肠道营养液，以满足患者营养需要。

1. 肠内营养泵的功能

（1）调节功能：肠内营养泵允许用户根据需求设定营养液的总量、流速及温度等关键参数，并在运行期间根据实际需求进行即时调整，确保营养液的精准输注。

（2）检测与控制：该泵具备自动检测和控制功能，能够精确监测营养液的流量和流速，并根据预设的温度要求，实时检测并调控营养液的温度，确保输注过程的安全与有效。

（3）报警机制：若营养液的温度、流量或流速出现异常，肠内营养泵会立即触发报警系统，发出报警信号，保障患者的安全。

（4）显示界面：肠内营养泵配备动态显示界面，能够实时展示已输注的营养液数量、温度、流量及流速等信息，方便医护人员随时监控和调整输注过程。

2. 肠内营养泵使用中可能出现的问题及处理

（1）管道堵塞：通常由营养液附着于管壁造成。为避免此问题，在持续滴注过程中，建议每2～4小时使用约37℃的生理盐水或温开水冲洗管道，确保管道畅通无阻。

（2）营养泵报警：管道堵塞、液体滴空、滴管内液面过高或过低、电源不足等原因都可以引起报警。一旦报警，应立即检查并排除相关原因，确保输注过程顺畅无阻。

3. 肠内营养泵使用的注意事项

（1）单一患者使用：每位患者应使用独立的肠内营养泵设备，以确保卫生和安全。

（2）定期冲洗与更换：输注管应每24小时冲洗一次，并至少每24小时更换一次。肠内营养容器也应每24小时彻底清洗并消毒一次，以防止细菌滋生。

（3）按时完成输注：营养制剂应在推荐的时间内完成输注，以确保其有效性和安全性。

（四）肠内营养的潜在并发症

肠内营养是一种相对安全的营养支持方法。但若有营养制剂选择不当、配制不合理、营养液污染、输注速度控制不当或护理疏忽等，可引发并发症。

1. 胃肠道反应 是肠内营养最常见的并发症，具体症状包括恶心、呕吐、腹胀、腹痛、便秘和腹泻等。

（1）恶心、呕吐、腹胀：可能由营养液气味不佳、渗透压过高、输注速度过快或胃排空延迟引发。

（2）腹泻：可能由患者对肠内营养的不耐受、肠道内菌群失衡、营养液输注速度或温度控制不当，以及营养液污染引起。值得注意的是，腹泻并非肠内营养的固有并发症，通过合理使用可以有效预防。

（3）便秘：常因患者长期卧床、水分摄入不足和膳食纤维缺乏导致。

（4）腹痛：若肠内营养液输注速度过快或者营养液温度过低、渗透压过高，可引发肠痉挛而致腹痛；有时腹胀、腹泻也可能伴有腹痛。

2. 机械性问题 主要与喂养管的放置和护理相关。

（1）喂养管相关损伤：可能涉及鼻咽部、食管、胃、十二指肠黏膜的损伤、坏死、溃疡、穿孔和脓肿。同时接受经食管喂养和气管内插管的患者，可能因局部压迫而引发食管气管瘘。

（2）管道阻塞：通常由于营养液凝固或喂饲后未及时冲洗导致。

3. 感染风险 误吸营养液可能诱发吸入性肺炎；肠道造瘘者，若营养管滑脱入腹腔，则易导致急性腹膜炎。

4. 代谢性紊乱 部分患者可能出现高血糖或水、电解质代谢紊乱的情况。

（五）肠内营养注意事项

1. 根据患者病情，准确评估其营养需求，选择合适的肠内营养设备、喂养途径及方式，确保营养支持的有效性和安全性。

2. 营养液应现配现用，配制过程中需严格防止污染。若配制好的营养液无法立即使用，应存放于4℃以下的冰箱内，24小时内用完，以避免因放置时间过长而变质。

3. 营养液使用，应遵循浓度由低到高、用量由少到多、滴速由慢到快的原则，逐步增加使用量和浓度，以减轻患者的不适感。

（1）浓度：应从低浓度开始，逐渐增至所需浓度，以防患者不耐受而导致腹胀、腹泻等症状。

（2）用量：应先从小剂量开始，逐步递增，通过观察患者有无恶心、呕吐，有无腹胀、腹泻等不良反应，调整合适的用量，以防患者不耐受。

（3）温度：营养液的温度应适中，过冷或过热都可能引起患者不适。一般来说，口服时，营养液温度约为37℃，而鼻饲及经造瘘口注入时，营养液温度则应为38～40℃。

（4）滴速：应根据患者的耐受情况调整滴注速度，初始速度可为30滴/分，然后逐渐增加至60～70滴/分。

4. 营养液中不应加入任何药物，以免影响营养液的稳定性和患者的健康。

5. 在输注营养液的过程中，应定期巡视患者，一旦发现并发症的迹象，应立即查明原因，并采取相应措施。对于反应严重的患者，可暂停使用肠内营养。

6. 在应用肠内营养期间，应定期记录患者的体重、大便次数及性状、尿量等指标，检查血糖、血尿素氮、尿糖、电解质和肝功能等参数，以便全面了解患者的营养状况。

二、肠外营养

肠外营养（parenteral nutrition，PN）是一种针对患者特定需求的营养支持方式，通过周围静脉或中心静脉途径，为患者提供全面的能量和营养素，包括氨基酸、脂肪、各种维生素、微量元素以及电解质等。

（一）肠外营养目的

肠外营养用于不能从胃肠道摄入营养、胃肠道需要充分休息、消化吸收障碍以及存在超高代谢等的患者，满足机体对热量及营养素的需要，维持机体新陈代谢，促进患者康复。

（二）肠外营养分类

基于补充营养的剂量差异，肠外营养可分为部分肠外营养（partial parenteral nutrition，PPN）和全肠外营养（total parenteral nutrition，TPN）两种类型。根据应用途径的不同，肠外营养可分为周围静脉营养和中心静脉营养两种类型。在短期或需要部分营养支持或中心静脉置管存在困难时，可选用周围静脉营养；长期、全量的营养补充时宜采用中心静脉营养。

（三）肠外营养用法

肠外营养液体在输注时，主要有全营养混合液输注及单瓶输注两种。

1. 全营养混合液输注　即将每天所需的营养物质在严格无菌条件下按次序混合输入由聚合材料制成的输液袋或玻璃容器后再输注的方法。此方式可以确保热氮比例的平衡，使多种营养素同步进入体内，提高节氮效果。此外，它还能简化输液流程，节省时间，并有效降低污染和代谢性并发症的风险。

2. 单瓶输注　在无条件进行全营养混合液输注时，可单瓶输注。虽然单瓶输注在操作上更为简便，但由于各营养素进入机体的时间不同步，可能导致营养素的浪费，并增加代谢性并发症的风险。

因此，在条件允许的情况下，我们更推荐使用全营养混合液输注，以确保患者能够获得更加均衡和有效的营养支持。

（四）肠外营养禁忌证

1. 胃肠道功能正常，可以获得充足营养者。

2. 估计应用时间不超过5日者。

3. 患者伴有严重水、电解质紊乱及酸碱平衡失调、出凝血功能紊乱或休克时应暂缓肠外营养。

4. 已进入临终期，不可逆昏迷者。

（五）肠外营养并发症

在患者应用肠外营养的过程中，可能发生的并发症如下。

1. 机械性并发症　在中心静脉置管时，若患者体位不当、穿刺方向不正确等，可能会引起气胸、皮下气肿、血肿，甚至神经损伤。若不小心穿破静脉及胸膜，可引起血胸或胸腔积液。输注过程中，若输注管道中进入大量空气有发生空气栓塞的风险，甚至危及生命。

2. 感染性并发症　在置管时，不能严格执行无菌操作、污染营养液以及长期留置导管均可导致穿刺部位感染、导管性脓毒症等。长期肠外营养还可引起肠源性感染。

3. 肝功能损害　长期肠外营养也可导致肠黏膜萎缩、胆汁淤积等并发症。

（六）肠外营养注意事项

1. 强化无菌操作　在配制营养液和进行静脉穿刺时，必须严格遵守无菌技术，确保患者安全。

2. 储存营养液　营养液要现用现配，若有剩余或暂时不能使用的营养液，应存放于4℃的冰箱内，24小时内使用，以确保其新鲜度和有效性。

3. 定期更换导管与敷料　输液导管及输液袋应每12～24小时更换一次，导管进入静脉处的敷料每24小时更换一次。更换过程中，严格的无菌操作，并密切观察局部皮肤有无异常。

4. 监控输液过程　在输液过程中，应加强巡视，注意观察输液速度和液体滴入是否顺畅。输液速度应由慢逐渐变快，并保持均匀的输液速度。成人的一般输液速度建议为：首日60ml/h，次日80ml/h，第3日100ml/h。输液浓度从较低浓度开始，并结合患者的年龄和耐受情况进行合理调整。

5. 防止液体中断与空气栓塞　在输液过程中，应特别注意防止液体中断或导管拔出，以预防空气栓塞的发生。

6. 专用导管　静脉营养导管仅用于输送营养液，严禁在此处输注其他液体、药物或血液，也不能测量中心静脉压或采集血标本。

7. 患者监测与调整　使用前及使用过程中，应每日记录出入液量，观察血常规、血糖、尿糖、酮体及尿生化、氧分压、电解质、血浆蛋白等指标。根据实验室监测数据和患者的代谢变化，及时调整营养液的配方。

8. 并发症的观察与处理　应密切观察患者的临床表现，及时发现并处理可能出现的并发症。若发现异常情况，应立即与医生沟通，并采取相应措施。

9. 停用时的减量处理　在停用肠外营养时，应在2～3日内逐渐减少营养液的输注量，以确保患者平稳过渡。

本章小结

思考题

1．患者，女，28岁。主诉“发热伴右下腹持续疼痛24小时”入院。入院诊断为“急性化脓性阑尾炎伴腹膜炎”。当日在全麻下行急诊阑尾切除术及腹膜清洗术，术后放置腹腔引流管。术后5日更换辅料时，观察到伤口愈合整齐，无红肿和渗出，遂拔除引流管。患者目前无排气，但有轻微恶心感，无呕吐、腹痛等不适。肠鸣音微弱。考虑到患者胃肠道功能尚未完全恢复，计划在接下来的24小时内开始少量流质饮食，并逐步增加至全量。

请问：

（1）在该患者开始进餐前，护士应如何协助其做好相应的准备工作?

（2）当该患者开始进食时，护士应如何协助其进食以确保安全和舒适?

（3）在该患者进食后，护士应进行哪些护理观察以确保其胃肠道适应和恢复?

2．患者，男，58岁。因“右上腹疼痛反复发作5年，加剧2周”入院。5年前，患者无明显诱因开始出现右上腹疼痛，进食油腻食物后尤为明显，疼痛向右肩背部放射，伴有恶心、呕吐等症状。患者曾多次至当地医院就诊，诊断为“慢性胆囊炎、胆囊结石”，经药物治疗后症状有所缓解，但疼痛仍反复发作。近2周来，患者上腹部疼痛明显加剧，呈持续性胀痛，伴食欲缺乏，无发热、黄疸及大小便异常。为进一步治疗，患者入住我院。

请问：

（1）对于该患者，术前拟行胆囊B超检查以明确结石情况。在进行B超检查前，该患者应如何准备饮食以确保检查结果的准确性?

（2）术后，该患者的饮食应从流食逐渐过渡到半流食。请详述这2种饮食的原则及具体用法。

（3）出院时，护士向该患者强调低脂饮食的重要性。请问低脂饮食的具体要求是什么？该患者应该如何合理安排日常饮食以满足这一要求?

更多练习

（王　荣）

第十二章 排 泄

教学课件

学习目标

1. 素质目标

（1）在实施排尿、排便护理过程中，具备人文关怀素养，尊重关爱患者，树立全心全意为护理对象服务的精神。

（2）操作中能保护患者隐私，确保患者安全舒适。

2. 知识目标

（1）掌握：多尿、少尿、无尿、膀胱刺激征、尿潴留、尿失禁、导尿术、便秘、腹泻、排便失禁、灌肠法及肛管排气的概念，排尿、排便异常的护理，与排尿、排便有关的护理技术。

（2）熟悉：排尿、排便的评估，异常排尿、排便的原因。

（3）了解：与排尿、排便有关的解剖与生理。

3. 能力目标

（1）能准确判断异常排尿、排便的情况。

（2）能根据患者病情正确规范完成导尿术、留置导尿术、膀胱冲洗、大量不保留灌肠、小量不保留灌肠、保留灌肠和肛管排气的操作技术。

（3）能正确指导患者实施口服清洁肠道法、简易通便法。

（4）能根据病情为排尿、排便异常患者提供正确恰当的护理措施。

案例

【案例导入】

患者，女，52岁。行盆腔手术，术后6小时未排尿，有尿意，但排尿困难，膀胱膨胀，患者烦躁不安。

【请思考】

1．该患者此时发生了什么情况？

2．护士根据该患者病情变化可采取哪些护理措施？

3. 经护士前期处理无效，患者仍未排尿，主诉下腹胀痛难忍。查体：耻骨上膨隆，触及囊样包块，叩诊呈实音，有压痛。此时护士应采取什么护理操作技术？

【案例分析】 

排泄，即身体把新陈代谢产生的无法重复使用、过剩的最后产物排出体外的生理活动，它是人类的基础生存需求以及保障生命的关键因素之一。人体的排泄途径包括皮肤、呼吸、消化道以及泌尿道。其中，消化道与泌尿道两个部分的功能尤为关键。许多因素都能直接或间接地对人体的排泄行为产生影响，并且每个人的排泄状况以及所受的影响因素也各不相同。所以，医护人员必须掌握与排泄相关的护理知识和技术，协助或引导患者保持正常的排泄功能，满足排泄需求，同时让患者保持健康和舒适的状态。

第一节 排尿护理

尿液的排出是人类的基础需求之一，如果排尿系统出现问题或者出现困难，那么个体的身心健康状况就可能会遭受各种程度的破坏。所以，医护人员需要观察患者的排泄情况，理解患者的身心需求，熟练掌握与排尿相关的医疗、护理知识和技巧，提供合适且准确的护理方案，以解决患者的排尿困扰，促进患者身心健康。

一、排尿的生理

人类的泌尿系统由肾脏、输尿管、膀胱以及尿道构成。大概有100万个肾单元构成了每个肾，其主要的生理作用就是制造尿液。当肾小球进行过滤时，产生初尿，随后通过肾小管与集合管的重新吸收与排泄作用，形成终尿。这些尿液会通过肾盂流入输尿管，最后被输尿管转移至膀胱以便储存。尿液排泄是一种由大脑皮质调节的反应行为。在膀胱中的尿液达到400～500ml，且其内部压力超越10cmH_2O，身体将会有排尿的需求，此刻，大脑能够反应尿液的存在。当尿液的体积增加到700ml时，膀胱内的压力会相应上升至35cmH_2O，此刻膀胱逼尿肌会有节律地收缩，此时，大脑能够有意识地控制排尿。在膀胱的压力超过70cmH_2O的情况下，会有显著的疼痛，并伴随着剧烈的排尿欲望。当环境状态适宜时，刺激排尿反射，此类反射将由盆腔神经进行传导，从而引发逼尿肌的收缩和内括约肌的放松。当尿液流入后尿道时，它会刺激尿道感受器，这会通过神经的传递来增强排尿的效果，也会有意识地压迫阴道的神经，从而让膀胱的外括约肌放松。最终，由于强烈的膀胱内压力，尿液得以排出，实现了排尿的全过程。肾也具备其他生理功能，例如产生和释放促红细胞生成素、激肽和前列腺素等。

二、排尿的评估

（一）排尿的评估内容

1. 次数　排尿次数与饮食及饮水量、年龄、季节变化相关，存在个体差异。由于冬季天气冷、出汗少，排尿次数会增加；而夏季天气炎热、出汗多，排尿次数会减少。在食用流质饮食或服用能够促进排尿的药品和食品的情况下，人的排尿频率可能会提高。通常，大多数的成年人在日间会有4～6次的排尿，而在夜晚则会有0～2次的排尿。

2. 尿量　在成年人肾脏功能正常的状态下，每次排尿量为200～400ml，24小时的尿液总量为1000～2000ml，平均值大约是1500ml。尿液的量是衡量人体肾功能的关键指标之一，而尿液的量和排尿的频率可能会受到多种因素的影响，例如人体的饮水量、进食量、活动和环境等。尿量异常变化主要分为多尿、少尿和无尿。

（1）多尿（polyuria）：是指24小时内的排尿总量超出2500ml。在正常状态下，主要的诱因是过度饮水或者喝了含有利尿成分的饮料，例如茶、咖啡等；女性怀孕期间尿量可能会增加。然而，在病理状态下，这通常是由内分泌代谢失调或肾小管浓缩功能受损所导致的，这种情况在急性肾衰竭（多尿期）、糖尿病、尿崩症等疾病中尤其常见。

（2）少尿（oliguria）：是指24小时内的排尿量不足400ml，或者是每小时的排尿量不足17ml。主要的病因包括液体摄入不足、发热、呕吐、腹泻、休克等，这些都可能引发患者体内血液循环不畅的疾病和症状。这种情况在肾、心、肝等器官功能衰退的患者中较为普遍。

（3）无尿（anuria）：这是指24小时内尿液排出量不足100ml或者12小时内没有尿液排出，也被称为尿闭症。这种情况在严重的心脏和肾脏疾病、重度休克、尿路阻塞以及药物过敏等情况下较为常见。流行性出血热的少尿期无尿标准为24小时尿量少于50ml。

3. 性状

（1）外观：尿胆原和尿色素的协同作用使得新鲜尿液呈现出清晰、透明，其颜色可能是淡黄色，也可能是深黄色。随着尿液浓度的增加，可能会出现尿量减少和颜色变深的情况。此外，一些特定的饮食和药品也有可能改变尿液的颜色，例如，大量的胡萝卜摄取或维生素B_2的补充，都有可能导致尿液呈现出深黄的颜色。在人们摄入酚酞之后，尿液有可能呈现出淡淡的粉红色。在病理状况下，尿液的外观可能会发生以下变化。

1）血尿：血尿是指在新鲜尿样经过离心处理后，其中的尿沉渣在高倍放大镜下的红细胞数量超过3个，这表明尿液中的红细胞数量出现了异常的增加，这种情况被称为血尿。尿液中红细胞的数量会影响血尿的颜色深浅，而血尿又可以被划分为镜下血尿和肉眼血尿。对于血尿的表现较为轻微的患者，尿液颜色通常是正常的，只有在使用显微镜观察下，我们才会看到尿中的红细胞数量有所上升，这种情况被称为镜下血尿。严重的患者，排泄物通常呈现出洗肉水样的颜色，称之为肉眼血尿。血尿的主要诱因包括输尿管结石、急性肾小球肾炎、泌尿系统肿瘤、结核病和感染。

2）血红蛋白尿：其血红蛋白尿的发生通常是由于大批红细胞在血管里遭受损伤，导致血红蛋白进入体内，然后通过肾排泄。通常，血红蛋白尿的尿液颜色为浓茶色或酱油色，常见于血型不合导致的溶血、阵发性睡眠性血红蛋白尿以及恶性疟疾。

3）胆红素尿：其胆红素尿中的胆红素含量很高，通常表现为深黄色或者黄褐色，而且在摇动尿液时，产生的泡沫也是黄色的。在肝细胞性黄疸以及阻塞性黄疸中，这种情况较为普遍。

4）乳糜尿：乳糜尿的尿中含淋巴液。尿液呈现乳白色，这种状况常见于丝虫病。

（2）透明度：通常新鲜的尿液为透明，然而在储存过程中会有少量的絮状沉积，这是由黏蛋白、核蛋白、盐分和上皮细胞的凝固所引起的。如果尿液里面包含了大量的尿盐，那么新鲜的尿液在冷却之后可能会变得混浊。当对尿液施加热度、酸度或碱度的影响时，尿盐将被分解，这样尿液就能变得透明。在泌尿道遭受感染时，尿液中会含有大量的脓性细胞、红色细胞、皮肤细胞、细菌和炎症分泌物。菌尿的混合物呈现出云雾的形态，并且在静置后并未下沉。脓尿放置后可有白色絮状沉淀。尽管两种尿液都被加热、加酸或加碱进行了处理，但其混浊的状况仍然不会有所改善。一般来说，尿液的透明度并不受到尿中蛋白的影响，然而在振动尿液的过程中，会形成大量的泡沫并且这些泡沫很难完全消除。

（3）酸碱度：正常人体尿液通常是偏酸性的，其pH值约为6（4.5 ～ 7.5）。一些食物和疾病会对尿液的酸碱度产生影响，例如，当摄入大量肉类时，尿液可能会变酸性。在摄入大量的蔬菜后，尿液可能会变碱性。对于酸中毒的患者，尿液会变酸性，而对于那些严重呕吐的患者，尿液则会变碱性。

（4）比重：尿液的比重主要取决于肾的浓缩功能，一般来说，健康成人的尿液比重应该在1.015 ～ 1.025。通常，尿液的比重与尿量呈反比关系，这受到饮水量和出汗量等因素的影响。如果尿液的比重常常维持在1.010左右，那么这就表明该患者的肾功能遭受了严重的损害。

（5）气味：一般的尿液气味源于其中的挥发性酸。当尿液存储过久，其中的尿素会被分解并释放出氨，这就导致了氨的气味。在病理状态下，新鲜的尿液会散发出氨的气味。当患者出现糖尿病酮症酸中毒的情况时，由于尿液中含有大量的丙酮，尿液会有烂苹果气味。

（二）影响排尿因素的评估

排尿受到机体生理、心理和社会等因素的影响。在正常的情况下，个体的排尿过程并无疼痛或阻碍。为满足患者排尿需求，护士应对影响排尿的诸多因素进行评估。

1. 疾病　由于疾病的影响，神经系统疾病和病理改变可能会阻碍人体对排尿反应的神经传递，从而引起尿失禁；当肌肉的功能障碍，无法有效地通过收缩腹部肌肉来增加腹内压，从而导致无法正常排尿或者无法完全排空膀胱。初期的肾病可能会导致大量的尿液排出，但是到了后期，可能会出现少尿，甚至无尿。肿瘤、结石或泌尿系统狭窄也有可能导致排尿不畅、尿潴留。前列腺增生过度肥大常常会压迫老年男性的尿道，导致排尿时出现困难。

2. 治疗及检查　由于人体的外周循环低灌注状态，例如受伤或者手术，可能会引起大量的血液和液体流失，从而导致尿量的减少。在进行疾病的治疗和手术时，应用麻醉药物会对人的排尿产生影响，从而引发尿潴留。如果患者的输尿管、膀胱和尿道肌肉受到伤害，导致无法正常排尿，无法控制排尿，可能会出现尿液积聚或尿液无法排出的情况。由于在进行诊断性检测之前，患者需要停止进食和饮水，这可能会引起尿液排出量下降。另如，膀胱镜等侵入性检查过程中有可能出现泌尿系统损伤、水肿与疼痛，导致患者排尿形态改变，排尿困难。药品也会直接影响尿液的排泄，比如，利尿药能够阻止肾小管对钠离子的重新吸收，进而提高尿液的排泄量。镇痛药和安眠药有可能干扰神经的传递，进而对正常的排尿产生影响。

3. 液体和饮食　一般情况下，液体的摄入量直接影响排尿次数和尿量。排尿次数和尿量与液体的摄入量成正比。吃了大量的水果（如西瓜）和蔬菜（如冬瓜）也会对排尿产生影响。

4. 精神状态　精神状态往往对人的正常排泄产生影响。假设一个人在极度的忧郁与紧绷的状态中，压力可能对其会阴部以及膀胱的括约肌产生作用，导致尿液增多、尿流变慢，甚至可能导致排尿受阻，发生尿潴留。通常，心理压力也会对排尿过程产生影响。无论是视觉、听觉还是其他感官的刺激，都能触发排尿反应。例如，某些人在听到流水声、清洗会阴时，也会有尿意。在临床实践中，这种方式经常被用来帮助患者解决排尿问题。

5. 环境因素　排尿是一种隐私的行为，一般需在隐蔽、安全的场所进行。当个体处于不隐蔽的环境时，就会产生心理压力，从而影响正常的排尿。

6. 习惯　大部分人都有自己的排泄习惯，例如早晨醒来和晚上入睡之前都需要排尿。排尿的持续性、姿态的准确性以及所处的环境都可能对其影响。

7. 季节变化　在夏季，人体因为大量流汗而使体内的水分降低，血浆的晶体渗透压上升，这会导致抗利尿激素的产生增加，从而推动肾的再吸收，最终引发尿液的浓缩和尿量的下降。在冬季，由于气温较低，人的外围血管会收缩，导致血液循环量的增加，同时会使得体内的水分含量相应提高，抗利尿激素的产生会被抑制，进而引发尿液的排出增加。

8. 其他　当女性怀孕时，子宫的扩张会对膀胱造成压力，从而使得排尿的频率上升。女性的月经周期对其排尿产生影响，在月经来临之前，一些女性可能出现尿液减少或者尿潴留的状况；而当月经来临时，她们的尿液就会增多。由于婴儿的大脑尚未成熟，无法自主控制排尿，只有在2～3岁之后才能开始逐步控制排尿。因为老年人的膀胱肌肉紧张度降低，所以更容易有尿频的情况。

（三）异常排尿的评估

1. 膀胱刺激征（irritationsignofbladder）　典型临床表现包括尿频、尿急、尿痛症状。常见原因为膀胱及尿道感染和机械性刺激。

（1）尿频：在一定时间内，排尿的频率会增加，这通常是由于膀胱炎症或机械性刺激所导致的。当病情加剧时，几分钟内便可能出现一次排尿，每次尿液只是几毫升。

（2）尿急：患者在短时间内出现剧烈的排尿欲望，无法自我控制，必须马上进行排尿。每次尿量很少，常与尿频同时存在。

（3）尿痛：当患者进行排尿时，会感觉到膀胱区和尿道受到刺激，引发疼痛，这种疼痛可能在排尿的初始、中间、末尾或者排尿结束后出现。痛感可能是灼热的，这可能与膀胱、尿道或前列腺的感染有关。

2. 尿潴留（urinary retention）　是指尿液过多地滞留于膀胱中，无法被有效地排出。在尿液滞留的情况下，膀胱的体积有可能扩大到3000～4000ml，并且膀胱的高度甚至可以延伸到肚脐。患者表示小腹疼痛，排尿不畅。查体发现耻骨部位出现了膨胀，触摸到了一个囊状的包块，叩诊实音，按压疼痛。主要因素包括机械性梗阻和动力性梗阻。

3. 尿失禁（incontinence of urine） 指患者排尿失去意识控制或不受意识控制，导致尿液无法自我控制地溢出。依据患者的临床症状，尿失禁通常可以分为四种类型。

（1）持续性尿失禁：尿液会不断地从膀胱或者尿道里流出，导致膀胱始终处于空虚的状态。一般的诱因有手术、外伤，以及由于先天性疾病导致的膀胱颈部和尿道括约肌损伤。常见于妇科手术、膀胱阴道瘘。

（2）充溢性尿失禁：这是由多种因素导致膀胱逼尿肌无法保持正常的张力，或者膀胱排尿口梗阻，引起尿液积聚，导致尿液持续地从尿道流出。

（3）急迫性尿失禁：因为膀胱的炎症以及出口梗阻，导致患者少量排尿，通常会有尿频和尿急的情况。因为大脑皮质对脊髓排尿中枢的抑制减弱，导致膀胱逼尿肌无法控制地收缩。

（4）压力性尿失禁：在腹腔内的压力突然升高（如咳嗽、大笑、打喷嚏、负重等）的情况下，会造成膀胱的内压超越了尿道的阻力，从而让少量的尿液无意识地从尿道口流出。在自然分娩或者绝经之后的女性中，压力性尿失禁是较常见的。因为进行根治性前列腺切除手术有可能对尿道外括约肌造成损伤，压力性尿失禁也是常见的，而且这种情况通常出现在站立姿势。

三、排尿异常的护理

（一）尿潴留患者的护理

1. 营造一个私密空间 需要关闭房屋的窗户，并使用隔板进行保护，以此来构造一个安全的空间。建议与病情无关的人员撤离，这样患者就可以放心地进行排尿。

2. 调整排尿姿势 帮助患者改变身体姿态和坐姿，以便更好地排尿。比如，让患者坐起，以便他们能在舒适的状态排尿。针对那些需要卧床休养或进行特别手术的患者，护士有目标地指导他们在床上排尿或操作排尿设备，以避免由于术后无法适应排尿姿态引发的尿潴留。

3. 诱导排尿 使患者听到溪流的声音，或者使用温热水冲洗其会阴，以此诱导其排尿。此外，还可以采用中医特色疗法，如针灸中极、曲骨、三阴交等穴位，或艾灸关元、中极等穴位，以刺激排尿。

4. 热敷、按摩 对患者进行局部热敷和轻柔的按摩，有助于放松肌肉并促进排尿。在患者的病情允许的情况下，可以轻轻按压膀胱以协助排尿。尤其注意按摩力度应适中，以防膀胱破裂。

5. 心理护理 与患者建立良好的沟通与交流，建立相互信任的护患关系。及时发现并安慰和鼓励患者，以消除患者的焦虑和紧张情绪。

6. 健康教育 通过健康教育，向患者解释尿潴留的相关知识，并引导他们养成良好的排尿习惯。

7. 行导尿术 如果上述方法均无效，护士可遵医嘱在严格无菌技术操作原则下实施导尿术。

（二）尿失禁患者的护理

1. 皮肤护理 注意保持会阴部皮肤的清洁干燥。床上铺橡胶单和中单，或使用一次性尿垫或一次性纸尿裤。可用温水清洗或弱酸性免洗清洁剂清洁会阴部皮肤，有条件者可应用皮肤保护膜保护局部，勤换衣裤、床单、尿垫。根据皮肤情况，定时按摩受压部位，防止压力性损伤的发生。

2. 引流尿液 护士可以通过使用导尿管来排出尿液。针对女性患者能够利用女士的尿壶，将其紧密地靠近外阴部位来引流尿液。针对男性患者有两种选择：一是利用尿壶来接取尿液，二是通过阴茎套来连接集尿袋来收集尿液。

3. 重建正常的排尿功能

（1）饮食饮水：只要患者的健康状况允许，建议他们每天白天饮2000～3000ml的水，这样可以帮助患者更好地冲洗尿道，并避免泌尿系统感染。在入睡之前，避免过度饮水，防止对患者的睡眠造成干扰。

（2）监测排尿：养成规律的排尿习惯，间隔使用排尿器。在使用排尿器的过程中，可以轻轻地按压膀胱区，以帮助患者排尿。但要注意，力度需要适中，不能过大。

（3）恢复训练：引导患者进行骨盆底部肌肉的恢复训练，以提升控制排尿的能力。方法包括让患者采取站立、坐下或者卧下的方式来训练排尿，开始时要收紧腹部的肌肉，接下来逐渐放松，每次的时间约为10秒，一共重复10次，并且每日都要重复几次。

（4）留置导尿：对于那些长期出现尿失禁的患者，可以进行留置导尿，以防止尿液长时间浸湿皮肤，避免皮肤破裂或局部受到压力性损伤。此外，恢复膀胱的排尿作用，也有助于提升膀胱壁的肌肉紧张度。通常情况下不建议通过夹闭尿管的方式训练膀胱功能。

4. 心理护理 对尿失禁患者的人文关怀极其重要，日常生活中患者常常会出现如焦虑、自卑、抑郁、恐惧等消极情绪。他们期待被理解与关爱。医务工作者需要对患者表示尊敬并理解，提供安抚、引导和激励，协助他们建立恢复健康的心理状态。

四、与排尿有关的护理技术

（一）导尿术

导尿术（urethral catheterization）是指在严格无菌操作下，用导尿管经尿道插入膀胱引流尿液的方法。由于导尿方法具有侵入性，容易诱发医院感染，比如，错误的手法可能会对膀胱和尿道的黏膜产生破坏；未遵守无菌原则或所采用的导尿设备受到了污染，这些都有可能引发泌尿系统感染。所以，在给患者进行导尿的过程中，我们必须严格遵守无菌技术操作原则和流程。

1. 目的

（1）帮助尿潴留患者排出尿液，以缓解痛苦。

（2）提供临床诊断依据，包括收集无污染的尿样标本以便进行尿液分析，例如做尿常规检验，做细菌培养，对膀胱的体积、压力以及残余尿液进行测定，以及实施尿道和膀胱造影手术。

（3）为膀胱肿瘤患者进行膀胱化疗。

2. 操作前准备

（1）评估患者并解释：具体如下。

1）评估：患者的性别、年龄、疾病状况、医疗诊断结果、导尿目的、意识状况、生命体征、合作能力、心理健康、生活自理能力、膀胱的充盈程度、会阴部皮肤和黏膜的清洁度。

2）解释：向患者及家属解释有关导尿术的目的、方法、注意事项和配合要点。根据患者的自理能力，协助其清洁外阴。

（2）患者准备：患者和家属了解导尿的目的、意义、过程、注意事项及配合操作的要点。清洁外阴，做好导尿的准备。若患者无自理能力，应协助其进行外阴清洁。

（3）环境准备：酌情关闭门窗，床帘或屏风遮挡患者。保持合适的室温，光线充足。

（4）护士准备：着装整洁，修剪指甲，洗手，戴口罩。

（5）用物准备：具体如下。

1）治疗车上层：一次性导尿包（为生产厂商提供的灭菌导尿用物包，包括初步消毒、再次消毒和导尿用物。初步消毒用物有小方盘，内盛数个消毒液棉球袋，镊子，纱布，手套。再次消毒和导尿所需的物品包括手套、孔巾、弯盘、气囊导尿管，装有4个消毒液的棉球袋，2把镊子，配备了10ml无菌液体的注射器，润滑油的棉球袋，标本瓶，纱布，集尿袋，方盘，以及外包的治疗巾。还需要手消毒液、弯盘，一次性的垫巾或橡胶单，以及1套治疗巾、浴巾。

常见的导尿管种类包括单腔导尿管（主要用于一次性排尿）、双腔导尿管（主要用于留置排尿）和三腔导尿管（主要用于膀胱清洗或向膀胱内滴药）。其中，双腔导尿管和三腔导尿管均有一个气囊，以达到将尿管头端固定在膀胱内防止脱落的目的。根据患者情况选择合适大小的导尿管，通常建议在允许范围内使用最小直径的导尿管。成年女性一般选用F12～F16导尿管，成年男性一般选用F14～F18导尿管，小儿宜选用F6～F10导尿管，重度血尿时，需要使用F20～F24的三腔导尿管进行膀胱持续冲洗。

不同材料的导尿管具有不同的特点。由天然橡胶制成的乳胶导尿管因其易引起不适和快速结痂的缺点，局限用于短期留置；100%硅胶制作的导尿管对组织刺激小、舒适性好、不易过敏，并且与相同型号的乳胶导尿管相比，其内径更大，具有降低结痂的倾向，适宜长期留置，可用于预期留置导尿管超过2周的患者。此外，还有银离子和抗菌涂层、水凝胶涂层、硅胶涂层等不同材质的导尿管；银离子涂层具有降低住院患者短期导管置入期间（少于1周）导管相关性尿路感染的风险、抗菌涂层可降低短期导管置入期间（少于1周）无症状菌尿风险、水凝胶涂层柔软且具有高度生物相容性，可减少摩擦和尿道刺激，适合长期使用。

不同头端的导尿管：气囊顶端平展开放式导尿管能够有效避免膀胱黏膜损伤，但需注意的是，男性尿道直接置入易导致尿道黏膜损伤，需给予导管引导置入；对于常规导尿，应使用直头的导尿管；对插管困难的男性患者进行导尿时，可以使用弯头尖端导管（插入时注意尖端朝上）。

2）治疗车下层：生活垃圾桶、医疗垃圾桶。

（6）其他：根据环境情况酌情准备屏风或床帘；根据患者需求准备麻醉药，如利多卡因/利诺卡因的水溶性润滑剂，以减轻插管时的疼痛。

3. 操作步骤　导尿术的操作步骤见表12-1。

表12-1 导尿术

步骤	操作解释	操作语言
1. 核对	携用物至患者床旁，核对患者姓名、床号、年龄、腕带、住院号等信息	“您好（根据患者具体情况使用尊称），我是您的责任护士，能告诉我您的床号和姓名吗，看一下您的腕带？”
2. 解释	解释操作目的、方法、注意事项	“您出现了尿潴留情况，遵医嘱我要为您进行导尿术，就是用一根无菌的尿管通过尿道插入您的膀胱引流尿液，减轻您的痛苦。这个过程会有一点难受，但是我会尽量轻柔一些的，请您配合我好吗？”
3. 准备	1. 移床旁椅至操作同侧的床尾，将便盆放床尾床旁椅上； 2. 松开床尾盖被，帮助患者脱去对侧裤腿，盖在近侧腿部，并盖上浴巾，对侧腿用盖被遮盖	—
4. 体位	协助患者取屈膝仰卧位，两腿略外展，暴露外阴	“为了避免无菌区受到污染，现在起请您保持这个体位不要动好吗？”
5. 垫巾	将橡胶单和治疗巾或一次性垫巾垫于患者臀下，弯盘置于近会阴处，消毒双手，核对检查并在治疗车上层打开导尿包，取出初步消毒用物，操作者一只手戴上手套，将消毒液棉球倒入小方盘内	—
6. 消毒、导尿	根据男、女患者尿道的解剖特点进行消毒、导尿。女性尿道短，3～5cm。男性尿道长，18～20cm，男性尿道有两个弯曲即耻骨前弯和耻骨下弯，三个狭窄即尿道内口、尿道膜部和尿道外口 1. 女性患者 （1）初步消毒：每个棉球限用一次，消毒顺序是由外向内、自上而下，由对侧到近侧。操作者一手持镊子夹取消毒液棉球初步消毒阴阜、大阴唇，另一戴手套的手垫纱布分开大阴唇，消毒小阴唇和尿道口；污棉球置弯盘内；消毒完毕脱下手套置弯盘内，将弯盘及小方盘移至床尾处； （2）打开导尿包：将导尿包放在患者两腿之间，按无菌技术操作原则打开治疗巾； （3）铺孔巾：取出无菌手套并戴好，取出孔巾，对准并将孔巾铺在患者的外阴处，暴露会阴部并遮盖肛门； （4）整理用物，润滑尿管：按操作顺序整理好用物，取出导尿管，用润滑液棉球润滑导尿管前段，根据需要将导尿管和集尿袋的引流管连接，打开消毒液棉球包装，将其放于弯盘内； （5）再次消毒：再次消毒顺序是内→外→内，自上而下，由对侧到近侧。每个棉球限用一次。弯盘置于外阴处，一手垫纱布分开并固定小阴唇，一手持镊子夹取消毒液棉球，分别消毒尿道口、两侧小阴唇、尿道口。污棉球、弯盘、镊子放床尾弯盘内； （6）导尿：将方盘置于孔巾口旁，嘱患者缓慢深呼吸，用另一镊子夹持导尿管对准尿道口轻轻插入至尿液流出，再插入5～7cm（约至导尿管长度的50%）（图12-1），确保气囊进入膀胱，松开固定小阴唇的手，下移固定导尿管，将尿液引入集尿袋内；	“我现在进行消毒，可能会有些凉，请别担心。” “在我插管时您可能会有异物感和不适感，请不要紧张，张口深呼吸，尽量放松，这样有利于插管，谢谢。”

续 表

步骤	操作解释	操作语言
6. 消毒、导尿	2. 男性患者 （1）初步消毒：操作者一手持镊子夹取消毒棉球进行初步消毒，依次为阴阜、阴茎、阴囊。另一戴手套的手取无菌纱布裹住阴茎将包皮向后推暴露尿道口，自尿道口向外向后旋转擦拭尿道口、龟头及冠状沟。污棉球、纱布置弯盘内；消毒完毕将小方盘、弯盘移至床尾，脱下手套； （2）打开导尿包：用洗手消毒液消毒双手后，将导尿包放在患者两腿之间，按无菌技术操作原则打开治疗巾； （3）戴无菌手套，铺孔巾：取出无菌手套，戴好无菌手套，取出孔巾，铺在患者的外阴处并暴露阴茎； （4）整理用物，润滑尿管：按操作顺序整理好用物，取出导尿管，用润滑液棉球润滑导尿管前段，根据需要将导尿管和集尿袋的引流管连接，放于方盘内，取消毒液棉球放于弯盘内； （5）再次消毒：弯盘移至近外阴处，一手用纱布包住阴茎将包皮向后推，暴露尿道口。另一只手持镊子夹消毒棉球再次消毒尿道口、龟头及冠状沟。污棉球、镊子放床尾弯盘内； （6）导尿：一手继续持无菌纱布固定阴茎并提起，使之与腹壁成60°角（图12-2），将方盘置于孔巾口旁，嘱患者张口缓慢深呼吸，用另一镊子夹持导尿管对准尿道口轻轻插入尿道，直至导尿管Y形处，将尿液引入集尿袋内	“我现在进行消毒，可能会有些凉，请别担心。” “在我插管时您可能会有异物感和不适感，请不要紧张，张口深呼吸，尽量放松，这样有利于插管，谢谢。”
7. 夹管、倒尿	将尿液引流入集尿袋内至合适量	—
8. 取标本	若需做尿培养，用无菌标本瓶接取中段尿液5ml，盖好瓶盖，放置合适处	—
9. 操作后处理	1. 导尿完毕，轻轻拔出导尿管，撤下孔巾，擦净外阴，收拾导尿用物弃于医疗垃圾桶内，撤出患者臀下的橡胶单和治疗巾（或一次性垫巾）。脱去手套，用手消毒液消毒双手，协助患者穿好裤子。整理床单位； 2. 清理用物，测量尿量，尿标本贴标签后送检； 3. 洗手，记录	“导尿术已经完成，您感觉怎么样？” “您好好休息，有任何不适请您按铃呼叫我们，我也会随时过来看您的。”

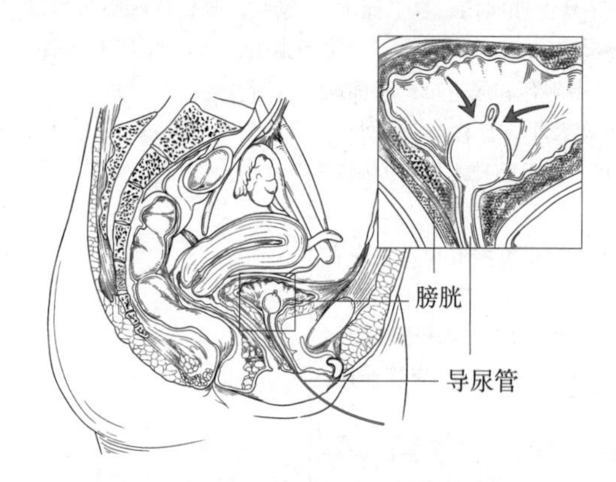

图12-1 女性患者导尿

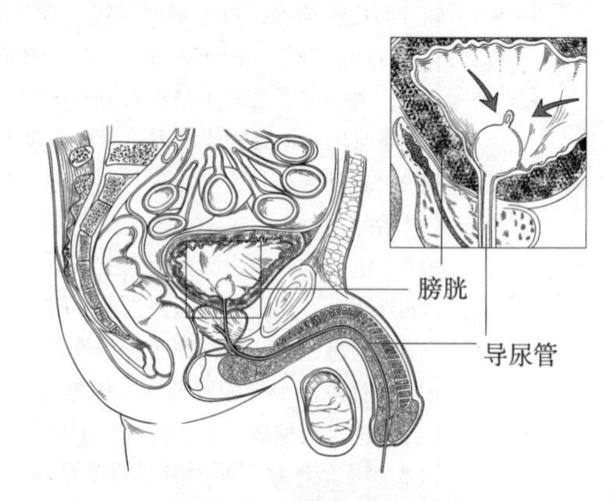

图12-2 男性患者导尿

4. 注意事项

（1）严格执行查对制度和无菌技术操作原则。

（2）在操作过程中注意保护患者隐私，注意保暖以防着凉。

（3）对于膀胱过度充盈且身体极度虚弱的患者，首次排尿量不应超过1000ml，因为过多的排尿会导致腹腔内压力急剧减少，血液大量积聚在腹腔内，从而引发血压下降并导致虚脱；此外，膀胱内压的突然减少还可能引发膀胱黏膜的急速充血，从而引发血尿。

（4）在为女性患者插入尿管的过程中，如果尿管误插入了阴道，应该更换无菌的尿管并重新进行插管。在进行插管操作时，应当对老年女性的尿道口进行仔细观察和识别，以防止误入阴道。

（5）为男性患者导尿完毕，需注意将包皮退回原处，以防龟头水肿。

（6）要防止对泌尿系统的破坏以及引发感染，护士需要了解男性与女性的尿道结构特征。

5. 健康教育　向患者讲解导尿的目的和意义；教会患者如何配合操作，避免污染；介绍疾病的相关知识。

（二）留置导尿术

留置导尿术（retention catheterization）是在导尿后，将导尿管保留在膀胱内，引流尿液的方法。

1. 目的

（1）密切关注患者的病情，在对危急、昏迷的患者进行紧急救治时，准确地记录每小时的尿量和测定尿比重。

（2）膀胱始终处于空虚的状态，以防止在盆腔手术过程中发生意外。

（3）手术结束之后放入导尿管，降低手术部位的压力，从而加速伤口的恢复。

（4）对于出现尿失禁或是会阴受损的患者，保持会阴部清爽和无潮湿。

2. 操作前准备

（1）评估患者并解释：具体如下。

1）评估：患者的性别、年龄、疾病状况、医疗诊断结果、导尿的目标、意识状况、生命体征、协作能力、心理健康、生活自理能力、膀胱的充盈程度以及会阴部皮肤和黏膜的状况。

2）解释：向患者及家属解释留置导尿的目的、方法、注意事项和配合要点。

（2）患者准备：患者及家属了解留置导尿的目的、过程和注意事项，学会在活动时防止导尿管脱落的方法等，如患者不能配合时，请他人协助维持适当的姿势。清洁外阴，做好导尿的准备。

（3）环境准备：同导尿术。

（4）护士准备：着装整洁，修剪指甲，洗手，戴口罩。

（5）用物准备：同导尿术。

3. 操作步骤　留置导尿术的操作步骤见表12-2。

表12-2　留置导尿管术

步骤	操作解释	操作语言
1. 核对	携用物至患者床旁，核对患者姓名、床号、年龄、腕带、住院号	“您好（根据患者具体情况使用尊称），我是您的责任护士，能告诉我您的床号和姓名吗，看一下您的腕带？”

续 表

步骤	操作解释	操作语言
2. 解释	解释操作目的、方法、注意事项	"您因失血过多出现休克前期表现，为了更好地监测您的病情，遵医嘱我要为您进行留置导尿，就是用一根无菌的尿管通过尿道插入您的膀胱为您引流尿液用以监测您的病情变化。这个过程会有一点难受，但是我会尽量轻柔一些的，请您配合我好吗？"
3. 消毒、导尿	同导尿术初步消毒、再次消毒会阴部及尿道口步骤，插入导尿管	同导尿术
4. 固定	1. 女性患者　导尿管轻轻插入尿道口至尿液流出后，再插入5～7cm（约至导尿管长度的50%），确保气囊进入膀胱，松开固定小阴唇的手，下移固定导尿管，将尿液引入集尿袋内，夹住导尿管尾端或连接集尿袋，将连接好的注射器根据导尿管上注明的气囊容积向气囊注入等量的无菌溶液（通常为10～15ml），轻拉导尿管有阻力感，即证实导尿管固定于膀胱内； 2. 男性患者　导尿管对准尿道口轻轻插入尿道，插至导尿管Y形处，将尿液引入集尿袋内，夹住导尿管尾端或连接集尿袋，将连接好的注射器根据导尿管上注明的气囊容积向气囊注入等量的无菌溶液（通常为10～15ml），轻拉导尿管有阻力感，即证实导尿管气囊固定于膀胱内（图12-3）	—
5. 固定集尿袋	导尿成功后，夹闭引流管，撤下孔巾，擦净外阴，用安全别针将集尿袋的引流管固定在床单上，集尿袋固定于床沿下，开放导尿管	"集尿袋必须悬挂在低于膀胱的位置，我帮您固定在床沿，请您在翻身时注意动作幅度不要太大，您下床活动时可以把集尿袋取下，悬挂在您的腰间低于膀胱的位置，以免尿液逆流引起尿路感染。"
6. 操作后处理	1. 整理导尿用物弃于医疗垃圾桶内，撤出患者臀下的橡胶单和治疗巾（或一次性垫巾），脱去手套； 2. 协助患者穿好裤子，取舒适卧位，整理床单位； 3. 洗手，记录	"留置导尿已经完成，您感觉怎么样？" "您好好休息，有任何不适请您按铃呼叫我们，我也会随时过来看您的。"

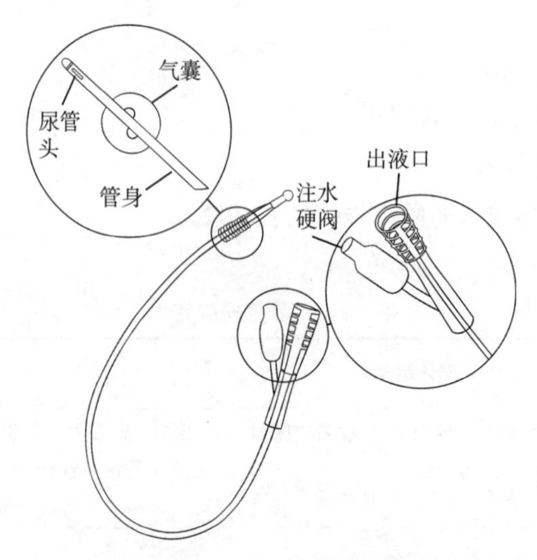

图12-3　双腔气囊导尿管

4. 注意事项

（1）参见导尿术注意事项（1）～（6）。

（2）使用无菌技术插入导尿管，连接好导尿管与集尿袋，不要轻易脱开连接装置，因为密闭引流系统可将导管相关尿路感染的风险降至最低。

（3）当对气囊导尿管进行固定时，必须避免过分拉扯，因为这样会使得膨大的气囊卡住尿道的入口，从而压迫到膀胱壁或者是尿道，引发黏膜组织的破坏。为了避免这种情况，护士可以采用高举平台法来对其进行固定，这样就能有效地阻止导尿管的位置变化，也避免了膀胱颈部和尿道之间的牵拉和摩擦。

5. 健康教育

（1）详细阐述进行留置导尿的意义以及相关的护理方法。

（2）向患者和家属阐述充足的水分摄入和适度的运动对于防止尿道感染的关键性，每天的尿量应保持在2000ml以上，以实现尿道自我冲洗的效果，从而降低尿道感染的风险，也能预防尿路结石的生成。

（3）务必确保引流顺畅，防止由于导尿管受压、弯曲或堵塞等原因引发的尿路感染。

（4）离开床铺进行活动时，应该将导尿管固定在大腿上，以避免导尿管脱落。为了避免尿液反流，引起感染，需要确保集尿袋的高度不超过膀胱的高度，同时要防止挤压。此外，护士也可以为患者选择防逆流的集尿袋。

6. 留置导尿管患者的护理

（1）防止泌尿系统逆行感染：具体如下。

1）保持尿道口的清洁：对于女性患者，需要用经过消毒的棉棒对尿道和外阴进行清洁，而对于男性患者，则需要对尿道、龟头和包皮进行清洁，这个步骤需要每天进行1～2次。在排便结束后，要立即清洁肛门和会阴部的皮肤。

2）通常每周更换集尿袋1～2次，若有尿液性状、颜色改变，需及时更换。定期更换导尿管，尿管的更换频率通常根据导尿管的材质决定，一般为1～4周更换1次。

（2）饮水量：留置尿管期间，若病情允许应鼓励患者每日摄入2000ml以上水分（包括口服和静脉输液等），每日尿量应维持在2000ml以上，达到冲洗尿道的目的。

（3）膀胱训练：训练膀胱功能。对长期留置导尿管的患者，拔出导尿管前无须夹闭导尿管，但护士应根据病情指导患者训练膀胱功能，指导患者盆底肌收缩运动，促进膀胱功能的恢复。

（4）监测：每周检查尿常规1次，注意患者的主诉并观察尿液情况。监测尿液pH，若pH＞6.8，每2周更换导尿管；若pH＜6.7，每4周更换导尿管；发现尿液混浊、沉淀、有结晶时，每3周更换导管，可以减少导尿管伴随性菌尿和导尿管伴随性尿路感染的发生。

（三）膀胱冲洗

膀胱冲洗（bladder irrigation）是利用三通的导尿管，将无菌溶液灌入到膀胱内，再利用虹吸原理将灌入的液体引流出来的方法。

1. 目的

（1）对留置导尿的膀胱出血患者，保持尿液引流通畅。

（2）清洁膀胱清除膀胱内的血凝块、黏液及细菌等，预防感染。

（3）治疗某些膀胱疾病，如膀胱炎、膀胱肿瘤。

2. 操作前准备

（1）评估患者并解释：具体如下。

1）评估：患者的性别、年龄、病情、临床诊断、膀胱冲洗的目的、意识状态、生命体征、合作程度和心理状况。

2）解释：向患者及家属解释有关膀胱冲洗的目的、方法、注意事项和配合要点。

（2）患者准备：患者及家属了解膀胱冲洗的目的、过程和注意事项，学会在操作时如何配合。

（3）环境准备：酌情使用屏风或床帘遮挡。

（4）护士准备：着装整洁，修剪指甲，洗手，戴口罩。

（5）用物准备（密闭式膀胱冲洗术）：具体如下。

1）在治疗车上层：准备好按照导尿手术的导尿用品，根据医生的指示准备好冲洗液，一套无菌的膀胱冲洗器，消毒液，无菌棉签，医嘱执行本，以及手部消毒液。

2）治疗车下层：便盆及便盆巾，生活垃圾桶、医疗垃圾桶。

3）其他：除了按照医生的指示配置的药品，经常使用的清洁剂包括生理盐水和0.02%呋喃西林溶液。灌入溶液的温度为38～40℃。

3. 操作步骤　膀胱冲洗的操作步骤见表12-3。

表12-3　膀胱冲洗

步骤	操作解释	操作语言
1. 核对	携用物至患者床旁，核对患者姓名、床号、年龄、腕带、住院号，告知操作目的、方法、注意事项	“您好（根据患者具体情况使用尊称），我是您的责任护士，能告诉我您的床号和姓名吗，看一下您的腕带？” “由于您膀胱出血，为保持留置尿管期间尿液引流通畅，我将遵医嘱为您进行膀胱冲洗，就是利用三通的导尿管，将无菌溶液灌入膀胱内，再利用虹吸原理将灌入的液体引流出来的方法。希望您能配合我。”
2. 导尿、固定	按留置导尿术安置并固定导尿管	—
3. 排空膀胱	排空膀胱	—
4. 准备冲洗膀胱	1. 连接冲洗液体与膀胱冲洗器，将冲洗液倒挂于输液架上，排气后关闭导管； 2. 分开导尿管与集尿袋引流管接头连接处，消毒导尿管尾端开口和引流管接头，将导尿管和引流管分别与Y形管的两个分管相连接，Y形管的主管连接冲洗导管	—
5. 冲洗膀胱	1. 关闭引流管，开放冲洗管，使溶液滴入膀胱，调节滴速。待患者有尿意或滴入溶液200～300ml后，关闭冲洗管，放开引流管，将冲洗液全部引流出来后，再关闭引流管（图12-4）； 2. 瓶内液面距床面约60cm，以便产生一定的压力，使液体能够顺利滴入膀胱。滴速一般为60～80滴/分，滴速不宜过快，以免引起患者强烈尿意，迫使冲洗液从导尿管侧溢出尿道外； 3. 按需要如此反复冲洗	—

续 表

步骤	操作解释	操作语言
6. 冲洗后处理	1. 冲洗完毕，取下冲洗管，消毒导尿管口和引流接头并连接； 2. 清洁外阴部，固定好导尿管； 3. 协助患者取舒适卧位，整理床单位，清理物品； 4. 洗手，记录	“膀胱冲洗已经完成，您感觉怎么样？” “您好好休息，有任何不适请您按铃呼叫我们，我也会随时过来看您的。”

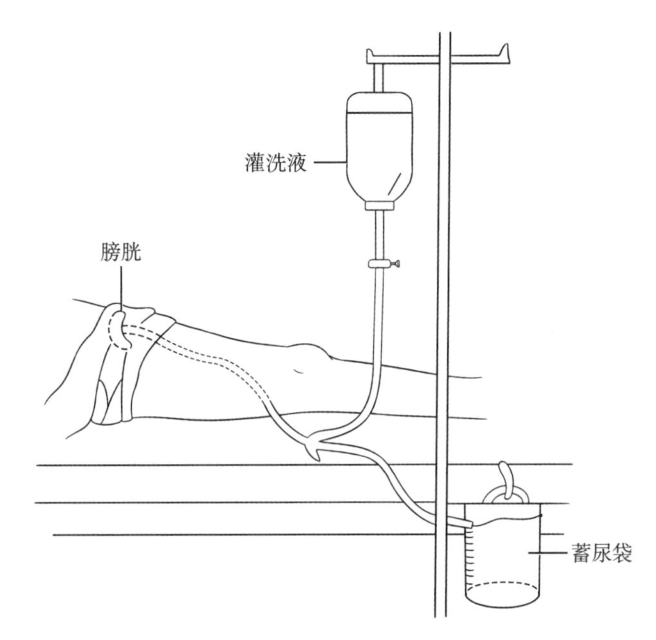

图12-4 膀胱冲洗术

4. 注意事项

（1）严格执行查对制度和无菌技术操作。

（2）避免用力回抽造成黏膜损伤。若引流的液体少于灌入的液体量，应考虑是否有血块或脓液阻塞，可增加冲洗次数或更换导尿管。

（3）冲洗时嘱患者深呼吸，尽量放松，以减少疼痛。如果患者出现腹部疼痛、腹部膨胀、膀胱剧烈收缩等症状，应立即停止冲洗。

（4）如果在冲洗后出现大量出血或者血压下降，应立刻停止冲洗并向医生报告，同时要确保准确记录冲洗液的量和性质。

5. 健康教育

（1）对患者以及家属详细阐述进行膀胱清洁的意义以及护理方法。

（2）对患者阐述充足的水分摄入是至关重要的，日常饮用水量需保证大约2000ml，这样才能自然冲洗尿道，从而避免感染的发生。

第二节 排便护理

食物在进行了口、胃以及小肠的消化后，剩下的残渣部分会被储藏在大肠中。在这其中，部分水分被肠道吸收，剩余的残余物质在细菌的发酵和腐烂过程中，转变为了粪便。粪便的特性和外观，在某种程度上揭示了消化系统的功能状态，为医护人员评估患者消化系统的健康状况提供了关键参考。因此，护士通过观察患者的排便活动和粪便情况，可以及时发现消化道疾病，有助于早期诊断和选择适当的治疗方法和护理措施。

一、与排便有关的解剖与生理

（一）大肠的解剖

大肠作为人体中的重要组成部分，它的总长度为1.5m，从回肠的尾端开始，一直延伸到肛门，涵盖了盲肠、结肠、直肠以及肛管四个部分。

（二）大肠的生理功能

1. 吸收水分、电解质和维生素。
2. 形成粪便并排出体外。
3. 利用肠内细菌制造维生素。

（三）大肠的运动

1. **袋状往返运动** 在空腹的情况下，袋状往返运动是最常见的一种活动方式，这是通过环行肌的无序收缩来实现结肠袋内的物质在短时间内的前后移动，而非直接向前推进。

2. **分节或多袋推进运动** 在进食后较常见的一种运动方式，这种方法通过一个结肠袋或一段结肠的收缩来将肠道内的物质转移到下一个结肠段。

3. **蠕动** 是一种向前的活动，其中包含一些稳定的收缩波。在这些波的前部，肌肉会展开，而在波的后部，肌肉会维持紧绷的状态，从而实现肠道的封闭和排空。肠道的排泄过程中，蠕动非常重要。

4. **集团蠕动** 蠕动速度快，而且往前移动的距离远。从横结肠开始，其中的肠道内容物能够通过剧烈的蠕动被传送到乙状结肠以及直肠。集团蠕动最常出现在早餐后的60分钟。这是由两种反射触发的：胃-结肠反射以及十二指肠-结肠反射。当食物被送入胃部和十二指肠，神经系统调节，驱动大肠中的物质向乙状结肠和直肠转移。排便反射于肠道排泄有着重要的意义，可以通过利用胃-结肠反射和十二指肠-结肠反射机制，有意识地训练排便习惯，使患者建立健康的生活方式。

（四）排便

从大肠排出废物的过程称为排便。在正常人的直肠中，除排便前和排便时外，粪便通常不会停留在腔内。在肠道的活跃性驱使大便流向直肠的过程中，直肠壁上的感觉神经将接收到刺激，从而引发一种活跃的反应，这种反应将经由盆神经与腹下神经的连接，最终影响至脊椎的腰骶部位的基础排泄神经。同时，冲动也会传递到大脑皮质，触发排便欲望和排便反应，引发降结肠、乙状结肠以及直肠收缩。当腹肌和膈肌的神经受到刺激，它们将同步发生收缩，从而使得腹内压升高。这种肌肉的联合效应有助于粪便的顺利排出。

二、排便的评估

（一）排便的评估内容

1. 排便次数 排便对于人体是基本的生理需求，排便的频率会因个体差异而有所不同。一般来说，健康的成年人一日的大小便次数为1～3次，然而，小孩子的大小便次数则有可能增加至3～5次。若一个成年人的日常排便次数超过3次（即腹泻），或者每周的排便次数不足3次（即便秘），则被视为排便异常。因此，保持正常排便对于维持身体健康非常重要。

2. 排便量 每天的排泄物总量会受到饮食的多少、品种、饮水的摄取量、排泄的频率以及消化系统的运作状态的影响。那些喜欢吃含有大量纤维和高蛋白的精致食品的人，他们的排泄物数目相对较少，并且其质感也比较柔软。那些经常摄取大量的蔬菜和水果等粗纤维的人，其粪便量通常比较多。在消化系统功能失调的情况下，也可能导致排便次数的变动，例如肠道阻塞、腹泻等。

3. 粪便的性状

（1）外观和硬度：一般来说，健康的人的大便都是有形且柔和的，而且不会粘在一起。在便秘的情况下，排泄物会变得非常硬，就像是栗子一般。当消化不良或患上急性肠炎，会导致排泄物变得较为稀薄甚至变成了液体。当肠道有部分阻塞或者直肠受到压迫时，排泄物的外观可能呈现出扁平的条纹或带状。

（2）颜色：健康成人的大便通常呈现出黄褐色或棕黄色，婴儿的大便则呈现出黄色或金黄色。吃了大量绿叶蔬菜之后，排泄物的颜色可能会转向深绿。在进食了动物血和铁元素之后，排泄物的颜色有可能会变为无光样黑色。如果粪便颜色的变化与上述的情况无关，那么这就意味着消化系统存在病理性的改变。如果呈现柏油状，那么就表明上消化道有出血的征象。当出现白陶土色时，就可能表明胆道有阻塞。暗红色的血液指向了下消化道的出血情况。肠套叠和阿米巴痢疾常常会出现果酱状的症状。在痔疮或肛裂中，可以看到粪便表面附着着鲜红的血液。

（3）内容物：粪便的主要构成元素包括食物残余、大量脱落的肠道上皮细胞、细菌以及身体新陈代谢产生的废弃物，还有胆色素的衍生物和各类盐分，例如钙、镁、汞等。一些情况下，我们可能无法看见粪便中的黏稠物质。当消化系统受到感染或出血的影响时，排泄物可能含有血液、脓液等肉眼可见的黏稠物质。肠道寄生虫感染患者的粪便里，很可能存在着蛔虫、蛲虫、绦虫的片段等。

（4）气味：粪便的味道通常会因食物的种类而有所不同，其强度主要取决于腐败菌的活跃程度和动物蛋白质的含量。一般来说，吃肉的人会有很大的排泄物的气味，而吃素的人的气味相对较小。对于严重的腹泻患者，会产生强烈的腐败气味；对于有上消化道出血的患者的粪便会变得像柏油一样，散发出腥臭。对于消化不良、乳儿的粪便会因为没有完全消化或吸收脂肪酸，导致产生酸性的化学反应，使粪便散发出酸败的异味。

（二）影响排便因素的评估

排便活动可受各种因素影响，比如生理、心理、社会文化、饮食与活动、病理等。护士必须全面收集资料，进行准确的评估，并采取适当的护理措施，以满足患者的排便需求。

1. 生理因素

（1）年龄：年龄能够影响人对排便的控制能力。①对于年龄在3岁或更小的孩子来说，他们的神经和肌肉系统尚未完全成熟，因此无法控制排便。②对于老年人来说，随着年龄的增长，他们的腹部肌肉紧张度会逐渐降低，胃肠的蠕动速度也会变慢，肛门的括约肌也会变得松弛。这些因素都有可能使肠道调节能力减弱，从而对他们的排便功能产生影响。

（2）排便习惯：许多人都有自己的固定排便时间，并且习惯于使用某种特定的便器。当这种生活习惯因环境变化，可能会对正常的排便产生影响。

2. 心理因素　对于排便有着关键的影响。在心情低落的情况下，人的运动量会降低，消化系统的运作也会相应降低，这有可能引发便秘。换个角度看，情绪的紧张和焦虑可能会刺激迷走神经，从而促使肠道蠕动加速，最终导致营养吸收不良和腹泻。一些患者可能会自我诊断为便秘，并且过度使用泻药来保证每天的排便，这样就会引发药物依赖性便秘，对身体健康产生不良影响。

3. 社会文化因素　社会文化教育对个人的排便观念和习惯有着深远影响。在当今社会，大部分的社会文化已经接受了排便是个人隐私的观念。在个体因为排便困扰而寻求他人的援助，这可能会使得其隐私受损，从而限制了其排便的欲望，最终引发排便功能的异常。因此，护士要重视关于排便的教育和宣传，以帮助人们建立正确的排便观念和习惯。

4. 饮食与活动

（1）食物与液体摄入：纤维丰富的饮食能够增加所需的排泄量，促进食物的消化，降低对大肠的重新摄取，从而让大便变得更为松软并且更容易排泄。日常饮水充足有助于将消化系统的内部物质转变为易于消化的液态，从而确保食品能够流畅地进出消化系统。但是，如果食物摄入不足或者食物中的纤维素或水分不足，就无法生成充足的粪便和液态食物，这会使得粪便变得硬化，排便次数减少，从而导致便秘。因此，保持均衡饮食和充足的水分摄入对于维持正常的排便功能至关重要。

（2）运动：运动不仅能够维护肌肉功能，还能促进肠道的运作，进一步帮助保持良好的排泄状态。针对那些因为多重因素而需要长时间休息或者不进行运动的个体，他们的肌肉张力可能减退，从而引发排便困难。

5. 与疾病有关的因素

（1）病情：肠道本身的疾病或者身体其他部位的疾病都可能干扰正常的排便。例如，大肠癌和结肠炎会导致排便频率的增加。脊髓受损或者脑出血等情况都有可能导致排便困难。

（2）药品：部分药物对便秘和腹泻有治疗或预防作用，比如，缓泻药可以刺激肠蠕动并减少肠道水分吸收，从而促进排便。但是，若对药品剂量的把控失误，有可能导致截然不同的结果。从另一个角度看，某些药品可能会影响排便，比如，长期使用抗生素可能会阻碍肠道健康菌群的生长，从而引发腹泻。另外，使用麻醉药物和镇痛药物有可能减弱消化系统的活跃度，从而引发便秘。

（3）治疗和检查：部分治疗和检查也对人体的排便功能有影响。比如，在某些腹部或肛门的手术中，由于肠壁肌肉的短暂麻醉或伤口疼痛，可能会引发排便困难的状况。另外，在进行胃肠X线检查时，一般需要灌肠或者使用钡剂，这也可能会对排便造成干扰。

（三）异常排便的评估

1. 便秘（constipation） 指一种（组）临床症状，表现为排便困难和/或排便次数减少、粪便干硬。排便困难包括排便费力、排出困难、肛门直肠堵塞感、排便不尽感、排便费时以及需手法辅助排便。排便次数减少指每周排便＜3次。

（1）原因：一些器官的疾病；排便习惯的问题；中枢神经系统的功能受损；排便的时间或活动被限制；饮食模式的不正确，饮水量的缺乏；生活节奏的改变、工作环境的转变；过度使用缓泻剂、栓剂、灌肠；长期卧床或活动减少等，所有这些因素都可能阻碍肠道功能的正常运行，进而导致便秘。

（2）症状和体征：腹胀、腹痛、食欲缺乏、消化不良、疲乏无力、头晕、烦躁、焦虑、失眠等。另外，便秘者粪便干结、量少，触诊腹部较硬实且紧张，有时可触及包块，直肠指检可触及粪块。

2. 粪便嵌塞（fecal impaction） 指粪便持久滞留堆积在直肠内，坚硬不能排出。常发生于慢性便秘的患者。

（1）原因：由于没有及时消除便秘，导致粪便在直肠中停滞，持续吸收水分，同时乙状结肠下排新的粪便，这样就会导致粪块变得更大更硬，无法排出，从而引发了粪便嵌塞。

（2）症状与体征：患者表现为排便欲望、腹部胀痛、直肠及肛门感到疼痛，肛门区域有少量的液状物质流出，然而无法排便。

3. 腹泻（diarrhea） 指正常排便形态改变，频繁排出松散稀薄的粪便甚至水样便。当患者出现腹泻，肠道的蠕动会增强，这会导致肠黏膜无法正常吸收水分，从而使得胃肠内的食物能够迅速通过，而水分却无法在肠道内被及时吸收。由于肠道黏膜的刺激，肠道液体的产生量提高，从而使得粪便中的水分含量更多。所以，即使粪便已经到达直肠，它仍然保持液态，并且会被排出体外，导致腹泻的发生。

（1）原因：饮食习惯不正确或者泻药的使用方式不恰当；情感紧张和焦虑；消化系统的发展还不够成熟；胃肠道疾病；一些内分泌问题，例如甲状腺功能亢进，都有可能引起肠道蠕动增强，从而引发腹泻。

（2）症状与体征：腹部剧痛、肠道痉挛、精神疲惫、恶心、呕吐、肠鸣音，有强烈的排便欲望和难以控制的感觉。粪便松散或者呈现液态样。

4. 大便失禁（fecal incontinence） 指肛门括约肌不受意识的控制而不自主地排便。

（1）原因：神经肌肉系统的病变或损伤，如瘫痪、胃肠道疾患、精神障碍、情绪失调等。

（2）症状和体征：患者不自主地排出粪便。

5. 肠胀气（flatulence） 指胃肠道内有过量气体积聚，不能排出。通常，人的消化系统中的空气量大约是150ml。胃内气体通过口腔排出，而小肠则能吸收部分肠道内的气体，剩下的则能通过肛门排出。

（1）原因：食入过多产气性食物，吞入大量空气，肠蠕动减少，肠道梗阻及肠道手术后。

（2）症状和体征：患者表现为腹部膨隆，叩诊呈鼓音，腹胀，痉挛性疼痛，呃逆，肛门排气过多。当肠胀气压迫膈肌和胸腔时，可出现气短和呼吸困难。

三、排便异常的护理

（一）便秘患者的护理

1. 排便环境　为患者创造一个适宜的排便环境，并确保他们有足够的时间排便。比如，通过安装床帘或者使用屏风来遮挡，可以减少查房、治疗、护理，这样可以缓解患者紧张的情绪并保持心情愉快，这对于促进排便有所帮助。

2. 选取适宜的排便姿势　在床上使用便盆时，除特殊禁忌外，最好采取坐姿或将床头抬高。如果病情允许，推荐患者下床活动，利于排便。手术前，患者需要有计划地在床上训练如何使用便盆。

3. 腹部环形按摩　在排便时，沿结肠的解剖位置进行环形的按摩，从右向左，可以有效地推动降结肠的内容物向下移动，这种按摩不仅有助于排便，还可以增加腹内压，促进肠道内的物质顺利排出。此外，指端轻轻地按压肛门后端，也可以刺激排便反射，解决排便问题。

4. 药物治疗　根据医生的指示，服用口服的缓泻药以促进肠道的蠕动，加快肠内物质的流动，从而排便。针对老年人和儿童，应优先考虑使用具有舒缓效果的泻药，而对于长期便秘的病患，番泻叶、蓖麻油、大黄、酚酞（果导）等接触性泻药是不错的选择。

尽管短期内使用缓泻药物可以帮助改善便秘的症状，但如果长期或过度使用，可能会引发慢性便秘。这个过程的原理是，在使用了缓泻药后，结肠中的食物残余得以完全排出，接下来的几天里，由于没有充足的粪便来刺激正常的排便反应，因为没有排便又开始使用了缓泻药，这样的循环让患者的结肠正常排便反射逐步减弱。在此刻，肠道只会对如缓泻药、栓剂、灌肠这样的剧烈刺激做出响应，从而形成了对缓泻药的生理依赖，最后使得肠道无法正常地进行排泄，从而引发慢性便秘。

5. 简易通便剂　常见的有甘油栓、开塞露等。

6. 必要时灌肠　如果上述方法均不能起效，护士可遵医嘱予以灌肠。

7. 健康教育

（1）帮助患者重建正常的排便习惯：早晨睡醒和进食后两小时内尝试排便。每天尽量在同一个时间排便，即使在没有便意的时候也可以尝试。此外，排便时应该集中注意力，避免分散注意力，建议控制在10分钟以内。此外，不建议随意使用缓泻剂或灌肠等方法来促进排便。

（2）合理安排膳食：为了促进排便可增加摄入膳食纤维（25～35g/d）和水分（1500～2000ml/d），特别是早晨或餐前喝一杯温开水，有助于刺激肠道蠕动，促进排便反射。多吃高纤维的食材。同时，要避免食用辛辣和刺激性的食物。可进食蜂蜜、黑芝麻、香蕉等具有润肠通便作用的食物。

（3）鼓励患者适当运动：鼓励患者参与力所能及的运动，尤其是对于长期卧床、运动少的老年患者，制订适合个人需求的规律活动计划。每天都要进行腹部按摩，这样可以促进肠道蠕动。对于需要长时间卧床的患者，应该频繁地翻身并进行环状按摩或者热敷腹部。此外，我们还应该引导患者进行强化腹部和盆底肌肉的运动，以促进肠道蠕动和提高肌肉的张力，从而有助于排便。

（二）粪便嵌塞患者的护理

1. 润肠　早期可使用栓剂、口服缓泻剂来润肠通便。

2. 灌肠　必要时先行油类保留灌肠，2 ～ 3 小时后再做清洁灌肠。

3. 人工取便　通常在清洁灌肠效果不佳后遵医嘱执行。实施步骤如下：首要步骤，医生需要戴手套，然后在手部涂上润肤油，接着缓缓地把示指放进患者的直肠里，仔细观察坚硬的粪便，根据尺寸和硬度，然后谨慎地逐个移除。在整个过程中，应保持轻柔的动作，以防止对直肠黏膜造成伤害。人工取便对脊柱受损或心脏病患者需特别谨慎。如果在操作过程中，患者出现心悸、头晕等状况，应立即停止操作。

4. 健康教育　帮助患者培养并维持正常的排便习惯，以预防便秘的发生。

（三）腹泻患者的护理

1. 去除原因　如肠道感染者，应遵医嘱给予抗感染治疗。

2. 休息保暖　卧床休息，减少肠道蠕动，注意腹部保暖。对于无法自我照顾的患者，应及时提供便盆，以消除其焦虑情绪，帮助患者达到身心舒适的目的。

3. 膳食调理　鼓励患者饮水，建议少量多次饮水，可以适当给予淡盐水。饮食选择易消化的流质或半流质食品，尽量不要吃油炸、刺激性的食品，尽量保持摄入的是富含纤维的食品。在严重腹泻的情况下可暂时禁食。

4. 防治水和电解质紊乱　按医嘱给予止泻剂、口服补盐液或静脉输液。

5. 维持皮肤完整性　每次便后用柔软纸巾轻轻擦拭肛门，以温水清洗，并在肛门周围涂油膏。

6. 密切观察病情　为了更好地记录患者的排便情况，护士需要关注其大便性质、次数、量等信息，同时要注意患者是否存在脱水的风险，必要时应留取大便标本进行检测。对于病情严重的患者，需要密切注意他们的生命体征的变化。对于患有传染病的人，应遵循肠道隔离的原则进行护理。

7. 心理支持　护士需要协助患者更换干净整齐的衣物、床单、被套，并进行清洁的沐浴，以确保患者感到舒适。清洗干净的便盆应放置在容易取用的位置，以便患者随时使用。

8. 健康教育　向患者讲解有关腹泻的知识，养成良好的饮食习惯和卫生习惯。

（四）大便失禁患者的护理

1. 心理护理　患者常常感到紧张和窘迫，甚至感到自卑和忧郁，希望得到理解和帮助。护士应该尊重和理解患者，给予他们心理安慰和支持。

2. 保护皮肤　在护理大便失禁患者时要注意保护皮肤。护士可以选择在床上放置橡胶（或塑料）垫子，中等厚度的垫子，或者是一次性的毛巾。每当排便完毕都应该使用温水清洗肛门四周和臀部的皮肤，确保清洁度和湿度。同时，护士也可以在肛门四周涂抹润滑剂保护皮肤，防止皮肤损伤并引发感染。护士还需注意观察患者骶尾部皮肤变化，定时按摩受压部位，预防压力性损伤的发生。

3. 训练　训练患者肛门括约肌和盆底肌肉的收缩，采用坐位或卧位尝试排便，先慢慢地收缩肌肉，然后再逐渐放松。每次训练时间为20～30分钟，每天进行数次，以患者感觉不到疲劳为宜。

4. 摄入足够水分　为了确保患者摄入足够的水分，没有禁忌的情况下应保证患者每天摄入足量的液体，一般建议为1500～2000ml/d。

5. 保持清洁、空气清新　及时更换污湿的衣裤被单，定时开窗通风，除去不良气味。这些措施有助于减少感染的风险，提高患者的舒适度。

（五）肠胀气患者的护理

1. 指导患者养成良好的饮食习惯。

2. 去除引起肠胀气的原因。

3. 鼓励患者适当活动，卧床患者可进行床上活动或变换体位，以促进肠蠕动，缓解肠胀气。

4. 当出现轻微胀气时，可行腹部热敷或按摩，或进行针灸治疗。严重者进行药物治疗或进行肛管排气。

四、与排便有关的护理技术

（一）口服溶液清洁肠道法

1. 电解质等渗溶液清洁肠道法　电解质等渗清肠口服液口服后几乎不吸收、不分解，有效增加肠道体液成分，从而软化粪便，刺激肠蠕动，加速排便，达到清洗肠道的目的。适用于直肠、结肠检查和手术前肠道准备。常用溶液有复方聚乙二醇电解质散（Ⅱ）（和爽）等。其主要成分为聚乙二醇4000、氯化钠、氯化钾、无水硫酸钠、碳酸氢钠。肠道梗阻、肠穿孔、胃潴留、消化道出血、中毒性肠炎、中毒性巨结肠患者禁用。

2. 高渗溶液清洁肠道法　一旦高渗溶液渗透到肠道，就能在肠道中创造出一个高渗的状态，此举能够显著提升肠道中的水分，因此，能够让粪便质地柔软，促进肠道的活跃性，同时能提升排便的效率，最终达到清洁肠道的效果。这个方法适用于直肠和结肠的检查以及手术前的肠道准备。甘露醇和硫酸镁是常见的溶剂。

（二）简易通便法

常用方法有以下几种。

1. 开塞露法　开塞露是用甘油或山梨醇制成，装在塑料容器内。在使用过程中，先剪去封口部分，然后挤出一些液体来润滑开口部位。患者应采取左侧躺姿，以便舒缓肛门外括约肌。护士将开塞露的前端轻轻插入肛门后将药液全部挤入直肠内（图12-5），嘱患者保留5～10分钟后排便。

2. 甘油栓法　甘油栓是用甘油和明胶制成的栓剂。操作时，护士戴手套，一手捏住甘油栓底部，轻轻插入肛门至直肠内，抵住肛门处轻轻按摩，嘱患者保留5～10分钟后排便。

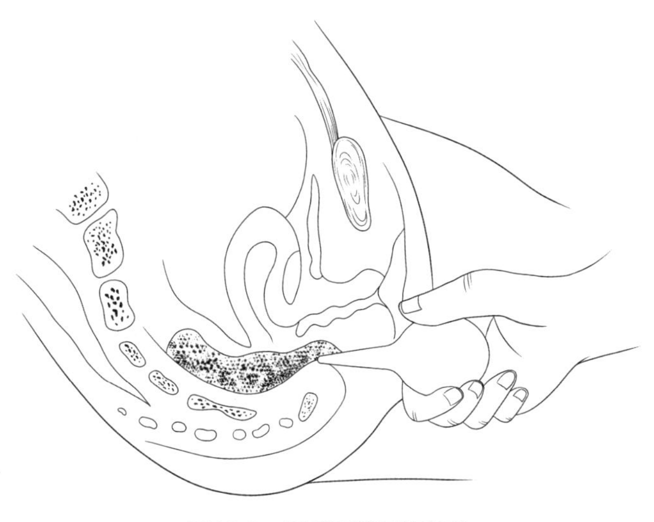

图12-5　开塞露简易通便法

（三）灌肠法

灌肠法是一种通过肛门将特定量的液体灌入至结肠，以便于患者清洁肠道、排便、排气及从肠道获取药物或营养，达到诊断和治疗目标的护理技术。

按照灌肠的目标，可以将其划分为保留灌肠和不保留灌肠。根据灌入的液体量，又可将不保留灌肠分为大量不保留灌肠和小量不保留灌肠。如为了达到清洁肠道的目的，而反复使用大量不保留灌肠，则为清洁灌肠。

1. 大量不保留灌肠

（1）目的：解除便秘、肠胀气；进行肠道手术、检查或分娩，保持肠道的清洁；减轻中毒；降低温度，灌入低温液体，为高热患者降温。

（2）操作前准备：具体如下。

1）评估患者并解释：具体如下。①评估：患者的年龄、病情、临床诊断、意识状态、心理状况、排便情况、理解配合能力。②解释：解释灌肠的目的、操作方法、注意事项和配合要点。

2）患者准备：了解灌肠的目的、方法和注意事项，并配合操作，排尿。

3）护士准备：衣帽整洁，修剪指甲，洗手，戴口罩。

4）用物准备：具体如下。①治疗车上层：一次性灌肠器包（包内有灌肠袋、引流管、肛管一套，孔巾，垫巾，纸巾数张，手套），医嘱执行本，弯盘，水温计，手消毒液。根据医嘱准备的灌肠液。②治疗车下层：便盆和便盆巾，生活垃圾桶，医疗垃圾桶。③灌肠溶液：常用0.1%～0.2%的肥皂液，生理盐水。成人每次用量为500～1000ml，小儿200～500ml。溶液温度一般为39～41℃，降温时用28～32℃，中暑时用4℃。④其他：输液架。

5）环境准备：酌情关闭门窗，屏风遮挡患者。保持合适的室温，光线充足。

（3）操作步骤：大量不保留灌肠的操作步骤见表12-4。

表12-4 大量不保留灌肠

步骤	操作解释	操作语言
1. 核对	携用物至患者床旁，核对患者姓名、床号、年龄、腕带、住院号及灌肠溶液。充血性心力衰竭和水钠潴留患者禁用0.9%氯化钠溶液灌肠；肝性脑病患者禁用肥皂液灌肠	“您好（根据患者具体情况使用尊称），我是您的责任护士，能告诉我您的床号和姓名吗，看一下您的腕带？” “您出现便秘情况，腹部较硬，叩诊为实音，有大量粪块，遵医嘱我将为您进行大量不保留灌肠操作，就是将一定量的液体由肛门经直肠灌入结肠，以帮助您清洁肠道、排便、排气，您能配合吗？”
2. 体位	协助患者取左侧卧位，双膝屈曲，褪裤至膝部，臀部移至床沿	“现在我协助您摆一下体位，请取左侧卧位，将您的臀部尽量贴近床沿，双膝弯曲。”
3. 盖被	及时盖被，暴露臀部，消毒双手	—
4. 垫巾	检查灌肠器包并打开。将垫巾取出，平铺在患者的臀部下方，然后把孔巾放在患者的臀部，使得肛门能够被暴露。把弯盘放在患者臀部的旁边，然后把纱布（或纸巾）放在治疗巾上	—
5. 准备灌肠筒	取出灌肠筒，关闭引流管上的开关，将灌肠液倒入灌肠筒内，测量温度，灌肠筒挂于输液架上，筒内液面高于肛门40～60cm。伤寒患者灌肠时灌肠筒内液面不得高于肛门30cm，液体量不得超过500ml	—
6. 戴手套	戴手套	—
7. 润管、排气	润滑肛管前端，排尽管内气体，关闭开关	—
8. 插管	一手垫卫生纸分开臀部，暴露肛门口，嘱患者深呼吸，一手将肛管轻轻插入成人直肠7～10cm。小儿插入深度4～7cm。固定肛管	“现在我要为您插管了，要是操作过程中有任何不适，请您告诉我，请您深呼吸。”
9. 灌液	打开开关，使液体缓缓流入（图12-6）	—
10. 观察	灌入液体过程中，密切观察筒内液面下降速度和患者的情况。如液面下降过慢或停止，多由于肛管前端孔道被阻塞，可移动肛管或挤捏肛管，使堵塞管孔的粪便脱落。如患者感觉腹胀或有便意，可嘱患者张口深呼吸，放松腹部肌肉；并降低灌肠筒的高度以减慢流速或暂停片刻，转移患者的注意力，减轻腹压，同时减少灌入溶液的压力。如患者出现脉速、面色苍白、大汗、剧烈腹痛、心悸、气促，此时可能发生肠道剧烈痉挛或出血，应立即停止灌肠，与医生联系，给予及时处理	“您有任何不适吗？请您深呼吸，放松腹肌。您的生命体征平稳，无脉速、面色苍白，是否有剧烈腹痛的情况？”
11. 拔管	当灌肠液快要排空时，用卫生纸包裹肛管，轻轻地拔出，然后丢进医疗垃圾桶。清洁肛门，摘下手套，对双手进行消毒	—
12. 保留灌肠液	协助患者取舒适的卧位，嘱其量保留5～10分钟后再排便。降温灌肠时液体要保留30分钟，排便30分钟后，测量体温并记录	“灌肠操作已完成，这个体位您还舒服吗？请您尽量保留灌肠液5～10分钟，再排便。”
13. 协助排便	对不能下床的患者，给予便盆，将卫生纸、呼叫器放于易取处。扶助能下床的患者上厕所排便	“我协助您下床上厕所。”

续 表

步骤	操作解释	操作语言
14. 操作后处理	1. 整理用物：排便后及时取出便盆，擦净肛门，协助患者穿裤，整理床单位，开窗通风； 2. 采集标本：观察大便性状，必要时留取标本送检； 3. 按相关要求处理用物； 4. 洗手，记录。在体温单大便栏目处记录灌肠结果，如灌肠后解便一次为1/E，灌肠后无大便记为0/E	"请问您排便了吗？请告诉我您大便的颜色、性状及量。现在好点了吗？" "请您平时多饮水，多吃富含膳食纤维的食物，养成定时排便的习惯，大便时不要太多用力！您好好休息。如果有什么需要可以按床头铃，我们也会随时巡视病房的。谢谢您的配合！"

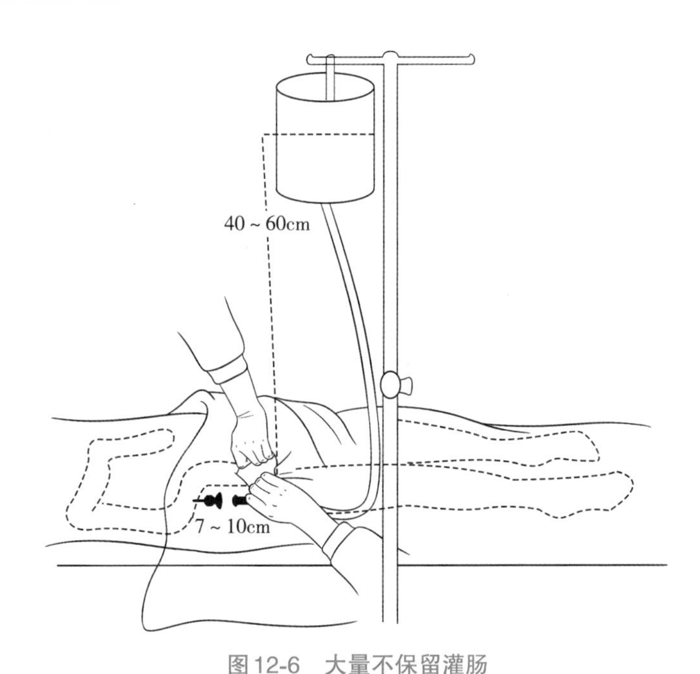

图12-6 大量不保留灌肠

（4）注意事项：妊娠、急腹症、严重心血管疾病等患者禁忌灌肠；患者伴有肠道疾病或肛门疾病不适宜灌肠。伤寒患者灌肠时溶液不得超过500ml，压力要低（液面不得超过肛门30cm）。对于肝性脑病的患者，灌肠时不能使用肥皂水；对于充血性心力衰竭和水钠潴留的患者，禁止使用0.9%氯化钠溶液灌肠。在灌肠的过程中，需要密切关注患者的病情变化，如果观察到脉搏加速、面色苍白、出现冷汗、剧烈腹痛、心动过速、呼吸急促等症状，应立刻停止灌肠并立即与医生取得联系，以便采取紧急救治措施。

（5）健康教育：对患者和家属阐述保持正常排便习惯的重要性，引导他们保持健康的生活方式以保持正常排便，并教会他们在灌肠时的配合技巧。

2 小量不保留灌肠

（1）目的：软化粪便，解除便秘；排除肠道内的气体，减轻腹胀；这个方法适用于接受腹部或盆腔手术的患者、重病患者、年老体弱的人、儿童以及孕妇等。

（2）操作前准备：具体如下。

1）评估患者并解释：具体如下。①评估：患者的年龄、病情、临床诊断、意识状态、心理状况、排便情况、理解配合能力。②解释：解释灌肠的目的、操作的程序和配合要点。

2）患者准备：同大量不保留灌肠。

3）护士准备：衣帽整洁，修剪指甲，洗手，戴口罩。

4）用物准备：具体如下。①治疗车上层：一次性灌肠包（或注洗器），量杯，肛管，温开水5～10ml，止血钳，一次性垫巾或橡胶单和治疗巾，手套，润滑剂，卫生纸、遵医嘱准备灌肠液、水温计、棉签、弯盘、手消毒液。②治疗车下层：便盆和便盆巾，生活垃圾桶、医疗垃圾桶。③其他：常用灌肠液为“1、2、3”溶液（50%硫酸镁30ml、甘油60ml、温开水90ml）、甘油50ml加等量温开水、各种植物油120～180ml。溶液温度为38℃。

5）环境准备：同大量不保留灌肠。

（3）操作步骤：小量不保留灌肠的操作步骤见表12-5。

表12-5 小量不保留灌肠

步骤	操作解释	操作语言
1. 核对	携用物至患者床旁，核对患者姓名、床号、年龄、腕带、住院号及灌肠溶液	“您好（根据患者具体情况使用尊称），我是您的责任护士，能告诉我您的床号和姓名吗，看一下您的腕带？” “您出现便秘情况，粪块较硬，遵医嘱我将为您进行小量不保留灌肠操作，就是将一定量的液体由肛门经直肠灌入结肠，以帮助您清洁肠道、排便、排气，您能配合吗？”
2. 准备	协助患者取左侧卧位，双腿屈膝，褪裤至膝部，臀部移至床沿。臀下垫橡胶单与治疗巾或一次性垫巾	“现在我协助您摆一下体位，请取左侧卧位，将您的臀部尽量贴近床沿，双膝弯曲。”
3. 连接、润滑肛管	测量灌肠液温度，将弯盘置于臀边，戴手套，用注洗器抽吸灌肠液（或灌肠袋盛药液），连接肛管，润滑肛管前段，排气，夹管	—
4. 插管	左手垫卫生纸分开臀部，暴露肛门，嘱患者深呼吸，右手将肛管从肛门轻轻插入7～10cm	“现在我要为您插管了，要是操作过程中有任何不适，请您告诉我，请您深呼吸。”
5. 注入灌肠液	固定肛管，松开血管钳，缓缓注入溶液，注毕夹管，取下注洗器再吸取溶液，松夹后再行灌注。如用灌肠袋，液面距肛门不能超过30cm。如此反复，直至灌肠溶液全部注入完毕（图12-7）	“您有任何不适吗？请您深呼吸，放松腹肌。您的生命体征平稳，无脉速、面色苍白，是否有剧烈腹痛的情况？”
6. 拔管	血管钳夹闭肛管尾端或反折肛管尾端，用卫生纸包住肛管轻轻拔出，放入弯盘内	—
7. 保留灌肠液	擦净肛门，脱手套，协助患者取舒适卧位。嘱其尽量保留溶液10～20分钟再排便	“灌肠操作已完成，这个体位您还舒服吗？请您尽量保留灌肠液10～20分钟，再排便。”
8. 协助排便	对不能下床的患者，给予便盆，将卫生纸、呼叫器放于易取处。扶助能下床的患者上厕所排便	“我协助您下床上厕所。”
9. 操作后处理	整理床单位，清理用物。洗手，记录	“请问您排便了吗？请告诉我您大便的颜色、性状及量。现在好点了吗？” “请您平时多饮水，多吃富含膳食纤维的食物，养成定时排便的习惯，大便时不要太多用力！您好好休息。如果有什么需要可以按床头铃，我们也会随时巡视病房的。谢谢您的配合！”

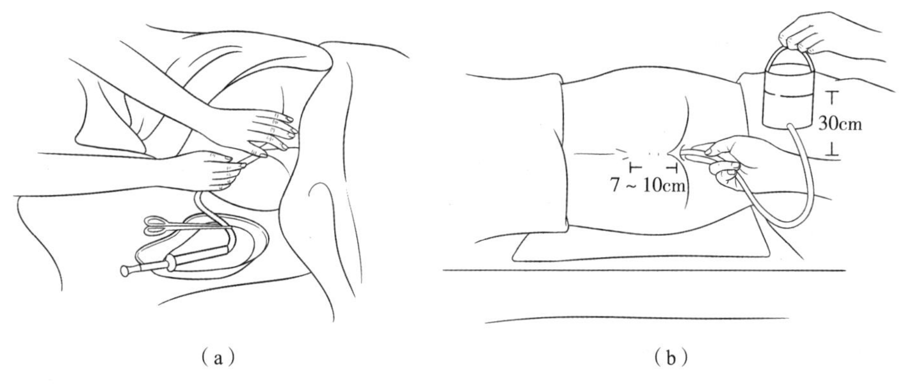

（a） （b）

图12-7 小量不保留灌肠

（4）注意事项：灌肠时插管深度为7 ～ 10cm，压力宜低，灌肠液注入的速度不得过快。

（5）健康教育：对患者和家属阐述维护正常排便习惯的重要性，向他们解释灌肠的含义和需要注意的事项，并引导他们保持健康的生活方式以保持正常的排便。

3. 保留灌肠 保留灌肠是将药液灌入到直肠或结肠内，通过肠黏膜吸收达到治疗疾病的目的。

（1）目的：镇静、催眠在小儿CT、彩超、磁共振成像等辅助检查，肠道感染、慢性盆腔炎、肝性脑病等的配合治疗。

（2）操作前准备：具体如下。

1）评估患者并解释：具体如下。①评估：患者的年龄、病情、临床诊断、意识状态、心理状况、排便情况、理解配合能力。②解释：解释保留灌肠的目的、操作程序和配合要点。

2）患者准备：了解保留灌肠的目的、过程和注意事项，排尽大小便，配合操作。

3）护士准备：衣帽整洁，修剪指甲，洗手，戴口罩。

4）用物准备：具体如下。①治疗车上层：注洗器或灌肠袋、灌肠液、肛管（20号以下）、温开水5 ～ 10ml、止血钳、润滑剂、棉签、手套、弯盘、卫生纸、橡胶或塑料单或一次性垫巾、治疗巾、小垫枕、手消毒液。②治疗车下层：便盆和便盆巾，生活垃圾桶、医疗垃圾桶。③常用溶液：药物及剂量遵医嘱准备，灌肠溶液量不超过200ml。溶液温度38℃。④镇静、催眠用10%水合氯醛，剂量按医嘱准备。⑤抗肠道感染用2%小檗碱，0.5% ～ 1.0%新霉素或其他抗生素溶液。

5）环境准备：同大量不保留灌肠。

（3）操作步骤：保留灌肠的操作步骤见表12-6。

表12-6 保留灌肠

步骤	操作解释	操作语言
1. 核对	携带用物至患者床旁，核对患者姓名、床号、年龄、腕带、住院号及灌肠溶液。保留灌肠以晚间睡前30 ～ 60分钟灌肠为宜	“您好（根据患者具体情况使用尊称），我是您的责任护士，能告诉我您的床号和姓名吗，看一下您的腕带？” “您有慢性盆腔炎，我将遵医嘱为您进行保留灌肠操作，就是将药液灌入直肠或结肠内，通过肠黏膜吸收达到治疗疾病的目的。您能配合吗？”

续 表

步骤	操作解释	操作语言
2. 体位	灌肠前排空大小便，患者取左侧卧位，下肢弯曲。慢性细菌性痢疾，病变部位多在直肠或乙状结肠，取左侧卧位。阿米巴痢疾病变多在回盲部，取右侧卧位，以提高疗效	“现在我协助您摆一下体位，请取左侧卧位，将您的臀部尽量贴近床沿，双膝弯曲。”
3. 准备	抬高臀部床尾及臀部抬高10cm	—
4. 插管	戴手套，润滑肛管前段，成人轻轻插入肛门15～20cm，幼儿5.0～7.5cm，婴儿2.5～4.0cm，缓慢注入药	“现在我要为您插管了，要是操作过程中有任何不适，请您告诉我，请您深呼吸。”
5. 拔管	药液注入完毕，再注入温开水5～10ml，抬高肛管尾端，使管内溶液全部注完，拔出肛管，擦净肛门，脱手套，消毒双手，嘱患者尽量保留药液在1小时以上	“灌肠操作已完成，这个体位您还舒服吗？请您尽量保留灌肠液1小时以上，再排便。”
6. 操作后处理	整理床单位，清理用物。洗手，记录	“您好好休息。如果有什么需要可以按床头铃，我们也会随时巡视病房的。谢谢您的配合！”

（4）注意事项：在进行灌肠治疗前，建议患者排便和排尿。在进行灌肠治疗时，应选择稍微细小且头部光滑并带有侧孔的肛管，并且要插入得深一些，液体的量不应过多，压力应适中，灌入的速度应适中，这样可以减少刺激，使得灌入的药物能够保持较长的时间，有利于肠黏膜的吸收。在保留药物的过程中，可以改变患者的体位，增加药物与肠黏膜的接触面积。对于进行肛门、直肠、结肠手术或大便失禁的患者，保留灌肠不宜使用。

（5）健康教育：对患者和家属进行疾病相关的知识讲解，以及保留灌肠的重要性和方式，以便患者能够正确地配合治疗。

4. 肛管排气　肛管排气是一种将肛管插入直肠，以便排出肠道内的积气的方式。

（1）目的：帮助患者解除肠腔积气，减轻腹胀；直肠或低位结肠切除吻合术后短期促进排气。

（2）操作前准备：具体如下。

1）评估患者并解释：具体如下。①评估：患者的年龄、疾病状况、疾病诊断、意识水平、心理健康、理解和配合能力。②解释：向患者和家属阐述肛管排气的目标、操作步骤以及配合重点。

2）患者准备：了解肛管排气的目的、过程和注意事项，配合操作。

3）护士准备：衣帽整洁，修剪指甲，洗手，戴口罩。

4）用物准备。①治疗车上层：肛管、玻璃接头、橡胶管、玻璃瓶（内盛水3/4满，瓶口系带）、润滑油、棉签、胶布（1cm×15cm）、清洁手套、卫生纸适量、手消毒液。②治疗车下层：生活垃圾桶、医疗垃圾桶。

5）环境准备：同大量不保留灌肠。

（3）操作步骤：肛管排气的操作步骤见表12-7。

表12-7 肛管排气

步骤	操作解释	操作语言
1. 核对	携带用物至患者床旁，核对患者姓名、床号、年龄、腕带、住院号	“您好（根据患者具体情况使用尊称），我是您的责任护士，能告诉我您的床号和姓名吗，看一下您的腕带？” “您有肠腔积气，我将遵医嘱为您进行肛管排气操作，就是将肛管从肛门插入直肠，以排出肠腔内积气的方法，减轻腹胀。您能配合吗？”
2. 体位	协助患者取左侧卧位，暴露肛门，注意及时遮盖	“现在我协助您摆一下体位，请取左侧卧位，将您的臀部尽量贴近床沿，双膝弯曲。”
3. 连接排气装置	将玻璃瓶系于床边，橡胶管一端插入玻璃瓶液面下，另一端与肛管相连	—
4. 插管	戴手套，润滑肛管，嘱患者张口呼吸，将肛管轻轻插入直肠15～18cm，用胶布将肛管固定于臀部，橡胶管留出足够长度用别针固定在床单上（图12-8）	“现在我要为您插管了，要是操作过程中有任何不适，请您告诉我，请您深呼吸。”
5. 观察	观察排气情况，如排气不畅，帮助患者更换体位或按摩腹部	“您现在感觉好些了吗？”
6. 拔管	保留肛管不超过20分钟，拔出肛管，擦净肛门，脱下手套。需要时，2～3小时后再行肛管排气	—
7. 操作后处理	协助患者取舒适的体位，并询问患者腹胀有无减轻。整理床单位，清理用物。洗手，记录	“肛管排气已完成，这个体位您还舒服吗？您好好休息。如果有什么需要可以按床头铃，我们也会随时巡视病房的。谢谢您的配合！”

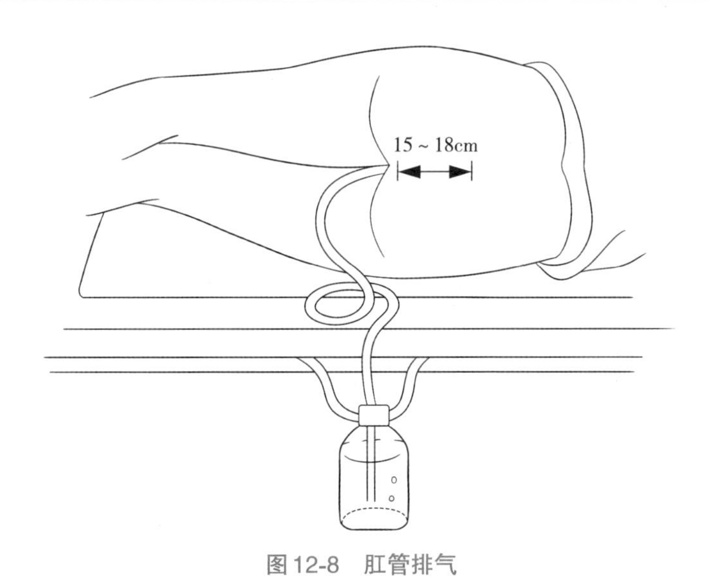

图12-8 肛管排气

（4）健康教育：对患者和家属解释如何防止腹部胀气，例如适度增加活动、选择合适的食物等，向他们解释肛门排气的重要性和需要注意的事项，并引导他们保持健康的生活方式。

知识拓展

间歇导尿术

神经源性膀胱（neurogenic bladder，NB）指机体膀胱、尿道功能因控制排尿功能的神经受损而出现障碍，导致患者难以自主控制排尿反射，临床上多以尿潴留、尿失禁、残余尿量增多等症状为主要表现。临床上采用最有效且安全性最高的干预手段是排空患者膀胱，其中，间歇导尿（intermittent catheterization，IC）作为一种管理患者膀胱功能的有效手段，也是评估其膀胱尿液是否排空的“金标准”，常见应用方式有无菌IC、清洁IC和无接触式导尿。

IC联合针灸、温热敷等方法治疗护理NB患者，极大地改善了患者预后，但也有其局限性。首先，IC应用过程中，患者需学习相关知识，严格执行饮水计划并准确记录出入量，心理上负担较大；其次，由于导尿时机选择或操作不当等，易引起上尿路反流、尿路感染、尿道损伤等并发症。由此可见，对于IC的操作，护理人员必须具备专业知识和专业技能，同时更要关注患者的精神及心理状况。

本章小结

思考题

1．患者，男，55岁。因车祸外伤入院，尿液持续从尿道中流出，腹部彩超见膀胱处于空虚状态。现护士遵照医嘱为该患者进行留置导尿术。

请问：

（1）该患者的尿失禁属于哪种类型？

（2）为该患者留置导尿的目的是什么？

（3）留置导尿过程中应注意什么？

2．患者，男，70岁。因“5天未解大便，腹胀、腹痛”入院。患者的饮食习惯正常，偶尔会有少量的排气，过去曾有糖尿病和高血压病史。查体发现腹部硬度较高，可触及包块。肛门检查可发现粪便。现行大量不保留灌肠1次。

请问：

（1）肛门与灌肠筒内液体的高度应该是多少？肛管插入多深？

（2）当注入200ml的液体时，该患者感到腹部膨胀并且难以忍受排便，正确的护理方法是什么呢？

（3）在灌肠过程中，若该患者的脉搏加快、面色苍白、冒冷汗、剧烈的腹部疼痛、心动过速、呼吸急促，这说明该患者可能发生什么情况？如何正确处理？

（4）为帮助该患者有效预防便秘，护士应从哪些方面对该患者进行健康宣教？

更多练习

（徐 欢）

第十三章 给　药

教学课件

学习目标

1. 素质目标

（1）能够严格遵守查对制度，工作认真负责。

（2）能够严格执行注射原则、依法行护。

（3）在进行注射操作时，采用无痛注射技术，耐心与患者解释和沟通，关心、关爱患者，培养学生形成一定的人文思想和高尚的职业素养。

2. 知识目标

（1）掌握：给药的原则及保管，各种给药法的注意事项、注射原则，各种注射法的目的、部位、操作前准备、操作步骤、注意事项，青霉素过敏性休克的临床表现和急救措施，不同皮试液的配制的浓度、注入剂量和结果判断。

（2）熟悉：药物种类、给药途径、给药的次数和时间的外文缩写与中文译意，口服给药法的目的、操作前准备、操作步骤，雾化吸入法的目的、操作前准备、操作步骤、注意事项。

（3）了解：栓剂给药法、皮肤给药法、舌下给药法。

3. 能力目标

（1）能做到认真负责、严格查对、方法正确、解释合理、过程完整、无差错发生。

（2）能正确完成发药操作、实施各种药物抽吸、各种注射法、不同雾化吸入法的操作。

（3）能正确配制不同的皮试液并正确判断试验结果。

案例

【案例导入】

患者，男，23岁。突发转移性右下腹疼痛2小时入院。入院诊断急性阑尾炎，拟急诊手术治疗，术前医嘱：青霉素皮试。护士遵医嘱为患者进行皮试，20分钟后查看结果，发现皮丘发红、变大、约2cm，局部痒感，无其他异常反应。

【请思考】

1．皮试前，护士应如何对患者进行评估？

2．该患者的皮试结果如何？护士应如何处理？

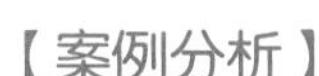

给药是临床上最常用的一种治疗方法，护士在备药、给药、观察药物疗效及药品管理等方面承担着重要职责，是药物治疗的实施者和监护者，必须了解药理学的相关知识，掌握正确的给药方法和技术，才能确保合理、准确、安全、有效地给药，以达到预防、诊断、治疗疾病的目的。

第一节 给药的基本知识

护士在执行药物治疗的过程中，必须严格遵守给药原则，对患者进行全面、安全的给药护理，以达到药疗的最佳效果。

一、药物的种类、领取和保管

（一）药物的种类

根据药物的性质和给药的途径不同可分为以下几种。

1. 内服药 分为固体剂型（包括片剂、散剂、丸剂、胶囊等）和液体剂型（包括溶液、合剂、酊剂等）。

2. 外用药 包括软膏、酊剂、溶液、搽剂、粉剂、洗剂等。

3. 注射药 包括溶液、混悬液、油剂、粉剂等。

4. 其他剂型 包括粘贴敷片、植入慢溶药片、胰岛素泵等。

（二）药物的领取

必须凭医生的处方执行药物的领取。门诊患者可按医生的处方，在门诊药房自行领取；住院的患者一般遵循由护士凭医生处方（或电子确认）领取的原则。

1. 门诊药房 门诊患者凭医生处方于门诊药房自行领取。

2. 急诊药房　通常由患者或家属凭处方到急诊药房领取，特殊治疗或者患者无法自行领取者，由急诊科护士协助领取使用。

3. 中心药房　医院内设有中心药房，每日的医嘱经处理查对后通过医院的局域网络发送至中心药房，中心药房人员负责摆药，病区护士按要求核对并领回，给患者服用。或中心药房对各病区实施集中配药统一送到各科室。病区仅存少量备用药物，主要包括以下几种。①常规用药、急救药物、特殊及贵重药物等，置于病区内的药柜及急救车内，安排专人负责，并对药物进行及时的补充及管理。②患者的贵重药和特殊药等，由医生开处方，护士凭处方领取，给患者使用。③对于急诊或病区的剧毒药及麻醉药（如吗啡、盐酸哌替啶）等高危药品，病区内有固定数量，使用后，护士须凭医生专用处方和空安瓿，领取补充。

（三）药物的保管

1. 药柜管理　药柜应放置在通风、干燥和明亮处，避免阳光直射，设专人负责，并定期检查药品的有效期及质量等。

2. 分类放置　药物应分类放置，并按照有效期的先后顺序摆放和使用。贵重药、剧毒药和麻醉药等，应有明显标记，专人负责，加锁保管，并实行严格交班制度。

3. 标签明确　药瓶标签完好、字迹清晰，标明药物的名称（中文和外文）、药物的浓度和剂量等。

4. 定期检查　药物应定期检查以确保药品质量，做到安全用药。如发现药物有沉淀、混浊、标签脱落及模糊不清等现象，应不再使用。

5. 妥善保存　护士应根据药物的性质和特点，妥善保存，以免药物变质和失效（表13-1）。

6. 个人专用药物　针对个人专用药，注明床号及姓名等信息，单独存放。

表13-1　药物保存

药物性质分类	保存方法	举例
受热易被破坏的生物制品、生化制品	冷藏于2～10℃的冰箱内保存	如抗毒血清、疫苗、胎盘球蛋白、青霉素皮试液、益生菌、干扰素、免疫球蛋白、白蛋白等
易燃、易爆的药物	应单独存放，密封瓶盖，置于通风、阴凉处保存，并远离明火，以防发生意外	如乙醇、乙醚、环氧乙烷等
易挥发、潮解、风化的药物	应装在密封的瓶内，用后盖紧瓶盖保存	如乙醇、过氧乙酸、酵母片和甘草片等
易氧化和遇光易变质的药物	丸剂应放置在有色瓶中保管，针剂应放置在黑色纸盒内保管，同时放于阴凉处，避光保存	如氨茶碱、维生素C、盐酸肾上腺素、硝普钠等
易过期的药物	需定期检查，按有效期先后顺序摆放和使用	如各种抗生素、胰岛素等
各类中药	应置于阴凉干燥处，芳香类药物须盖紧瓶盖保存	薄荷、藿香、白芷等

二、给药的原则

遵守给药原则是护士在执行药物治疗的前提，必须严格遵守。

1. 根据医嘱准确给药 护士必须严格执行医嘱给药，不得擅自更改，如对医嘱有疑问，应向医生及时提出，避免盲目执行；或者发现给药错误时，应及时报告医生，予以处理。

2. 严格执行查对制度 在执行给药操作时，护士应严格执行“三查七对一注意”，才能做到“五个准确”，即准确的药物（right drug），准确的剂量（right dose），准确的途径（right route），准确的时间（right time），准确的患者（right client）。

三查：操作前、操作中和操作后查七对的内容。

七对：对床号、姓名及腕带（其中必须以两种以上方式核对患者）、药物的名称、浓度、剂量、时间、用法。

一注意：注意用药后反应。

护士在执行药疗时，应仔细检查药物质量，如药物疑有变质或过期，不能使用。

3. 安全正确给药 药物备好后及时分发使用，同时准确掌握给药剂量、浓度、方法和时间。在给药前，向患者解释用药的目的及注意事项等，并给予相应的用药指导，以提高患者用药的依从性和自我合理用药的能力。当同时服用两种或两种以上药物时，应注意药物的配伍禁忌，以免发生不良反应或影响药物疗效。对易导致过敏反应药物，使用前应详细了解患者的过敏史、用药史和家族史，并在使用过程中，密切观察患者服药后的反应。如发现给药错误，应立即报告护士长和医生，做紧急处理，密切观察患者病情变化，并向患者及家属解释。填写意外事件报告用以作为该事件的法律证明并检讨错误及造成的原因。此外，服用多种口服药时，应注意分开服用，如活菌制剂和抗生素同时服用，活菌制剂就不能发挥药效。

4. 密切观察用药后的反应 护士在用药后应注意及时监测患者的病情变化，动态评估药物疗效和不良反应，并做好记录，以便为临床护理及调整治疗计划提供重要依据。

5. 指导患者合理用药 护士应评估患者对所用药物的认知程度，向患者说明药物的作用、用法及解释可能引起的不良反应，并予以相应的指导，以保证药物的疗效。

（1）需空腹服用：饭前1小时或饭后2小时服用。如抗菌药物（包括异烟肼、左氧氟沙星等）、消化系统药（包括多潘立酮和枸橼酸铋钾等）、心血管系统药（包括卡托普利和尼卡地平等）、解热镇痛药（包括阿司匹林肠溶片等）、口服降糖药（包括格列齐特和格列吡嗪等）。

（2）需餐前服用药物：餐前30～60分钟服用。如健胃制酸药（包括氢氧化铝及奥美拉唑和雷贝拉唑等）、止泻收敛药（包括活性炭、碱式碳酸铋等）、某些中成药（包括六味地黄丸等）、胃肠解痉药（包括阿托品和止吐药等）、利胆药（包括硫酸镁和胆盐等）、驱虫药（包括枸橼酸哌嗪和甲苯咪唑等）。

（3）需餐中服用药物：一般指进餐过程中服用，一些药物进食能显著使其吸收增加。如心血管系统药物（包括普萘洛尔和螺内酯等）、抗癫痫药物（包括苯妥英钠和卡马西平）、抗菌药物（包括酮康唑和伊曲康唑等）、抗病毒药物（包括阿昔洛韦等）、口服降糖药（包括阿卡波糖和二甲双胍等）、维生素类（维生素A、维生素D、维生素E、维生素K）。

（4）需餐后服用药物：饭后15～30分钟服用，如吲哚美辛和奈普生等药物，一般对胃有刺激性。

（5）需睡前服用的药物：指睡前15～30分钟服用。如抗组胺类药，包括马来酸氯苯那敏、氯雷他定、西替利嗪等，同时易致嗜睡的药物可在睡前服用。

（6）常用特殊药物的正确服用方法：具体如下。①舌下含服的急救药片（速效救心丸、硝酸甘油等），患者取半卧位或坐位，将药物放在舌下热窝内，张口深呼吸，以加速唾液吸收，药物自黏膜吸收进入血管而迅速显效。②不能研碎服用的药片，主要指肠溶片、缓释片剂、控释片剂、双层糖衣片剂（多酶片）。在服药时，应整片吞服，以保证在肠液中被吸收，以免在胃液中不崩解。由于此类药物在胃液酸性条件下，易不稳定而分解失效，故在药物的外面包上一层肠溶衣，使其只能在碱性肠液中才能溶解。③应充分嚼碎的药片，包括咀嚼片（铝碳酸镁）、胃黏膜保护药（复方氢氧化铝、铋制剂）及个别急救药品（硝酸甘油）等。

三、给药的途径

护士在执行在给药操作时，应根据药物的性质、药物的剂型和疗效等，选择不同的给药途径。常用的给药途径及吸收的快慢顺序为：动、静脉给药＞气雾吸入给药＞舌下含服＞直肠给药＞肌内注射＞皮下注射＞口服给药＞皮肤给药。

四、给药次数和时间间隔

给药次数与时间取决于药物的半衰期、药物的特性及机体的生物节律性等多种因素。为维持药物在血液中的有效浓度，在临床工作中，应安排合理的给药时间和次数。常用外文缩写来描述给药方法、时间、次数、部位及剂型等（表13-2）。

表13-2 医院常用给药外文缩写与中文译意

外文缩写	中文译意	外文缩写	中文译意
qd	每日1次	Liq	液体
bid	每日2次	Mist	合剂
tid	每日3次	Sup	栓剂
qid	每日4次	pulv	粉剂
qod	隔日1次	syr	糖浆剂
biw	每周2次	tr	酊剂
qm	每晨1次	caps	胶囊
qn	每晚1次	tab	片剂
qh	每1小时1次	pil	丸剂
q2h	每2小时1次	ung	软膏
q3h	每3小时1次	ext	浸膏
q4h	每4小时1次	lot	洗剂
q6h	每6小时1次	aa	各
am	上午	gtt	滴，滴剂
pm	下午	ad	加至
12n	中午12点	Rp，R	处方
12mn	午夜12点	Inj	注射
po	口服	Comp	复方

续 表

外文缩写	中文译意	外文缩写	中文译意
ac	餐前	g	克
pc	餐后	ml	毫升
hs	睡前	OD	右眼
st	立即	OS	左眼
prn	需要时（长期）	OU	双眼
sos	必要时（限用1次，12小时内有效）	AD	右耳
DC	停止	AS	左耳
ID	皮内注射	AU	双耳
H	皮下注射	IU，iu	国际单位
im	肌内注射	iv	静脉注射
ivgtt	静脉滴注		

五、影响药物疗效的因素

每种药物都有各自的理化性质及药理作用，其药物疗效还受机体因素和药物因素等方面的影响而出现不同程度的差异。因此，护士必须了解哪些因素会影响药物疗效，以保证准确、安全和有效的实施药疗。

（一）机体因素

1．生理因素

（1）年龄与体重：给药剂量与体重成正比。但药物的常用量不包括年龄小于14岁的儿童及年龄大于60岁的老年人。儿童对药物的反应较成年人敏感，和其生理功能及调节机制尚未发育完善有关；老年人对药物的耐受性降低，和其各种器官功能减退有关。

（2）性别：女性在特殊时期，如月经期、妊娠期和分娩期等，用药应注意。如月经期慎用或禁用抗凝药和泻药等，以免引起盆腔充血等；妊娠期应注意某些药物可通过胎盘屏障，进入胎儿体内，引起胎儿中毒或畸形等；分娩期使用镇静药应注意用药时机，避免吗啡等镇静药对新生儿呼吸产生抑制作用。

2．病理因素　某些疾病可能会影响药物在体内吸收、代谢、排泄等过程。如肝实质细胞受损，可导致某些药物代谢酶减少，使药物的代谢速度变慢，造成药物作用增强等。

3．心理行为因素　心理行为因素可能会影响药物的效应。如在治疗期间，若患者认为药物疗效不显著，从而出现情绪消极，甚至拒绝服用或弃掉药物的现象。反之，若患者情绪乐观、主动配合治疗、依从性高，则疗效好。

4．个体差异　药物疗效可能会产生个体差异。如体质特异的患者，对某类药物敏感度高，虽服用极少量，但仍能引起中毒，必须避免使用。

（二）药物因素

药物进入人体产生药效的快慢与药物吸收有关，而药物的分布、代谢与排泄由药物在体内作用时间的长短决定。

1. 药物剂量　药物必须达到一定的剂量才能产生效应，药物剂量大小与效应强弱之间密切相关。在一定范围内，剂量增加，药效增强；剂量减少，药效减弱。当剂量超过一定限度时，则会引起中毒反应。

2. 药物剂型与给药途径　药物的起效时间、药效强度及作用时间均受到药物剂型的影响。多数情况下，剂型改变时药效不变，但如硫酸镁等药物，不同的剂型可产生不同的药效。而不同的给药途径，也可改变药物的作用速度，从而产生不同的疗效，如注射剂、气雾剂、舌下含服片等起效快，常用于急救；丸剂、缓释及控释制剂等起效慢。此外，含微粒体系的剂型如脂质体、微球、微囊等，经静脉注射，被巨噬细胞吞噬，可产生靶向作用，主要集中在特定的组织、细胞和靶点，从而达到精准治疗目的。

3. 给药时间　为了维持药物在血中的有效浓度，应根据患者的不同病情、药物的半衰期决定给药的次数与间隔时间。医院常用给药时间与安排见表13-3。

表13-3　医院常用给药时间与安排

给药时间	安排	给药时间	安排
qm	6am	q2h	6am，8am，10am，12n，2pm···
qd	8am	q3h	6am，9am，12n，3pm，6pm···
bid	8am，4pm	q4h	8am，12n，4pm，8pm，12mn···
tid	8am，12n，4pm	q6h	8am，2pm，8pm，2am
qid	8am，12n，4pm，8pm	qn	8pm

4. 配伍用药　临床中常联合用药，将两种或多种药物制剂配伍使用，由于不同药物的物理、化学性质及药理作用，配伍过程中药物间常相互影响。治疗过程中，药物配伍的目的是利用某些药物协同作用，增强疗效，减少副作用，减少或延缓耐药性的发生，预防和治疗并发症等。如长期使用糖皮质激素，需常规补充维生素D及钙剂，以防骨质疏松等。然而，多种药物配伍使用时，有的可引起药物的作用减弱或消失，甚至引起药物毒副作用增强，称为配伍禁忌，如维生素C若与磺胺类合用，会使药效降低。临床静脉滴注药物时，混合使用注射剂的配伍量、配伍时间、杂质、温度等因素均对注射剂的配伍变化有一定影响。此外，有些药物因混合顺序不同，也可发生理化性配伍变化，如变色、混浊、沉淀、产生气体等。临床药剂师及医护人员应根据不同药物的物理、化学性质及药理作用，或通过“配伍变化表”或“配伍禁忌表”，保证患者药疗安全，正确实施配伍用药。

（三）其他因素

药物在体内代谢的过程中，饮食与药物之间可产生相互作用，从而影响药物的疗效。饮食和药物的相互作用有以下三种情况。

1. 促进药物吸收增加疗效　如粗纤维食物可促进肠蠕动，增进抗寄生虫药的疗效等。

2. 干扰药物吸收降低疗效　如补钙时不宜同食菠菜，因菠菜中含有大量草酸，草酸与钙结合形成草酸钙从而影响钙的吸收等。

3. 改变尿液pH影响疗效　如动物性脂肪，在体内代谢过程中，产生酸性物质，牛奶和蔬菜等食物在体内代谢产生碱性物质，影响机体尿液pH，进而影响药物疗效。

知识拓展

高警示药品分级管理

高警示药品是指一旦使用不当发生用药错误，会对患者造成严重伤害甚至会危及其生命的药品。高警示药品实行A、B、C三级管理模式。

A级风险最高，一旦发生用药错误可导致患者死亡，应重点监护和管理。A级高警示药品包括高浓度电解质类药物，如10%氯化钠注射液、10%或15%氯化钾注射液等；胰岛素（皮下或静脉用），如甘精胰岛素注射液、重组人胰岛素注射液等。

B级风险中等，一旦发生用药错误，会给患者造成严重伤害，但较A级低。B级高警示药品包括抗栓药（口服），如华法林、利伐沙班等；肠外营养制剂，如复方氨基酸（18AA-II）等；抗肿瘤药物（传统治疗药物及内分泌治疗药物），口服，如卡培他滨、巯嘌呤等。

C级风险最低，一旦发生用药错误会对患者造成伤害，但较B级低。C级高警示药品包括抗肿瘤药物（靶向治疗药物），口服，如吉非替尼、奥拉帕利、索拉非尼等；降糖药（葡萄糖酐酶抑制药、DPP-4抑制药、SGLT-2抑制药），如阿卡波糖、达格列净等。

第二节 口服给药法

口服给药（administering oral medication）是最常用的给药途径，药物经胃肠道黏膜吸收，达到局部治疗或全身治疗的目的。但口服给药吸收较慢，产生疗效时间长，同时易受胃肠功能及胃肠内容物的影响，故不适用于急救、禁食和呕吐频繁等患者。

1. 目的

（1）协助患者安全和正确用药，减轻症状。

（2）治疗和预防疾病。

（3）协助诊断和维持正常生理功能的目的。

2. 操作前准备

（1）评估患者并解释：具体如下。

1）评估患者的身体状况：①患者的病情（尤其肝、肾功能）、年龄、意识和自理能力等。②患者吞咽能力、口腔或食管疾病情况及是否存在恶心、呕吐等问题，患者的合作程度，患者对治疗的态度，对药物的认知程度和遵医行为等。

2）解释：向患者及家属解释给药的目的和注意事项。

（2）患者准备：了解用药目的、方法和注意事项等。

（3）环境准备：环境安静、整洁。

（4）护士准备：衣帽整齐，修剪指甲，洗手，戴口罩。

（5）物品准备：具体如下。

1）药物准备：由中心药房负责准备患者所需口服药物。中心药房药剂师根据病区发送的药物信息，摆药并核对，由病区护士再次根据医嘱双人核对药物并检查药物质量后取回。

2）用物准备：发药车（药盘）、服药本、小药卡、水壶（内盛温开水）、速干手消毒液等。必要时备饮水管。

3. 操作步骤　口服给药法的操作步骤见表13-4。

表13-4　口服给药法

步骤	操作解释	操作语言
1. 洗手	洗手、戴口罩，将所需物品放于适宜的位置	—
2. 核对	检查操作物品是否齐。根据服药本和小药卡，核对患者的床号、姓名、药名、浓度、剂量、时间	—
3. 发药	在规定时间携带服药本、药盘、温开水，送药至患者床前，核对床号、姓名、腕带，并让患者自己说出姓名，或扫描条形码，核对无误后方可发药	“您好，我是您的责任护士，能告诉我您的床号和姓名吗？看一下您的腕带。”
4. 解释沟通	协助患者取舒适体位，解释用药的目的与注意事项	“根据医生的医嘱，现在需要给您口服这个药物，请您配合。”
5. 服药	提供温开水或使用饮水管，协助患者服药，确认服下，再次核对	“药您已经服用好了，用药期间有任何不适请及时告知，谢谢您的配合。”
6. 宣教	根据药物特性进行用药指导	—
7. 操作后处理	协助患者取舒适卧位，整理床单位；整理、清洁药盘，药杯或药袋按要求分类处理	—
8. 洗手记录	洗手，观察患者服药后的反应，必要时记录	—

4. 注意事项

（1）严格执行给药原则。

（2）若患者不在，或因特殊情况（如手术须禁食者等），暂不发药，将药物带回保管。

（3）同一患者的药物应一次取出，以免发生差错。

（4）药物应用40～60℃温开水送服，不用茶、牛奶、饮料等替代。

（5）增加或停药时，应及时告知患者；如患者提出疑问，应虚心听取后，核对再给药。

（6）如患者不能自行服药，应协助其进行；鼻饲者，应将药物碾碎，用水溶解，从胃管注入。

（7）注意药物之间的配伍禁忌。

5. 健康教育

（1）根据药物的特性和不良反应，对患者进行正确的用药指导。

（2）缓释片、肠溶片等，不可嚼碎；舌下含片应放在舌下待其溶化；对于慢性病和出院后需继续服药的患者，应对患者解释用药的相关知识和注意事项，以减少药物不良反应。

（3）抗生素及磺胺类药物应准时服药，为保证其有效的血药浓度。

（4）胃肠动力药，餐前服用，可促进胃液分泌，增进食欲。助消化药及对胃黏膜有刺激性药物，餐后服用，有助于消化或减少对胃壁的刺激。

（5）对强心苷类药物，服用前应先测脉率（心率）及脉律（心律），如脉率＜60次/分或心律异常，应停止服用，并报告医生。

（6）服用对牙齿有腐蚀作用或使牙齿染色的药物，如酸剂和铁剂等，应避免药物与牙齿直接接触，用吸管服用，且服药后应立即漱口。

（7）对呼吸道黏膜有安抚作用的药物，如止咳糖浆等，服后不宜立即饮水；如同时服用多种药物时，应最后服用止咳糖浆。

（8）服用磺胺类药应多饮水，因磺胺类药由肾脏排出，尿少时易析出结晶，阻塞肾小管。

（9）对于抗寄生虫药，应在空腹或半空腹时服用；而催眠药，应在睡前服。

第三节 注射给药法

注射给药法（administering injection）是一种将一定量的无菌药液或生物制剂注入体内，以达到预防、诊断与治疗疾病目的的给药方法。此种给药方法的主要优点在于能精确控制药物用量，药物可快速被身体吸收且血液中的药物含量可以迅速增加，特别适用于需要迅速发挥药效的情况或因各种原因不能经口服给药的患者。然而，也可能引起疼痛，甚至局部组织损伤或潜在并发症。因为药物吸收速度较快，不良反应也会很快出现，因此必须仔细监测使用药物后患者的反应，一旦发现异常立刻采取措施。临床常用的注射给药法有皮内注射、皮下注射、肌内注射、静脉注射。

一、注射原则

实施注射给药时，必须遵循注射原则，确保患者和操作者的安全。

（一）严格执行查对制度

1. 严格执行“三查七对”，按医嘱正确备药，确保准确无误给药，以保障患者安全。

2. 对药品的有效期进行审查，并严格检查其质量。如果发现药液存在变质、沉淀或混浊，安瓿或密封瓶出现裂痕，或者密封瓶盖松动等问题，则不可使用。

3. 同时注射多种药物时，应注意药物间有无配伍禁忌。

（二）严格遵守无菌操作

1. 操作人员需要修剪指甲、清洗双手、佩戴口罩并保持衣物的整洁，如有必要，还应配备手套。

2. 环境操作应符合无菌操作要求。

3. 在遵守无菌操作原则的情况下选择无菌注射器。确保注射器的乳头、空筒内壁、活塞体，针头的针尖、针梗和针栓内壁保持无菌状态。

4. 按要求对注射区域的皮肤进行清洁和消毒，确保其无菌状态。目前临床有两种方法。

（1）采用无菌棉签蘸取2%的碘酊，以注射点为中心，从内部向外部进行螺旋状涂抹，消毒的直径应超过5cm。待其干燥后，使用75%的乙醇按照同样的方法去除碘，待完全干燥后才能进行注射。

（2）取无菌棉签蘸取安尔碘原液或0.5%聚维酮碘，同法消毒，待干后方可注射。

5. 一次性注射用具应做到一人一针一带一用一废弃，杜绝注射用具及药物的共用、复用等不规范操作。

（三）选择合适的注射器和针头

1. 根据药物剂量、性质及注射方法选择合适的注射器和针头。

2. 注射器和针头必须完好无损，不得有漏气现象；针头必须保持锐利，不能有勾曲变形；注射器与针头连接处要牢固密封；一次性注射器的包装必须严密封闭，并且在有效使用期内。

（四）注射药液现配现用

药液应临时抽取，即刻注射，以防止长期存放导致药物污染或降低其效果。

（五）选择合适的注射部位

1. 应避免在神经或血管的区域进行注射（动脉和静脉注射除外），也不能在感染、硬块、瘢痕或皮肤损伤的地方进行针刺。

2. 对于需要持续注射的患者，应定期更改注射位置。

3. 静脉注射时（急救情况除外）选择血管应从远心端到近心端选择静脉。

（六）注射前排尽空气

在注射前，必须将注射器内的空气排净，尤其是在进行静脉注射时，以免空气进入血管引起空气栓塞。在排出空气的同时应避免药液的浪费。

（七）掌握合适的进针角度和深度

1. 严格按照各类注射方法的不同进针角度和深度执行操作。

2. 在进行肌内注射时，不能将所有的针梗都插入注射部位，以防止针梗意外断裂。

（八）注药前检查回血

1. 进针后，注射药液前，必须检查有无回血。

2. 动、静脉注射必须见有回血后才能注入药液。

3. 皮下、肌内注射时回抽无回血方可注射，如发现有回血，应拔出针头重新注射。

（九）掌握无痛注射技术

1. 做好解释，解除患者思想顾虑，分散其注意力。

2. 指导患者取舒适体位，使肌肉松弛，便于进针。

3. 执行注射操作要“二快一慢加匀速”的原则，即快速进针、推药速度缓慢且均匀、迅速拔针。

4. 在注射刺激性强的药物时，应选择细长针头，并且要深入注射。如果需要同时注射多种药物，则首先注射无刺激性或刺激性较弱的药物，然后再注射刺激性强的药物。

（十）严格遵守锐器伤职业防护制度

提供数量充足、符合规范的个人防护用品和锐器处理盒，指导、监督操作者规范处理使用后的注射用具。所有用物及一次性物品按消毒隔离制度和医疗废物处理规范处置，不可随意丢弃。

二、注射前准备

（一）用物准备

1. 治疗车上层

（1）注射盘：①皮肤消毒用物，75%乙醇棉签、0.5%聚维酮碘棉签或2%碘酊、75%乙醇溶液和无菌棉签。②备有无菌的干棉签、砂轮、开瓶器和清洁杯，在进行静脉注射时还需要准备一次性止血带、一次性垫巾和小垫枕等。

（2）注射器：注射器主要包括三个部分，即空筒、活塞和针头三部分。空筒前端为乳头，空筒表面有刻度，活塞部分分为活塞体、活塞轴、活塞柄；至于针头，是由针尖、针梗和针栓这三个部分构成的（图13-1）。各种常用的注射器的尺寸和类型有多种，详见表13-5。

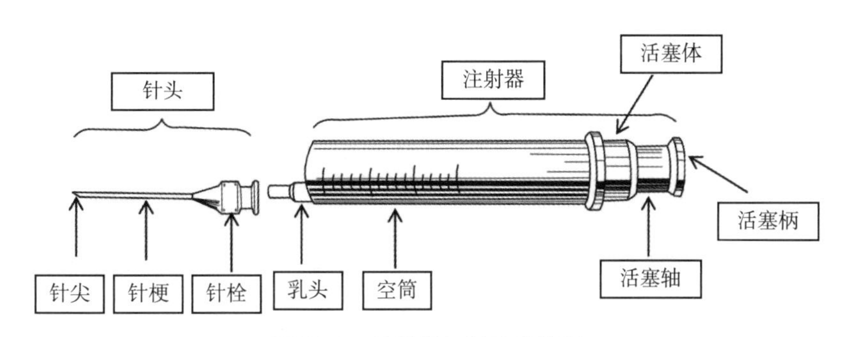

图13-1 注射器与针头构造图

表13-5 注射器规格及主要用途

注射器规格	针头型号	主要用途
1ml	$4^1/_2$～5号	皮内试验、注射小剂量药液
2ml、5ml	$5^1/_2$～6号	肌内注射、皮下注射、静脉采血
10ml、20ml、30ml、50ml、100ml	$6^1/_2$～9号	静脉注射、各种穿刺、抽吸药液

（3）注射药物：根据医嘱准备。

（4）注射本或注射执行单：根据医嘱准备，作为注射给药的依据。

（5）无菌盘。

（6）手消毒液。

2. 治疗车下层 治疗车下层放置锐器收集盒、生活垃圾桶和医疗垃圾桶。

（二）抽吸药液

1. 目的　从安瓿或密闭瓶中抽吸药液，为注射做准备。

2. 操作前准备

（1）评估：评估药物的名称、有效期、外包装、有无沉淀、混浊、变色等现象。

（2）环境准备：准备工作环境应保持干净、安静且光照充足，以满足无菌操作的需求。

（3）护士准备：护士需要保持衣物的整洁，修剪手指甲，洗手并佩戴口罩。

（4）用物准备：参见第十三章第三节二、注射前准备的（一）用物准备。

3. 操作步骤　抽吸药液的操作步骤见表13-6。

表13-6　抽吸药液

步骤	操作解释
1. 核对药物	严格执行查对制度，认真核对药物名称、浓度、剂量、有效期及药品质量
2. 铺无菌盘	在治疗盘内铺无菌治疗巾，保持抽吸药液的注射器不被污染
3. 抽吸药液	（1）自安瓿内抽吸药液：①消毒及折断安瓿，将安瓿尖端药液弹至体部，在安瓿颈部易折点处划一锯痕，用消毒液棉签消毒后折断安瓿（图13-2）。②抽吸药液，持注射器，将针头斜面向下置入安瓿内的药液中，手持活塞柄，抽动活塞，抽吸药液（图13-3）。注意针头不可触及安瓿外口，避免污染。抽药时手不可触及活塞体部，以免污染药液 （2）自密封瓶内抽吸药液：①消毒瓶塞，用启瓶器除去密闭瓶盖中心部分，或用手直接掰除瓶盖上的塑料盖，常规消毒瓶塞，待干。②注入空气，持注射器向瓶内注入与所需药液等量的空气。③抽吸药液，倒转药瓶，使针头在液面下，吸取药液至所需剂量，以示指固定针栓，拔出针头（图13-4）
4. 排尽空气	持注射器针头垂直向上，轻拉活塞，使针梗、针栓内的药液流入注射器，避免药液浪费。轻推活塞，使气泡从乳头处驱出气体。如注射器乳头偏向一侧，排气时，将注射器乳头向上倾斜，使气泡集中于乳头根部，便于驱出气体
5. 保持无菌	再次核对无误后，将空安瓿、密闭瓶或针帽套在针头上，置于无菌盘内备用。须将安瓿或药瓶放于一边，以便查对。注意防止锐器伤
6. 洗手	按七步洗手法洗手

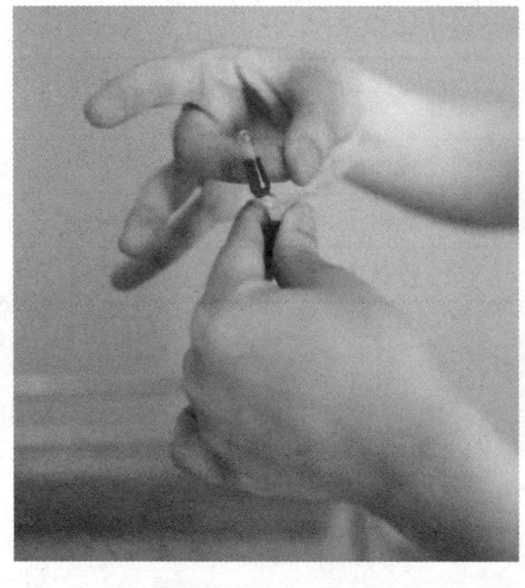

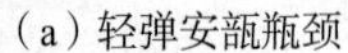

（a）轻弹安瓿瓶颈

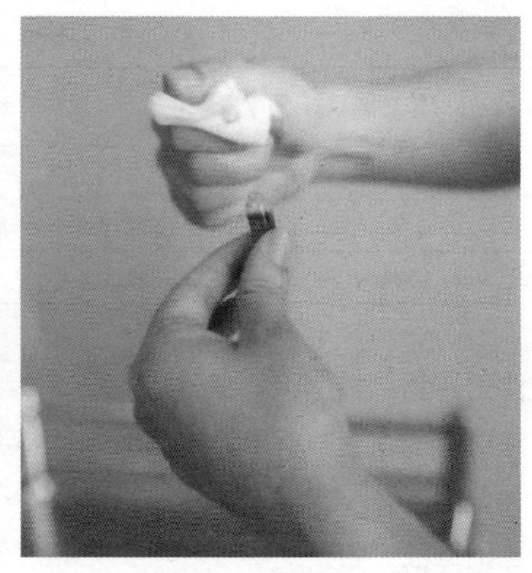

（b）折安瓿瓶颈

图13-2　轻弹瓶颈、折安瓿瓶颈

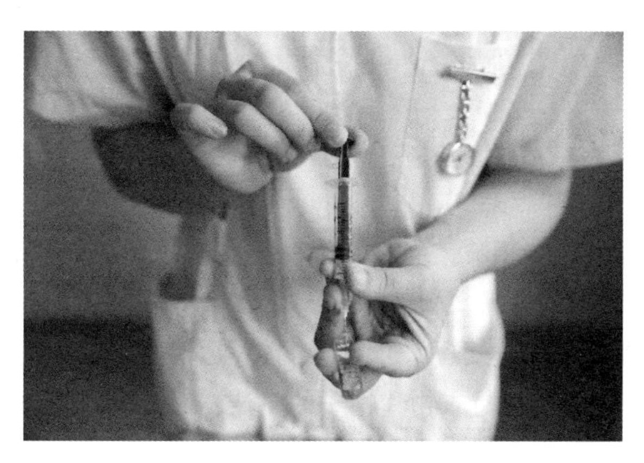

图 13-3 自安瓿内抽吸药液

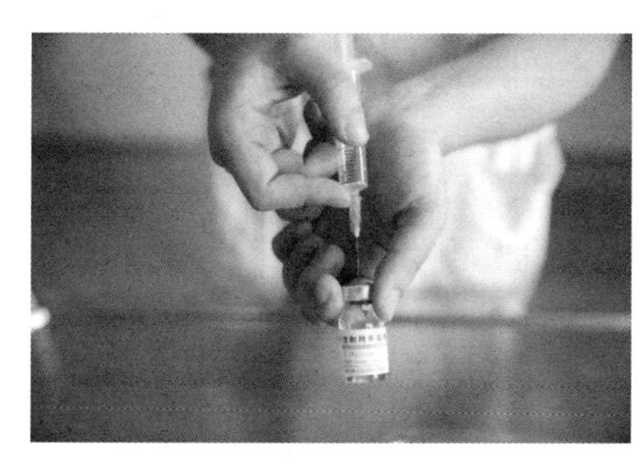

（a）向密封瓶注入药液

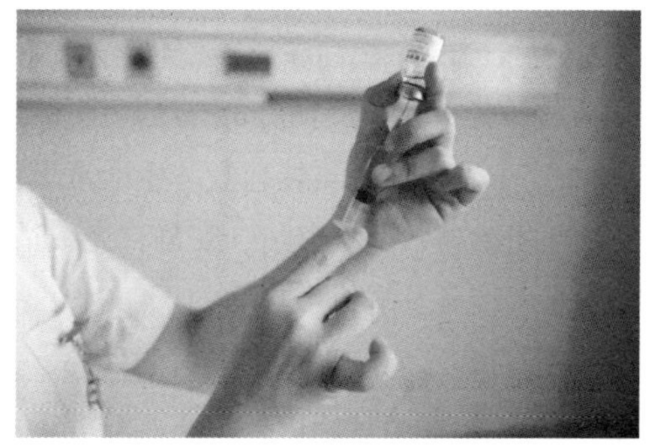

（b）自密封瓶抽吸药液

图 13-4 自密封瓶内抽吸药液

4. 注意事项

（1）严格遵守无菌操作原则和“三查七对”制度。

（2）药品应现用现配，避免药品受到污染和降低药效。

（3）选择注射器时需要考虑药液的特性和使用方法。混悬剂应在摇匀后立即进行抽吸；油类物质可以采用稍粗一些的针头来进行抽吸。

（4）完成使用的药液安瓿或密封瓶不可立即丢弃，以备注射时进行床边查对。

三、常用注射法

在临床实践中，常用的注射技术包括皮内、皮下、肌内和静脉注射。必要时，还可以选择动脉注射法。

（一）皮内注射法

皮内注射法（intradermic injection，ID）是指将一小部分药物或生物产品注射至表皮与真皮之间的方法。

1. 目的

（1）进行药物过敏性试验，以检查是否存在过敏反应。

（2）预防接种。

（3）局部麻醉的起始步骤。

2. 操作前评估

（1）评估患者：具体如下。

1）评估患者的用药史、过敏史及家族史，如果患者有药物过敏史，则不可做皮试，应立刻通知医生更换其他的治疗方案。

2）评估患者的健康状况、年龄、意识水平、对药物治疗的理解和配合程度。

3）注射部位的皮肤状况。

4）患者是否有头晕、心悸、气短、饥饿等身体不适情况。

（2）护士准备：护士需要保持衣物和帽子的整洁，修剪指甲，清洗手部，并佩戴口罩，如有必要还需要戴上手套。

（3）用物准备：具体如下。

1）治疗车上层：①注射盘，内有盛无菌持物镊的无菌容器，75%乙醇棉签、砂轮、开瓶器。②无菌盘，1ml一次性注射器、$4^{1}/_{2}$号针头、按医嘱准备的药物。若进行药物过敏试验，需备有0.1%盐酸肾上腺素及1ml和2ml的一次性注射器。③注射卡，手消毒液，必要时备手套。

2）治疗车下层：锐器处理盒、生活垃圾桶和医疗垃圾桶。

（4）环境准备：环境整洁、安静，光线适宜，符合无菌操作原则要求。

（5）患者准备及解释：具体如下。

1）向患者和家属解释皮内注射的目的、操作过程及相关知识，取得配合。

2）根据病情取适宜体位并暴露注射部位。

3. 常用注射部位

（1）药物过敏：常规的药物过敏试验可选择在前臂掌侧下部进行，该部位皮肤较薄且肤色相对较淡，易于观察局部反应。

（2）预防接种：常在上臂三角肌下缘部位进行预防接种。

（3）局部麻醉：需要在局部麻醉的区域进行。

4. 操作步骤　皮内注射的操作步骤见表13-7（以药物过敏试验为例）。

表13-7　皮内注射

步骤	操作解释	操作语言
1. 抽吸药液	按医嘱抽吸药液，放入无菌盘内	—
2. 床边核对	携用物至患者床旁，核对患者床号、姓名、腕带	“您好，我是您的责任护士，能告诉我您的床号和姓名吗？看一下您的腕带。”
3. 解释目的	向患者解释目的和方法	“因疾病治疗的需要，医嘱予以注射青霉素治疗，在使用之前，需要进行药物过敏试验。”
4. 评估患者	评估患者的用药史、过敏史和家族史，患者的整体情况及注射局部情况	“请问你以前有没有使用过青霉素药物？您和您的家人对青霉素是否有过敏史？您现在有没有头晕、心悸等不适？等会需要在您的前臂下段注入少许药物，我需要检查一下局部的皮肤情况。”
5. 定位消毒	根据治疗目的选择注射部位，以75%乙醇消毒皮肤。忌用碘类消毒剂，以免影响局部反应的观察	—
6. 核对并排气	二次核对患者，并排尽注射器内空气	—

续 表

步骤	操作解释	操作语言
7. 进针推药	左手绷紧局部皮肤，右手以平执式持注射器，针尖斜面向上，与皮肤呈5°刺入皮内，待针尖斜面全部进入皮内后（图13-5），放平注射器，用左手拇指固定针栓，右手缓慢推注药液0.1ml，使局部隆起形成一皮丘	—
8. 拔针宣教	注射完毕，迅速拔针，勿按压针眼，看表计时	“针已经打好了，请不要按揉或搔抓注射部位，以免影响结果的观察，20分钟内不要离开病室，如有任何不适请及时告知。”
9. 操作后核对	再次核对患者的相关信息	—
10. 处理用物	分离注射器，将针头放入锐器处理盒，空桶放入医疗垃圾。协助患者取舒适体位，整理床单位，洗手	—
11. 观察记录	20分钟后双人观察结果，记录并双签全名。将过敏试验结果记录在病历等相关医疗文件上，阴性用蓝笔标记“-”，阳性用红笔标记“+”，并通知医生	—

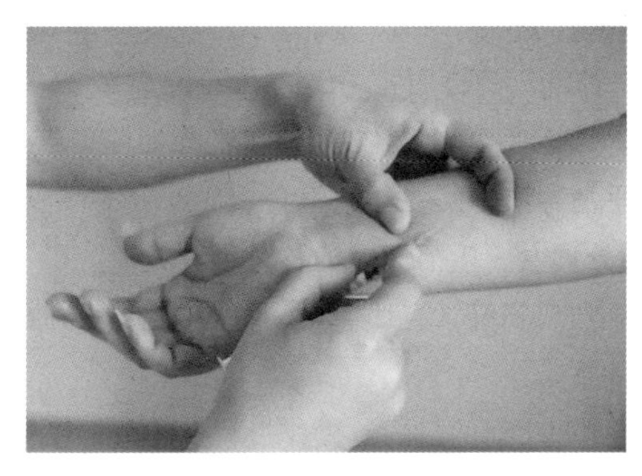

图13-5 皮内注射手法

5. 注意事项

（1）严格执行无菌操作原则和“三查七对”制度。

（2）在进行药物过敏试验之前，护士需要深入了解患者的用药史、过敏史以及家族史。

（3）皮试液要现配现用，浓度与剂量必须准确。

（4）避免使用含碘消毒剂进行皮肤清洁，可能会对判断结果产生影响。

（5）在为患者进行药物过敏试验之前，必须准备好紧急救护药品，以防止意外事故的发生。

（6）如果药物过敏试验出现阳性反应，应立即通知医生更换药品，并告诉患者或其家人。不能再使用过敏药物，同时将这些信息记录在病历上。

6. 健康教育

（1）在进行药物过敏试验之后，必须通知患者不要离开诊室或注射室。20分钟后，需要对试验结果进行观察，告诉患者有任何不适，应及时告知，以便于及时采取相应措施。

（2）指导患者勿按揉穿刺点局部，以免影响结果判断。

（3）告知患者及家属药物过敏试验结果，如为阳性，则强调不得使用过敏药物。

（二）皮下注射法

皮下注射法（subcutaneous injection，H）是一种将少量的药物或生物制品注入皮下组织的注射方法。

1. 目的

（1）当无法或不适宜通过口服方式进行治疗，且需要在特定时间内达到治疗效果。

（2）预防接种。

（3）局部麻醉用药。

2. 操作前准备

（1）评估患者：具体如下。

1）对患者的病情、治疗进展、用药史、过敏史、意识水平以及身体活动能力进行评估。

2）对注射部位的皮肤状况进行评估。

3）评估患者对用药的认知及合作程度。

（2）护士准备：护士需要保持衣物的整洁，修剪手指甲，洗净双手，佩戴口罩，如有必要还应配备手套。

（3）用物准备：具体如下。

1）治疗车上层：①注射盘，消毒用物（0.5%聚维酮碘或2%碘酊、75%乙醇棉签）、无菌干棉签、砂轮、启瓶器。②无菌盘，1 ～ 2ml一次性无菌注射器、$5^{1}/_{2}$ ～ 6号针头，按医嘱准备的药物。③注射卡，手消毒液，必要时备手套。

2）治疗车下层：锐器处理盒、生活垃圾桶及医疗垃圾桶。

（4）环境准备：环境整洁、安静，光线适宜，符合无菌操作原则要求。

（5）患者准备：具体如下。

1）向患者和家属解释皮下注射的目的、操作过程及相关知识，取得配合。

2）根据病情取适宜体位并暴露注射部位。

3. 常用注射部位 通常用于皮下注射的部位有上臂三角肌下缘、腹部、后背，以及大腿前侧和外侧等地方。

4. 操作步骤 皮下注射的操作步骤见表13-8。

表13-8 皮下注射

步骤	操作解释	操作语言
1. 抽吸药液	按医嘱抽吸药液，放入无菌盘内	—
2. 床边核对	携用物至患者床旁，核对患者床号、姓名、腕带	“您好，我是您的责任护士，能告诉我您的床号和姓名吗？看一下您的腕带。”
3. 解释目的	向患者解释目的和方法	“根据医生的医嘱，现在需要给您皮下注射使用这个药物，请您配合。”
4. 选择部位	根据治疗目的选择合适的注射部位，常规消毒皮肤，待干	—
5. 核对并排气	二次核对患者，并排尽注射器内空气	—

续 表

步骤	操作解释	操作语言
6. 进针推药	左手绷紧局部皮肤，右手以平执式持注射器，示指固定针栓，针尖斜面向上，与皮肤成30°～40°角，快速刺入皮下，一般将针梗的1/2～2/3刺入皮下，勿全部刺入，以免不慎断针增加处理的难度，见图13-6（a）。松开绷紧皮肤的手，抽动活塞，如无回血，缓慢推注药液	—
7. 拔针按压	注射完毕，用无菌干棉签轻压针刺处，快速拔针，按压至不出血为止，见图13-6（b）	“药已经为您注射好了，用药期间有任何不适请及时告知，谢谢您的配合。”
8. 操作后核对	再次核对患者相关信息	—
9. 处理用物	分离注射器，将针头放入锐器处理盒，空桶放入医疗垃圾。协助患者取舒适体位，整理床单位	—
10. 洗手记录	洗手、记录，签全名	—

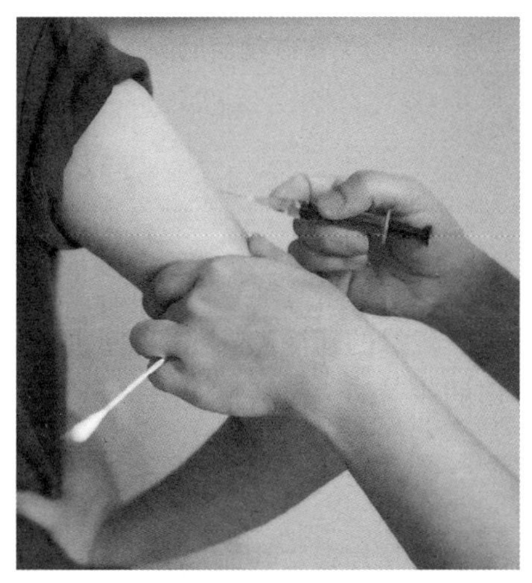

（a）皮下注射进针

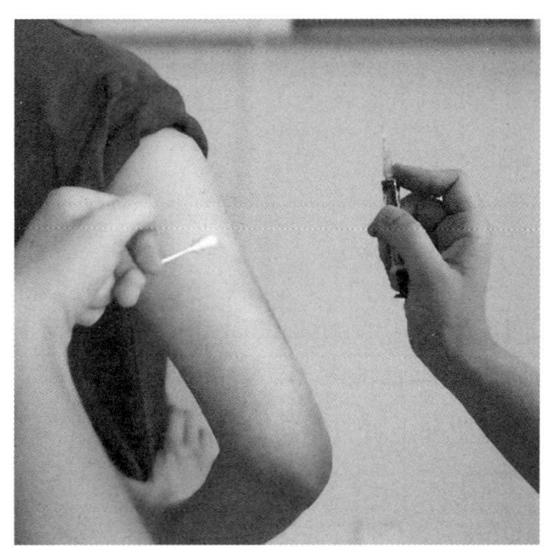

（b）皮下注射拔针

图13-6　皮下注射

5. 注意事项

（1）严格遵守查对制度和无菌操作原则。

（2）刺激性强的药物不宜作皮下注射。

（3）如果患者体重过轻，在注射时可捏紧注射部位的皮肤，适当减小穿刺的深度，以避免刺伤肌肉。

（4）如果需要持续注射，应该有计划地轮流更换注射部位，以便药物能够被充分吸收，避免在局部形成硬块。

6. 健康教育　针对那些需要长期进行自行注射的患者，比如糖尿病患者使用胰岛素的情况，医生应该提醒患者定期更换注射部位，以促进药物的有效吸收。目前临床使用胰岛素笔进行注射。

知识拓展

胰岛素笔的使用方法

胰岛素笔的使用方法简单分为三步，即安装、排气和注射。

1. 安装　在注射之前，需要按照该胰岛素笔的说明书，检查并安装笔芯，并应用医用乙醇对笔芯进行消毒。

2. 排气　进行胰岛素注射前需要对胰岛素笔进行排气处理，以免注射计量不准。具体操作为将笔芯朝上，使气体聚集到上部，随后按压注射键，直到有胰岛素排出，表示气体全部排放。

3. 注射　排气完成后，按照医生规定的计量，进行胰岛素注射。具体方法为注射部位皮肤消毒后，用左手捏起局部皮肤，然后针头与皮肤成45°角进行皮下注射。注射时应缓慢推注，注射结束后留针10秒左右，再按照进针方向拔出，用棉签按压注射部位。注射完成后，需要按时进行血糖监测，以便随时获得血糖信息，评估胰岛素治疗效果。在使用胰岛素笔的过程中注意更换针头，避免造成使用时间过长，对患者产生不利的影响。

（三）肌内注射法

肌内注射法（intramuscular injection，IM）是将一定量的药液注入肌肉组织的方法。通常选择肌肉丰厚且远离大血管和神经的位置。常用的注射部位包括臀大肌、臀中肌、臀小肌、股外侧肌和上臂三角肌。

1. 目的

（1）当药物不适宜或无法通过静脉注射，且需要比皮下注射更快地产生药效时使用。

（2）注射具有较强刺激性或剂量较大的药品。

2. 操作前准备

（1）评估患者：具体如下。

1）评估患者的健康状况、治疗情况、用药史、过敏史、意识水平以及身体活动能力。

2）评估患者注射部位的皮肤及肌肉组织状况。

3）评估患者对用药的认知及合作程度。

4）评估患者是否有头晕、心悸、气短、饥饿等身体不适情况。

（2）护士准备：护士需要保持衣物的整洁，修剪手指甲，洗净双手，佩戴口罩，如有必要还应配备手套。

（3）用物准备：具体如下。

1）治疗车上层：①注射盘，消毒用物（0.5%聚维酮碘或2%碘酊、75%乙醇消毒棉签）、无菌干棉签、砂轮、启瓶器。②无菌盘，2～5ml一次性无菌注射器、6～7号针头，按医嘱准备的药物。③注射卡，手消毒液，必要时备手套。

2）治疗车下层：锐器处理盒、生活垃圾桶及医疗垃圾桶。

（4）环境准备：环境整洁、安静，温度适宜，光线明亮，符合无菌操作原则要求，必要时备屏风或拉帘遮挡。

（5）患者准备及解释：具体如下。

1）向患者和家属解释肌内注射的目的、操作过程及相关知识，取得配合。

2）根据患者病情取适宜体位并暴露注射部位，肌内注射可采用的体位包括侧卧位、仰卧位、俯卧位和坐位。①侧卧位：侧卧，上腿伸直、放松，下腿稍弯曲，以确保患者的卧位稳定。②仰卧位：仰卧，身体自然放松，双腿伸直。常用于危重及不能翻身的患者。③俯卧位：俯卧，头偏向一侧，双足尖相对，足跟分开。④坐位：门诊患者在接受注射时采用的一种常见体位，适用于上臂三角肌和臀部肌内注射时，如为臀部肌内注射，患者可以稍微坐高一点，以方便护士进行操作。

3. 常用注射部位　在临床上，肌内注射最常用的位置是臀大肌，其次是臀中肌、臀小肌、股外侧肌以及上臂三角肌。

（1）臀大肌注射定位法：臀大肌起自髂后上棘与尾骨尖之间，肌纤维平行向外下方止于股骨上部。坐骨神经起自骶丛神经，自梨状肌下孔出骨盆至臀部，在臀大肌深部，约在坐骨结节与大转子之间中点处下降至股部。其体表投影为从大转子顶端到坐骨结节的中点再到腘窝，因此在注射过程中需要特别小心以防止对坐骨神经造成伤害。关于臀大肌注射的位置确认，主要采用以下两类方式。

1）十字法：先从臀裂顶点向左或向右划一条水平线，接着从髂嵴最高点往下作一条垂线，将一侧臀部分成四个不同的区域，然后在外上象限中避开内角（即髂后上棘与股骨大转子连线）即为注射区域。

2）连线法：在髂前上棘与尾骨之间连线的外上1/3处进行注射。

（2）臀中肌、臀小肌注射定位法：具体如下。

1）构角法：将示指和中指尖分别放在髂前上棘和髂嵴下缘处，这样在髂嵴、示指、中指之间形成一个三角形区域，即为注射部位。

2）三横指法：以患者手指的宽度为标准，确定髂前上棘外侧三个手指的位置为注射区域。

（3）股外侧肌注射定位法：在大腿的中部外侧，可以使用股外侧肌注射定位法。成人可以选择距离髋关节下部10cm、距离膝关节上部10cm，宽约7.5cm的区域。这个部位几乎没有大血管和神经干经过，注射范围宽广，适合多次注射，尤其适用于2岁以下的幼儿。

（4）上臂三角肌注射定位法：在上臂外侧，距离肩峰下2～3横指处进行上臂三角肌注射定位。这个位置的肌肉较薄，只适合进行小剂量注射。

4. 操作步骤　肌内注射的操作步骤见表13-9（以侧卧位臀大肌注射为例）。

表13-9　肌内注射

步骤	操作解释	操作语言
1. 抽吸药液	按医嘱抽吸药液，放入无菌盘内	—
2. 床边核对	携用物至患者床旁，核对患者床号、姓名、腕带	“您好，我是您的责任护士，能告诉我您的床号和姓名吗？看一下您的腕带。”

续 表

步骤	操作解释	操作语言
3. 解释目的	向患者解释目的和方法	“根据医生的医嘱，现在需要给您注射这个药物，请您配合。”
4. 定位消毒	拉隔帘，协助患者取适宜卧位，选择注射部位且定位正确，常规消毒皮肤，待干	—
5. 核对并排气	二次核对患者，并排尽注射器内空气	—
6. 进针推药	左手拇指、示指绷紧局部皮肤，右手持注射器呈持笔式，以中指固定针栓，用手臂带动腕部力量，将针梗的1/2 ～ 2/3迅速垂直刺入皮肤，见图13-7（a），松开绷紧皮肤的左手，抽动活塞，如无回血，缓慢推注药液，见图13-7（b）	—
7. 拔针按压	注射毕，用无菌干棉签轻压针刺处，快速拔针，按压至不出血为止，见图13-7（c）	“药已经为您注射好了，用药期间有任何不适请及时告知，谢谢您的配合。”
8. 操作后核对	再次核对患者的相关信息	—
9. 处理用物	分离注射器，将针头放入锐器处理盒，空桶放入医疗垃圾。协助患者取舒适体位，整理床单位	—
10. 洗手记录	洗手、记录，签全名	—

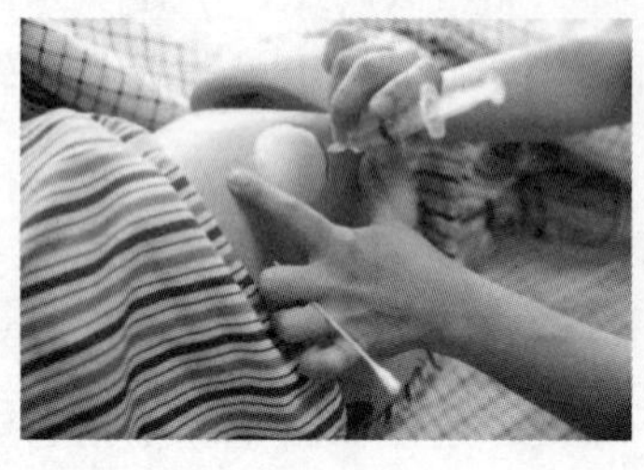

（a）进针

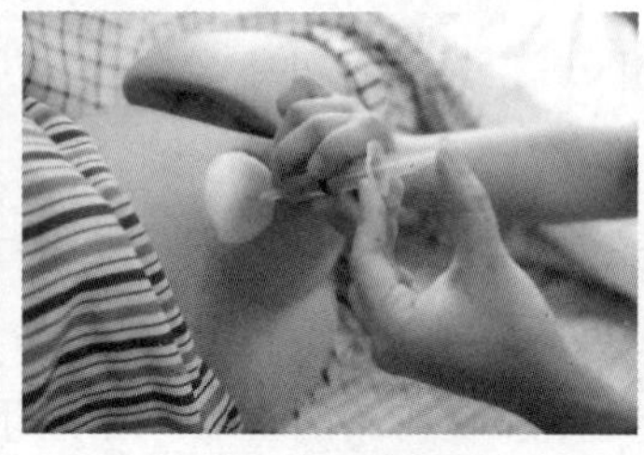

（b）推药

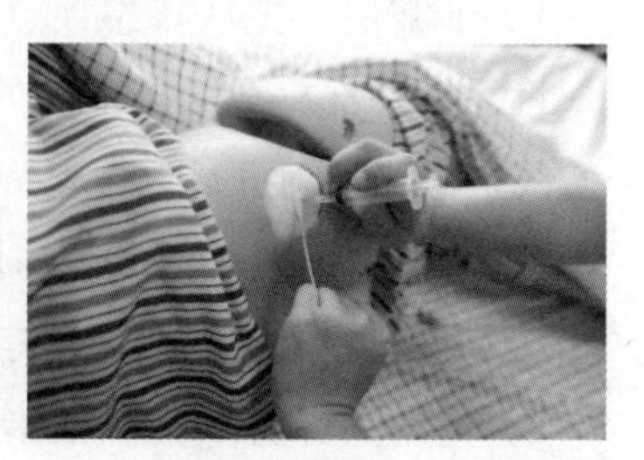

（c）拔针

图13-7 肌内注射

5. 注意事项

（1）严格遵守查对制度和无菌操作原则。

（2）在注射两种或更多的药物时，应当留意药物配伍禁忌。

（3）对于2岁以下的婴儿和幼童，应优先选择股外侧肌注射方式，而不是臀大肌注射。由于患儿的臀大肌尚未完全发育成熟，因此在注射时可能会对坐骨神经造成伤害。

（4）在注射过程中如果出现针断的情况，首先需要让患者保持冷静，并嘱其保持原位不动。为了避免断针的移动，我们需要将局部组织固定住，然后立刻通知医生，尽快使用无菌血管钳夹紧并取出断端；如果断端完全嵌入到肌肉中，应该马上请求外科医生进行处理。

（5）对于需要持续注射的人群，应定期更换注射区域以防止或减少硬块形成。如果出现了局部硬块，可以使用热敷、理疗或者外贴活血化瘀中药例如金黄散等方式进行处置。

6. 健康教育　对于需长期接受肌内注射的患者，指导其局部热敷的方法，以避免硬结的产生，如出现硬结应及时就诊处理。

（四）静脉注射法

静脉注射法（intravenous injection，IV）是一种通过静脉输入无菌药物的手段。

1. 目的

（1）药物不适宜口服、皮下注射或肌内注射，且需要迅速产生效果的情况下。

（2）在药物浓度高、刺激性大且剂量大而不宜采用其他注射方法时。

（3）用于特殊的诊断和检查。

2. 操作前准备

（1）评估患者：具体如下。

1）评估患者的健康状况、治疗情况、用药史、过敏史、意识水平以及身体活动能力。

2）评估患者对静脉注射给药的认识程度及合作程度。

3）观察穿刺位置皮肤的情况，检查静脉的充盈程度和管壁的弹性。

（2）护士准备：护士需要保持衣物的整洁，修剪手指甲，洗手，佩戴口罩和手套。

（3）用物准备：具体如下。

1）治疗车上层：①注射盘，消毒用物（0.5%聚维酮碘或2%碘酊、75%乙醇消毒棉签）、无菌干棉签、砂轮、启瓶器、止血带、一次性垫巾、小垫枕。②无菌盘、注射器（按药量备）、针头或头皮针头（6～9号）、医嘱用药液。③注射卡或医嘱本、胶布（输液贴）、手消毒液、一次性橡胶手套（股静脉注射时备一次性无菌手套）。

2）治疗车下层：锐器处理盒、生活垃圾桶及医疗垃圾桶。

（4）环境准备：环境整洁、安静，温度适宜，光线明亮，符合无菌操作原则要求，必要时备屏风或拉隔帘遮挡。

（5）患者准备及解释：具体如下。

1）向患者和家属解释静脉注射的目的、操作过程及相关知识，取得配合。

2）根据病情取适宜体位并暴露注射部位。

3. 常用注射部位

（1）四肢浅静脉：上肢通常使用肘部的浅静脉（包括贵要静脉、肘正中静脉和头静脉），以及腕部和手背的静脉作为穿刺点；而下肢通常采用大隐静脉、小隐静脉和足背静脉。

（2）头皮静脉：儿童头部血管非常发达，其分支众多并相互连接形成网络，而且这些血管暴露在外部容易被发现，因此适用于儿童输液，常用的有额静脉、颞浅静脉、耳后静脉和枕静脉。需要注意区分儿童头部静脉和动脉（表13-10）。

（3）股静脉：股静脉位于股三角区，在股神经和股动脉的内侧。

表13-10　小儿头皮静脉与动脉的鉴别

鉴别点	头皮静脉	头皮动脉
颜色	微蓝色	皮肤颜色或淡红色
管壁	薄、易受压变形	厚、不易压瘪
搏动	无	有
活动度	不易滑动	易滑动
血流方向	向心	离心
回血颜色	暗红	鲜红
注药	阻力小	阻力大，局部血管呈树枝状突起，颜色苍白

4．操作步骤　静脉注射的操作步骤见表13-11。

表13-11　静脉注射

步骤	操作解释	操作语言
1．抽吸药液	按医嘱抽吸药液，放入无菌盘内	—
2．床边核对	携用物至患者床旁，核对患者床号、姓名、腕带	“您好，我是您的责任护士，能告诉我您的床号和姓名吗？看一下您的腕带。”
3．解释目的	向患者解释目的和方法	“根据医生的医嘱，现在需要给您注射这个药物，请您配合。”
4．实施注射	1．四肢静脉注射 （1）选择血管：选择合适静脉，以手指探明静脉方向及深浅。在穿刺部位下方放置一次性垫巾与小垫枕，在穿刺部位上方（近心端）约6cm处扎止血带，止血带末端向上，以防污染无菌区域； （2）定位消毒：使患者卧位舒适，常规消毒皮肤，直径大于5cm，待干，嘱患者握拳，使静脉充盈； （3）核对并排气：二次核对患者，并排尽注射器内空气； （4）穿刺进针：嘱患者轻轻握拳，以左手拇指绷紧静脉下端皮肤，使其固定，右手持注射器，示指固定针栓（若使用头皮针，手持头皮针翼），针尖斜面向上，与皮肤成15°～30°角自静脉上方或侧方刺入皮下，再沿静脉走向滑行刺入静脉； （5）二松固定：见回血，再沿静脉走向进针少许。松开止血带，嘱患者松拳，固定针头； （6）缓慢推药：缓慢注入药液，注药过程中试抽回血，以检查针头是否仍在静脉内； （7）拔针按压：注射完毕，用无菌干棉签轻压针刺处，快速拔出针头，按压至不出血为止； 2．小儿头皮静脉注射 （1）安置卧位：协助小儿取仰卧或侧卧位； （2）选择静脉：选择合适静脉，常规消毒皮肤，待干； （3）核对并排气：二次核对患者，并排尽注射器内空气； （4）穿刺推药：由助手固定患儿头部，术者左手拇、示指固定静脉两端，右手持头皮针翼，沿静脉向心方向平行刺入，见回血后推药少许，如无异常，用输液贴固定针头，缓慢推注药液。注射过程中注意约束患儿，防止抓拽注射局部，可反复试抽回血，以检查针头是否在静脉内； （5）拔针按压：注射完毕，用无菌干棉签轻压针刺处，快速拔出针头，按压至不出血为止	“药已经为您注射好了，请按压针眼至不出血，有任何不适请及时告知，谢谢您的配合。”

续 表

步骤	操作解释	操作语言
4. 实施注射	3. 股静脉注射 （1）安置体位：协助患者取仰卧位，下肢伸直略外展外旋； （2）定位消毒：用左手示指于腹股沟扪及股动脉搏动最明显部位，在股动脉内侧约0.5cm处，常规消毒局部皮肤，待干，左手戴无菌手套； （3）核对并排气：二次核对患者，并排尽注射器内空气； （4）穿刺推药：左手示指再次扪及股动脉搏动最明显部位并予以固定，右手持注射器，针头和皮肤成90°或45°角，在股动脉内侧0.5cm处刺入，抽动活塞见有暗红色血，提示针头已进入股静脉，固定针头，注入药液。如抽出血液为鲜红色，提示误入动脉，应立即拔出针头，局部按压5～10分钟，直至不出血为止； （5）拔针按压：注射毕，拔出针头，局部用无菌纱布加压止血3～5分钟，至不出血为止； （6）操作后核对：再次核对患者的相关信息； （7）处理用物：分离注射器，将针头放入锐器处理盒，空桶放入医疗垃圾，脱手套置于医疗垃圾桶内。协助患者取舒适体位，整理床单位； （8）洗手记录：洗手、记录，签全名	“药已经为您注射好了，请按压针眼至不出血，有任何不适请及时告知，谢谢您的配合。”

5. 注意事项

（1）严格遵守查对制度和无菌操作原则。

（2）长期从静脉注射药物的人需要注意保护其静脉，应该有计划地由远心端到近心端选择静脉。

（3）注射具有强烈刺激性的药物，如化疗药时，应该选择备有生理盐水的注射器和头皮针，先注入少量生理盐水进行试穿，确认针头已经进入静脉后，再更换。为装有药液的注射器进行推注，以免药液外溢导致组织坏死。

（4）依据患者的年纪、疾病状况和药物特性，掌握注射药品的速度，随时倾听患者的诉说，观察注射部位的情况以及疾病的变化。

（5）若需长时间、微量、均匀、精确注射药物，可选用微量注射泵（参见第十四章第一节静脉输液）。

6. 健康教育 指导患者及家属正确按压针眼，避免按揉局部，以免局部出现瘀斑。

7. 特殊患者的静脉穿刺要点

（1）肥胖患者：肥胖者的皮下脂肪较多，静脉的位置也相对深入且不易被察觉。然而，血管的走向却比较固定，可以通过手指进行探测。在穿刺时，左手示指需要消毒并边摸查血管的走向边进行穿刺，针头应从静脉上方开始，并稍微增大进针角度（30º～40º）。

（2）消瘦患者：瘦弱的患者皮下脂肪较少，静脉更加明显，但也更容易滑动。进行穿刺时，可固定住静脉上下端，并从正面或侧面进行刺入。

（3）水肿患者：水肿患者可以通过局部解剖位置沿着静脉走行，临时驱散皮下水分，使静脉充分显露后再进行穿刺。

（4）脱水患者：由于有效循环血液的不足，脱水患者的静脉会变得萎缩和充盈不良。可以进行局部热敷和按摩，等到血管扩张并充盈之后再进行穿刺操作。

（5）老年患者：由于老年患者的皮下脂肪较少，导致皮肤松弛，静脉脆性较大且易滑动，使得针头难以刺入，或者容易穿破血管。在穿刺过程中，可以用手指固定穿刺段静脉的上下两端，然后直接在静脉上方刺入，等待见到回血后再沿静脉方向平行推进针头少许。

8. 静脉注射失败的常见原因

（1）针头未刺入血管内：针头刺入太浅，或因静脉滑动，针头未刺入血管内，表现为抽吸无回血，推注药液局部隆起并有痛感，患者主诉疼痛。

（2）针头（尖）未完全进入血管内：针尖未完全刺入血管，部分斜面处于血管内，部分还在皮下，抽吸有回血，但在推注药液时会在局部产生隆起，导致患者感到疼痛。

（3）针头（尖）穿破对侧血管壁：穿刺时针头偏斜，导致对侧血管壁被穿破，有血液回抽，药液部分外溢至深层组织，推注困难，局部可能无隆起，患者感到疼痛。

（4）针头（尖）穿透对侧血管壁：针头刺入过深，穿透对侧血管壁，表现为抽吸无回血，患者感到疼痛。

第四节 雾化吸入法

雾化吸入法（nebulization therapy inhalation）是通过雾化吸入装置，将药液分散成细小雾滴，经鼻或口吸入呼吸道，达到预防和治疗疾病目的的直接给药方法。雾化吸入具有局部药物浓度高、起效快及应用方便等优点，是治疗呼吸系统相关疾病的重要手段。雾化吸入装置能使药液形成粒径0.01～10.00μm的气溶胶微粒，通过吸入，沉积于气道和肺部，发挥治疗作用。常用雾化吸入装置有超声雾化器、射流雾化器和干粉吸入器等。以下主要介绍超声雾化吸入法、氧气雾化吸入法、压缩雾化吸入法及手压式雾化吸入法四种方法。

一、超声雾化吸入法

超声雾化吸入法（ultrasonic atomizing inhalation）是通过超声波将药液转化为细微的气雾后，经呼吸道吸入，以预防和治疗呼吸道疾病的方法。

1. 目的

（1）湿化呼吸道：常用于呼吸道湿化不足、呼吸道黏膜干燥者，也是气管切开术后患者的常规护理方法。

（2）促进痰液排出：常用于痰液黏稠、气道不通畅者，通过雾化吸入药物可稀释和松动痰液，促进其排出。

（3）解除支气管痉挛，保持气道通畅：常用于支气管哮喘等患者。

（4）预防和控制感染　减轻呼吸道炎症反应，减轻呼吸道黏膜水肿，从而消除炎症。常用于胸部手术前后的患者。

2. 操作前准备

（1）评估患者并解释：具体如下。

1）评估：患者呼吸道是否通畅、口腔黏膜和感染状况；患者对雾化吸入治疗的认知，患者的意识、自理能力和合作程度等；患者的用药史和过敏史。

2）解释：向患者及家属解释超声波雾化吸入的目的、方法和注意事项。

（2）患者准备：患者理解雾化吸入的目的和配合要点。

（3）环境准备：整洁、安全、光线充足。

（4）护士准备：衣帽整洁，修剪指甲，洗手，戴口罩。

（5）用物准备：超声雾化吸入器、水温计、药液和冷蒸馏水等。

1）常用药物：具体如下。①抗生素：常用卡那霉素等，可消除炎症，控制呼吸道感染。②解痉平喘药：常用氨茶碱等，可扩张支气管，缓解支气管痉挛和改善呼吸。③祛痰药：常用α-糜蛋白酶等，可稀释痰液，帮助祛痰。④糖皮质激素：常用地塞米松等，可减轻呼吸道黏膜水肿和改善通气。

2）超声雾化吸入器（图13-8）：具体如下。

结构：①操作面板上有电源、雾量调节开关、指示灯和定时器。②超声波发生器，通电后可输出高频电能。③水槽与晶体换能器，水槽盛冷蒸馏水，其底部的晶体换能器接受发生器输入的高频电能，使其转化为超声波声能。④雾化罐与透声膜，雾化灌盛药液，底部是一半透明的透声膜，声能透过此膜作用于罐内药液产生雾滴喷出。⑤螺纹管和口含嘴（或面罩）。

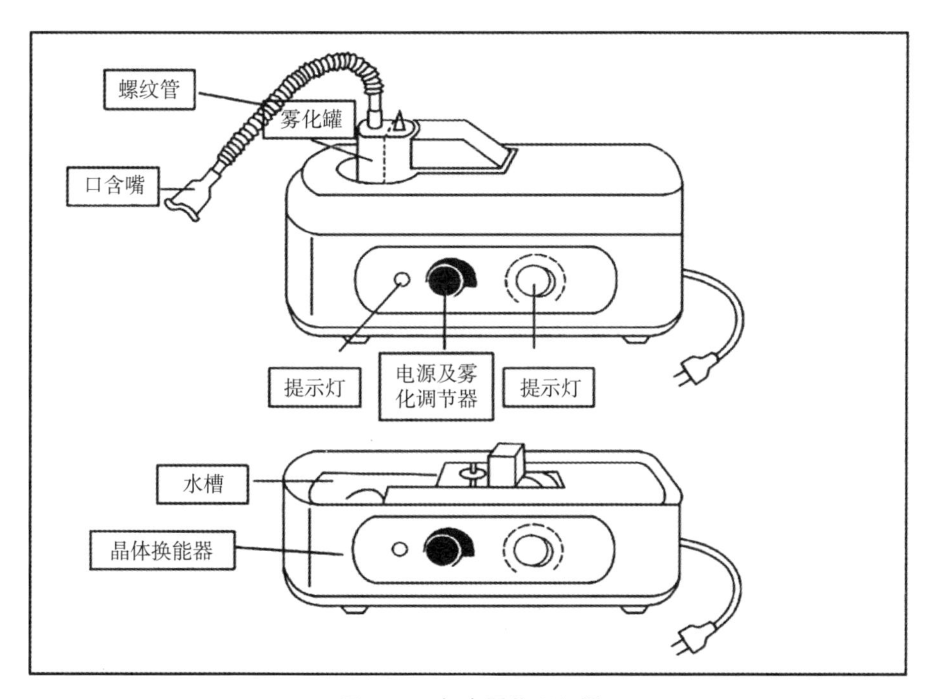

图13-8　超声雾化吸入器

原理：超声波发生器通电后，输出高频电能，通过水槽底部的晶体换能器转换成超声波声能，声能震动并透过雾化罐底部的透声膜，作用于罐内药液，使药液表面的张力被破坏，形成细微雾滴，经通道导管，随着患者的深呼吸，从而进入呼吸道。

作用特点：雾滴小而均匀（直径在5μm以下），且雾量大小可调节。药液随着深而慢的吸气，可被患者吸入到终末支气管及肺泡。同时，雾化器电子部分产热，对雾化液可轻度加温，使气雾温暖而舒适。但超声雾化器也存在不足之处，如药物容量大、超声雾化器产生的热能影响糖皮质激素类药物的活性、药物微粒输出效能较低。

3. 操作步骤　超声雾化吸入法的操作步骤见表13-12。

表13-12 超声雾化吸入法

步骤	操作解释	操作语言
1. 核对解释	确认患者，向患者解释目的和注意事项以取得合作	“您好，我是您的责任护士，能告诉我您的床号和姓名吗？看一下您的腕带。”
2. 检查连接	检查雾化器，连接雾化器主件与附件	—
3. 加水	水槽内加冷蒸馏水，水量视不同类型的雾化器而定，浸没雾化罐底部的透声膜	—
4. 加药	药液用生理盐水稀释至30～50ml倒入雾化罐内，检查无漏水后，将雾化罐放入水槽，盖紧水槽盖	—
5. 核对解释	用物携至患者床旁，二次核对患者床号、姓名、腕带、药名、浓度、剂量、给药时间、给药方法等，并做好解释工作	“根据医生的医嘱，现在需要给您雾化吸入这个药物，请您配合。”
6. 选择体位	协助患者取坐位、半坐位或侧卧位，患者颌下铺治疗巾	—
7. 调节雾量	打开电源开关（指示灯亮），预热3～5分钟，调整定时开关至所需时间	—
8. 雾化吸入	协助患者将口含管或面罩位置放好，面罩应遮住患者口鼻，口含管放入患者口中，三次核对	—
9. 治疗结束	下口含嘴，关雾化开关，再关电源开关	—
10. 整理	擦净患者面部，协助其取舒适卧位，整理床单位及用物，倒掉水槽内的水，擦干水槽，将口含嘴、雾化罐、螺纹管浸泡于消毒液内1小时，再洗净晾干备用	“药给您吸入了，有任何不适请及时告知，谢谢您的配合。”
11. 洗手记录	洗手，记录，签全名	—

4. 注意事项

（1）使用前检查雾化器各部件的性能和连接情况。

（2）水槽底部的晶体换能器和雾化罐底部的透声膜薄且质脆，易破碎，操作过程中，应特别注意，不要损坏（忌加热水或温水损坏晶片，水槽水排空时忌开机，以免损坏机器）。

（3）一般每次雾化吸入的时间应控制在15～20分钟。

（4）操作者熟悉雾化器性能，如水温超过50℃或者水量过少，应关机更换或者加冷蒸馏水。

（5）注意要关雾化开关，再关电源开关，以防损坏电子管。连续使用时间隔半个小时。

（6）记录雾化时间和患者的反应等。

5. 健康教育

（1）指导患者雾化吸入治疗前1小时尽量避免进食，以免因气雾刺激出现恶心、呕吐等症状导致误吸，特别是小儿和老年人。

（2）告知为患者为避免药物吸附在皮肤上，雾化吸入治疗前不抹油性面霜。教会患者深呼吸配合雾化的方法，同时观察患者痰液排出情况，若因痰液黏稠，经湿化后膨胀，不易咳出，应予以拍背，必要时吸痰，以协助痰液排出。

（3）雾化吸入后，使用面罩的患者，治疗完成后，应及时洗脸或用湿毛巾擦净口鼻部的雾珠，以防残留雾滴，刺激口鼻皮肤引起皮肤过敏等。此外，雾化吸入治疗完成后，应及时漱口，特别是使用激素类药物，以减少口咽部的激素沉积，减少真菌感染等不良反应的发生。

知识拓展

别让“雾化”成“误化”

雾化吸入疗效确切，适应证广泛，是治疗呼吸系统相关疾病的重要方法。然而，不规范的雾化吸入，不仅会直接影响治疗效果，还会带来安全隐患。这里总结临床常见的雾化吸入误区。

1. 误区——“呼三联”方案 “呼三联”雾化吸入方案（地塞米松、庆大霉素、a-糜蛋白酶）曾在临床中广泛应用，但“呼三联”药物无相应雾化吸入制剂、无充分安全性证据，且剂量、疗程及疗效均无统一规范，故不推荐雾化吸入。

2. 误区——以静脉制剂替代雾化吸入制剂使用 静脉制剂中常含有酚、亚硝酸盐等防腐剂，吸入后可诱发哮喘发作，非雾化吸入制剂的药物无法达到有效雾化颗粒要求，无法经呼吸道清除，可能沉积在肺部，增加肺部感染发生率，故不推荐以静脉制剂替代雾化吸入制剂使用。

3. 误区——雾化吸入时刻“用力呼吸” 用力呼吸会引起吸气流量过快，局部易产生湍流，使气溶胶因互相撞击沉积于大气道，导致肺内沉积量明显下降。另外，呼吸频率快且吸气容积小时，肺内沉积较少。建议患者雾化吸入用嘴深吸气、鼻呼气方式进行深呼吸，使药液充分达到支气管和肺部。

资料来源：

[1] 中华医学会呼吸病学分会《雾化吸入疗法在呼吸疾病中的应用专家共识》制定专家组.雾化吸入疗法在呼吸疾病中的应用专家共识[J].中华医学杂志，2016，96(34)：2696-2708.

[2] 中华医学会临床药学分会《雾化吸入疗法合理用药专家共识》编写组.雾化吸入疗法合理用药专家共识（2019年版）[J].医药导报，2019，38(2)：6-17.

二、氧气雾化吸入法

氧气雾化吸入法（oxygen atomization inhalation）是通过高速氧气气流，使药液形成气雾状，随着吸气运动，进入患者的呼吸道，以达到治疗目的的方法。

1. 目的

（1）预防、控制、治疗呼吸道感染，消除炎症。

（2）减轻咳嗽，稀释痰液以利于排出。

（3）解除支气管痉挛，改善通气功能。

2. 操作前准备

（1）评估患者并解释：参见第十三章第四节一、超声雾化吸入法。

（2）患者准备：患者理解氧气雾化吸入的目的和配合的要点。

（3）环境准备：清洁、安全、安静及光线明亮。

（4）护士准备：衣帽整洁，修剪指甲，洗手，戴口罩。

（5）用物准备：氧气雾化吸入器（图13-9）、吸氧装置一套、弯盘、药液。常用药物参见第十三章第四节一、超声雾化吸入法。

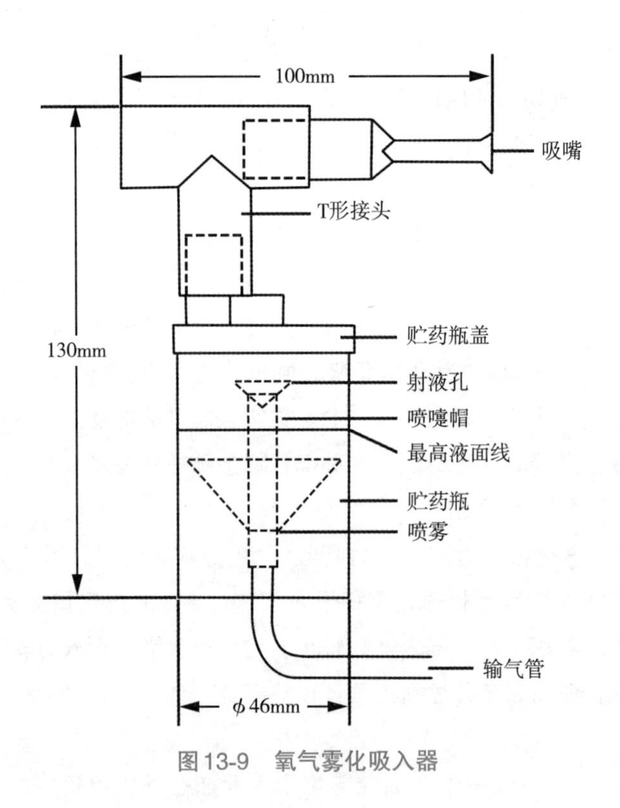

图13-9 氧气雾化吸入器

3. 操作步骤 氧气雾化吸入法的操作步骤见表13-13。

表13-13 氧气雾化吸入法

步骤	操作解释	操作语言
1. 核对解释	向患者解释目的和注意事项以取得合作	“您好，我是您的责任护士，能告诉我您的床号和姓名吗？看一下您的腕带。根据医生的医嘱，现在需要给您雾化吸入这个药物，请您配合。”
2. 注药连接	核对药液并将所需的药液注入储药瓶内，T形管、吸入嘴安装好，连接氧气输气管与雾化器底部的进气口	—
3. 调节流量	取下氧气装置上的湿化瓶，调整氧气流量	—
4. 核对解释	携用物至患者床旁，二次核对患者床号、姓名、腕带、药名、浓度、剂量、给药时间、给药方法等	—
5. 吸入药液	协助患者取合适体位并漱口清洁口腔及面部，指导其手持雾化器，把吸入嘴放入口中，紧闭口唇深吸气，用鼻呼气，如此反复进行，直至药液雾化吸入完毕，三次核对	—
6. 治疗结束	先移去雾化器，再关闭氧气开关	—
7. 漱口观察	协助患者漱口，取舒适卧位，观察反应	—
8. 整理记录	整理用物，清洁雾化器，并在消毒液中浸泡30分钟后，冲净擦干备用。观察并记录	“药给您吸入了，有任何不适请及时告知，谢谢您的配合。”

4. 注意事项

（1）正确使用供氧装置，应注意用氧安全。

（2）使用前检查各部件性能，确保雾化吸入器连接紧密和无漏气。

（3）氧气湿化瓶内勿盛水，以免液体进入雾化器内，使药液稀释，从而影响疗效。

（4）氧流量一般为6～8L/min。

（5）注意观察患者痰液排出情况，如痰液仍黏稠，不易咳出，可予以拍背、吸痰等方法，协助排痰。

（6）教会患者深吸气，屏气1～2秒，再慢慢呼气，使药液充分到达肺内。使用过程中注意远离烟火和易燃品。

5. 健康教育　参见第十三章第四节一、超声雾化吸入法。

三、压缩雾化吸入法

压缩雾化吸入法（compression atomizing inhalation）是将空气压缩使其作用于药液，将药液变成细微的雾粒（直径在3μm以下），随吸气进入呼吸道的治疗方法。

1. 目的　参见第十三章第四节一、超声雾化吸入法。

2. 操作前准备

（1）评估患者并解释：参见第十三章第四节一、超声雾化吸入法。

（2）患者准备：患者理解压缩雾化吸入的目的，能积极配合，取舒适卧位。

（3）环境准备：清洁、安全、安静、光线明亮。

（4）护士准备：衣帽整洁，修剪指甲，洗手，戴口罩。

（5）用物准备：压缩雾化吸入器、纱布、药液、治疗巾和弯盘等。

1）常用药物：参见第十三章第四节一、超声雾化吸入法。

2）压缩雾化吸入器：具体如下。

构造：①压缩机，接通电源后可将空气压缩，其面板上有电源开关、过滤器和空气导管接口等。②喷雾器，可与压缩机相连，包括空气导管接口、进气活瓣、带有呼气活瓣的口含嘴，中间部分为药皿，用以盛放药液。

作用原理：通过压缩机，将空气压缩形成较强气流后，冲击喷雾器内的药液，使药液表面张力遭到破坏，形成细微气雾，再通过面罩或口含嘴，伴随着呼吸运动，从而进入患者的呼吸道。

3. 操作步骤　压缩雾化吸入法的操作步骤见表13-14。

表13-14　压缩雾化吸入法

步骤	操作解释	操作语言
1. 核对解释	向患者解释目的和注意事项以取得合作	“您好，我是您的责任护士，能告诉我您的床号和姓名吗？看一下您的腕带。根据医生的医嘱，现在需要给您雾化吸入这个药物，请您配合。”

续 表

步骤	操作解释	操作语言
2. 注药连接	检查压缩雾化吸入器；取下喷雾器上半部分及进气活瓣，遵医嘱注入药液（药量不超过规定刻度）后再安装好；安装口含嘴或面罩；连接压缩机和喷雾器。若使用面罩，则不安装进气活瓣	—
3. 核对解释	携用物至患者床旁，二次核对患者床号、姓名、腕带、药名、浓度、剂量、给药时间、给药方法等	—
4. 雾化吸入	协助患者取合适体位，铺治疗巾于患者颌下，接通电源，打开压缩机，调节雾量，将口含嘴放入患者口中或将面罩妥善固定，指导患者做深呼吸，三次核对	—
5. 治疗结束	治疗结束，取下口含嘴或面罩，清洁面部	—
6. 漱口观察	协助患者漱口，取舒适卧位，观察反应	"药给您吸入了，有任何不适请及时告知，谢谢您的配合。"
7. 整理、记录	整理用物，拆下压缩雾化器配件清洗，并在消毒液中浸泡1小时后，冲净擦干备用。记录雾化时间、患者反应及治疗效果	—

4. 注意事项

（1）压缩雾化吸入器在使用时，应放置于平坦、光滑且稳定的平面上，以免堵塞通风口，操作时不能覆盖压缩机表面。

（2）使用前检查雾化器各部件运行和连接是否完好，导管出的一端连接雾化器，另一端连接压缩机，确保无漏气。

（3）每次雾化结束后，雾化器的所有的配件都要彻底清洁，清除残留药液和污垢。雾化器必须进行消毒、灭菌后，才能继续使用。

（4）有时在吸入过程中因温度变化，导管内会因冷凝作用出现水汽，因此治疗结束后应把导管从雾化器上拔下，打开压缩机开关，让压缩气流通过导管，直至吹干导管内壁。

（5）通常每次的治疗时间为10～15分钟，指导患者用深呼吸配合压缩雾化吸入的方法。吸气时，按住间断控制按钮，慢慢吸入药雾；呼气时，松开间断控制按钮，直接通过口含嘴将药液吸入。

（6）注意观察患者痰液排出情况，如痰液黏稠，不易咳出，可予以拍背、吸痰等方法，协助排痰。

5. 健康教育　参见第十三章第四节一、超声雾化吸入法。

四、手压式雾化吸入法

手压式雾化器（hand pressure atomizer）（图13-10）是药液预置于雾化器内的送雾器中，用拇指按压雾化器顶部，药液从喷嘴喷出，形成雾滴，随吸气进入口腔、咽部气管及支气管黏膜的治疗方法。

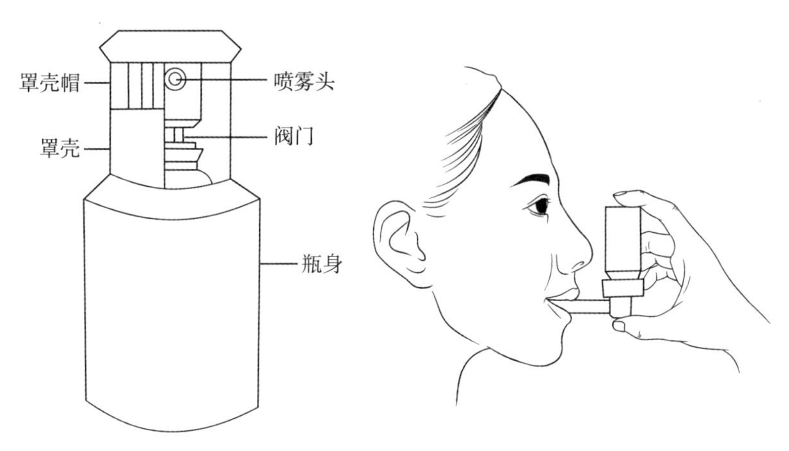

图13-10 手压式雾化器

1. 目的 手压式雾化吸入给药法主要用于支气管哮喘和喘息性支气管炎的对症治疗，如氨茶碱或沙丁胺醇等支气管解痉药。

2. 操作前准备

（1）评估与解释：具体如下。

1）评估：评估患者目前的病情、意识状态、呼吸道通气情况等；患者的自理程度及合作程度；患者对有关知识的认识和理解程度，有无紧张、焦虑等心理反应。

2）解释：向患者及家属解释超声波雾化吸入的目的、方法、注意事项、配合要点。

（2）患者准备：患者理解氧气吸入的目的和配合要点。

（3）环境准备：整洁、明亮、光线充足。

（4）护士准备：衣帽整洁，修剪指甲，洗手，戴口罩。

（5）用物准备：手压式雾化器，按医嘱准备吸入的药物，如氨茶碱或沙丁胺醇等。

3. 操作步骤 手压式雾化吸入法的操作步骤见表13-15。

表13-15 手压式雾化吸入法

步骤	操作解释	操作语言
1. 核对解释	向患者解释目的和注意事项以取得合作	“您好，我是您的责任护士，能告诉我您的床号和姓名吗？看一下您的腕带。”
2. 准备药液	检查药物的名称、剂量、有效期、质量等	—
3. 核对解释	携用物至患者床旁，二次核对患者床号、姓名、腕带、药名、浓度、剂量、给药时间、给药方法等	“根据医生的医嘱，现在需要给您雾化吸入这个药物，请您配合。”
4. 吸入药液	协助患者取合适体位，教会患者使用。取下雾化器保护盖，充分摇匀药液。将雾化器倒置，接口端放入双唇间，平静呼气；吸气开始时按压气雾瓶顶部，每次喷1～2下，尽可能延长屏气（最好能坚持10秒左右），然后呼气	“这个雾化吸入可以反复进行，两次之间使用间隔时间应不少于3～4小时。”
5. 漱口观察	协助患者漱口，取舒适卧位，观察反应，三次核对患者	—
6. 整理记录	整理用物，喷雾剂使用后塑料外壳用温水清洁后放在阴凉处保存。记录雾化时间、患者反应及治疗效果	“药给您吸入了，有任何不适请及时告知，谢谢您的配合。”

4. 注意事项

（1）指导患者或家属正确使用定量吸入器，并进行疗效评价。

（2）喷雾器使用后放在阴凉处保存（30℃以下），其塑料外壳应定期进行消毒。

（3）根据医嘱准备用物和药液。

（4）教会患者评价疗效，当疗效不满意时，不随意增加或减少用量或缩短用药间隔时间，以免加重不良反应。

5. 健康教育　参见第十三章第四节一、超声雾化吸入法。

第五节　药物过敏试验

药物过敏反应属于药物不良反应的一种，过敏反应（anaphylaxis）也称变态反应（allergy），是致敏患者对某种药物的特殊反应，可造成组织损伤或生理功能紊乱。药物过敏反应的特点是仅发生于少数患者身上，一般情况下难以预测，与药品本身药理作用无关，与使用剂量也无关（减少剂量通常无法改善症状，必须停药），无法通过常规的毒理学筛选发现，发生率低而死亡率高，一般首次用药不发生，机体在某些疾病情况下会对药物的致敏性增加，化学结构相似的药物易发生交叉或不完全交叉的过敏反应。

引起过敏反应的抗原是药物本身或药物在体内的代谢产物。从发生机制上看，Ⅰ型、Ⅱ型、Ⅲ型、Ⅳ型4种类型的过敏反应均可发生（表13-16）。故药物过敏反应的临床表现具有多样性，对严重的过敏反应抢救不及时，会有死亡的风险。

表13-16　药物过敏反应类型

类型	发生时间	介导物	过敏表现
Ⅰ型	速发型过敏反应，通常给药后数分钟到1小时之内即可发生	IgE	过敏性休克、荨麻疹、喉水肿和支气管痉挛等
Ⅱ型	迟发型过敏反应，通常在给药1小时之后直至数天发生	抗体	由药物诱发的血小板减少性紫癜
Ⅲ型		免疫复合物	血清病、药物相关性血管炎等
Ⅳ型		T细胞	药物接触性皮炎、固定性药疹、史-约综合征、中毒性表皮坏死松解症等

容易引起过敏反应的药物包括：抗菌药类，解热镇痛类，催眠镇静药与抗癫痫药，异种血清制剂及疫苗，某些中药等。

在临床用药前，对易致过敏的药物，应做过敏试验，同时注意以下几点。①护士应详细评估患者的用药史、过敏史和家族过敏史等，明确是否可以进行过敏试验。②掌握过敏试验的方法和结果的判定标准。③在过敏试验阴性时方可用药。④在用药过程中，还应该继续注意观察患者有无迟发型过敏反应发生。⑤对于过敏试验阳性甚至发生过敏反应的患者，应做好健康教育，尤其要告知患者过敏药物的名称。⑥掌握过敏反应的表现和处理措施，以便能够及时发现和配合医生积极救治。

一、青霉素过敏试验法

青霉素适用于革兰阳性球菌所导致的感染，包括A组和B组溶血性链球菌、肺炎链球菌、对青霉素敏感金黄色葡萄球菌等，也可以用于甲型溶血性链球菌和肠球菌属、梭状芽孢杆菌所导致的感染。青霉素毒性低，但是过敏反应比较常见，位居各种抗感染药物的首位。使用青霉素类抗菌药物前均需做青霉素过敏试验，阳性反应者禁用。

（一）青霉素过敏试验

青霉素过敏试验是目前预测青霉素速发型过敏反应最快捷、敏感和有效的方法。但阴性并不能排除出现过敏反应的可能。预防和降低过敏反应风险应更多依靠：①详细的询问和甄别过敏史。②在患者用药期间进行严密的病情观察。③配备过敏反应抢救所需的各种药品及设备。④医务人员熟悉严重过敏反应的各种救治措施。

1. 目的　预测患者是否对青霉素有发生Ⅰ型过敏反应的可能性，以降低发生过敏性休克等严重过敏反应的风险，为临床用药提供依据。

2. 操作前准备

（1）评估患者并解释：具体如下。

1）评估：评估患者的年龄、病情、治疗情况，心理状态及合作程度；必须详细评估患者是否有青霉素类、头孢菌素类或其他β-内酰胺类抗生素过敏史，或过敏性疾病史，有无易被患者所忽略的过敏反应症状，如胸闷、瘙痒、面部发麻、发热等，以及有无患者本人或家属变态反应性疾病史等。

2）解释：向患者及家属解释青霉素皮试的目的、方法、注意事项。

（2）患者准备：具体如下。

1）了解青霉素过敏试验的目的、方法、注意事项及配合要点。

2）体位舒适，情绪稳定。

3）避免空腹，以免空腹时出现头晕、恶心等情况不易与过敏反应区分。

（3）环境准备：室温适宜、光线充足、环境安静。

（4）护士准备：衣帽整洁，修剪指甲，洗手，戴口罩，必要时戴手套。

（5）用物准备：具体如下。

1）治疗车上层：治疗盘、弯盘、无菌治疗巾、医嘱单、1ml及5ml注射器、80万单位青霉素、0.9%氯化钠注射液、启瓶器，75%乙醇、0.5%聚维酮碘、无菌棉签、手消毒液。备好急救物品（如0.1%盐酸肾上腺素注射液）。

2）治疗车下层：生活垃圾桶、医疗垃圾桶、锐器盒。

3. 操作步骤

（1）试验液的配制：通常以每毫升含有青霉素500U的皮肤试验液（简称皮试液）为标准。以青霉素钠80万U为例，介绍试验液的配制方法（表13-17）。

表 13-17 青霉素过敏试验液的配制

青霉素钠	加0.9%氯化钠注射液/ml	青霉素钠含量/（$U \cdot ml^{-1}$）	要点说明
80万U	4	20万	用5ml注射器，充分溶解，混匀
取上液0.1ml	0.9	2万	用1ml注射器，混匀
取上液0.1ml	0.9	2000	用1ml注射器，混匀
取上液0.1ml	0.75	500	用1ml注射器，混匀

（2）试验方法：注射部位选择前臂掌侧下段，以75%乙醇消毒，1ml注射器抽取配制好的皮试液，皮内注射0.02～0.03ml，形成直径3mm大小的皮丘。注射后迅速拔针，无须按压。对乙醇敏感者改用生理盐水。注射后，嘱患者不得离开病室，不得触碰注射部位，注射局部和全身有异常反应，及时向护士反馈。

知识拓展

青霉素皮肤过敏试验的其他方法

目前国内有成熟应用多年的青霉素皮试剂，每瓶含青霉素钠2500U。使用时仅需一次稀释，取青霉素皮试剂2500U，注入0.9%氯化钠注射液5ml，即可配制成500U/ml的皮试液。该法节约操作时间、减少工作量，且可避免因多步稀释可能导致的剂量误差、污染，以及由此导致出现假阳性、假阴性结果。

青霉素皮肤过敏试验除了传统的皮内注射法外，还可以采用快速仪器试验法，即以青霉素过敏快速试验仪器进行皮试，其原理为在脉冲电场的作用下，将药物离子或带电荷的药物由电极部位无痛导入皮肤。操作步骤：将青霉素皮试液（皮试液浓度为1万U/ml）和0.9%氯化钠注射液各约0.1ml滴至导入小盘；将导入小盘紧裹于注射部位；导入时间为5分钟，仪器到时自动报警；药物导入完成后5分钟观察结果。该方法的优点为操作简单、无痛，儿童较易接受；高敏患者如有感觉不适，可随时关机以停止药物渗透。

资料来源：

［1］国家卫生计生委抗菌药物临床应用与细菌耐药评价专家委员会.青霉素皮肤试验专家共识［J］.中华医学杂志，2017，97（40）：3143-3146.

［2］赵东芳，杜鹃，赵艳伟，等.青霉素皮肤试验临床操作专家共识［J］.临床药物治疗杂志，2022，20（3）：10-12.

（3）试验结果判断与处理：注射后观察15～20分钟判定结果。

1）阴性：局部皮丘大小无改变，周围无红肿，无红晕；且全身无自觉症状，无不适表现。过敏试验结果为阴性，在医嘱单上标注“青霉素过敏试验阴性”，通知医生开出用药医嘱。

2）阳性：患者局部反应可见皮丘较过敏试验时形成的皮丘直径扩大≥3mm，即可判断为青霉素过敏试验阳性，还同时出现注射部位红晕或痒感时更支持呈阳性反应。患者全身反应可见头晕、心悸、恶心，甚至发生过敏性休克。过敏试验结果为阳性时，护士应立即通知医生，并且在体温单、医嘱单、住院病历和床头卡上醒目的注明“青霉素过敏试验阳性”，将过敏试验阳性的结果告知患者及其家属。

4. 注意事项

（1）为了防止严重过敏反应的发生，用青霉素类药物前必须详细评估（见前评估患者）。

（2）下列情况禁用青霉素过敏试验：近4周内发生过速发型过敏反应者；过敏性休克的高危人群，如哮喘控制不佳，有小剂量过敏原可致严重过敏反应的病史等；某些皮肤疾病如皮肤划痕症，皮肤肥大细胞增多症，急、慢性荨麻疹等。

（3）极少数高敏者常于皮试注射后数秒钟至5分钟内出现过敏性休克，故在过敏试验前应准备好抢救设备与药品。一旦发生过敏反应，就地抢救。

（4）有些药物可以抑制皮肤反应，导致皮试时出现假阴性结果，故在过敏试验前应详细询问患者近期的用药史，在病情允许时停用可能对过敏试验结果产生干扰的药物。全身应用一代抗组胺药物（苯海拉明）应停药至少2～3天，全身应用二代抗组胺药物（西替利嗪、氯雷他定）应停药至少3～7天，全身较长时间使用糖皮质激素、吩噻嗪类抗精神病药、丙咪嗪类抗抑郁药应停药至少7天，对过敏试验的影响才能够消除。如果患者用药史不明，或者因为客观原因无法停药或停药足够长的时间，应使用磷酸组胺作为阳性对照，排除是否应因皮肤反应性受抑制而导致假阴性。

（5）皮试阴性者也不能排除出现过敏反应的可能性。患者对一种青霉素类药物过敏可能对其他青霉素类也发生过敏，也可能会对青霉胺或头孢菌素类过敏。

（6）对可疑阳性者，应进行对照试验，在另一侧前臂采用0.9%氯化钠注射液进行比较。

（7）青霉素皮试用药含量要准确，现配现用，如需保存，宜在4℃冷藏不超过24小时。

（8）停药3天以上，或更换青霉素同类药物或不同批号时，均需重新做过敏试验。

（9）既往仅为过敏试验阳性的患者，并不是过敏试验的禁忌证，可在密切观察的基础上进行皮试。

（10）既往青霉素过敏试验阳性的患者，如果没有出现青霉素过敏反应的临床表现，过敏史中应描述为“曾青霉素过敏试验阳性”，不应描述为“青霉素过敏”。

5. 健康教育

（1）注射完毕，护士应告知患者切勿按揉注射部位，不能离开观察区域，不可剧烈活动。一旦出现心悸、胸闷、注射部位瘙痒等不适症状，应立即告知医务人员，以免在患者已经发生过敏反应而未及时发现，延误抢救时机。

（2）向患者说明过敏试验结果的意义。青霉素过敏试验结果阴性，表示发生青霉素过敏性休克等速发型过敏反应的风险较低，可以使用青霉素类药物进行治疗，但仍然有发生速发型过敏反应的风险，在首次给药尤其容易出现。在排除假阳性反应后，过敏试验阳性有临床意义，提示患者有发生由IgE介导的速发型过敏反应的可能。另外，青霉素过敏试验不能预测Ⅱ、Ⅲ、Ⅳ型过敏反应。由于青霉素过敏试验仍有近半数为假阳性，且特异性的IgE抗体可随时间衰减，这些患者今后仍能够重复进行青霉素过敏试验，以确定能否使用青霉素类药物，建议在反应发生4～6周后再进行。

（二）青霉素过敏反应的机制和分类

青霉素过敏时Ⅰ、Ⅱ、Ⅲ、Ⅳ型过敏反应都有可能出现，在诸多表现中，皮疹最为常见；最严重的是过敏性休克，虽然少见，但发生迅猛，患者可因来不及抢救而死于呼吸衰竭和循环衰竭。

临床上通常将青霉素过敏反应分为以下类型。①速发型过敏反应，即由IgE介导的Ⅰ型过敏反应，多数在1小时内出现，少数可在6小时内发生。②迟发型过敏反应，包括Ⅱ型、Ⅲ型、Ⅳ型过敏反应，通常发生在给药1小时以后。

青霉素Ⅰ型速发型过敏反应由抗原和抗体在致敏细胞上相互作用而引发。青霉素本身并不具有抗原性，其制剂中含有的高分子聚合体、青霉素降解产物属于半抗原，进入机体后与蛋白质或多糖、多肽类分子结合即成为全抗原，致敏T淋巴细胞，继而刺激B淋巴细胞分化增殖而产生特异性抗体IgE。当IgE附着于某些组织的肥大细胞、血液中的嗜碱性粒细胞表面时，机体便处于致敏状态。如果机体再次接受类似的变应原刺激，抗原即与上述细胞表面的特异性抗体IgE结合，会导致细胞破裂，释放一系列的血管活性物质（如组胺、白三烯、缓激肽、慢反应物质、5-羟色胺等），分别作用于效应器官，通过腺体分泌增多、平滑肌痉挛、毛细血管扩张、血管壁通透性增高，即引发各种过敏反应的临床表现。

（三）青霉素过敏性休克的临床表现和急救

1. 青霉素过敏性休克的临床表现 青霉素过敏性休克可发生在皮试过程中或初次用药过程中，极少数患者发生在连续用药的过程中，故临床工作中应时刻注意观察。常见的一般发生在注射后5～20分钟内，甚至数秒内即可发生。主要的临床表现如下。

（1）呼吸道阻塞症状：因喉头水肿、支气管痉挛、肺水肿，患者表现为胸闷、气促、哮喘及呼吸困难，甚至濒死感。

（2）循环衰竭症状：因周围血管扩张致有效循环血量不足，患者表现为面色苍白、发绀、脉搏细弱、血压下降、出冷汗等。

（3）中枢神经系统症状：因脑组织缺氧，患者表现为头晕、意识丧失、面部及四肢麻木、抽搐、大小便失禁等。

2. 青霉素过敏性休克的急救 患者一旦发生严重的过敏反应，必须争分夺秒进行抢救，首要目的是维持有效通气和循环。严重过敏反应的救治措施包括以下内容。

（1）立即停用导致过敏的药物，静脉给药者应连同输液器和输液瓶一并更换，以免输液器中的药物继续输入。救治过程中要严密监控患者的血压、心率、呼吸及血氧饱和度。

（2）遵医嘱立即给予0.1%盐酸肾上腺素：14岁及以上者单次用量为0.3～0.5ml、深部肌内注射，14岁以下者用量为0.01ml/kg体重、深部肌内注射（单次最大剂量0.3ml）。若5～15分钟后效果不理想，可重复注射，最佳的注射部位是大腿中部外侧。抢救药物首选肾上腺素，作用主要是收缩血管、增加外周阻力以提升血压，兴奋心肌、增强心肌收缩力以增加心输出量，松弛支气管平滑肌以解除支气管痉挛。

（3）气道维护：吸氧，保持气道通畅，必要时进行气管插管或气管切开，如暂无条件建立人工气道，紧急时进行环甲膜穿刺。

（4）建立两条或两条以上静脉通道：静脉滴注晶体液以维持血压，液体用量20ml/kg，根据患者情况调整剂量。必要时静脉滴注多巴胺以维持血压。

（5）遵医嘱给药：若有支气管痉挛，可吸入β_2受体激动剂。使用抗组胺药，如苯海拉明1.25mg/kg，最大量50mg，肌内注射。使用糖皮质激素，静脉甲泼尼龙40mg/100ml生理盐水，或氢化可的松琥珀酸钠100～200mg。

（6）抢救过程中出现心搏呼吸骤停，应立即就地进行规范的心肺复苏。

（7）密切观察患者的病情变化，如神志、生命体征、尿量等，注意安抚患者和家属的情绪，做好护理记录。

（8）患者经救治脱离危险后，至少应留院观察12小时。

二、链霉素过敏试验法

链霉素主要用于革兰阴性细菌、结核分枝杆菌，不良反应有耳毒性和肾毒性等，其过敏性休克发生率虽较青霉素较低，但死亡率高。因此在使用前应进行过敏试验，并且做到密切观察。用药前应注意询问患者有无氨基糖苷类药物过敏史，对一种氨基糖苷类过敏者也可能会对另一种过敏。

1. 试验液的配制　配制标准为每毫升生理盐水含有链霉素2500U。以链霉素1g（100万U）为例，具体配制方法如下（表13-18）。

表13-18　链霉素过敏试验液的配制

链霉素钠	加0.9%氯化钠注射液/ml	链霉素钠含量/（U·ml^{-1}）	要点说明
100万U	3.5	25万	用5ml注射器，溶解为4ml，混匀
取上液0.1ml	0.9	2.5万	用1ml注射器，混匀
取上液0.1ml	0.9	2500	用1ml注射器，混匀

2. 试验方法及结果判定　均同青霉素，注射链霉素试验液0.1ml（含链霉素250U）。

3. 链霉素过敏反应的临床表现　常见的有皮疹、发热、血管神经性水肿、口周发麻等，过敏性休克的发生率仅次于青霉素。

4. 链霉素过敏反应的处理　遵医嘱缓慢静脉注射10%葡萄糖酸钙或5%氯化钙，钙离子与链霉素络合，从而减轻症状。患者如果出现肌肉无力、呼吸困难，可遵医嘱注射新斯的明。其他处理措施同青霉素过敏反应。

三、破伤风抗毒素过敏试验法及脱敏注射法

破伤风抗毒素（tetanus antitoxin，TAT）由破伤风类毒素免疫马血浆制备而成，这对人体来说属于异种蛋白，具有抗原性，使用后容易出现过敏反应，故用药前须做过敏试验。皮试结果为阴性时，一次性将所需剂量注射完。试验结果为阳性时，需采用脱敏疗法或者注射人破伤风免疫球蛋白（human tetanus immunoglobulin，HTIG）。若患者以前曾注射TAT，但停药时间超过1周，应重新进行过敏试验。

1. TAT试验液的配制　取TAT（每毫升含1500U）0.1ml，加生理盐水稀释至1ml，配制成每毫升含TAT 150U即可。

2. TAT过敏试验方法　同青霉素，皮内注射TAT 0.1ml（含TAT 15U），20分钟后判断皮试结果。

3. TAT过敏试验结果判定　若患者局部皮丘无变化、全身无异常反应，结果判定为阴

性。若患者局部皮丘红肿、有硬结，硬结直径大于1.5cm，红晕范围直径超过4cm，有时有伪足、痒感，结果判定为阳性。全身反应和青霉素过敏反应类似。

4. TAT脱敏注射法 脱敏注射法是当患者过敏试验结果为阳性，但又必须注射时，采用少量、短时、连续多次的方法进行注射，注射时剂量逐渐增加，直至治疗量。脱敏注射的原理为小剂量注射时，机体生物活性介质释放量少，不足以引发临床症状。通过短时、多次注射来逐渐消耗体内已产生的IgE，保证整个注射过程中不会引发过敏反应。

TAT注射剂量为1500U，脱敏注射时每隔20分钟注射一次。脱敏注射过程中应严密观察患者的反应，如出现面色苍白、气促、发绀、头晕、荨麻疹等不适或发生过敏性休克时，应立即停止注射，并配合医生积极抢救。如反应轻微，等待症状缓解后，酌情减少每次注射TAT的剂量、增加注射次数直至全部剂量。脱敏注射采用肌内注射，每次剂量如下（表13-19）。

表13-19 破伤风抗毒素脱敏注射法

次数	TAT/ml	加0.9%氯化钠注射液/ml
1	0.1	0.9
2	0.2	0.8
3	0.3	0.7
4	余量	稀释至1ml

四、普鲁卡因过敏试验法

普鲁卡因（procaine）多用于浸润麻醉、传导麻醉、腰椎麻醉等局部麻醉，偶可引起轻重不一的过敏反应。凡首次使用普鲁卡因或注射普鲁卡因青霉素者均须进行过敏试验，确定为阴性后方可用药。

1. 普鲁卡因过敏试验方法 同青霉素。皮内注射0.25%普鲁卡因溶液0.1ml，20分钟后观察结果并记录。

2. 普鲁卡因过敏试验结果判断和过敏反应的处理 与青霉素相同。

五、头孢菌素类药物过敏试验法

头孢菌素类抗生素是一类广谱、半合成抗生素，具有抗菌作用强、临床疗效高、耐青霉素酶、毒性低、过敏反应较青霉素类少见等特点。国家卫生健康委员会发布的《β内酰胺类抗菌药物皮肤试验指导原则（2021年版）》不推荐在使用头孢菌素前常规进行皮试，仅以下情况需要皮试：①既往具有明确的青霉素或头孢菌素Ⅰ型（速发型）过敏反应的过敏史者，此类患者如临床确有必要使用头孢菌素，并配备专业人员、急救条件，在得到患者知情同意后，选用与过敏药物侧链不同的头孢菌素进行皮试，其结果具有一定的参考价值。②药品说明书中规定需要进行皮试的，应当向药品提供者进一步了解药品引发过敏反应的机制，皮试的灵敏度、特异度、阳性预测值和阴性预测值，并要求提供相应皮试试剂。

1. 头孢菌素过敏试验液配制 头孢菌素过敏试验液不引发皮肤非特异性刺激反应的推荐浓度是2mg/ml。过敏试验液的配制标准为2mg/ml。以头孢拉定0.5g为例，具体配制如下（表13-20）。

表13-20 头孢拉定过敏试验液的配制

青霉素钠	加0.9%氯化钠注射液/ml	头孢拉定含量/（$mg \cdot ml^{-1}$）	要点说明
0.5g	2	250	用5ml注射器，充分溶解，混匀
取上液0.1ml	0.9	25	用1ml注射器，混匀
取上液0.1ml	0.9	2.5	用1ml注射器，混匀
取上液0.8ml	0.2	2	用1ml注射器，混匀

2. 试验方法　同青霉素，皮内注射过敏试验液0.02～0.03ml，形成的皮丘直径为3mm。

3. 过敏试验结果判定　过敏试验15～20分钟后，如皮丘较过敏试验时形成的皮丘直径扩大≥3mm应判断为皮试阳性，伴有红晕或痒感时，更支持阳性反应。

六、碘过敏试验

碘化物是常用的对比剂，临床一般用于胆囊、肾脏、膀胱等部位的造影检查。此类药物可发生过敏反应，在造影前1～2天应做过敏试验，方法包括口服、皮内注射及静脉注射法，结果为阴性时方可做碘造影检查。

1. 口服法　口服5%～10%碘化钾5ml，每天3次，共3天。如果患者出现头晕、心悸、恶心、呕吐、流泪、流涕、口麻、荨麻疹等反应，结果判定为阳性。

2. 皮内注射法　同青霉素，皮内注射0.1ml碘对比剂。20分钟后观察结果，出现局部皮丘红肿、硬节、直径超过1cm者为阳性。

3. 静脉注射法　碘过敏试验须先做皮内注射法，若阴性，才行静脉注射法，结果为阴性方可做碘造影。抽取1ml碘对比剂（30%泛影葡胺）静脉缓慢注射，5～10分钟后判断结果。出现血压、脉搏、呼吸及面色变化者为阳性。

有少数患者的碘过敏试验虽然为阴性，但在注射碘对比剂时发生过敏反应，故在注射前仍要备好急救药物。碘过敏反应的处理同青霉素。

第六节　局部给药

一、栓剂给药法

栓剂是一种由原料药物与适宜基质制成的固体制剂，适宜通过人体腔道给药。栓剂在常温下为固体，进入人体腔道后，在体温的作用下可迅速软化，逐渐释放出药物而产生局部或全身作用。

栓剂使用虽不如口服给药方便，但是具备以下优点。①因由腔道给药，不经胃肠途径，药物不会受到胃肠pH或者酶的分解破坏，也不会对胃产生刺激作用。②使用得当时（栓剂的直肠吸收因塞入深度而不同，若距肛门约2cm处，则有50%～75%的药物可经直肠中静脉、下静脉进入体循环；若深至6cm以上则大部分经直肠上静脉、门静脉进入肝脏）可以避免肝脏首关消除及减小肝毒性。③栓剂给药达峰时间快，且峰值比口服给药高，吸收更完全。④特别适用于不能吞咽的患者（如意识障碍、吞咽功能障碍等）和不配合口服药患者

（如婴幼儿、拒绝口服药的患者等）。

栓剂因施用腔道不同，分为直肠栓剂、阴道栓剂和尿道栓剂，早期还出现过喉道栓、耳用栓和鼻用栓等。其中，直肠栓剂（rectal suppository）和阴道栓剂（vaginal suppository）较为常用。

（一）直肠栓剂置入法

1. **目的** 经直肠置入栓剂，产生局部（如甘油栓剂软化粪便，解除便秘）或全身治疗作用（如解热镇痛栓剂、治疗肠道炎症的栓剂等）。

2. **操作前准备**

（1）评估患者并解释：具体如下。

1）评估：评估患者的年龄、病情、治疗情况及合作程度；患者肛门有无疾病，肛门及周围皮肤清洁情况；患者有无害羞、紧张、害怕等心理情况。

2）解释：向患者及家属解释直肠栓剂置入的目的、方法、注意事项。

（2）患者准备：具体如下。

1）了解直肠栓剂置入的目的、方法、注意事项及配合要点。

2）清洁肛门周围，侧卧位，暴露肛门。必要时先排便。

（3）环境准备：室温适宜、光线充足、环境安静。

（4）护士准备：衣帽整洁，修剪指甲，洗手，戴口罩。

（5）用物准备：具体如下。

1）治疗车上层：直肠栓剂、指套或手套、卫生纸、手消毒液。

2）治疗车下层：医疗垃圾桶、生活垃圾桶。

3）必要时备屏风。

3. **操作步骤** 直肠栓剂置入法的操作步骤见表13-21。

表13-21 直肠栓剂置入法

步骤	操作解释	操作语言
1. 核对	携用物至患者床旁，核对患者床号、腕带、姓名、住院号等。核对栓剂名称、浓度、剂量、给药时间和途径	“您好（根据患者具体情况使用尊称），我是您的责任护士，能告诉我您的床号和姓名吗？看一下您的腕带。”
2. 解释	解释操作目的，取得患者的配合	“根据您病情需要为您置入直肠栓剂，请您配合我好吗？”
3. 评估	评估是否有影响直肠栓剂置入的因素	“请问您有无肛门疾患？”
4. 摆体位	协助患者取侧卧位，松解裤带，裤子向下推，仅暴露出肛门即可	“我帮您侧身躺好，裤子稍微向下。”
5. 戴手套	护士戴上手套或指套	—
6. 嘱患者放松	指导患者尽量放松，可以采用张口深呼吸的方式，放松肛门括约肌	“您可以张口深呼吸，尽量放松。”
7. 置入栓剂	取出栓剂，一手分开臀裂，暴露肛门，一手固定栓剂插入肛门少许，顺势用示指将栓剂延肠壁轻推入2cm	“栓剂已经放到位置了，您有什么不舒适的感觉吗？”

续 表

步骤	操作解释	操作语言
8. 保持侧卧位	嘱患者保持原卧位15分钟，防止栓剂滑脱或融化后流出。发现栓剂脱出，应及时重新送入	“您这样再躺15分钟，能坚持住吗？”
9. 整理	协助患者穿好裤子，为避免内裤受到药物渗出的污染，可以用少许卫生纸垫于肛门局部，稍后取出。清理用物	“我帮您垫好卫生纸，再穿好裤子。您还有什么需要吗？谢谢您的配合。”
10. 洗手，记录	洗手，记录（栓剂的名称、浓度、剂量，给药时间和途径，患者的反应等）	—

4. 注意事项

（1）严格执行给药的查对制度。

（2）操作过程中注意不可过多暴露患者的隐私部位。

（3）及时观察用药后的效果。

5. 健康教育

（1）指导患者配合方法。置入栓剂时可张口深呼吸，以放松肛门括约肌；置入后保持侧卧位15分钟，可防止栓剂滑脱或融化后流出；若感觉栓剂脱出，应及时告知护士。

（2）教会患者自行插入直肠栓剂的方法。

（二）阴道栓剂置入法

1. 目的 经阴道置入栓剂，起到局部治疗作用，如治疗阴道炎、子宫颈炎或术后阴道残端炎等疾病。

2. 操作前准备

（1）评估患者并解释：具体如下。

1）评估：评估患者的年龄、病情、治疗情况及合作程度；患者会阴部及周围皮肤清洁情况；患者有无害羞、紧张、害怕等心理情况。避开月经期或子宫出血期间。

2）解释：向患者及家属解释阴道栓剂置入的目的、方法、注意事项。

（2）患者准备：具体如下。

1）了解阴道栓剂置入的目的、方法、注意事项及配合要点。

2）排空膀胱，屈膝仰卧位，双腿外展，暴露会阴部。必要时清洁会阴部。

（3）环境准备：室温适宜、光线充足、环境安静。

（4）护士准备：衣帽整洁，修剪指甲，洗手，戴口罩。

（5）用物准备：具体如下。

1）治疗车上层：治疗巾、阴道栓剂、栓剂置入器（或指套或手套）、卫生棉垫、手消毒液。

2）治疗车下层：医疗垃圾桶、生活垃圾桶。

3）必要时备屏风。

3. 操作步骤 阴道栓剂置入法的操作步骤见表13-22。

表13-22 阴道栓剂置入法

步骤	操作解释	操作语言
1. 核对	携用物至患者床旁，核对患者床号、腕带、姓名、住院号等。核对栓剂名称、浓度、剂量、给药时间和途径	“您好（根据患者具体情况使用尊称），我是您的责任护士，能告诉我您的床号和姓名吗？看一下您的腕带。”
2. 解释	解释操作目的，取得患者的配合	“根据您病情需要为您置入阴道栓剂，请您配合我好吗？”
3. 评估	评估是否有影响阴道栓剂置入的因素	“请您先去厕所排尿。您正处在月经期吗？”
4. 铺巾摆体位	将治疗巾垫于臀下，协助患者松解裤带，裤子向下推，暴露出会阴部，协助患者取屈膝仰卧位，两腿外展，注意保暖	“请您抬高臀部，我帮您垫好治疗巾，再帮您褪下裤子，两侧膝盖弯曲，稍外展。我帮您遮挡好。”
5. 戴手套	护士戴上手套或指套，也可准备好栓剂置入器	—
6. 嘱患者放松	指导患者尽量放松，可以采用张口深呼吸的方式放松会阴部	“您可以张口深呼吸，尽量放松。”
7. 置入栓剂	取出栓剂，一手分开小阴唇，确定阴道口位置，另一手使用栓剂置入器或用示指、中指夹持栓剂放入阴道口，顺势用示指或中指将栓剂沿阴道后壁推入深处，直至无排出感为止	“您觉得有东西排出的感觉吗？您有什么不舒适的感觉吗？”
8. 保持侧卧位	嘱患者保持平卧位15分钟，以利栓剂在局部发挥作用。发现栓剂脱出，应及时重新送入	“您这样再躺15分钟，能坚持住吗？”
9. 整理	协助患者穿好裤子，为避免内裤受到药物渗出的污染，可以用卫生棉垫垫于内裤，清理用物	“我帮您垫好卫生棉垫，再穿好裤子。您还有什么需要吗？谢谢您的配合。”
10. 洗手，记录	洗手，记录（栓剂的名称、浓度、剂量，给药时间和途径，患者的反应等）	—

4. 注意事项

（1）严格执行给药的查对制度。

（2）操作过程中注意不可过多暴露患者的隐私部位。

（3）及时观察用药后的效果。

5. 健康教育

（1）指导患者配合方法，置入栓剂时可张口深呼吸，以放松会阴部；置入后保持平卧位15分钟，利于栓剂在局部发挥作用；若感觉栓剂脱出，应及时告知护士。

（2）教会患者自行插入阴道栓剂的方法。

（3）用药期间禁止性生活，处于经期或子宫出血者不宜上药。

（4）用药期间可使用卫生棉垫，保持衣物清洁。

二、舌下给药法

舌下给药（sublingual administration）是将药物置于舌下，经口腔黏膜丰富的毛细血管吸收直接进入体循环而快速生效的给药方法。

舌下给药无首过消除，因为药物经舌下静脉入血后即绕过肝脏直接进入体循环，所以特别适合口服给药时易于被破坏（如异丙肾上腺素片）或首过消除作用明显（如硝酸甘油片）

的药物。但由于舌下吸收面积小、吸收量有限，不作为常规的给药方法。

用药时，指导患者将药物直接放置于舌下，待其自然溶解吸收即可，不能嚼碎咽下。

三、皮肤给药法

皮肤给药（transdermal administration）是将药物直接涂于皮肤表面，经完整皮肤吸收而起到治疗作用的一种用药方法。可以治疗皮肤局部疾病，也可经皮肤吸收后用于全身治疗。临床使用的皮肤用药剂型有溶液、软膏、糊剂、粉剂等。

1. 目的　将药物直接涂于皮肤表面，治疗局部皮肤疾病或全身疾病。

2. 操作前准备

（1）评估患者并解释：具体如下。

1）评估：评估患者的年龄、病情、治疗情况及合作程度；患者用药局部的皮肤情况。

2）解释：向患者及家属解释皮肤给药的目的、方法、注意事项。

（2）患者准备：具体如下。

1）了解皮肤给药的目的、方法、注意事项及配合要点。

2）根据需要采取合适体位，暴露用药区域的皮肤。

3）涂药前先用温水和中性肥皂清洁皮肤，皮炎者仅用清水清洁即可。

（3）环境准备：室温适宜、光线充足、环境安静。

（4）护士准备：衣帽整洁，修剪指甲，洗手，戴口罩。

（5）用物准备：具体如下。

1）治疗车上层：治疗巾、皮肤用药、棉签、弯盘、手消毒液。必要时备清洁皮肤用物。

2）治疗车下层：医疗垃圾桶、生活垃圾桶。

3）必要时屏风遮挡。

3. 操作步骤　皮肤给药法的操作步骤见表13-23。

表13-23　皮肤给药法

步骤	操作解释	操作语言
1. 核对	携用物至患者床旁，核对患者床号、腕带、姓名、住院号等。核对皮肤用药的名称、浓度、剂量、给药时间和途径	“您好（根据患者具体情况使用尊称），我是您的责任护士，能告诉我您的床号和姓名吗？看一下您的腕带。”
2. 解释	解释操作目的，取得患者的配合	“根据您病情需要为您进行皮肤用药，请您配合我好吗？”
3. 评估	评估是否有影响皮肤用药的因素	“让我查看一下您的皮肤。”
4. 铺巾摆体位	将治疗巾垫于用药皮肤下，协助患者松解衣物，暴露用药区皮肤，根据用药部位取合适的体位，注意保暖	“我帮您垫好治疗巾，解开衣物，露出用药区皮肤。我帮您遮挡好。”
5. 涂药	根据用药剂型、病情等情况，采用不同的涂药及护理方法（表13-24）	—
6. 整理	协助患者整理好衣物，清理用物	“我帮您整理好衣物，您还有什么需要吗？谢谢您的配合。”
7. 洗手，记录	洗手，记录（皮肤用药的名称、浓度、剂量，给药时间和途径，患者的反应等）	—

表13-24　不同剂型皮肤用药

剂型	药液性质	作用	用法	常见药物
溶液	非挥发性药物的水溶液	清洁、收敛、消炎	用治疗巾垫于患处下面，夹取浸湿药液的棉球擦洗患处，至清洁后用干棉球蘸干。亦可用湿敷法给药	3%硼酸溶液、1∶8000高锰酸钾溶液
软膏	原料药物与油脂性或水溶性基质混合制成均匀的半固体膏状制剂	保护、润滑和软化痂皮，加入不同药物可发挥不同治疗作用	用搽药棒或棉签蘸软膏涂于患处，可多加揉擦。除溃疡或大片糜烂皮损外，一般不需包扎。如为角化过度的皮损，可用封包法促进吸收	硼酸软膏、硫黄软膏、冻疮软膏、硝酸甘油软膏（具有全身治疗作用）
乳膏剂	原料药物溶解或分散于乳状液型基质中形成的均匀的半固体制剂	具有保护、润泽作用，渗透性较好，主要用于湿疹、皮炎、皮肤瘙痒症等	用棉签将乳膏剂涂于患处，可多加揉擦	水杨酸乳膏
糊剂	含有25%～50%固体粉末成分的软膏	与软膏相似，因含粉末较多，故又具有吸水和收敛作用，用于轻度渗出的亚急性皮炎、湿疹等	用棉签蘸糊剂直接涂于患处，不宜涂得太厚，或将糊剂涂在纱布上再贴于皮损处，外加包扎。不宜用于毛发较多处，必须使用则可剪去毛发；也不宜用于渗液较多处	氧化锌糊、甲紫糊
酊剂和醑剂	药物的乙醇溶液或浸液，不挥发性药物的乙醇溶液为酊剂，挥发性药物的乙醇溶液为醑剂	用于皮肤后，乙醇迅速挥发，将其中所溶解的药物均匀地分布于皮肤表面，具有杀菌、消毒、止痒等作用	用棉签蘸药液直接涂于患处即可。因药物有刺激性，不宜用于有糜烂面的急性皮炎，黏膜以及眼、口的周围	2.5%碘酊、复方樟脑醑
粉剂	一种或数种药物的细粉均匀混合制成的干燥粉末样制剂	有干燥、保护和散热作用。主要用于无糜烂和渗出的急性皮炎皮损、特别适用于间擦部位	保持皮肤干燥，将药粉均匀地扑撒在皮损上，粉剂多次应用形成粉块时可用生理盐水湿润后去除	痱子粉、氧化锌粉、炉甘石粉

4. 注意事项

（1）严格执行给药的查对制度。

（2）根据病情和剂型特点合理使用。

（3）注意观察皮肤局部用药后的反应。

5. 健康教育

（1）详细向患者解释用法和注意事项，教会患者居家自行使用。

（2）美容护肤用品也会使用“乳、霜、膏”等剂型名称，但有些和医学名词的内涵不完全相同。

本章小结

思考题

1. 患者，女，68岁。因哮喘急性发作，呼吸困难入院，医嘱给予超声雾化吸入治疗。

请问：

（1）雾化罐内可加入哪些药物？为什么？

（2）进行超声雾化吸入过程中，有哪些注意事项？

（3）应如何正确指导该患者进行超声雾化吸入？

2. 患者，男，45岁。因急性阑尾炎收入院。患者主诉下腹疼痛。查体：急性面容，痛苦貌，腹软，右下腹压痛、反跳痛明显，T 37.8℃，P 92次/分，BP 124/68mmHg。医嘱予以一级护理，禁食，在蛛网膜下腔阻滞下行阑尾切除术，术前生理盐水100ml＋青霉素320万U ivgtt。

请问：

（1）作为责任护士，在执行青霉素药物过敏试验时应如何评估患者？

（2）执行皮试操作时有哪些注意事项？

更多练习

（蔡华娟 蒋 红 尹 兵）

第十四章　静脉输液与输血

教学课件

学习目标

1. 素质目标

（1）具备人文关怀素养，树立爱伤观念，操作中注意保护患者的静脉。

（2）具有科学精神、慎独修养、严谨求实的工作态度，严格执行“三查七对”制度。

2. 知识目标

（1）掌握：静脉输液及输血的目的、操作前准备、操作步骤、注意事项，常见输液故障及排除方法，常见输液、输血反应的原因、症状处理及护理。

（2）熟悉：常用输液溶液的种类及作用，输液速度及时间计算，血制品种类，输血的原则，输血适应证和禁忌证。

（3）了解：输液微粒污染和输液泵的使用，血型和交叉配血试验。

3. 能力目标

（1）能独立完成密闭式周围静脉输液术，做到态度认真、关心患者、动作连贯、操作规范、过程完整、效果确切。

（2）能正确运用本章知识，实施输液、输血操作及输注过程中常见故障的排除，保证治疗顺利进行。

（3）能根据患者的实际情况综合分析患者常见输液反应、输血反应的原因、症状处理，并能正确实施护理措施。

案例

【案例导入】

患者，男，46岁。既往有肝硬化病史十余年。6小时前因进食春笋后，呕吐鲜血，共呕吐2次，量约2斤左右，伴头晕、乏力，遂急诊入院。

入院查体：神志清楚，面色苍白，四肢湿冷，体温36.0℃，脉搏102次/分，呼吸24次/分，血压90/58mmHg。诊断：食管－胃底静脉曲张伴破裂出血。处理原则：密切注意病情变化，进行禁食、输血、补液、扩容、止血等治疗。

【请思考】

1. 为该患者补液的主要目的是什么？如何选择静脉血管？

2. 应对该患者进行哪些输血前健康教育？输血前应做好哪些准备？

【案例分析】 

静脉输液与输血是临床上常用的抢救与治疗技术，用于纠正人体水、电解质及酸碱平衡失调，是恢复内环境稳定并维持机体正常生理功能的重要治疗措施。通过静脉输液与输血，可以迅速、有效地补充机体丢失的体液和电解质，增加血容量，改善微循环，维持血压。此外，通过静脉输注药物，还可以达到治疗疾病的目的。因此，护理人员必须熟练掌握输液、输血相关理论知识和操作技能，以便在治疗疾病和挽救患者生命过程中发挥积极、有效的作用。

第一节　静 脉 输 液

静脉输液（intravenous infusion）是利用大气压和液体静压形成的输液系统内压高于人体静脉压的原理，将一定量的无菌溶液或药液直接输入静脉的技术，是临床常用的基本护理操作技术。

一、静脉输液的目的

1. 补充水分及电解质，预防和纠正水、电解质和酸碱平衡失调。常用于各种原因引起的脱水、酸碱代谢紊乱等患者，如急性腹泻、剧烈呕吐、大手术后的患者。

2. 增加循环血容量，改善微循环，维持血压及微循环灌注量。常用于治疗严重烧伤、大出血、休克等患者。

3. 补充营养，供给热能，促进组织修复，增加体重，维持体内正氮平衡。常用于各种慢性消耗性疾病、禁食、昏迷及口腔疾病等患者。

4. 输入药物，达到治疗疾病的目的。如输入抗生素控制感染；输入解毒药物达到解毒作用；输入脱水剂降低颅内压等。

二、静脉输液的常用溶液及作用

临床常用的液体种类较多，应根据病情需要选择补液的种类。

（一）晶体溶液

晶体溶液（crystalloid solution）分子量小，在血管内停留时间短。对于维持细胞内、外水分的相对平衡起重要作用，可用于纠正体内水、电解质失调等。常用的晶体溶液如下。

1. 等渗电解质溶液　常用于补充体内水分和电解质，维持体液和渗透压平衡。当人体发生体液丢失时常伴有电解质的紊乱，血浆容量与血液中钠离子水平关系极为密切。水、钠代谢紊乱往往同时或相继发生，并互相影响。因此，补充液体时应兼顾水与电解质的平衡。常用的等渗电解质溶液包括0.9%氯化钠溶液、复方氯化钠溶液（林格氏等渗溶液）和5%葡萄糖氯化钠溶液。

2. 葡萄糖溶液　常用于补充水分和热量，减少组织分解，防止酮体产生，减少蛋白消耗及促进钠（钾）离子进入细胞内。每克葡萄糖在体内氧化可产生16.480kJ（4kcal）热量。葡萄糖进入人体后迅速分解，一般不产生高渗和利尿作用，常用作静脉给药的载体和稀释剂。临床常用5%葡萄糖溶液和10%葡萄糖溶液。

3. 碱性溶液　常用于纠正酸中毒，调节酸碱平衡失调。常用的碱性溶液如下。

（1）碳酸氢钠（$NaHCO_3$）溶液：$NaHCO_3$进入人体后，解离成钠离子（Na^+）和碳酸氢根离子（HCO_3^-），碳酸氢根离子（HCO_3^-）可接受体液中剩余的氢离子（H^+）结合生成碳酸（H_2CO_3），最终以二氧化碳和水的形式排出体外。此外，$NaHCO_3$还可以直接提升血中二氧化碳结合力。其优点是补碱迅速，且不易加重乳酸血症。但仍需注意的是，碳酸氢钠在中和酸以后生成的碳酸（H_2CO_3）必须以二氧化碳（CO_2）的形式经肺呼出，因此对呼吸功能不全的患者不宜使用此溶液。临床常用的碳酸氢钠溶液的浓度有5%和1.4%两种。

（2）乳酸钠溶液：乳酸钠进入人体后，可解离为钠离子（Na^+）和乳酸根离子，钠离子（Na^+）在血液中与碳酸氢根离子（HCO_3^-）结合形成碳酸氢钠（$NaHCO_3$）。乳酸根离子可与氢离子（H^+）生成乳酸。但某些特殊情况下，如休克、肝功能不全、缺氧、右心衰竭患者或新生儿，对乳酸的利用能力相对较差，容易加重高乳酸血症，故不宜使用。临床上常用的乳酸钠溶液的浓度有11.2%和1.84%两种。

4. 高渗溶液　常用于利尿脱水，可以在短时间内迅速提高血浆渗透压，回收组织水分进入血管，消除水肿；同时还可降低颅内压，改善中枢神经系统的功能。临床上常用的高渗溶液有20%甘露醇、25%山梨醇和25%～50%葡萄糖溶液。

（二）胶体溶液

胶体溶液（colloidal slution）分子量大，在血管内存留时间长，能有效维持血浆胶体渗压，增加血容量，改善微循环，升高血压。临床上常用的胶体溶液如下。

1. 右旋糖酐溶液　为水溶性多糖类高分子聚合物。常用溶液有中分子右旋糖酐（平均相对分子量为7.5万左右）和低分子右旋糖酐（平均相对分子量为4万左右）两种。中分子右旋糖酐有提高血浆胶体渗透压和扩充血容量的作用；低分子右旋糖酐能降低血液黏稠度，减少红细胞聚集，改善血液循环和组织灌注量，预防血栓形成。

2. 羟乙基淀粉40（706代血浆）　为化学合成的多糖类聚合物，作用与低分子右旋糖酐相似，扩容作用良好，输入后使循环血量和心输出量增加，在体内停留时间较右旋糖酐长，且过敏反应少，急性大出血时可与全血共用。

3. 明胶类代血浆　是由各种明胶与电解质组合的血浆代用品，分子量为1万左右，能有效增加血浆容量，改善微循环，防止组织水肿。由于其具有良好的血液相容性，即使大量输注也不影响凝血功能和纤维蛋白溶解系统，故安全性高于右旋糖酐。临床常用尿联明胶与琥珀明胶。

4. 血液制品 输入后能提高胶体渗透压，扩大和增加循环血容量，补充蛋白质和抗体，有助于组织修复和提高机体免疫力。常用的血液制品有5%白蛋白和血浆蛋白等。

（三）静脉营养液

静脉营养液能提供热量，补充蛋白质，维持正氮平衡，并补充各种维生素和矿物质。主要成分包括氨基酸、脂肪酸、维生素、矿物质、高浓度葡萄糖或右旋糖酐以及水分。凡是营养摄入不足或不能经消化道供给营养的患者均可使用静脉插管输注营养溶液的方法来维持营养的供给。常用的静脉营养液包括复方氨基酸、脂肪乳等。

三、静脉补液的原则

输入溶液的种类和量应根据患者体内水电解质及酸碱平衡紊乱的程度来确定，一般遵循“先盐后糖”“先晶后胶”“先快后慢”“宁少勿多”及补钾“四不宜”的原则。

1. “先盐后糖”“先晶后胶” 溶液中的糖经体内代谢后成为低渗液，其扩容作用相对减小，故应先输入盐类溶液。输入晶体溶液，使血液适当稀释，迅速达到扩充血容量的效果，但扩容作用持续时间较短；胶体溶液分子量大、不易透过血管壁，比晶体溶液扩容作用持久，故在输入晶体溶液后再输入胶体溶液，能更好地达到扩容的作用。若在缺水状态下输入胶体溶液，可使血液黏稠度增加，容易形成微血栓，不利于微循环；且在体液不足的情况下如先输入胶体溶液，其产生的胶体渗透压可吸收水分入血，进一步加重组织缺水。因此，在补液过程中一般按“先盐后糖”“先晶后胶”的原则。

2. “先快后慢” 早期输液宜快，待病情基本稳定后逐步减慢。一般在开始4～8小时内输入补液总量的1/3～1/2，余量在24～48小时内补足。根据药物的性质及患者的病情、年龄及心、肺、肾功能调节输液速度。

3. “宁少勿多” 无论何种电解质紊乱和酸碱平衡失调，都不可能一次准确补足。一般先初步纠正已经丢失量，然后在1～2天内继续补液直至完全纠正。监测每小时尿量和尿比重，评价补液量是否足够。尿量在30～40ml/h、尿比重在1.018，表示补液量恰当。

4. 补钾“四不宜” 补钾时，注意以下4点。①不宜过浓，浓度不超过40mmol/L。②不宜过快，不超过20～40mmol/h。③不宜过多，即限制补钾总量，依据血清钾水平补钾量为60～80mmol/d，以每克氯化钾相当于13.4mmol钾计算，需补充氯化钾4.5～6g/d。④不宜过早，即见尿后补钾，一般尿量超过40ml/h或500ml/d方可补钾。

四、常用静脉输液部位

输液时应根据患者的年龄、神志、体位、病情状况、病程长短、溶液种类、输液时间、静脉情况或即将进行手术的部位、合作程度等情况来选择合适的穿刺部位。常用的输液部位如下。

1. 周围浅静脉 是指分布于皮下的肢体末端的静脉。

（1）上肢浅静脉：常用的有肘正中静脉、头静脉、贵要静脉、手背静脉网。手背静脉网是成年患者输液时的首选部位；肘正中静脉、贵要静脉和头静脉可以用来采集血标本、静脉推注药液或作为经外周静脉穿刺置入中心静脉导管（peripherally inserted central venous catheter，PICC）的穿刺部位。

（2）下肢常浅静脉：常用的有大隐静脉、小隐静脉和足背静脉网，但下肢的浅静脉不作为静脉输液时的首选部位，因为下肢静脉有静脉瓣，易形成血栓。小儿常用足背静脉，但成人不主张用足背静脉，因其容易发生血栓性静脉炎。

2. 头皮静脉　由于头皮静脉分布较广，互相沟通，交错成网，且表浅易见，不易滑动，便于固定。因此，常用于儿科患者的静脉输液。较大的头皮静脉有颞浅静脉、额静脉、枕静脉和耳后静脉。

3. 锁骨下静脉和颈外静脉　常用于中心静脉插管。若患者需要长期持续输液或需要肠外营养的患者多选择此类静脉。此类静脉管径粗大、不易塌陷，硅胶管插入后保留时间长。

五、常用静脉输液法

静脉输液按照输入的液体是否与大气相通，可分为密闭式静脉输液法和开放式静脉输液法；按照血管通路器材所到达的位置，又可分为周围静脉输液法和中心静脉输液法。

开放式静脉输液法：将溶液倒入开放式输液瓶内进行输液的方法。其优点是能灵活更换液体种类及数量，并可随时添加药物；缺点是药液易被污染且不可加压输液，故目前临床上较少应用。

密闭式静脉输液法：将无菌输液器插入原装密闭输液瓶（或袋）中进行输液的方法，因其密闭被污染机会小，故目前临床上广泛应用。本章节主要介绍该类静脉输液法。

（一）密闭式周围静脉输液法

1. 目的　参见第十四章第一节静脉输液的目的。

2. 操作前准备

（1）评估患者并解释：①评估，患者的年龄、病情、过敏史、意识状态及营养状况等。患者的心理状态及配合程度。穿刺部位的皮肤、血管状况及肢体活动度。②解释，向患者及家属解释输液的目的、方法、注意事项及配合要点。

（2）患者准备：①了解静脉输液的目的、方法、注意事项及配合要点。②输液前排尿或排便。③取舒适体位。

（3）环境准备：环境整洁、安静、舒适、安全、光线充足。

（4）护士准备：衣帽整洁，修剪指甲，洗手，戴口罩。

（5）用物准备：①治疗车上层，治疗盘、弯盘、输入液体及药物（遵医嘱准备）、一次性输液器、输液瓶签、一次性无菌注射器、砂轮、启瓶器、皮肤消毒液（聚维酮碘、75%乙醇等）、无菌棉签、小垫枕、一次性治疗巾、止血带、输液敷贴、治疗本、输液卡、输液巡视卡、瓶套、手表、手消毒液。采用静脉留置针输液法需另备静脉留置针（根据患者评估结果选择合适型号）、输液接头、无菌透明敷贴、封管液（无菌生理盐水或稀释肝素溶液）。②治疗车下层，锐器收集盒、生活垃圾桶、医疗垃圾桶。③其他，输液架，必要时准备数据收集器（PDA）、瓶套、备小夹板、棉垫及绷带、止血钳、输液泵。

3. 操作步骤

（1）一次性钢针静脉输液法：操作步骤见表14-1。

表14-1　一次性钢针静脉输液法

步骤	操作解释	操作语言
1. 核对检查	核对药物名称、浓度、剂量、给药时间、给药方法；检查药物是否在有效期内、瓶盖有无松动、瓶身有无裂痕；将输液瓶上下摇动，对光检查药液有无混浊、沉淀及絮状物等；核查输液器、注射器包装有无破损，是否在有效期内	—
2. 填写、粘贴输液卡	填写输液卡，并双人核对；将填写好的输液卡倒贴于输液瓶上	—
3. 配制药物	开启输液瓶口包装，消毒瓶塞，遵医嘱加入药物，加药后摇匀，再次检查输液瓶内溶液的透明度，有无混浊、颗粒等。检查完毕签加药日期、时间及全名	—
4. 连接输液器	再次消毒瓶塞，检查输液器质量，无问题后取出，插入密闭式输液瓶（或袋），并关闭调节器	—
5. 操作前核对	备齐物品携至患者床前，核对床号、姓名、住院号，再次核对药物、给药时间及给药方法。向患者解释。消毒手	“您好，我是您的责任护士××，能告诉我您的名字吗？您现在感觉怎么样？遵医嘱需要给您输液××药物，希望您能配合我一下。输液时间比较久，您是否需要先去大、小便一下？”
6. 排气	将输液瓶挂于输液架上，倒置茂菲氏滴管，上举，打开调节器开关，当药液平面达茂菲氏滴管1/2～2/3满时，迅速转正滴管，使药液平面缓缓下降，待液体流入头皮针内（图14-1）且输液管道下段无气泡时关闭调节器。将输液管末端放入输液器包装袋内，置于治疗盘中	—
7. 选择静脉	将小垫枕置于穿刺肢体下，铺治疗巾，在穿刺部位上方6cm处扎止血带（图14-2），根据选择静脉的原则选择静脉	“能让我看看您哪只手臂的血管比较适合输液吗？”
8. 消毒皮肤	常规消毒皮肤，消毒范围直径大于5cm，待干，备输液敷贴	“现在需要给您消毒下皮肤。”
9. 操作中核对	再次核对患者床号、姓名、住院号、药名、浓度、剂量、给药时间、给药方法	“我们再来核对一下您的床号、姓名和住院号。”
10. 静脉穿刺	取下护针帽，再次排气于弯盘内，确保输液管内无气泡；嘱患者握拳，左手绷紧皮肤，右手持针，斜面朝上以15°～30°沿静脉走向进针，见回血后将针头与皮肤平行再进入少许，使针头斜面全部进入血管内（图14-3）	“请握拳，我准备进针了。”
11. 三松	用拇指固定针柄，松止血带、嘱患者松拳，打开调节器	“穿刺很成功，您现在可以松开拳头了。”
12. 固定	见输液通畅、患者无不适后固定。先固定针柄，再用敷贴覆盖针眼，然后将针头附近的输液管环绕后固定（图14-4），避开针头及血管走向，必要时外固定或物理制动	—
13. 调节滴速	根据病情、年龄、药物性质调节滴速	“我们已经调整好输液速度了，在输液过程中您和您的家人不要随意调整输液速度。”
14. 操作后核对	核对患者床号、姓名、住院号、药名、浓度、剂量、给药时间、给药方法，填写输液巡视卡	“我们再来核对一下您的床号、姓名和住院号。”

续 表

步骤	操作解释	操作语言
15. 操作后处理	协助患者取舒适卧位，对患者进行健康教育，嘱患者不可随意调节滴速，注意保护输液部位，将呼叫器置于患者易取处，并告知如有肿胀、疼痛等异常或不适及时使用呼叫器。整理床单位及用物。用物分类处理，洗手记录	“输液过程中，您有任何不适，请用呼叫铃叫我们，我们也会随时过来观察。您先好好休息，我们暂时离开一下。”
16. 更换液体	输液中加强巡视，需更换液体时，常规消毒瓶塞后，从第一瓶中拔出输液管插入第二瓶中，确认滴管高度合适、输液管内无气泡、输液通畅，在输液记录卡上记录第二瓶输液内容、液量、滴速，签名后方可离去	—
17. 拔针及用物处置	确认患者输液已完毕，关闭输液器，轻揭输液贴，轻压敷贴穿刺点，快速拔针，按压1～2分钟至不出血。协助患者取舒适体位，整理床单位，处置用物，洗手记录	“您今天的液体已经全部输完，现在我为您拔针。穿刺部位按压一两分钟直至不出血为止。”

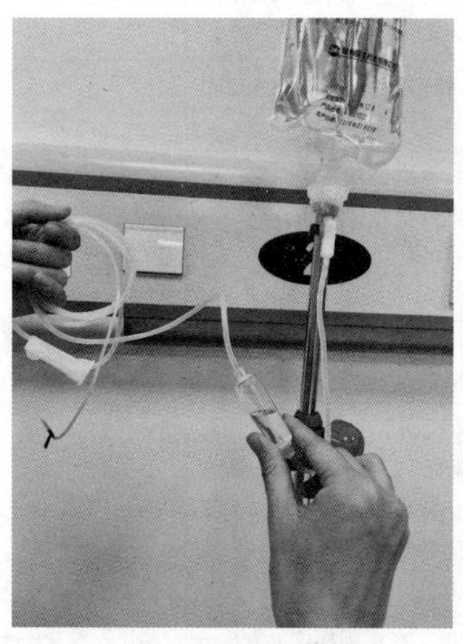
(a)

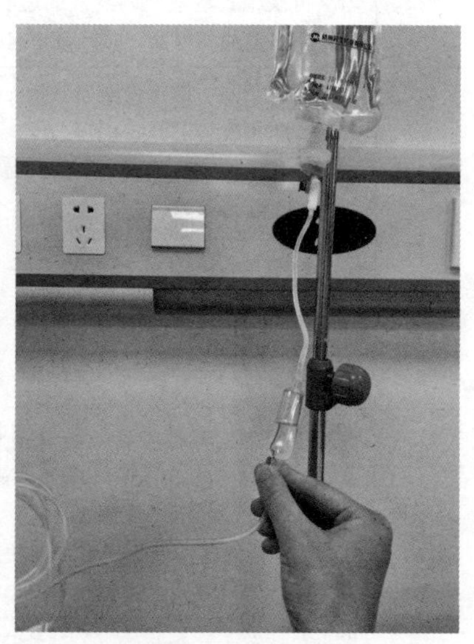
(b)

图14-1 静脉输液排气法

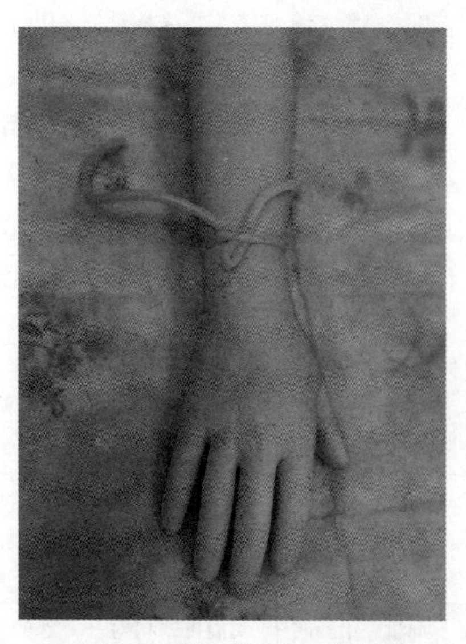
图14-2 扎止血带

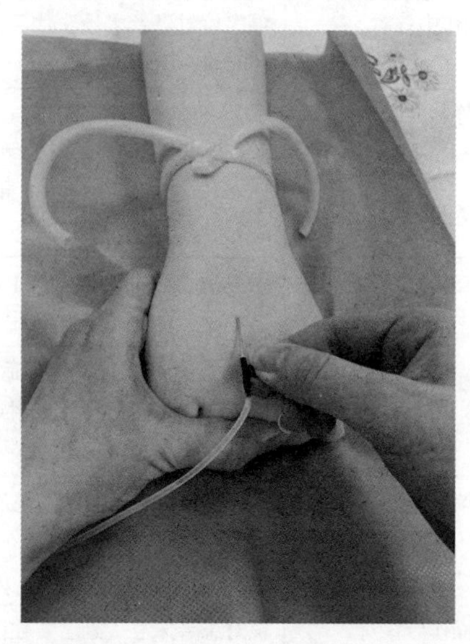
图14-3 静脉穿刺

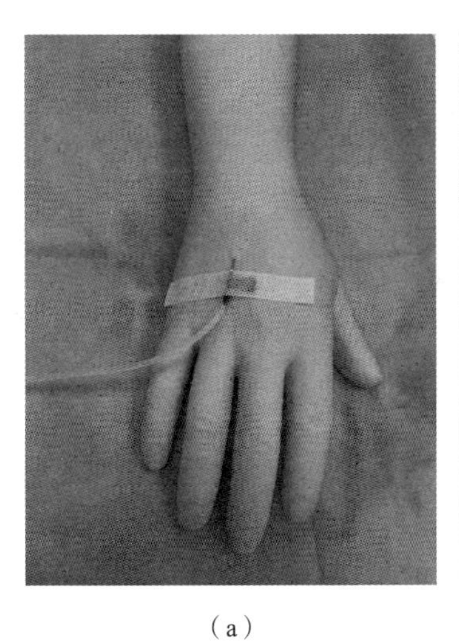
（a）

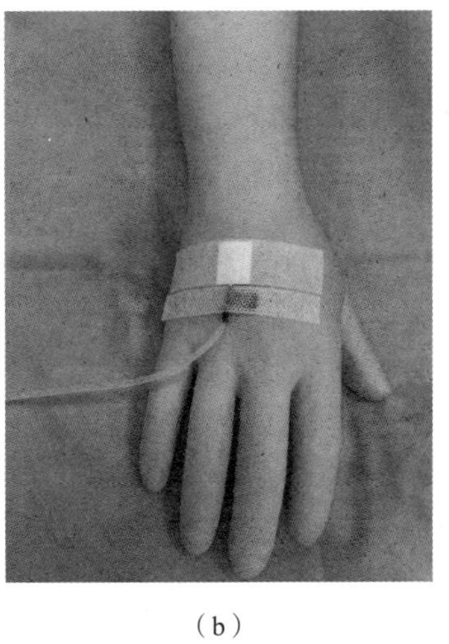
（b）

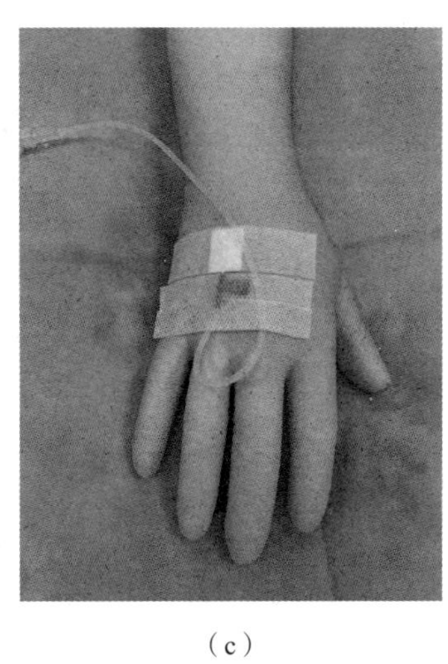
（c）

图14-4 敷贴固定

（2）外周静脉留置针输液法：操作步骤见表14-2。

表14-2 外周静脉留置针输液法

步骤	操作解释	操作语言
1～6	同一次性钢针静脉输液法步骤1～6	“您好，我是您的责任护士××，能告诉我您的名字吗？您现在感觉怎么样？遵医嘱需要给您输液××药物，希望您能配合我一下。因近期需要每日用药，为避免血管多次穿刺，我们选择为您穿刺静脉留置针。您是否愿意配合？输液时间比较久，您需要先去大小便一下？”
7. 连接	检查并打开静脉留置针、肝素帽或可来福接头外包装，手持外包装将肝素帽或可来福接头对接在留置针的侧管上，将输液器连接于肝素帽或可来福接头上，将留置针放回原针盒内	—
8. 选择静脉	将小垫枕置于穿刺肢体下，铺治疗巾，在穿刺点上方8～10cm处扎止血带，根据选择静脉的原则选择静脉	“能让我看看您哪只手臂的血管比较适合输液吗？”
9. 消毒皮肤	常规消毒皮肤，消毒范围直径8cm以上，待干，备透明敷贴	“现在需要给您消毒下皮肤。”
10. 操作中核对	再次核对患者床号、姓名、住院号、药名、浓度、剂量、给药时间、给药方法	“我们再来核对一下您的床号、姓名和住院号。”
11. 静脉穿刺	取下针套，旋转松动外套管（转动针芯）（图14-5），再次排气于弯盘中；嘱患者握拳，左手绷紧皮肤，右手持针，以15°～30°角沿静脉走向进针，见回血后压低进针角度，沿静脉走行继续进针0.2cm	“请握拳，我准备进针了。”
12. 送套管	左手持外套管Y形接口处，右手后撤针芯0.5cm，持针座将针芯和外套管一起送入静脉内	—
13. 撤针芯	左手固定针座，右手快速撤出针芯，放于锐器收集器中	—
14. 三松	松止血带、嘱患者松拳、打开调节器	“穿刺很成功，您现在可以松开拳头了。”

续　表

步骤	操作解释	操作语言
15. 固定	用无菌透明敷贴以穿刺点为中心做密闭式固定，并注明置管时间及签名；用输液贴固定留置针延长管、肝素帽内的头皮针（图14-6）	“您先保持手臂不动，我需要用敷贴固定一下留置针。这边，您平时也要注意观察留置针穿刺点的皮肤情况，如有渗血、渗液或者敷贴卷边了，及时告诉我们，我们也会定时过来检查的。”
16 ～ 19	同一次性钢针静脉输液法步骤13 ～ 16	—
20. 封管	关闭调节器，将抽有封管液的注射器与输液针头相连，向静脉内缓慢推注封管液，边推注边退针，直至针头完全退出	“您今天的液体已经全部输完，现在我为您封管拔针。”
21. 再次输液	打开延长管上的开关，常规消毒肝素帽，将输液针头插入肝素帽内。用抽有生理盐水的注射器与输液针头相连，并以脉冲式输入生理盐水，确认导管在静脉内且冲管通畅。再次更换连接输液器，并固定输液管，调节滴速	“我现在需要用生理盐水进行冲管，确定导管是否通畅，您现在会有凉凉的感觉。”
22. 拔管	关闭输液器，撕下小敷贴，揭去透明敷贴，用无菌棉签轻压穿刺点，快速拔出套管针，按压至不出血	“您今天的液体已经全部输完，现在我为您拔针。穿刺部位需按压直至不出血为止。”
23. 操作后处理	协助患者取舒适体位，整理床单位，确认患者无其他需要后离开病室。处置用物，洗手记录	—

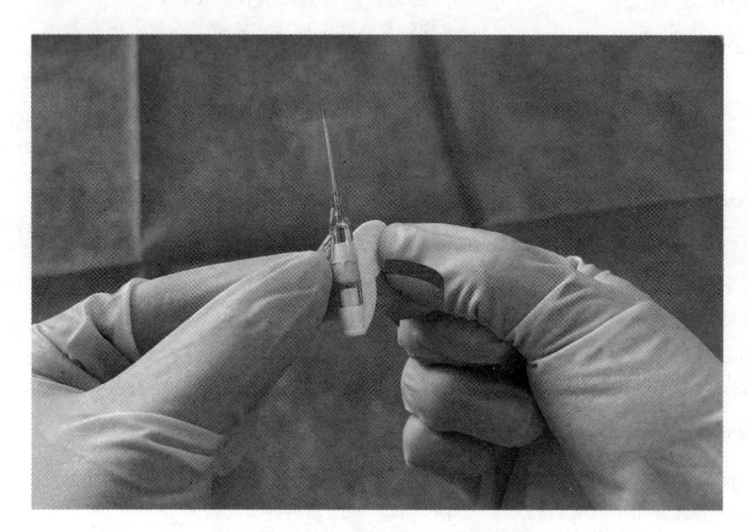

图14-5　松动外套管（转动针芯）

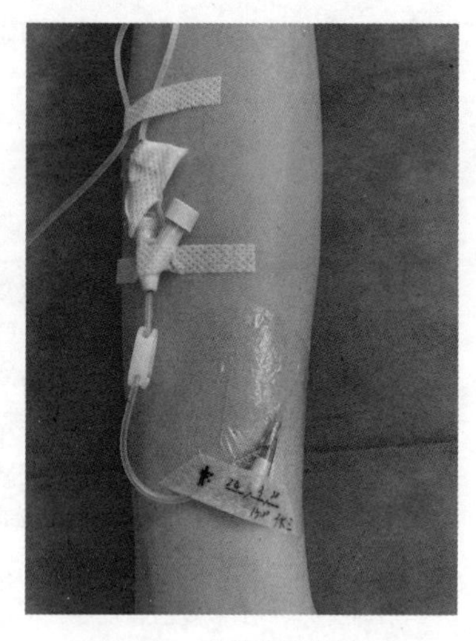

图14-6　静脉留置针固定

4. 注意事项

（1）严格执行无菌技术操作原则及查对制度，预防感染及差错事故的发生。

（2）注意药物配伍禁忌，中药注射剂、生物制剂原则上不与其他药物混合配伍使用，应单独输注。一次性静脉输液钢针可用于单次给药，不宜输入腐蚀性药物和刺激性药物。外周静脉留置针可用于短期静脉输液治疗，也不宜持续静脉输注具有刺激性的药物。

（3）输液前要排尽输液管及针头内的空气，确保输液管内无气泡；药液滴尽前要及时更换输液瓶（袋）或拔针，严防空气栓塞。

（4）严格掌握输液的速度。对有心、肺、肾疾病的患者，老年患者、婴幼儿以及输注高渗、含钾或升压药液的患者，要适当减慢输液速度；对严重脱水，循环血容量不足、心肺功能良好者可适当加快输液速度。

（5）输液过程中应加强巡视，耐心听取患者的主诉，密切观察患者局部及全身反应，及时处理输液故障，积极预防与处理输液反应。

（6）如需长期输液者，应注意保护和合理使用静脉，穿刺静脉应选择粗直、弹性好及相对固定的血管，避开静脉瓣、关节以及瘢痕、炎症、硬结等处，一般从远心端小静脉开始。持续输液24小时以上者，需每天更换输液器1次，如怀疑被污染或完整性受损时立即更换。

（7）患者肢体移动、为患者更衣或执行其他护理操作时，注意保护穿刺部位，防止因过分牵拉导致针头脱出；留置针留置过程中，留针肢体不可用力过大；对昏迷等不合作的患者，可适当用绷带、夹板等约束固定。

（8）根据病情需要合理安排输液顺序，并根据治疗原则，按急、缓及药物半衰期等情况合理分配药物。

（9）外周静脉留置针宜3～4天拔除，如疑有污染、出现并发症时，应立即拔除。无菌透明敷料至少7天更换一次，无菌纱布敷料应至少2天更换一次。每日观察穿刺点周围皮肤及敷料的完整性。若穿刺部位有渗血、渗液时应及时更换敷料；穿刺部位的敷料发生松动、污染等完整性受损时应立即更换。

（10）不可自静脉输液的肢体抽取血液化验标本或测量血压。

5. 健康教育

（1）向患者说明年龄、病情及药物性质是决定输液速度的主要因素，嘱患者不可自行随意调节输液滴速以免发生意外。

（2）向患者介绍常见输液反应的症状及防治方法，告知患者一旦出现输液反应的表现，应及时告知医务人员。

（3）外周静脉留置针穿刺肢体避免提重物和剧烈运动，以免局部回血堵塞导管。

（二）密闭式中心静脉输液法

密闭式中心静脉输液法包括颈外静脉穿刺置管输液法、锁骨下静脉穿刺置管输液法及经外周静脉穿刺置入中心静脉导管（PICC）输液法。临床上，前两种密闭式中心静脉输液法的操作多由麻醉科医生完成，护士的主要职责是术中配合以及插管后的输液及护理；而PICC的操作多由临床专科护士完成。

六、输液速度及时间的计算

在输液过程中，每毫升溶液的滴数称为该输液器的点滴系数（drop coeficient）（gtt/ml）。目前常用静脉输液器的点滴系数有10、15、20三种型号，具体以生产厂家在输液器袋上标明的点滴系数为准。静脉滴注的时间和速度可按下列公式计算。

1. 已知每分钟滴数与输液总量，计算输液所需用的时间。

$$输液时间（h）=\frac{液体总量（ml）\times 点滴系数}{每分钟滴数\times 60（min）}$$

2. 已知输入液体总量与计划所用的输液时间，计算每分钟的滴数。

$$每分钟滴数=\frac{液体总量（ml）\times 点滴系数}{输液时间（min）}$$

七、常见输液故障及排除方法

（一）液体不滴

1. 针头滑出血管外　患者主诉局部疼痛，并能观察到注射局部肿胀，如针头一半滑出血管，可见回血。处理是将针头拔出，更换针头另选血管进行重新穿刺。

2. 针头斜面紧贴血管壁　患者未诉局部不适，观察注射局部无明显肿胀，有时可见回血。处理是调整针头位置或适当改变肢体位置，直到点滴通畅为止。

3. 针头阻塞　患者未诉局部不适，逆行挤压输液管，松手后未见回血消失，挤压输液管有阻力感，表示针头已阻塞。处理是更换针头，重新选择静脉穿刺。切忌强行挤压导管或用溶液冲注针头，以免凝血块进入静脉造成栓塞。

4. 压力过低　患者未诉不适，局部无明显肿胀，将调节器完全开放也未见滴速增快，可见回血。处理是适当抬高输液瓶（袋）或放低肢体位置，以增加液体静压。

5. 静脉痉挛　患者主诉局部不适，局部无明显肿胀，有回血，但滴入不畅。可能由于穿刺肢体在冷环境中暴露时间过长或输入液体温度过低所致。处理是局部进行热敷以缓解痉挛，尤其是寒冷季节输液时要注意肢体保暖。

（二）茂菲氏滴管液面过高

1. 滴管侧壁有调节孔　夹住滴管上端的输液管，打开调节孔，待滴管内液体降至露出液面见到点滴时，关闭调节孔，松开上端的输液管即可。

2. 滴管侧壁无调节孔　将输液瓶从输液架上取下，倾斜输液瓶，使瓶内的针头露出液面，但须保持输液管点滴通畅，待滴管内液面缓缓下降，直至滴管露出液面，再将输液瓶挂于输液架上继续输液。

（三）茂菲氏滴管内液面过低

当茂菲氏滴管内液面过低时，可用左手捏紧茂菲氏滴管下端的输液管，右手轻轻挤压茂菲氏滴管，待液体进入茂菲氏滴管内后，松开左手即可。

（四）输液过程中，茂菲氏滴管内液面自行下降

输液过程中，如果茂菲氏滴管内的液面自行下降，应检查滴管上端输液管与滴管的衔接是否松动、滴管有无漏气或裂隙，必要时更换输液器。

（五）茂菲氏滴管下端输液管内有空气

滴管下端的输液管中如有空气存在，可随液体一起进入患者的血管，空气量大可造成空气栓塞。若管内有少量空气，可将滴管下端输液管拉直，一手在气泡下端轻弹输液管，使空气向上浮动进入茂菲氏滴管内，直至排尽输液管内空气（图14-7）。若管内空气量较大，可从空气下端用笔或手指缠绕皮管，迫使输液管内空气挤压入滴管内，然后按滴管内液面过低

处理（图14-8）。如空气接近输液管下端则松开输液管和针头连接处，直接将空气排出。

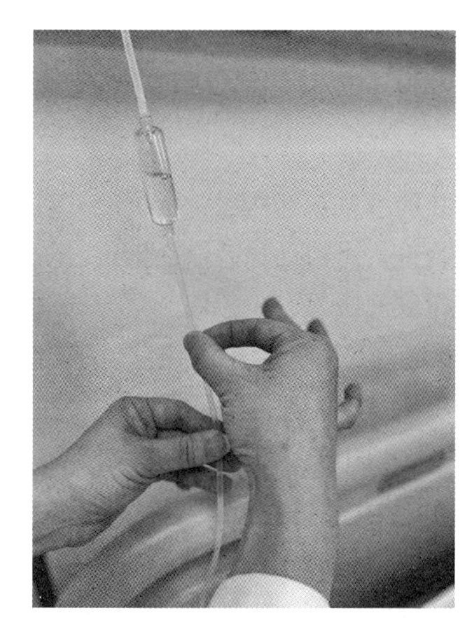

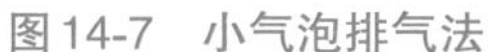

图14-7　小气泡排气法

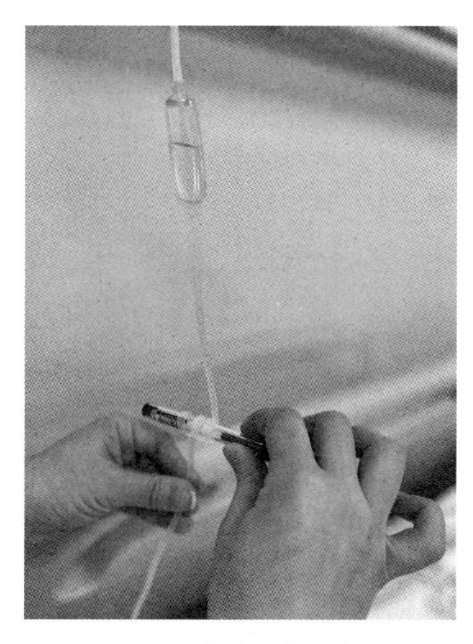

图14-8　较多空气排气法

八、常见输液反应及护理

（一）发热反应（fever reaction）

1. 原因　输入致热物质（致热原、死菌、游离的菌体蛋白、药物成分不纯等）所致。多由输液瓶清洁灭菌不彻底，输入的溶液或药物制剂不纯、消毒灭菌保存不良、有效期已过，输液器消毒不严或被污染，输液过程中未能严格遵守无菌技术操作原则等导致。

2. 临床表现　多发生于输液后数分钟至1小时。患者表现为发冷、寒战、发热。轻者体温在38℃左右，停止输液后数小时内可自行恢复正常；重者初起寒战，继之高热，体温可达40℃以上，同时并伴有恶心、呕吐、头晕、头痛、脉速等全身症状。

3. 护理

（1）预防：①输液前认真检查药液的标签、有效期、外包装及药液质量；严格检查输液器的生产日期、有效期及外包装有无破损与漏气。②严格无菌技术操作原则。

（2）处理：①发热反应轻者，可减慢点滴速度或停止输液，及时通知医生，并注意保暖。②发热反应严重者，应立即停止输液，并保留剩余药液和输液器，以便进行检测，查找反应的原因。③对高热患者，给予物理降温，密切观察生命体征的变化，必要时遵医嘱给予抗过敏药物或激素治疗。

（二）循环负荷过重反应（circulatory overload reaction）

循环负荷过重反应也称为急性肺水肿（acute pulmonary edema）。

1. 原因

（1）由于输液速度过快，短时间内输入过多液体，使循环血容量急剧增加，致心脏负荷过重而引起。

（2）患者原有心肺功能不良，尤多见于急性左心功能不全者。

2. 临床表现　在输液过程中，患者突然出现呼吸困难、胸闷、咳嗽、咳粉红色泡沫样痰，严重时痰液可从口鼻涌出，听诊肺部布满湿啰音，心率快且节律不齐。

3. 护理

（1）预防：输液过程中密切观察患者情况，严格控制输液速度和输液量，老年人、婴幼儿及心肺功能不良者更需注意。

（2）处理：①一旦出现上述症状，应立即停止输液并通知医生，保留静脉通道，监测生命体征，备好抢救车，并进行紧急处理。如病情允许，可协助患者取端坐位，双腿下垂，以减少下肢静脉回流，减轻心脏负荷。②给予高流量氧气吸入，一般氧流量为6～8L/min，以提高肺泡内氧分压，增加氧的弥散，改善低氧血症。③遵医嘱给予镇静、平喘、强心、利尿和扩血管药物，以扩张周围血管，加速液体排出，减少回心血量，减轻心脏负荷。④必要时进行四肢轮扎，用止血带或血压计袖带适当加压四肢以阻断静脉血流，可有效地减少回心血量。但加压时要确保动脉血仍可通过。每5～10分钟轮流放松一个肢体上的止血带，待症状缓解后，逐渐解除止血带。⑤也可静脉放血以缓解循环超负荷状况，每次放血量为200～300ml，但应慎用，贫血者应禁忌采用。⑥做好患者心理安抚，以减轻其紧张心理。

（三）静脉炎（phlebitis）

1. 原因

（1）主要原因是长期输入高浓度、刺激性较强的药液，静脉内放置刺激性大的留置管或置管时间过长，引起局部静脉壁发生化学炎性反应。

（2）也可由于在输液过程中未能严格执行无菌操作，导致局部静脉感染。

2. 临床表现　沿静脉走向出现条索状红线，局部组织发红、肿胀、灼热、疼痛，有时伴有畏寒、发热等全身症状。

3. 护理

（1）预防：①严格执行无菌技术操作原则。②对血管壁有刺激性的药物应充分稀释后再应用，并减慢点滴速度，防止药液溢出血管。③注意保护静脉，有计划地更换输液部位；静脉内置管时，应选择无刺激性或刺激性小的导管，留置时间不宜过久。

（2）处理：①立即停止在此部位输液，抬高患肢并制动，局部用95%乙醇溶液或50%硫酸镁溶液行湿热敷，每天2次，每次20分钟。②行超短波理疗，每日1次，每次15～20分钟。③中药治疗，将如意金黄散加醋调成糊状，局部外敷，每日2次，起到清热、镇痛、消肿的作用。④如合并感染，遵医嘱给予抗生素治疗。

（四）空气栓塞（air embolism）

1. 原因

（1）输液前输液管内空气未排尽，输液导管连接不紧密，或有裂缝。

（2）连续输液过程中，更换溶液瓶后未排尽空气。

（3）拔出较粗的、近胸腔的深静脉导管后，未严密封闭穿刺点。

（4）加压输液、输血时无人守护；液体输完未及时更换药液或拔针，均有发生空气栓塞的危险。

2. 发生机制　进入静脉的空气，随血流（经上腔静脉或下腔静脉）首先被带到右心房，然后进入右心室。如空气量少，则随血液被右心室压入肺动脉并分散到肺小动脉内，最后经毛细血管吸收，因而损害较小。如空气量大，空气进入右心室后阻塞在肺动脉入口，使右心室内的血液（静脉血）不能进入肺动脉，因而从机体组织回流的静脉血不能在肺内进行气体交换（图14-9），引起机体严重缺氧，甚至导致死亡。

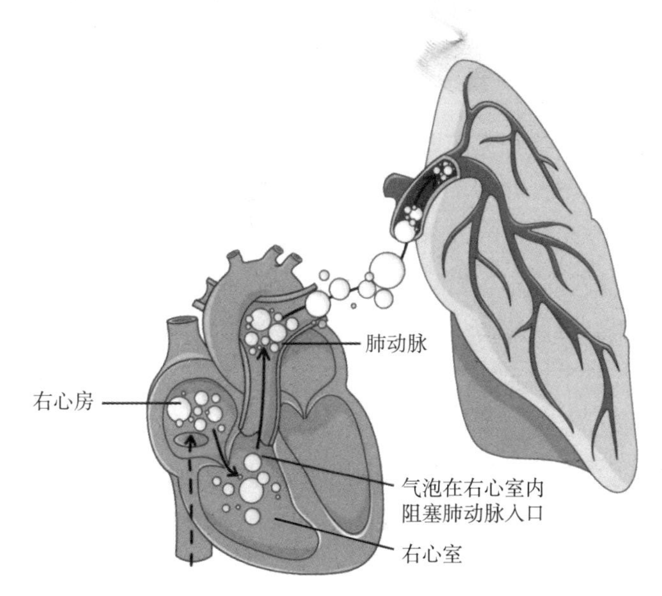

图14-9 空气在右心室内阻塞肺动脉入口

3. 临床表现 患者感到胸部异常不适或有胸骨后疼痛，随即发生呼吸困难和严重的发绀，并伴有濒死感。听诊心前区可闻及响亮的、持续的“水泡声”。心电图呈现心肌缺血和急性肺心病的改变。

4. 护理

（1）预防：①输液前认真检查输液器的质量，排尽输液导管内的空气。②输液过程中加强巡视，及时添加药液或更换输液瓶。输液完毕及时拔针。加压输液时应安排专人在旁守护。③拔出较粗的、近胸腔的深静脉导管后，必须立即严密封闭穿刺点。

（2）处理：①如出现上述临床表现，应立即将患者置于左侧卧位，并保持头低足高位。该体位有助于气体浮向右心室尖部，避免阻塞肺动脉入口（图14-10）。随着心脏的舒缩，空

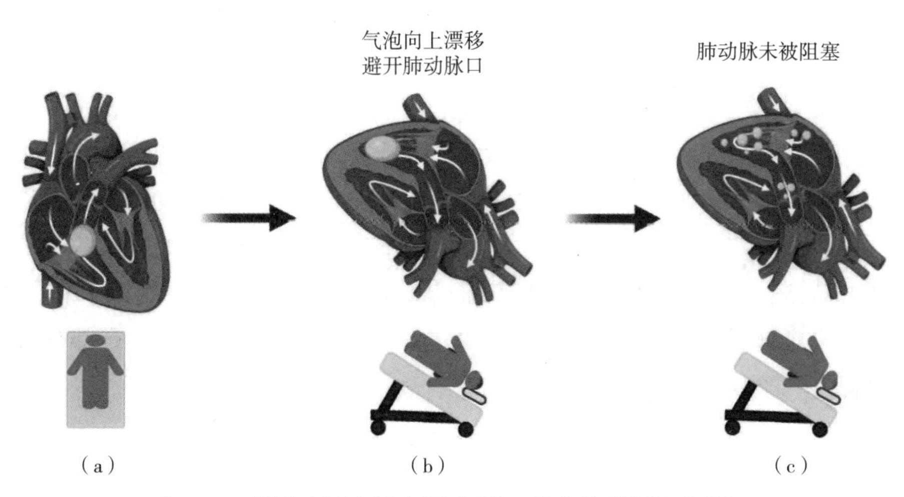

图14-10 置患者于左侧头低足高位，使气泡避开肺动脉入口

气被血液打成泡沫可分次小量进入肺动脉内，最后逐渐被吸收。②给予高流量氧气吸入，以提高患者的血氧浓度，纠正缺氧状态。③有条件时可使用中心静脉导管抽出空气。④严密观察患者病情变化，如有异常及时对症处理。

九、静脉留置针输液常见并发症的预防与处理

1. 静脉炎

（1）预防措施：①严格执行无菌操作，规范置管。②对血管壁有刺激性的药物应充分稀释后再应用，放慢输液速度，并防止药液漏出血管外。③有计划地更换输液部位，避免在下肢和关节部位穿刺。④净化医疗单位环境。

（2）处理方法：①应拔除留置针，及时通知医师，给予对症处理。②将患肢抬高，避免受压，必要时停止在患肢静脉输液。③ 24小时内冷敷，24小时后局部湿热敷。④中药治疗。⑤如合并感染，遵医嘱给予对症治疗。⑥观察患者局部和全身情况变化并记录。

2. 导管堵塞

（1）预防措施：①在静脉高营养输液后应彻底冲洗管道，每次输液完毕应正确封管，根据患者的具体情况，选择合适的封管液及用量。②输注药物时注意配伍禁忌，以免引起液体或药物的沉积。

（2）处理方法：①静脉导管堵塞时，应分析堵塞原因，不应强行静脉推注生理盐水。②确认导管堵塞时，应立即拔除。

3. 药物渗出与药物外渗

（1）预防措施：①选择粗直、血流丰富、无静脉瓣的血管进行留置套管针穿刺。②避免在关节部位和不完整的皮肤上穿刺。③应规范置管操作，有效固定。④合理选择输液工具。

（2）处理方法：①应立即停止原部位输液，抬高患肢，及时通知医生，给予对症处理。②回抽药液（尽量减少药液在组织内残留）。③观察渗出或外渗区域皮肤颜色、温度、感觉等变化，以及置管侧关节活动和远端血运情况并记录。

4. 导管相关性血流感染

（1）预防措施：①严格无菌操作，出现静脉炎征象，及时更换外周静脉留置针。②检测留置针穿刺部位，评估患者病情、导管类型、留置时间及并发症等因素，尽早拔管。

（2）处理方法：①立即停止输液，拔除导管。②遵医嘱给予抽取血培养送检。③对症处理并记录。

5. 导管相关性静脉血栓

（1）预防措施：①穿刺时尽可能首选上肢的粗、直的静脉，并注意保护血管，避免在同一部位反复穿刺。②对长期卧床者，应尽量避免在下肢远端使用静脉留置针，且留置时间不能过长。

（2）处理方法：①可疑导管相关性静脉血栓形成时，应抬高患肢并制动，不应热敷、按摩、压迫，立即通知医师对症处理并记录。②应观察置管侧肢体、肩部、颈部及胸部肿胀、疼痛、皮肤温度、颜色、出血倾向及功能活动情况。

十、输液微粒污染

输液微粒（infusion particle）是指输入液体中的非代谢性颗粒杂质，其直径一般为1～15μm，大的可达50～300μm，其中50μm以上的微粒肉眼可见。输入液体中微粒的多少决定液体的透明度，由此可判断液体的质量。输液微粒污染（infusion particle pollution）指在输液过程中，输液微粒随液体进入体内，对机体造成严重危害的过程。输液剂中的微粒有橡胶塞屑、炭粒、碳酸钙、氧化锌、黏土、纸屑、纤维素、玻璃屑、细菌、药物微晶等。

（一）输液微粒的来源

（1）药液生产制作工艺不完善，混入异物与微粒，如水、空气、原材料的污染等。

（2）溶液瓶、橡胶塞不洁净，液体存放时间过长，玻璃瓶内壁和橡胶塞被药液浸泡时间过久，腐蚀剥脱形成输液微粒。

（3）输液器及加药用的注射器不洁净。

（4）输液环境不洁净，切割安瓿，启瓶塞、加药时反复穿刺橡胶塞导致橡胶塞撕裂等，均可导致微粒进入液体内，产生输液微粒污染。

（二）输液微粒污染的危害

输液微粒污染对机体的危害主要取决于微粒的大小、形状、化学性质以及微粒堵塞血管的部位，血流阻断的程度及人体对微粒的反应等。肺、脑、肝及肾脏等是最容易被微粒损害的部位。输液微粒污染对机体的危害如下。

（1）直接阻塞血管，引起局部供血不足，组织缺血、缺氧，甚至坏死。

（2）红细胞聚集在微粒上，形成血栓，引起血管栓塞和静脉炎。

（3）微粒进入肺毛细血管，可引起巨噬细胞增殖，包围微粒形成肺内肉芽肿，影响肺功能。

（4）引起血小板减少症和过敏反应。

（5）微粒刺激组织而产生炎症或形成肿块。

（三）防止和消除微粒污染的措施

1. 制剂生产方面　严把制剂生产过程中的各个环节，如改善车间的环境卫生条件，安装空气净化装置，防止空气中悬浮的尘粒与细菌污染。严格执行制剂生产的操作规程，工作人员要穿工作服工作鞋，戴口罩，必要时戴手套。选用优质材料，采用先进工艺，提高检验技术，确保药液质量。

2. 输液操作方面

（1）选用含过滤器的密闭式一次性医用输液（血）器，可有效防止输液微粒污染，是解决输液微粒危害的理想措施。

（2）输液前认真检查液体的质量，注意其透明度、有效期以及溶液瓶有无裂痕、瓶盖有无松动、瓶签字迹是否清晰等。

（3）净化治疗室空气。在治疗室安装空气净化装置，定期消毒，有条件者可在超净工作台进行配药或添加药物。

（4）严格执行无菌操作技术，遵守操作规程，输入的药液应现用现配，避免久置污染。

（5）对监护病房、手术室、产房、新生儿病房室等进行空气消毒，或安装空气净化装置。有条件的医院在一般病室内也应安装空气净化装置，以减少病原微生物和尘埃的数量，创造洁净的输液环境。

十一、输液泵的应用

输液泵（infusion pump）是机械或电子的输液控制装置它通过作用于输液导管达到控制输液速度的目的。常用于需要严格控制输液速度和药量的情况，如应用升压药物、抗心律失常药物以及婴幼儿的静脉输液或静脉麻醉时。

（一）输液泵的分类及特点

按输液泵的控制原理，可将输液泵分为活塞型注射泵与蠕动滚压型输液泵两类，后者又可以分为容积控制型（ml/h）和滴数控制型（滴/分）两种。

1. 活塞型注射泵　又称微量注射泵（图14-11），其特点是输注药液流速平稳、均衡、精确，调节幅度为0.1ml/h，且体积小、方便携带、充电系统好、便于急救中使用。主要用于危重患者、心血管疾病患者及儿童的抢救与治疗，也应用于注入避光的、半衰期极短的药物。

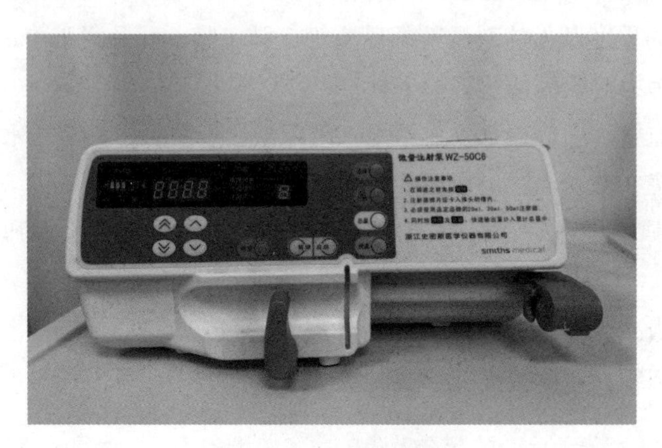

图14-11　微量注射泵

2. 蠕动滚压型输液泵

（1）容积控制型输液泵：只测定实际输入的液体量，不受溶液的浓度、黏度及导管内径的影响，输注剂量准确。速率调节幅度为1ml/h，速率控制范围为1～90ml/h。实际工作中只需选择所需输液的总量及每小时的速率，输液泵便会自动按设定的方式工作，并能自动进行各参数的监控。

（2）滴数控制型输液泵：利用控制输液的滴数调整输入的液体量，可以准确计算滴数，但因滴数的大小受输注溶液的黏度、导管内径的影响，故输入液量不够精确。

（二）输液泵的使用方法

输液泵的种类很多，其主要组成和功能大致相同，现对输液泵的使用方法做简单介绍，如下。

（1）核对并检查药物，备药等。

（2）评估患者的情况，参考密闭式周围静脉输液法。

（3）核对患者信息及药物。

（4）将输液泵通过托架固定在输液架上或放置于床旁桌上；连接电源，并打开电源开关。

（5）按密闭式输液法准备液体，排净输液管内的空气。

（6）打开输液泵门，将与之相配套的输液管安装在输液泵的管道槽中，关闭泵门。

（7）遵医嘱设定输液量、速度及其他参数。

（8）按输液法穿刺静脉，穿刺成功后，将输液针与输液泵连接。

（9）确认输液泵设置无误后，按压“开始/停止”键，启动输液。

（10）当输液量接近预先设定值时，输液量显示键闪烁，提示输液即将结束。

（11）输液结束时，再次按压“开始/停止”键，停止输液。

（12）按压“开关”键，关闭输液泵，打开泵门，取出输液管。

（13）输液泵清洁消毒，存放于固定地点备用。

（三）使用输液泵的注意事项

1. 正确操作 护士应了解输液泵的工作原理，熟练掌握其使用方法，正确设定输液速度及其他必要参数，防止因设定错误而延误治疗或产生其他的不良后果。根据液体浓度、黏度设置输注压力级别（高或低）；设置容量应少于输液袋中的量，避免无液体后在气泡探测器上形成空管，影响续液。

2. 加强巡视 在使用输液泵控制输液的过程中，护士应加强巡视，随时查看输液泵的工作状态，及时排除报警、故障，防止液体输入失控。如输液泵出现报警，应查找可能的原因，如有气泡、输液管扭曲、堵塞或输液结束等，并给予及时的处理。注意观察穿刺部位皮肤情况，防止发生液体外渗，出现外渗及时给予相应处理。

3. 对患者进行正确的指导

（1）告知患者，在护士不在场的情况下，一旦输液泵出现报警，应及时按呼叫器求助护士，以便及时处理出现的问题。

（2）患者、家属不要随意搬动输液泵，防止输液泵电源线因牵拉而脱落。

（3）患者输液侧肢体不要剧烈活动，防止输液管道被牵拉脱出。

（4）告知患者，输液泵内有蓄电池，患者如需如厕，可以按呼叫器请护士帮忙暂时拔掉电源线返回后再重新插好。

4. 常见输液泵报警的原因及处理方法 当输液泵出现各种原因的报警情况时，按消音键，可暂时消除报警声音2分钟，然后进一步寻找原因，消除故障，重新启动输液；不能立即解除故障时，应暂停输液，避免因泵控速度错误造成不良后果。

（1）压力报警（Pressure alarm）：①原因，输液管路反折、扭曲或受压；患者静脉通道阻塞。②处理，检查输液管理，保持其通畅；若穿刺部位针头阻塞必要时重新穿刺。

（2）空气报警（Air alarm）：①原因，输液过程中，输液管路中有空气或气泡。②处理，准备输液时，将输液管路中的气泡完全排尽，报警后应重新排气。

（3）未设预置报警（Preselect volume）：①原因，未设定输液总量。②处理，设定输液总量。

（4）无效速率报警（Invalid rate）：①原因，没有设定速率。②处理，重新设定速率。

（5）液体输完前预置报警（KOR end）：①原因，当前输液已完成，输液泵停止运行。②处理，更换新的输液瓶。

（6）暂停结束报警（Recall alarm）：①原因，在暂停结束后报警。②处理，开始输液，或用特殊功键“SM”调至“standby”，按“ON”键后，清除暂停时间以结束暂停或重新设定时间以延长暂停。

（7）泵门开启报警（Pump door open）：①原因，运行中输液泵门意外开启，输液泵停止运行。②处理，关闭泵门。

（8）蓄电池预报警（Battery alarm）：①原因，蓄电池电量即将耗尽（蓄电池容量被用完前30分钟开始报警）。②处理，立即连接外电源，保证其继续工作。

知识拓展

植入式静脉输液港

植入式静脉输液港（implantable venous port accessport）又称植入式中央静脉导管系统，是一种可植入皮下、长期留置在体内的静脉输液装置，主要由自带缝合硅胶树脂隔膜的注射座和不透射线的导管系统组成，适用于输注各种药物、补液、营养支持治疗、输血、血样采集等，具有留置时间长、日常生活影响小、可保持自身形象完整等特点。

植入式静脉输液港的临床使用，既攻克了普通深静脉管无法长期留置的难题，又较好地解决了传统的外周静脉输液对患者日常生活影响较大活动时易造成渗漏的困难，减轻了患者的痛苦，减少了护士的工作量。在日常管理中，需加强患者健康教育，做好静脉输液港的管理和维护，及时观察和处理于发症是保证静脉输液港长期使用的关键。

资料来源：李海洋，黄金，高竹林.完全植入式静脉输液港应用及护理进展[J].中华护理杂志，2012，47（10）：953-956.

第二节 静脉输血

静脉输血是将全血或者成分血通过静脉输入人体的方法。输血可以补充血容量，改善循环功能，增加携氧能力，提高血浆蛋白，增强免疫力和凝血功能，是急救的一项重要措施。正常成人的血容量应占体重的8%。一般情况失血不超过人体血量的10%时，对健康无明显影响，机体可以通过一系列调节机制，使血容量短期内得以恢复；失血20%时对人体不明显影响，可能出现各种缺氧表现；失血超过30%时可危及生命，导致血压下降，脏器供血不足，特别是脑细胞供血不足出现功能降低至昏迷，必须立即输血。

一、静脉输血的目的和原则

（一）目的

1．补充血容量：用于失血失液引起的血容量减少或休克患者，以增加有效循环血量，提升血压，增加心输出量，促进循环。

2．纠正贫血：用于血液系统疾病引起的严重贫血和某些慢性消耗性疾病的患者，以增加血红蛋白含量，促进携氧功能。

3．补充血小板和各种凝血因子：有助于止血，用于凝血功能障碍的患者。

4．排出有害物质：用于一氧化碳、苯酚等化学物质中毒，血红蛋白失去运氧能力或不能释放氧气供组织利用时，改善组织器官的缺氧状况。

5．补充抗体、补体：增强机体免疫能力，用于严重感染的患者。

6．补充白蛋白：维持胶体渗透压，减轻组织液渗出和水肿，用于低蛋白血症患者。

（二）原则

1．输血前需严格对患者做好关于血型的检测以及交叉配血试验。

2．无论是输注全血还是成分血，均应选用同型血液输注，但在特殊紧急的情况下，如无同型血，可选择O型血输注给患者。

3．患者如果需要再次输血，必须重新做交叉配血试验。

二、血液制品的种类

1．全血　全血指采集的血液未经任何加工而全部于保存液中待用的血液，分类如下。

（1）新鲜血：在4℃的常用抗凝保养液中，保存一周内的血。它基本保留了血液的所有成分，可以补充各种血细胞、凝血因子和血小板。适用于血液病患者。

（2）库存血：是指血液采集后，在（4±2）℃的条件下保存的全血，有效期为2～3周的血液。虽含有血液的各种成分，但被破坏的白细胞、血小板、凝血酶原等成分较多，钾离子含量增多，酸性增高。大量输注时，可导致高钾血症和酸中毒。库存血在4℃的冰箱内可保存2～3周。适用于各种原因引起的大出血。

2．成分血

（1）红细胞：悬浮红细胞由于移去了大部分血浆，可减少血浆引起的副作用。加入保存液，不仅能更好地保存，还具有稀释作用，使输注更流畅。红细胞是血液中数量最多的一种血细胞，同时也是人体通过血液运送氧气的最主要的媒介。分类如下。

1）浓集红细胞：新鲜全血经离心或沉淀移去血浆后的剩余部分，适用于携氧功能缺陷和血容量正常的贫血患者。

2）洗涤红细胞：红细胞经生理盐水洗涤数次后，再加入适量生理盐水，用于免疫性溶血性贫血患者。

3）红细胞悬液：提取血浆后的红细胞加入等量红细胞保养液制成，适用于战地急救及中、小手术者。

（2）血浆：全血分离后所得的液体部分。主要成分为血浆蛋白，不含血细胞，无凝集原。分类如下。

1）新鲜血浆：含正常量的全部凝血因子，适用于凝血因子缺乏者。

2）保存血浆：用于血容量及血浆蛋白较低的患者。

3）冰冻血浆：-30℃保存，有效期1年，用时放在37℃温水中融化。

4）干燥血浆：冰冻血浆放在真空装置下加以干燥而成，保存期限为5年，用时可加适量等渗盐水或0.1%枸橼酸钠溶液溶解。

（3）血小板浓缩悬液：全血离心所得，22℃保存，24小时内有效，用于血小板减少或功能障碍性出血的患者。输血小板并不能提高患者的血小板数量，输注过多容易产生相关的抗体，导致血小板无效输注。

（4）白细胞浓缩悬液：新鲜全血经离心后取其白膜层的白细胞，4℃保存，48小时内有效，用于粒细胞缺乏伴严重感染的患者。

（5）各种凝血制剂：如凝血酶原复合物等，适用于各种原因引起的凝血因子缺乏的出血疾病。

3. 其他血液制品

（1）白蛋白制剂：从血浆提纯而得，可提高机体血浆蛋白和胶体渗透压，白蛋白是人体血浆中最主要的蛋白质，维持机体营养与渗透压。临床上主要用于失血创伤和烧伤等引起的休克、脑水肿，肝硬化、肾病引起的水肿或腹水等危重病症的治疗以及低蛋白血症患者。

（2）纤维蛋白原：适用于纤维蛋白缺乏症，弥散性血管内凝血（DIC）者。

（3）凝血因子Ⅷ浓缩剂：适用于血友病患者。

三、静脉输血的适应证和禁忌证

（一）静脉输血适应证

1. 急症出血　患者在遭受严重创伤或外科手术时出血时，应根据失血量的多少选择输血量，如不及时输血，可导致患者失血过多而死亡。

2. 凝血功能障碍　当患者凝血功能出现问题时，需要矫正，如血友病，需要输注原疾病相关的血液成分。

3. 重度贫血　如再生障碍性贫血患者病情比较严重，需要输注红细胞来改善贫血的症状。

4. 严重感染　全身性严重感染或脓毒血症时，可通过输血补充抗体和补体，提高机体的抗感染能力。

（二）静脉输血的禁忌证

1. 如果ABO血型不合或者RH血型不合，原则上不能输血，紧急情况下可输注O型血。

2. 在出现急性肺水肿、肺栓塞、充血性心力衰竭等疾病的时候，都要避免输血，否则会导致病情加重。

3. 有严重输血反应的患者不能进行输血。

4. 在发热的患者中，不能输血。

四、血型鉴定及交叉配血试验

（一）血型鉴定

血型是指血液成分（包括红细胞、白细胞、血小板）表面的抗原类型。通常所说的血型是指红细胞膜上特异性抗原类型，而与临床关系最密切，人们所熟知的是红细胞ABO血型系统及Rh血型系统。截至2022年11月，人类已发现44种血型系统。

1. ABO血型系统　ABO血型系统（表14-3）是根据红细胞膜上是否存在凝集原A与凝集原B而将血液分为A、B、AB、O四种血型。

表14-3　ABO血型系统

血型	红细胞膜上的抗原（凝集原）	血清中抗体（凝集素）
A	A	抗B
B	B	抗A
AB	A、B	无
O	无	抗A、抗B

2. Rh血型系统　人类红细胞除含A、B抗原外，还有C、c、D、d、E、e六种抗原。Rh血型以D抗原存在与否分为Rh阳性或阴性。汉族中Rh阳性者约为99%，Rh阴性者约为1%。

（二）交叉配血试验

交叉配血试验的目的在于检查受血者与献血者之间有无不相合抗体。输血前虽已验明供血者与受血者的ABO血型相同，单为保证输血安全，在确定输血前仍需再次做交叉配血试验。

1. 直接交叉配血试验　用受血者血清和供血者红细胞进行配合试验，检查受血者血清中有无破坏供血者红细胞的抗体。其结果绝对不允许有凝集或溶血现象。

2. 间接交叉配血试验　用供血者血清和受血者红细胞交叉配合，检查输入血液的血浆中有无能破坏受血者红细胞的抗体。

五、静脉输血的方法

（一）输血前准备

（1）患者知情同意：对需要输血的患者，医生要充分向患者讲述输血的不良反应以及血液传播疾病的可能，如艾滋病、乙肝、梅毒等，让患者和家属在充分了解输血存在的潜在风险后，根据自己意愿，合理选择是否输血。若患者同意输血，需要填写“输血治疗同意书”。紧急用血时，需走绿色通道，报主管部门领导同意后方可使用。

（2）备血：填写输血申请单，采血送血库做血型鉴定和交叉配血试验。

（3）取血：凭取血单与血库人员共同做好查对，包括患者姓名、性别、年龄、住院号、科室、床号、血型、血液有效期、血的外观、交叉配血试验结果。核对无误，在交叉配血单上签名。

（4）取血后：勿剧烈震荡血液，防止红细胞大量破坏而引起溶血。不能加温血液，以免血浆蛋白凝固变性而引起反应，应在室温下放置15～20分钟后再输血。

（5）输血前：再次两人核对，确定无误方可输血。

（二）静脉输血方法

目前临床均采用密闭式输血法，分为间接输血法和直接输血法。

1. 目的　同第十四章第二节。

2. 操作前准备

（1）评估患者并解释：①评估，患者的年龄、病情、治疗情况；血型、输血史及过敏史；穿刺部位的皮肤、血管状况；患者的心理状态及配合程度。②解释，向患者及家属解释输液的目的、方法、注意事项及配合要点。

（2）患者准备：了解输血的目的、方法、注意事项和配合要点；同时排空大小便，并根据患者病情合理安排舒适体位。

（3）环境准备：病室整洁，明亮，无异味。温湿度适应。光线充足，舒适安全。

（4）护士准备：护士修剪指甲，穿戴整齐，按照七步洗手法洗手佩戴口罩。

（5）用物准备：①间接静脉输血法，同密闭输液法，仅将一次性输液器更换一次性输血器。②直接静脉输血法，同静脉注射，另外需配备50ml注射器、3.8%枸橼酸钠溶液，血压计袖带。③其他，输血架，必要时准备数据收集器（PDA）、瓶套、小夹板、棉垫及绷带，0.9%氯化钠溶液、按医嘱准备相应血制品、无菌纱布、一次性手套。

3. 操作步骤

（1）间接输血法：将抽出供血者的血液，按静脉输液法输给受血者称为间接输血法（表14-4）。

表14-4　间接输血法

步骤	操作解释	操作语言
1. 再次核对检查血制品	护士携用物至患者床旁，与第二位护士一起再次核对姓名、性别、年龄、住院号、科室、床号、血型、血液有效期、血的外观、交叉配血试验结果	—
2. 操作前查对	核对患者床号、姓名，清洁并消毒双手	“您好，我是您的责任护士××，能告诉我您的名字吗？您现在感觉怎么样？遵医嘱需要给您输注××血制品，希望您能配合我一下。输血时间比较久，您是否需要先去大小便一下？您现在的体位是否舒适？”
3. 建立静脉通道	根据密闭式静脉输液的方法为患者建立静脉通道，同时输注少量0.9%氯化钠溶液	—
4. 摇匀血液	确认无误后将贮血袋以旋转动作轻轻摇匀	—
5. 消毒连接血袋并输血	戴手套，常规消毒贮血袋长塑料管和橡胶套管，操作中再次核对患者姓名，将生理盐水瓶塞上的输血器针头拔出，插入上述消毒部位，缓慢将贮血袋倒挂于输液加上	“我们再来核对一下您的床号、姓名和住院号。”

续 表

步骤	操作解释	操作语言
6. 操作后查对	核对姓名、性别、年龄、住院号、科室、床号、血型、血液有效期、血的外观、交叉配血试验结果	—
7. 控制和调节滴速	滴速开始应缓慢，观察10分钟后无不良反应，再根据病情调整滴速，成人一般为每分钟40～60滴，儿童酌情减少	“我们已经调整好输液速度了，在输血过程中您和您的家人不要随意调整输液速度。”
8. 操作后处理	协助患者取舒适卧位，嘱患者不可随意调节滴速，将呼叫器置于患者易取处，并告知如有发热等表现要及时呼叫。整理床单位用物并记录	“今天的操作已经为您完成，请您好好休息，注意您的穿刺点尽量不要沾水，有任何问题随时呼叫我们。”
9. 续血的处理	输入两袋以上血液时，两袋之间输入少量生理盐水	—
10. 输血后的处理	输血完成后再输少量0.9%氯化钠溶液，直至液体全部输入后拔针，拔针方法同密闭式静脉输液	—
11. 输血袋及输血器的处理	输血完毕后，将输血器针头剪下扔进锐器盒，输血袋送至输血科保留24小时	—

（2）直接输血法：将供血者血液抽出后，立即输给患者称直接输血法（表14-5）。常用于婴幼儿少量输血或无库血而患者急需输血时。

表14-5 直接输血法

步骤	操作解释	操作语言
1. 准备卧位	供血者和患者分别平卧于两张病床上，分别露出各自的一侧肢体	—
2. 操作前查对	核对患者床号、姓名，血型及交叉配血结果，清洁并消毒双手	“您好，我是您的责任护士××，能告诉我您的名字吗？您现在感觉怎么样？”
3. 抽取抗凝剂	用50ml注射器抽取一定量的抗凝剂	—
4. 抽、输血	将血压计袖带置于供血者上臂并充气；选择合适静脉，常规消毒皮肤；操作中核对；抽输血时三位护士配合操作，分别担任抽血、传递和输血任务，用加入抗凝剂的注射器抽取供血者的血液，然后立即行静脉注射将抽出的血液输给患者	“现在需要给您消毒下皮肤。”
5. 输血结束后的处理	输血完毕后，拔出针头，用无菌纱布按压穿刺点至无出血。	—
6. 操作后查对	核对姓名、性别、年龄、住院号、科室、床号、血型、交叉配血试验结果	“我们再来核对一下您的床号、姓名和住院号。”
7. 操作后处理	协助患者取舒适卧位，嘱患者不可随意调节滴速，将呼叫器置于患者易取处，并告知如有发热等表现要及时呼叫。整理床单位用物并记录	“今天的操作已经为您完成，请您好好休息，注意您的穿刺点尽量不要沾水，有任何问题随时呼叫我们。”

4. 静脉输血注意事项

（1）输血时护士应以高度责任心，严格执行查对制度，严格无菌操作。

（2）血液从血库取出后应在半小时内输入，不宜置久，200～300ml血液要求在3～4小时内输完，避免溶血。

（3）冷藏血液不能加温，以免血浆蛋白凝固变性而引起反应。

（4）血液中不能加入钙剂、酸性或碱性药品、葡萄糖等药物或高渗、低渗溶液，以防止血液凝集或溶解。

（5）凡输两个以上不同供血者的血液时，两者不能直接混合输入，其间应输入少量生理盐水，以免发生反应。

（6）掌握输血速度，开始宜慢，每分钟15滴，观察15分钟后若患者无不适，再根据病情调节滴速，一般成人每分钟40～60滴/分，儿童15～20滴/分，大量失血患者速度稍快，心脏患者速度宜慢，并注意观察病情变化。

（7）输血过程中及输血后，应观察有无输血反应，如发生反应，须立即停止输血，报告医生，并保留余血以备检查分析原因。

（8）输血器具用后应冲洗干净，送血库处理，以防产生致热原。

六、自体输血和成分输血

（一）自体输血

通常指采集患者体内血液或于手术中收集自体失血再回输给同一患者的方法，即输回自己的血。自体输血不需做血型鉴定和交叉配血试验，不会产生免疫反应，既节省血源又防止发生输血反应。同时避免了因输血而引起的疾病传播。

1. 自体输血的优点

（1）避免疾病传播：自体输血可避免患者感染经血液传播的疾病，如肝炎、疟疾、梅毒、艾滋病等。

（2）不需要血型鉴定和交叉配血试验：由于是患者自身血液，因此不需血型鉴定和交叉配血试验，可避免同种异体输血导致的抗原－抗体反应，引起的溶血、发热、过敏反应。

（3）加快患者机体造血速度：多次采血能刺激骨髓造血，增加红细胞生成，加快机体造血速度。

（4）缓解血源紧张：自体输血可减少对血源的需求，一定程度上缓解血液供需矛盾。

2. 自体输血的适应证与禁忌证

（1）自体血回输的主要适应证：①创伤性外科手术，如肝脾破裂、异位妊娠破裂、脊椎外伤、泌尿外科大手术等。②大血管、心内直视手术及门静脉高压等。③手术时失血回输和术后6小时内所引流血液回输。④器官移植手术。⑤还包括由于特殊原因不输异体血者，如血型特殊等。

（2）自体血回输的禁忌证：①血液已受到消化道或尿液等污染、血液可能受肿瘤细胞污染、肝肾不全的患者。②严重贫血的患者如镰状细胞贫血。③不宜在术前采血或血液稀释法作自体输血。④有脓毒症或菌血症者、胸腹腔开放性损伤超过4小时或血液在体腔内存留过久者。

3. 自体输血的形式

（1）稀释式自体输血：术前稀释血液回输于手术日，手术开始前采血并同时自静脉给晶体或胶体溶液，借此降低血细胞比容（HCT）而同时维持血容量。目的是稀释血液，使术中失血时实际丢失的红细胞及其他成分相应减少。

（2）贮存式自体输血：术前预存自体血，即术前抽取患者的血液，在血库低温下保存，待手术时再输还给患者。一般于术前3周开始，每周或隔周采血一次。注意最后一次采血应在手术前3天，以利机体恢复正常的血浆蛋白水平。

（3）回收式自体输血：术中失血，回输在手术中收集失血回输给患者。如脾破裂、输卵管破裂，血液流入腹腔16小时内，无污染和凝血时，可将血液收集起来，加入适量抗凝剂，经过过滤后输还给患者。

（二）成分输血

成分输血就是用物理或化学方法把全血分离制备成纯度高、容量小的血液成分，然后再根据病情的需要输给患者。成分输血技术是现代输血学的重要进展之一。通常一份血可以分离出一种或者多种成分，输给不同的患者，而一个患者可接受来自不同供血者的同一血液成分，为临床治疗提供更大的帮助。

1. 成分输血的优点

（1）根据病情需要选择，提高治疗效果。如贫血患者输红细胞、烧伤患者输血浆等。

（2）减少输血不良反应，提高输血安全性。进行成分输血可避免输入不需要的成分，单一成分少但是浓度高，减少输血传染病的风险。

（3）便于保存，使用方便。不同的血液成分可以有不同的保存方式。

（4）一血多用，节省血源。一袋血分成各种成分，可以给多个患者使用。

2. 成分输血的护理 见表14-6。

表14-6 成分输血的护理

成分血种类	特点	储存方法	输入要求
悬浮红细胞	去除血液中99.9%的白细胞	在2～6℃专用冰箱中保存，有效期35天，常温放置下不超过4小时	选择比较粗大的静脉血管，使用前充分摇匀，不能与药物同时输注。一般情况下输血速度为每分钟5～10ml，一袋血须在4小时之内输完
洗涤红细胞	去除血液中99%以上的血浆和90%以上的白细胞	2～6℃专用冰箱保存不超过24小时	必须在2小时内输完
血小板	无菌条件下用血细胞分离机从单个供体内分离采集而得	血小板应尽快输用，因故未能及时输用，则应在室温下放置，每隔10～15分钟轻轻摇动血袋，不超过半小时，保存条件是20～24℃	以患者可以耐受的最快速度输入，一般每分钟80～100滴，每袋血小板应在20分钟内输注完毕。运输过程中要注意保暖，不要剧烈震荡
冰冻血浆	冰冻血浆分为新鲜冰冻血浆、冰冻血浆和病毒灭活冰冻血浆。新鲜冰冻血浆含有几乎全部的凝血因子，冰冻血浆缺少不稳定凝血因子，纤维蛋白原等；病毒灭活冰冻血浆会提高安全性，但会损失部分凝血因子	应尽快输入，因故融化后未输的，可在4℃冰箱暂时保存，但不得超过24小时，更不可再冰冻保存。新鲜冰冻血浆是全血于采集6～8小时分离，在-18℃以下环境可以保存1年；冰冻血浆是超过保存期5天以内的血浆分离出来的，在-18℃以下环境可以保存4年	输注前均需要在37℃水浴中融化，并与24小时内输入，以免纤维蛋白原析出

续 表

成分 血种类	特点	储存方法	输入要求
冷沉淀	从2000ml新鲜冰冻血浆分离制备的白色絮状物，含有5种成分，除含有丰富的凝血因子Ⅷ外，还有纤维蛋白原，血管性血友病因子，纤维结合蛋白和凝血因子XⅢ	−20℃血库专用冰箱保存，1年有效期，2～6℃条件下保存不得超过6小时	冷沉淀完全融化后以患者耐受的速度立即输注
白蛋白	人体血浆中最主要的蛋白质，维持机体营养和渗透压	室温下放置不超过半小时	不能与氨基酸、红细胞混合食用，免疫球蛋白单独输注，速度宜慢

3. 成分输血的注意事项

（1）除白蛋白制剂外，其他各种成分血在输入前均需进行交叉配血试验。

（2）成分输血时，由于一次输入多个供血者的成分血，因此在输血前应根据医嘱给予患者抗过敏药物，以减少过敏反应的发生。

（3）由于一袋成分血液只有25ml，几分钟即可输完，故成分输血时，护士应全程守护在患者身边，进行严密的监护，不能擅自离开患者，以免发生危险。

（4）如患者在输成分血的同时，还需输全血，则应先输成分血，后输全血，以保证成分血能发挥最好的效果。

七、常见的输血反应与护理

（一）发热反应

发热反应是输血中最常见的反应。

1. 原因　①可由致热原引起，如保养液或输血用具被致热源污染。②受血者在输血后产生白细胞抗体和血小板抗体所致的免疫反应。③违反操作原则，造成污染。

2. 症状　可在输血中或输血后1～2小时内发生，有畏寒或寒战、发热，体温可达40℃，伴有皮肤潮红、头痛、恶心、呕吐等，症状持续1～2小时后缓解。

3. 护理措施

（1）预防：严格管理血库保养液和输血用具，有效预防致热原，输血过程中严格执行无菌操作，防止污染。

（2）处理：反应轻者，减慢滴数可使症状减轻，严重者停止输血，密切观察生命体征，给予对症处理，并通知医生，必要时按医嘱给予解热镇痛药和抗过敏药，如异丙嗪或肾上腺皮质激素等。

（二）溶血反应

溶血反应是指输入的红细胞或受血者的红细胞发生异常破坏而引起的一系列临床症状。为输血反应中最严重的反应，可分为血管内溶血和血管外溶血。

1. 血管内溶血反应

（1）原因：①输入异型血，多由于ABO血型不相容引起，献血者和受血者血型不符而造成。②输入变质血，输血前红细胞已变质溶解，如血液储存过久、血温过高，输血前将血加热或震荡过剧，血液受细菌污染均可造成溶血。③血中加入高渗或低渗溶液或能影响血液pH变化的药物，致使红细胞大量破坏所致。

（2）症状：在输血10～15ml后症状即可出现，初期由于红细胞凝结成团，阻塞部分小血管，患者出现头胀痛、四肢麻木、腰背部剧烈疼痛和胸闷等。继而由于凝结的红细胞发生溶解，大量血红蛋白释放进入血浆，患者出现黄疸和血红蛋白尿，同时伴有寒战、高热、呼吸急促和血压下降等症状。后期一方面由于大量溶解的血红蛋白从血浆进入肾小管，遇酸性物质变成结晶体，使肾小管阻塞；另一方面抗原和抗体的相互作用，又引起肾小管内皮缺血、缺氧而坏死脱落，致使肾小管阻塞，患者出现少尿、无尿等急性肾衰竭症状，严重可导致死亡。

（3）护理措施：①预防，认真做好血型鉴定和交叉配血试验，输血前仔细查对，杜绝差错。严格执行血液保存规则，不可使用变质血液。②处理，停止输血并通知医生。保留余血，采集患者血标本重做血型鉴定和交叉配血试验；维持静脉输液通道，供给升压药和其他药物；静脉注射碳酸氢钠碱化尿液，防止血红蛋白结晶阻塞肾小管；双侧腰部封闭，用热水袋敷双侧肾区，解除肾血管痉挛，保护肾脏；严密观察生命体征和尿量，做好记录，对少尿、尿闭者，按急性肾衰竭处理；出现休克症状，配合抗休克治疗。

2. 血管外溶血反应　多由Rh系统内的抗体抗D、抗C和抗E造成。临床常见Rh系统血型反应中，绝大多数是由D抗原所致，释放出游离血红蛋白转化为胆红素，循环至肝脏后迅速分解，通过消化道排出体外。血管外溶血反应一般在输血后一周或更长时间出现，体征较轻，有轻度发热伴乏力、血胆红素升高。对此种患者应查明原因，确诊后，尽量避免再次输血。

（三）过敏反应

1. 原因　患者过敏体质，输入血液中的异体蛋白与过敏机体的蛋白质结合，形成完全抗原而致敏。供血者在献血前用过可致敏的药物或食物，使输入血液中含致敏物质。

2. 症状　大多数患者发生在输血后期或即将结束时。表现轻重不一，轻者出现皮肤瘙痒、荨麻疹、轻度血管性水肿，如眼睑、口唇水肿；重者因喉头水肿出现呼吸困难，两肺闻及哮鸣音，甚至发生过敏性休克。

3. 护理措施

（1）预防：勿选用有过敏史的供血者。供血者在采血前4小时内不吃高蛋白和高脂肪食物，宜用少量清淡饮食或糖水。

（2）处理：①过敏反应时，轻者减慢输血速度，继续观察，重者立即停止输血。②呼吸困难者给予吸氧，严重喉头水肿者行气管切开，循环衰竭者应给予抗休克治疗。③根据医嘱给予0.1%肾上腺素0.5～1.0ml皮下注射，或用抗过敏药物和激素如异丙嗪、氢化可的松或地塞米松等。

（四）与大量输血有关的反应

大量输血一般指在24小时内紧急输血量大于或相当于患者总血容量。常见的反应如下。

1. 出血倾向

（1）原因：长期反复输血或超过患者原血液总量的大量输血，由于库血中的血小板破坏较多，使凝血因子减少而引起出血。

（2）症状：表现为皮肤、黏膜瘀斑，穿刺部位大块淤血，或手术后伤口渗血。

（3）护理措施：短时间内输入大量库血时，应密切观察患者意识、血压、脉搏等变化，注意皮肤、黏膜或手术伤口有无出血。可根据医嘱间隔输入新鲜血或血小板悬液，以补充足够的血小板和凝血因子。

2. 循环负荷过重　其原因、症状及护理同静脉输液反应的肺水肿。

3. 枸橼酸钠中毒反应

（1）原因：与大量输血后血钙下降有关，因大量输血随之输入大量枸橼酸钠，如肝功能不全，枸橼酸钠尚未氧化便和血中游离钙结合而使血钙下降，致使凝血功能障碍、毛细血管张力减低、血管收缩不良和心肌收缩无力等。

（2）症状：表现为手足抽搐、出血倾向、血压下降、心率缓慢，心室颤动，甚至发生心搏骤停。

（3）护理措施：严密观察患者的反应，输入库血1000ml以上时，须按医嘱静脉注射10%葡萄糖酸钙或氯化钙10ml，以补充钙离子。

4. 低钾血症

（1）原因：大量快速输血致血钾稀释，肾脏排钾增多，输入的红细胞由于细胞内钾低而吸收细胞外的钾所致。

（2）症状：患者表现为肌肉软弱无力、腱反射减退或消失。

（3）护理：出现低钾血症症状立即遵医嘱做心电图以及生化检查，同时遵医嘱按补钾原则进行补钾。

（五）其他

如空气栓塞、细菌污染反应及因输血传染的疾病（如病毒性肝炎、疟疾、艾滋病及梅毒等）。严格注意采血、贮血和输血操作的各个环节，是预防输血反应的关键措施。

知识拓展

世界献血日

为了鼓励更多的人无偿献血，宣传和促进全球血液安全规划的实施，世界卫生组织、红十字会与红新月会国际联合会、国际献血组织联合会、国际输血协会将2004年6月14日定为第一个世界献血者日。6月14日是发现ABO血型系统的诺贝尔奖获得者卡尔·兰德斯坦纳的生日。

世界献血者日的关注焦点是完全出于利他目的献血的自愿无偿献血者奉献的拯救生命的礼物。随着越来越多的国家实现100%自愿献血的目标，人们认识到定期献血的自愿无偿献血者至关重要的作用。定期献血者是最安全的献血者，他们是满足需要输血的所有患者需求的可持续国家血液供应的基础。拥有合格的献血者队伍成为每个国家一项优先关注发展的重要任务。

本章小结

思考题

1. 患者，女，35岁。因呕吐、腹泻1天，诊断为“急性胃肠炎”而在肠道门诊观察治疗。上午9时护士按医嘱给予5%葡萄糖盐水500ml、庆大霉素16万U、10%KCl 10ml静脉滴注。30分钟后，患者突然发冷、寒战，体温39.2℃，脉搏90次/分，头痛，恶心，呕吐2次。

请问：

（1）该患者可能发生了什么情况？

（2）应采取哪些处理措施？

2. 患者，女，76岁。因“反复上腹部疼痛伴反酸、嗳气、黑便2天”入院。患者2年前曾行右乳癌根治术，既往有糖尿病病史。患者入院当日输液过程中，主诉上腹部疼痛加剧，伴有头晕、恶心、呕吐、出冷汗，呕吐暗红色液体100ml。心电监护：HR 120次/分，R 21次/分，BP 88/50mmHg，血氧饱和度95%。医嘱如下：①多功能监护。②生理盐水250ml＋维生素C 2.0g静脉滴注。③急查随机血糖。④悬浮红细胞1.5U静脉输注。输血即将结束时，患者出现皮肤瘙痒，荨麻疹，眼睑水肿。

请问：

（1）该患者输注悬浮红细胞的目的是？

（2）输血前，护士应做哪些准备？

（3）输血结束时，该患者出现了什么情况？护理人员应该怎样进行护理？

更多练习

（屠乐微　梁诗晗）

第十五章　标本采集

教学课件

学习目标

1. 素质目标

（1）具备人文关怀素养，树立关爱生命、全心全意为护理对象健康服务的精神。

（2）具备护患沟通技巧，提升独立思考能力。

2. 知识目标

（1）掌握：标本采集的基本原则，血液标本、尿液标本、粪便标本、痰液标本及咽拭子标本的采集要点。

（2）熟悉：血液标本、尿液标本、粪便标本、痰液标本及咽拭子标本采集的目的及注意事项。

（3）了解：标本采集的意义。

3. 能力目标

（1）能正确运用本章知识，在临床工作中按照正确的操作规程，规范地进行各种标本采集。

（2）能在临床工作中正确准备各种标本容器。

案例

【案例导入】

患者，女，19岁。3周前患上呼吸道感染，治疗后痊愈。近日发现晨起双眼睑和双下肢水肿，且逐渐加重，但活动后水肿可减轻，并伴有食欲缺乏、恶心、呕吐和尿量减少，尿液颜色呈洗肉水样。以急性肾小球肾炎收住肾内科。护士遵医嘱采集血常规，尿常规，便常规标本。

【请思考】

1．采集标本时应遵循的原则？

2．如何正确留取血标本？

【案例分析】

标本采集（specimens collection）是指根据检验项目的要求采集患者的血液、体液（如胸腔积液、腹水）、排泄物（如尿、粪）、分泌物（如痰、鼻咽部分泌物）、呕吐物和脱落细胞（如食管、阴道）等标本，通过物理、化学或生物学的实验室检查技术和方法进行检验，作为疾病的判断、治疗、预防以及药物监测、健康状况评估等的重要依据。正确的检测结果对疾病的诊断、治疗和预后具有重要意义。临床护理人员应掌握正确的标本采集方法，严格执行各项检验制度和操作原则，确保检测结果的准确性。

第一节　概　　述

一、标本采集的意义

随着现代医学的日新月异，标本检验在现代临床医疗诊断和治疗中的作用显而易见，因此正确的标本采集非常重要。其意义具体如下。

1. 协助明确疾病诊断。
2. 推测病程进展。
3. 制订治疗措施的依据。
4. 判断病情变化的依据。

标本采集主要是由临床护理人员完成，因此需要提升临床护理人员标本采集理论知识水平与实践操作能力，保证检验标本的采集质量，为患者提供更好的临床护理服务。

二、标本采集的原则

标本采集应遵照医嘱、充分准备、严格查对、正确采集、及时送检的基本原则，其具体内容如下。

（一）遵照医嘱

标本采集应严格遵照医嘱。医生填写的检验申请单，字迹要清楚，目的需明确，申请人应签写全名。护士应严格执行查对制度，如果对申请单有任何疑问，护士应及时核实并确认其正确无误后方可执行。

（二）充分准备

1. 护士准备　标本采集前护士应明确检验项目、检验目的、采集标本量、采集时间、选择采集的方法及注意事项。护士操作前做好自身准备，如修剪指甲、洗手、戴帽子口罩等。

2. 患者准备　采集标本前护士应向患者或家属作耐心的解释，如患者是否需要空腹采集标本、采集标本时间、目的及方法等，以取得配合。

3. 物品准备　根据检验目的准备好必需的物品，在选择的标本容器外须贴上标签或条形码。

4. 环境准备　标本采集环境应宽敞明亮、温度和湿度适宜、光线适中，保护患者隐私，适合操作。

（三）严格查对

查对在标本采集中尤为重要。在标本采集操作前，必须严格执行查对制度。认真核对医嘱、检验申请单、标签或条形码、标本采集容器、患者的床号、姓名、腕带等，逐项核对无误后，方可执行。

（四）正确采集

患者准备、采集时间、采集方法、标本要求等均是影响检验结果的重要因素，如患者的饮食、情绪、运动、饮酒、吸烟、体位及药物等。首先，选择最佳采样时间，晨起空腹是最具代表性及检出阳性率最高的时间，如血液、尿液标本原则上应于晨起空腹时采集；又如细菌培养标本，尽量在使用抗生素前采集，若已使用抗生素或其他药物，应在血药浓度最低时采集，并在检验申请单上注明。其次，要采集具有代表性的标本，如大便检查应取黏液、脓、血液部分粪便等。需要由患者自己留取标本时（如24小时尿标本、痰标本、大便标本等），要详细告知患者标本留取方法、注意事项，以保证采得高质量符合要求的标本。

（五）及时送检

标本运送、保存是检验质量保证的重要环节之一。采集标本过程中易受到多方面因素的影响，从而影响到实验结果产生误差。因此，采集后的标本需要及时、安全送检。

标本采集、送检、保存等各个环节都直接影响检验结果，因此护理人员要规范操作，严格控制。

第二节　各种标本的采集

随着现代医学的发展，标本采集结果的准确性及可靠性逐渐增加对标本采集也提出了更高的要求。护理人员应遵照医嘱，规范标本采集流程，保证标本质量。

一、血液标本采集

血液是由血细胞和血浆组成。其中血浆约占血液容积的55%，为一种淡黄色的透明液体；细胞成分约占血液容积的45%，包括红细胞、白细胞和血小板。血液标本采集是临床最常用的检验项目之一，不仅是反映患者生理健康的客观依据，也是医生诊断和治疗疾病的参考依据。

（一）毛细血管采血法

毛细血管采血法是自外周血或末梢血（peripheral blood）采集标本的方法。WHO推荐的采集部位是中指或无名指尖内侧。主要用于全血细胞分析、血型、血糖、红细胞沉降率和新生儿筛查等检验项目。用于儿科患者、特殊成人患者及其他适用于末梢血检验的受试者。特殊成人患者包括严重烧伤患者、需要保留浅部静脉用于静脉给药治疗的患者、浅部静脉不易获得或非常脆弱的患者、需自行采血检测的患者（如糖尿病患者）等。若患者脱水或由于其他原因（如外周性水肿）导致外周循环不佳，导致血液标本采集结果不准确，不建议进行毛细血管血标本采集法检测。

（二）静脉血标本采集法

静脉血标本采集法（intravenous blood sampling）是自静脉抽取血标本的方法。临床上最常用的是真空采血法。真空采血系统（vacuum blood collection system）运用真空负压原理，通过特定的连接装置将人体静脉血液转移至标本盛装容器的器械组合。核心组件包括真空采血管、采血针和持针器。真空负压采血管类型及适用检测范围（表15-1）。

表15-1 真空负压采血管类型及适用检测范围

试管类型（管盖颜色）	添加剂	作用方式	适用检测范围	要求
无添加剂的试管（白色）	无	无	临床生化、临床免疫学检测	采血后不需要摇动
促凝管（红色）	血凝活化剂	促进血液凝固	临床生化、临床免疫学检测、交叉配血	采血后不需要摇动
血清分离管（深黄色）	血凝活化剂、分离凝胶	促进血液凝固、凝胶用以分离血清	临床生化、临床免疫学检测	采血后不需要摇动
肝素锂抗凝管（深绿色）	肝素锂	灭活凝血因子Xa、Ⅱa	血氨、血液流变学检测	采血后立即颠倒混匀5～8次
血浆分离管（浅绿色）	肝素锂、分离凝胶	灭活凝血因子Xa、Ⅱa凝胶用于分离血浆	临床生化检测	采血后立即颠倒混匀5～8次
肝素钠抗凝管（棕色）	肝素钠	灭活凝血因子Xa、Ⅱa	临床生化检测、细胞遗传学检测	采血后立即颠倒混匀5～8次
乙二胺四乙酸二钾或乙二胺四乙酸三钾抗凝管（紫色）	乙二胺四乙酸二钾（EDTA-K2）或乙二胺四乙酸三钾（EDTA-K3）	螯合钙离子	血液学检测、交叉配血	采血后立即颠倒混匀5～8次
草酸盐或乙二胺四乙酸或肝素/氟化物（浅灰色）	氟化物和抗凝剂	抑制葡萄糖酵解	葡萄糖检测	采血后立即颠倒混匀5～8次
凝血管（浅蓝色）	柠檬酸钠1∶9	螯合钙离子	凝血功能、血小板功能检测	采血后立即颠倒混匀5～8次
红细胞沉降率管（黑色）	柠檬酸钠1∶4	螯合钙离子	红细胞沉降率检测	采血后立即颠倒混匀5～8次
微量元素检测管（深蓝色）	乙二胺四乙酸或肝素锂或血凝活化剂	因添加物不同而异	微量元素检测	采血后不需要摇动

采集血液标本时常用的静脉包括三种。①四肢浅静脉：上肢常用肘部浅静脉（贵要静脉、肘正中静脉、头静脉）、腕部及手背静脉；下肢常用大隐静脉、小隐静脉及足背静脉。②颈外静脉：常用于婴幼儿的静脉采血。③股静脉：股静脉位于股三角区，在股神经和股动脉的内侧。

静脉血标本采集首选手臂肘前区静脉，优先顺序依次为正中静脉、头静脉及贵要静脉。当无法在肘前区的静脉进行采血时，也可选择手背的浅表静脉。全身严重水肿、大面积烧伤等特殊患者无法在肢体找到合适的穿刺静脉时，可选择颈部浅表静脉、股静脉采血。

1. 目的

（1）全血标本：应用于临床血液学检查，如红细胞计数、分类和形态学检查等。

（2）血浆标本：应用于凝血因子测定和游离血红蛋白以及部分临床生化检查。如内分泌激素、血栓等检查。

（3）血清标本：应用于临床生化和免疫学的检测，如测定肝功能、血清酶、脂类等。

（4）血培养标本：应用于培养血液中的病原菌。

2. 操作前准备

（1）评估患者并解释：具体如下。①评估：患者的病情、治疗情况、意识状态。对血标本采集的了解程度。患者的心理状态及配合程度。穿刺部位皮肤、血管状况和肢体活动度。有无生理因素影响，如吸烟、饮食、运动、情绪波动等。②解释：向患者及家属解释静脉血标本采集的目的、方法、注意事项及配合要点。

（2）患者准备：①饮食，患者在采血前不宜改变饮食习惯，24小时内不宜饮酒。空腹要求至少禁食8小时，以12～14小时为宜，但不宜超过16小时。宜安排在上午7：00—9：00采血。空腹期间可少量饮水。②运动和情绪，采血前24小时，患者不宜剧烈运动，采血当天患者宜避免情绪激动，采血前宜静息至少5分钟。若需运动后采血，则遵循医嘱，并告知检验人员。③体位，门诊患者采用坐位采血，病房患者采用卧位采血。体位对某些检测项目（如肾素、血管紧张素、醛固酮等）的检测结果有明显影响，需遵循医嘱要求的体位进行采血。④输液，宜在输液结束3小时后采血；对于输注成分代谢缓慢且严重影响检测结果（如脂肪乳剂）的宜在下次输注前采血。紧急情况必须在输液时采血时，宜在输液的对侧肢体或同侧肢体输液点的远端采血，并告知检验人员。

（3）环境准备：室内宽敞明亮、温度和湿度适宜、光线适中、适合操作，必要时遮挡屏风。

（4）护士准备：护士衣帽整洁、指甲已修剪、洗手、戴口罩。

（5）用物准备：①治疗车上层，注射盘、检验申请单（或医嘱执行单）、标签或条形码、棉签、消毒液、止血带，一次性垫巾或消毒垫巾、胶布、弯盘、手消毒液、采血管（宜使用真空负压采血管），采血针（常规宜使用直针采血）、无菌手套，按需要准备酒精灯、打火机。②治疗车下层，生活垃圾桶、医疗垃圾桶、锐器回收盒。

3. 操作步骤　静脉血标本采集的操作步骤见表15-2。

表15-2 静脉血标本采集法

步骤	操作解释	操作语言
1. 贴标签或条形码	双人核对医嘱，条形码的信息与医嘱相一致，确认标本项目及容器选择正确、标本容器完整，无误后贴标签于标准容器外壁上	—
2. 核对	核对患者的姓名、性别、年龄、住院号、诊疗卡、身份证等信息，确保患者为被采血者本人。宜使用住院号（有条件的单位使用腕带）、诊疗卡、身份证等唯一信息，或至少两种非唯一信息	“您好（根据患者具体情况使用尊称），我是您的责任护士，能告诉我您的床号和姓名吗？看一下您的腕带。根据您的病情，遵医嘱接下来要为您进行静脉血标本采集，请您配合我好吗？”
3. 选择静脉	选择合适的静脉，将一次性垫巾置于穿刺部位下；嘱患者握拳，使静脉充盈	“请您轻轻握拳，您这条血管粗直有弹性，皮肤无破损、无瘢痕、无硬结，血管弹性充盈度良好，待会儿我们选择这条血管进行采血。”
4. 消毒皮肤	以穿刺点为圆心，以圆形方式自内向外进行消毒，消毒范围直径不少于5cm，消毒2次。正确消毒皮肤，待干	—
5. 系止血带	嘱患者握拳，扎止血带。止血带绑扎在采血部位上方6～8cm的位置	—
6. 二次核对	再次核对患者身份和标本条形码	“请您再次告诉我您的床号及姓名。”
7. 戴手套	—	—
8. 采血	1. 真空采血器采血　普通静脉血标本 （1）穿刺：取下真空采血针护针帽，手持采血针，按静脉注射法行静脉穿刺。左手绷紧皮肤，右手持针进针角度、深度适宜； （2）采血：见回血，固定针柄，将采血针另一端刺入真空管，采血至需要量，按顺序采集需要量血标本，嘱患者松拳； （3）拔针、按压：采血毕，松止血带，按压针眼迅速拔出针头，指导患者正确按压采血点，局部按压1～2分钟； 2. 真空采血器采血　血培养标本 （1）穿刺：按静脉注射法行静脉穿刺，穿刺成功后用胶布固定； （2）采血：快速取下真空血培养瓶盖，消毒瓶塞；将采血针密闭端针头插入瓶塞，留取所需血量；采血顺序为：厌氧瓶→需氧瓶； （3）拔针、按压：拔出最后一瓶血培养瓶后，快速拔出针头；稍用力按压穿刺点2～3分钟； 3. 注射器采血 （1）穿刺、抽血：持一次性注射器或头皮针，按静脉注射法行静脉穿刺，见回血后抽取所需血量； （2）两松一拔一按压：抽血毕，松止血带，嘱患者松拳，迅速拔出针头，按压局部1～2分钟。将血液注入标本容器	“请您轻轻按压穿刺点3～5分钟，直至不出血为止。”
9. 操作后处理	1. 再次核对检验申请单、患者身份和标本条形码； 2. 取下一次性垫巾，整理床单位，协助患者取舒适卧位； 3. 指导患者； 4. 用物处置，卫生手消毒，记录； 5. 标本送检	“有任何需要可以按床头铃呼叫我，谢谢您的配合。”

4. 注意事项

（1）严格执行：查对制度和无菌操作原则。

（2）采血时间：采血时间有特殊要求的检测项目包括（不限于）以下项目。①血培养，寒战或发热初起时，抗生素应用之前采集最佳。②促肾上腺皮质激素及皮质醇检测，生理分泌有昼夜节律性，常规采血时间点为8：00、16：00和24：00。③女性性激素检测，生理周期的不同阶段有显著差异，采血日期需遵循医嘱，采血前与患者核对生理周期。④药物浓度监测，具体采血时间需遵循医嘱，采血前与患者核对末次给药时间。⑤口服葡萄糖耐量试验，试验前3日正常饮食，试验日先空腹采血，随后将75g无水葡萄糖（当于82.5g含一水葡萄糖）溶于300ml温水中，在5分钟内喝完。在第一口服糖时计时，并于2小时采血，其他时间点采血需遵循医嘱。⑥其他功能试验，根据相关临床指南推荐的功能试验方案所设定的时间采血。⑦血液疟原虫检查，最佳采血时间为寒战发作时。

（3）采血部位：①首选手臂肘前区静脉，优先顺序依次为正中静脉、头静脉及贵要静脉。②当无法在肘前区的静脉进行采血时，也可选择手背的浅表静脉。存在全身严重水肿、大面积烧伤等特殊情况，患者无法在肢体找到合适的穿刺静脉时，可选择颈部浅表静脉、股静脉采血。③不宜选用手腕内侧的静脉，穿刺疼痛感明显且容易损伤神经和肌腱。不宜选用足踝处的静脉，可能会导致静脉炎、局部坏死等并发症。其他不宜选择的静脉包括：乳腺癌根治术后同侧上肢的静脉（3个月后，无特殊并发症可恢复采血），化疗药物注射后的静脉，血液透析患者动静脉造瘘侧手臂的血管穿刺部位有皮损、炎症、结痂、瘢痕的血管。

（4）采血体位：门诊患者采用坐位采血，病房患者采用卧位采血。体位对某些检测项目（如肾素、血管紧张素、醛固酮等）的检测结果有明显影响，需遵循医嘱要求的体位进行采血。

（5）个人防护：开始采血前佩戴医用帽子、口罩与手套。宜在完成每一位患者血液标本采集后更换新的手套；如条件不允许，至少在完成每一位患者血液标本采集后使用速干手消毒剂进行消毒；如采血过程中手套沾染血液或破损，应及时更换。

（6）患者过敏史及其他禁忌信息确认：确认患者是否有乳胶过敏、禁用含碘制剂、乙醇过敏或禁用等情况。对于乳胶过敏的患者，需使用不含乳胶材料的手套、止血带、医用胶带等物品。对于禁用含碘制剂的患者，宜使用75%的医用乙醇或其他不含碘剂的消毒剂进行消毒。对于乙醇过敏或禁用的患者，可使用聚维酮碘、过氧化氢溶液等不含乙醇成分的消毒剂进行消毒。

（7）疑似动脉、神经损伤时的处理：在采血过程中，如穿刺部位快速形成血肿或采血管快速充盈，怀疑穿刺到动脉，立即终止采血并拔出采血针，按压采血部位5～10分钟，直至出血停止。如需要，可在其他部位进行静脉穿刺。在采血过程中，如患者感到在穿刺部位近端或远端有放射性的电击样疼痛、麻刺感或麻木感，怀疑穿刺到神经，立即终止采血并拔出采血针止血。如需要，可在其他部位进行静脉穿刺。必要时可请临床医生对患者神经损伤程度进行评估及处理。

（8）患者晕厥的应急处理：如患者在采血过程中出现晕厥，宜立即停止采血，拔出采血针止血；将患者置于平卧位，松开衣领；如疑似患者为空腹采血低血糖可予以口服糖水；观察患者意识恢复情况及脉搏、呼吸、血压等生命体征，如生命体征不稳定宜立即呼叫急救人员。有条件的单位可在采血点配置自动体外除颤仪，并培训工作人员使用。

（9）用物处置：采集标本所用的材料应安全处置。使用后的采血针、注射器针头等锐器物应当直接放入不能刺穿的利器盒内或毁形器内进行安全处置，禁止对使用后的一次性针头复帽，禁止用手直接接触使用过的针头等锐器物；注射器针筒、棉签等其他医疗废物放入黄色医疗废物袋中，医疗废物和生活垃圾分类收集存放。

5. 健康教育

（1）向患者及家属解释血标本采集的目的及配合要点。

（2）向患者或家属解释空腹采血的原因及注意事项。

（3）向患者或家属解释采血前应告知患者的用药史。

（三）动脉血标本采集法

动脉血标本采集（arterial blood sampling）是自动脉抽取血标本的方法。常用动脉有股动脉、肱动脉、桡动脉。

1. 目的

（1）采集动脉血进行血液气体分析。

（2）判断患者氧合及酸碱平衡情况。

（3）做乳酸和丙酮酸测定等。

2. 操作前准备

（1）评估患者并解释：①评估，患者的病情、治疗情况、意识状态。对动脉血标本采集的了解程度。患者的心理状态及配合程度。穿刺部位皮肤、血管状况、肢体活动度及动脉搏动情况。有无生理因素影响，如吸烟、饮食、运动、情绪波动等。用氧或呼吸机使用情况。患者有无血液性传染疾病。②解释，向患者及家属解释动脉血标本采集的目的、方法、注意事项及配合要点。

（2）患者准备：①了解动脉血标本采集的目的、注意事项及配合要点。②取舒适体位，暴露穿刺部位。

（3）环境准备：室内宽敞明亮、温度和湿度适宜、光线适中、适合操作，必要时遮挡屏风。

（4）护士准备：护士衣帽整洁、指甲已修剪、洗手、戴口罩。

（5）用物准备：①治疗车上层，注射盘、检验申请单（或医嘱执行单）、标签或条形码、动脉血气针（或2ml/5ml一次性注射器及肝素适量、无菌软木塞或橡胶塞）、一次性治疗巾、无菌纱布、弯盘、消毒棉签、消毒液、无菌手套、小沙袋、手消毒液。②治疗车下层，生活垃圾桶、医疗垃圾桶、锐器回收盒。

3. 操作步骤 动脉血标本采集的操作步骤见表15-3。

表15-3 动脉血标本采集法

步骤	操作解释	操作语言
1. 贴标签或条形码	双人核对医嘱、检验申请单（或医嘱执行单）、标签（或条形码）及标本容器（动脉血气针或一次性注射器），无误后贴检验标签（或条形码）于标本容器外壁上	—

续 表

步骤	操作解释	操作语言
2. 核对	携用物至患者床旁，依据检验申请单（或医嘱执行单）查对患者信息及腕带；核对检验申请单（或医嘱执行单）、标本容器以及标签（或条形码）是否一致。向患者及家属说明标本采集的目的及配合方法。根据需要为患者暂停吸氧	“您好（根据患者具体情况使用尊称），我是您的责任护士，能告诉我您的床号和姓名吗？看一下您的腕带。根据您的病情，遵医嘱接下来要为您进行动脉血标本采集，请您配合我好吗？”
3. 选择穿刺动脉	协助患者取舒适体位，选择合适动脉，将一次性垫巾置于穿刺部位下；夹取无菌纱布放于一次性垫巾上，打开橡胶塞（一次性注射器采血时）	—
4. 消毒	常规消毒皮肤，直径至少8cm；戴无菌手套。正确消毒皮肤，待干	—
5. 二次核对	—	“请您再次告诉我您的床号及姓名。”
6. 采血	1. 动脉血气针采血　将针栓推到底部，拉到预设位置，除去护针帽，定位动脉，采血器与皮肤成45°～90°角进针，采血针进入动脉后血液自然涌入动脉采血器，空气迅速经过孔石排出；血液液面达到预设位置，孔石遇湿封闭。拔出动脉采血器，用无菌纱布或棉签按压穿刺部位3～5分钟。将动脉采血器针头垂直插入橡皮针塞中（配套的）；丢弃针头和针塞，如有需要排出气泡，螺旋拧上安全针座帽；颠倒混匀5次，手搓采样管5秒以保证抗凝剂完全发挥作用；立即送检分析，如＞15分钟需冰浴； 2. 一次性注射器采血　穿刺前先抽吸肝素0.5ml，湿润注射器管注射器管腔后弃去余液；用左手示指和中指触及动脉搏动最明显处并固定动脉于两指间，右手持注射器在两指间垂直刺入或与动脉走向呈45°刺入动脉，见有鲜红色血液涌进注射器，即以右手固定穿刺针的方向和深度，左手抽取血液至所需量；采血毕，迅速拔出针头，局部用无菌纱布加压止血3～5分钟（指导患者或家属正确按压），必要时用沙袋压迫止血；针头拔出后立即刺入软木塞或橡胶塞，以隔绝空气，并轻轻搓动注射器使血液与肝素混匀	—
7. 操作后处理	1. 取下一次性垫巾。协助患者取舒适卧位，询问患者需要，整理床单位； 2. 再次核对检验申请单、患者、标本； 3. 清理用物，并交代注意事项； 4. 洗手、记录； 5. 将标本连同检验申请单及时送检	“有任何需要可以按床头铃呼叫我，谢谢您的配合。”

4. 注意事项

（1）严格执行查对制度。

（2）保证无菌操作，动脉血标本采集需要穿刺距离较深的血管时，要保持无菌操作，避免细菌感染。

（3）自桡动脉穿刺采集动脉血标本前，应进行艾伦试验（Allen试验）检查。

（4）患者饮热水、洗澡、运动，需休息30分钟后再行采血，避免影响检查结果。

（5）有出血倾向者慎用动脉穿刺法采集动脉血标本。

（6）采集后应局部用无菌纱布或无菌棉签或沙袋按压穿刺部位5～10分钟，以免出血或形成血肿，至不出血为止。

5. 健康教育 向患者解释并说明动脉血标本采集的注意事项及操作要点。

知识拓展

艾伦试验

艾伦试验的试验方法是：受检者握紧拳头，检查者同时紧压其腕部的桡动脉、尺动脉，这时受检者松开拳头，其手掌部由于血供被阻断变得苍白，然后继续压迫桡动脉，松开尺动脉恢复其血供。这时手掌迅速（5～15秒内）恢复红润，说明受检者的桡动脉、尺动脉间有完善的侧支循环，在桡动脉血供消失的条件下不影响手部血供，为艾伦试验阴性；反之，如果手掌在5～15秒内不能恢复红润则为艾伦试验阳性。

二、尿液标本采集

尿液标本（urine specimen）分为常规标本（如晨尿、随机尿等）、12小时或24小时标本及培养标本（如清洁尿）。

1. 目的

（1）尿常规标本：用于尿液常规检查，检查有无细胞和管型，特别是各种有形成分的检查和尿蛋白、尿糖等项目的测定。

（2）12小时或24小时尿标本：12小时尿标本常用于细胞、管型等有形成分计数，如12小时尿沉渣（Addis计数）等。24小时尿标本适用于体内代谢产物尿液成分定量检查分析，如蛋白、糖、肌酐等。常用防腐剂及用途见表15-4。

表15-4 常用的防腐剂及用途

防腐剂	作用	用法	临床应用
甲醛	防腐和固定尿中有机成分	每100ml尿中加入400g/L的甲醛0.5ml	用于管型、细胞检查，如12小时尿沉渣计数（Addis计数）等；不适用于尿糖等化学成分检查
浓盐酸	保持尿液在酸性环境中，防止尿中激素被氧化	每升尿加入10ml浓盐酸	用于钙、磷酸盐、草酸盐、尿17-酮类固醇、17羟类固醇、肾上腺素、儿茶酚胺等项目的检查；不能用于常规筛查
甲苯	保持尿中化学成分不变	每100ml尿液中加入0.5ml甲苯	用于尿糖定量、尿蛋白定量的检查
硼酸	抑制细菌生长	每升尿中加入约10g硼酸	用于蛋白质、尿酸、5-羟基吲哚乙酸、羟脯氨酸、皮质醇、雌激素等检查；不适于pH检测
碳酸钠	化学防腐	24小时尿中加入约4g碳酸钠	用于卟啉、尿胆原检查；不能用于常规筛查
麝香草酚	抑制细菌生长	每100ml尿中加入0.1g麝香草酚	用于有形成分检查

（3）尿培养标本：主要采集清洁尿标本，如中段尿（midstream urine）、导管尿、膀胱穿刺尿等，适用于病原微生物学培养、鉴定和药物敏感试验，协助临床诊断和治疗。

2. 操作前准备

（1）评估患者并解释：①评估，患者的病情、治疗情况、意识状态；患者的心理状态及配合程度。对标本采集的了解程度。②解释，向患者及家属解释尿液标本采集的目的、方法、注意事项及配合要点。

（2）患者准备：能理解尿液标本采集的目的、方法和配合要点。

（3）环境准备：室内宽敞明亮、温度和湿度适宜、光线适中，必要时遮挡屏风，适合操作。

（4）护士准备：护士衣帽整洁、指甲已修剪、洗手、戴口罩。

（5）用物准备：除检验申请单（或医嘱执行单）、标签或条形码、手消毒液、一次性手套、生活垃圾桶、医疗垃圾桶以外，根据检验目的的不同，另备以下物品。①尿常规标本：一次性尿常规标本容器，必要时备便盆或尿壶。②12小时或24小时尿标本：集尿瓶（容量3L左右）、防腐剂。③尿培养标本：无菌标本容器、无菌手套、无菌棉球、消毒液、便器或尿壶、屏风、肥皂水或1∶5000高锰酸钾水溶液、无菌生理盐水、必要时备导尿包或一次性注射器及无菌棉签。

3. 操作步骤　尿液标本采集的操作步骤见表15-5。

表15-5　尿液标本采集法

步骤	操作解释	操作语言
1. 贴标签或条形码	双人核对医嘱、检验申请单（或医嘱执行单）、标签（或条形码）及标本容器，无误后贴标签（或条形码）于标本容器外壁上	—
2. 核对	携用物至患者床旁，依据检验申请单（或医嘱执行单）查对患者的床号、姓名、住院号及腕带；核对检验申请单、标本容器以及标签（或条形码）是否一致。向患者及家属说明标本采集的目的及配合方法	“您好（根据患者具体情况使用尊称），我是您的责任护士，能告诉我您的床号和姓名吗？看一下您的腕带。根据您的病情，遵医嘱接下来要为您进行尿液标本的采集，请您配合我好吗？”
3. 收集尿液标本	1. 尿常规标本　能自理的患者，嘱其先洗手、清洁会阴部及尿道口，再给予标本容器，嘱其将清晨起床、未进早餐和做运动之前所收集的第一次排出的尿液留于容器内（前段尿排入便盆或马桶，收集中段尿到未污染的容器中。多余尿液排入便盆或马桶）；行动不便的患者，协助患者在床上使用便器，收集尿液于标本容器中；留置导尿的患者，于集尿袋下方引流孔处打开橡胶塞收集尿液。 2. 12小时或24小时尿标本　将检验申请单标签或条形码贴于集尿瓶上，注明留取尿液的起止时间；留取12小时尿标本，嘱患者于19：00排空膀胱后开始留取尿液至次日7：00留取最后一次尿液，若留取24小时尿标本，嘱患者于7：00排空膀胱后，开始留取尿液，至次日7：00留取最后一次尿液；请患者将尿液先排在便器或尿壶内，然后再倒入集尿瓶内；留取最后一次尿液后，将12小时或24小时的全部尿液盛于集尿瓶内，测总量，记录于检验单上。	“请您先洗手、清洁会阴部及尿道口，清晨起床、未进早餐和做运动之前所收集的第一次排出的尿液留于容器内（前段尿排入便盆或马桶，收集中段尿到未污染的容器中）。”

续 表

步骤	操作解释	操作语言
3. 收集尿液标本	3. 尿培养标本 （1）中段尿液：屏风遮挡，协助患者取坐位或平卧位，放好便器；护士戴手套，协助（或按要求）对成年男性和女性分别用肥皂水或清水清洗外阴后，分开阴唇（女性），缩回包皮（男性），开始排尿；排出几毫升后，不停止尿流，采集中段尿液5～10ml盛于带盖的无菌容器内送检； （2）采集直接导尿管尿液：用肥皂水或清水清洗尿道口；无菌操作将导管通过尿道插入膀胱；弃去先流出的15ml尿液之后，采集尿液到无菌螺帽容器或硼酸转运管； 4. 采集留置导尿管尿液　夹住导尿管10～20分钟后，用75%乙醇消毒导管采集部位；用注射器无菌采集5～10ml尿液；将尿液转入带螺帽无菌容器或硼酸转运管；脱手套；清洁外阴，协助患者整理衣裤，整理床单位，清理用物	"请您先洗手、清洁会阴部及尿道口，清晨起床、未进早餐和做运动之前所收集的第一次排出的尿液留于容器内（前段尿排入便盆或马桶，收集中段尿到未污染的容器中）。"
4. 操作后处理	①洗手。②再次查对医嘱和标本，标本密封后放于转运容器里外送，做好交接和记录。③处理用物	"有任何需要可以按床头铃呼叫我，谢谢您的配合。"

4. 注意事项

（1）患者留取标本前，护士应对患者进行指导，向患者介绍留取标本的正确方法及有关注意事项，如语言无法交流，应给予书面指导。

（2）特定时段内收集的尿标本（如餐后2小时尿、前列腺按摩后立即收集尿、24小时尿等）。标本收集的注意事项如下。①收集计时尿标本时，应告知患者该时段的起始和截止时间，留取前应将尿液排空，然后收集该时段内（含截止时间点）排出的所有尿液。②如防腐剂有生物危害性，应建议患者先将尿液收集于未加防腐剂的干净容器内，然后小心地将尿液倒入实验室提供的含有防腐剂的收集容器中，对尿标本进行多项检测时，加入不同种类的防腐剂可能有干扰，当多种防腐剂对尿液检测结果有干扰时，应针对不同检测项目分别留取尿标本（可分次留取，也可一次留取分装至不同容器中）。③特定时段内收集到的尿液应保存于2～8℃条件下。④对卧床的导尿患者，将尿袋置于冰袋上；如患者可走动，应定期排空尿袋，将尿液存放在2～8℃条件下。⑤收集时段尿时，收集的尿量超过单个容器的容量时，须用两个容器，两个容器内的尿液在检测前必须充分地混匀。最常用的做法是在两个尿容器之间来回倾倒尿标本。第二个容器收集的尿量一般较少，故加入防腐剂的量相应减少。

（3）运送尿标本时，容器需有严密的盖子以防尿液渗漏。标本收集后应减少运送环节并缩短保存时间，病房标本的传送应由经过培训的专人负责且有制度约束。如使用轨道传送或气压管道运送时，应尽量避免标本因震荡产生过多泡沫，以防引起细胞破坏。

（4）如尿标本在2小时内不能完成检测，宜置于2～8℃条件下保存。对计时尿标本和在标本收集后2小时内无法进行尿液分析或要分析的尿液成分不稳定时，可根据检测项目采用相应的防腐剂。

5. 健康教育　向患者解释并说明尿液采集的注意事项及操作要点，提高结果准确性。

三、粪便标本采集

粪便是由消化道通过大肠，从肛门以固体、半流体或流体形式排出体外的，未被人体吸收所产生的残渣。粪便标本（feces specimen）分为四种：常规标本、细菌培养标本、隐血标本和寄生虫及虫卵标本。

1. 目的

（1）常规标本：用于检查粪便的性状、颜色、细胞等。

（2）培养标本：用于检查粪便中的致病菌。

（3）隐血标本：用于检查粪便内肉眼不能察见的微量血液。

（4）寄生虫及虫卵标本：用于检查粪便中的寄生虫成虫、幼虫及虫卵并计数。

2. 操作前准备

（1）评估患者并解释：①评估，患者的病情、治疗情况、意识状态、患者的心理状态及配合程度。对粪便标本采集的了解程度。②解释，向患者及家属解释粪便标本采集的目的、方法、注意事项及配合要点。

（2）患者准备：能理解粪便标本采集的目的、方法和配合要点。

（3）环境准备：室内宽敞明亮、温湿度适宜、光线适中，必要时屏风遮挡、适合操作。

（4）护士准备：护士衣帽整洁、指甲已修剪、洗手、戴口罩。

（5）用物准备：除检验申请单（或医嘱执行单）、标签或条形码、手消毒液、一次性手套、生活垃圾桶、医疗垃圾桶以外，根据检验目的的不同，另备以下物品。①常规标本，检便盒（内附棉签或检便匙）或粪便标本杯、清洁便盆。②培养标本，无菌培养容器（无菌螺帽容器）、无菌棉签或无菌竹签、消毒便盆、无菌手套。③隐血标本，检便盒（内附棉签或检便匙）或粪便标本杯、清洁便盆。④寄生虫及虫卵标本，检便盒（内附棉签或检便匙）、透明塑料薄膜或透明胶带或载玻片（查找蛲虫）、清洁便盆。

3. 操作步骤　粪便标本采集的操作步骤见表15-6。

表15-6　粪便标本采集法

步骤	操作解释	操作语言
1. 贴标签或条形码	双人核对医嘱、检验申请单（或医嘱执行单）、标签（或条形码）及标本容器，无误后贴检验申请单标签（或条形码）于标本容器外壁上	—
2. 核对	携用物至患者床旁，依据检验申请单（或医嘱执行单）查对患者的床号、姓名、住院号及腕带；核对检验申请单、标本容器以及标签（或条形码）是否一致。向患者及家属说明标本采集的目的及配合方法	“您好（根据患者具体情况使用尊称），我是您的责任护士，能告诉我您的床号和姓名吗，看一下您的腕带？根据您的病情，遵医嘱接下来要为您进行粪便标本的采集，请您配合我好吗？”

续 表

步骤	操作解释	操作语言
3. 收集粪便标本	1. 常规标本 嘱患者排便于干燥清洁便盆内；用棉签或检便匙取脓、血、黏液部分或粪便表面、深处及粪端多处取材约5g新鲜粪便，置于检便盒内送检； 2. 培养标本 嘱患者排便于干燥消毒便盆内；用无菌棉签或无菌竹签挑取标本中异常部分（有黏液、脓液和血液的部分）2～5ml粪便悬液或2～5g粪便标本置于无菌螺帽容器中，立即送检； 3. 隐血标本 按常规标本留取； 4. 寄生虫及虫卵标本 （1）检查蛲虫：用透明塑料薄膜或软黏透明纸拭子于24:00或清晨排便前，于肛门周围皱襞处拭取标本，并立即送检。或嘱患者睡觉前或清晨未起床前，将透明胶带贴于肛门周围处。取下并将已粘有虫卵的透明胶带面贴在载玻片上或将透明胶带对合，立即送检验室做显微镜检查； （2）检查阿米巴原虫：将便盆加温至接近人体的体温。排便后标本连同便盆立即送检	"请您排便于干燥清洁便盆内。戴一次性手套用棉签或检便匙取脓、血、黏液部分或粪便表面、深处及粪端多处取材约5g新鲜粪便，置于检便盒内送检。"
4. 操作后处理	①用物按常规消毒处理。再次核对检验申请单、患者、标本。②洗手，记录	"有任何需要可以按床头铃呼叫我，谢谢您的配合。"

4. 注意事项

（1）用棉签挑取少许新鲜粪便（约蚕豆大小），应选择其中有脓血、黏液的部分或颜色异常部分，如无异常，则可自粪便表面不同部位及粪便深处多部位取材，放入干燥清洁的采便管立即送检，采集后的标本宜在1小时内（夏季）或两小时内（冬季）送检。

（2）样本中不可混有尿液，也尽量不要混有便盆或便池中的其他液体，避免混入植物、泥土、花粉等异物。粪便样本不得用纸类包裹或放入吸水纸盒中，以防水分丢失、细胞被破坏；容器中不得含有任何药物成分。

（3）检查阿米巴滋养体应于排便后立即从脓血性或稀软部分取材，迅速（2小时内）送检，患者在家中留取样本时，送检过程中应采取保温措施。检查蛲虫卵时，在清晨排便前自肛门四周皱襞处拭取样本，立即（2小时内）送检。

（4）采集培养标本时，全部无菌操作并将标本收集于灭菌封口的容器内。若难以获得粪便或排便困难者及幼儿可采取直肠拭子法，即将拭子或无菌棉签前端用无菌甘油或生理盐水湿润，然后插入肛门4～5cm（幼儿2～3cm），轻轻在直肠内旋转，擦取直肠表面黏液后取出，盛于无菌试管中或保存液中送检。

（5）采集隐血标本时，嘱患者检查前三天禁食肉类、动物肝脏、血类食物和含铁丰富的药物，三天后采集标本，以免造成假阳性。粪便隐血试验宜连续3天每天送检标本（适用时），每次采集粪便2个部位的标本送检（置于同一标本容器中）。不可使用直肠指检标本。

5. 健康教育 向患者解释并说明粪便采集的注意事项及操作要点，提高结果准确性。

四、痰液标本采集

痰液的细胞学检查是临床医生用于诊断疾病的一项重要手段。临床上常用的痰液标本（sputum specimen）检查分为常规痰标本、痰培养标本、24小时痰标本三种。

1. 目的

（1）常规痰标本检查痰液中的细菌、虫卵或癌细胞等。

（2）痰培养标本检查痰液中的致病菌，为选择抗生素提供依据。

（3）24小时痰标本检查24小时的量，并观察痰液的性状，协助诊断或做浓集结核分枝杆菌检查。

2. 操作前准备

（1）评估患者并解释：①评估，患者的病情、治疗情况、意识状态、患者的心理状态及配合程度。对标本采集的了解程度。②解释，向患者及家属解释痰液标本采集的目的、方法、注意事项及配合要点。

（2）患者准备：能理解痰液标本采集的目的、方法和配合要点。操作前配合完成漱口。

（3）环境准备：室内宽敞明亮、温湿度适宜、光线适中、适合操作。

（4）护士准备：护士衣帽整洁、指甲已修剪、洗手、戴口罩。

（5）用物准备：除检验申请单（或医嘱执行单）、标签或条形码、医用手套、手消毒液、一次性手套、生活垃圾桶、医疗垃圾桶以外，根据检验目的的不同，另备以下物品。①常规痰标本，痰盒。②痰培养标本，无菌痰盒、漱口溶液（朵贝氏液、冷开水）。③24小时痰标本，广口大容量痰盒、防腐剂（如苯酚）。④无力咳痰者或不合作者，一次性集痰器、吸痰用物（吸引器、吸痰管）、一次性手套。如收集痰培养标本需备无菌用物。

3. 操作步骤　痰液标本采集的操作步骤见表15-7。

表15-7　痰液标本采集法

步骤	操作解释	操作语言
1. 贴标签或条形码	双人核对医嘱、检验申请单（或医嘱执行单）、标签（或条形码）及标本容器，无误后贴检验申请单标签（或条形码）于标本容器外壁上	—
2. 核对	携用物至患者床旁，依据检验申请单（或医嘱执行单）查对患者的床号、姓名、住院号及腕带；核对检验申请单、标本容器以及标签（或条形码）是否一致。向患者及家属说明标本采集的目的及配合方法	“您好（根据患者具体情况使用尊称），我是您的责任护士，能告诉我您的床号和姓名吗？看一下您的腕带。根据您的病情，遵医嘱接下来要为您进行痰液标本的采集，请您配合我好吗？”
3. 收集痰液标本	1. 常规标本 （1）能自行留痰者：晨起并清水漱口；深呼吸数次后用力咳出气管深处的痰液置于痰盒中； （2）无力咳痰或不合作者：合适体位，叩击胸背部；一次性集痰器分别连接吸引器和吸痰管吸痰，置痰液于集痰器； 2. 痰培养标本 （1）自然咳痰法：晨痰最佳，先用朵贝氏液再用冷开水洗漱、清洁口腔和牙齿；深吸气后再用力咳出呼吸道深部的痰液于无菌容器中，痰量不得少于1ml；痰咳出困难时可先雾化吸入生理盐水，再咳出痰液于无菌容器中； （2）小儿取痰法：用弯压舌板向后压舌，将无菌拭子探入咽部，小儿因压舌板刺激引起咳嗽，喷出的肺或气管分泌物粘在拭子上即可送检；	“请您晨起并清水漱口，深呼吸数次后用力咳出气管深处的痰液置于痰盒中。”

续　表

步骤	操作解释	操作语言
3. 收集痰液标本	3. 24小时痰标本 （1）时间：晨起（上午7:00）漱口后第一口痰起至次晨（上午7:00）漱口后第一口痰止； （2）方法：24小时痰液全部收集于广口痰盒内	“请您晨起并清水漱口，深呼吸数次后用力咳出气管深处的痰液置于痰盒中。”
4. 洗手	避免交叉感染	—
5. 观察	痰液的色、质、量	—
6. 记录	记录痰液的外观和性状24小时痰标本应记录总量	—
7. 送检	再次核对检验申请单、患者、标本。及时送验	“有任何需要可以按床头铃呼叫我，谢谢您的配合。”

4. 注意事项

（1）帮助患者排痰，如患者伤口疼痛无法咳嗽，可用软枕或手掌压迫伤口，减轻肌肉张力，减少咳嗽时的疼痛。

（2）严格无菌操作，避免因操作不当污染标本，影响检验结果。

（3）嘱患者不可将唾液、漱口水、鼻涕混入痰标本中，避免痰液黏附在容器壁上。

（4）查找癌细胞，用10%甲醛或95%乙醇溶液固定后立即送检。

（5）留取痰培养标本时，应先用朵贝氏液及冷开水漱口数次，尽量排出口腔内大量杂菌。

（6）留取痰培养标本时，真菌和分枝杆菌诊断宜连续采集多套痰标本；痰标本不能进行厌氧培养；痰涂片革兰染色镜检对痰培养具有参考价值。

5. 健康教育　向患者解释并说明痰液标本采集的注意事项及操作要点，提高结果准确性。

五、咽拭子标本采集

正常人咽峡部的口腔正常菌群是不致病的，但在机体抵抗力下降并和其他外界因素共同作用下出现感染可以导致疾病的发生。因此，咽拭子（throat swab）细菌培养能分离出致病菌，有助于白喉、化脓性扁桃体炎、急性咽喉炎等疾病的诊断。

1. 目的　从咽部及扁桃体采取分泌物作细菌培养或病毒分离，以协助诊断。

2. 操作前准备

（1）评估患者并解释：①评估，患者的病情、治疗情况、意识状态；患者的心理状态及配合程度。对标本采集的了解程度。②解释，向患者及家属解释咽拭子标本采集的目的、方法、注意事项及配合要点。

（2）患者准备：能理解咽拭子标本采集的目的、方法和配合要点。进食2小时后留取标本。

（3）环境准备：室内宽敞明亮、温湿度适宜、光线适中、适合操作。

（4）护士准备：护士衣帽整洁、指甲已修剪、洗手、戴口罩。

（5）用物准备：①治疗车上层，一次性采样装置（或无菌咽拭子培养试管）、无菌生理盐水、压舌板、手电筒、检验申请单（或医嘱执行单）、标签或条形码、手消毒液、一次性手套、酒精灯和打火机。②治疗车下层，生活垃圾桶、医疗垃圾桶。

3. 操作步骤　咽拭子标本采集的操作步骤见表15-8。

表15-8　咽拭子标本采集法

步骤	操作解释	操作语言
1. 贴标签或条形码	双人核对医嘱、检验申请单（或医嘱执行单）、标签（或条形码）及无菌咽拭子培养试管，无误后贴标签（或条形码）于无菌咽拭子培养试管外壁上	—
2. 核对	携用物至患者床旁，依据检验申请单（或医嘱执行单）查对患者的床号、姓名、住院号及腕带；核对检验申请单、无菌咽拭子培养试管以及标签（或条形码）是否一致。向患者及家属说明标本采集的目的及配合方法	“您好（根据患者具体情况使用尊称），我是您的责任护士，能告诉我您的床号和姓名吗？看一下您的腕带。根据您的病情，遵医嘱接下来要为您进行咽拭子标本的采集，请您配合我好吗？”
3. 标本采集	1. 鼻咽拭子　请患者头部保持不动，去除鼻前孔中表面的分泌物；将拭子放入无菌生理盐水中湿润（一次性采样拭子则不需要）；通过鼻腔轻轻、缓缓插入拭子至鼻咽部；遇到阻力即到达后鼻咽，停留数秒（一般15～30秒）吸取分泌物，轻轻旋转取出拭子，置于转运培养基中；用于病毒学检验的拭子，将拭子头浸入病毒运送液，尾部弃去，旋紧管盖；用于细菌学检验的拭子，插回采样装置或适宜的转运装置中； 2. 口咽拭子　患者坐下，头后倾，张大嘴，去除鼻前孔中表面的分泌物；采样者用压舌板固定舌头，用涤纶或藻酸钙拭子放入无菌生理盐水中湿润后，越过舌根到咽后壁及扁桃体隐窝、侧壁等处，反复擦拭3～5次，收集黏膜细胞；轻轻取出拭子，避免触及舌头、悬垂体、口腔黏膜和唾液；拭子插回采样装置中或适宜的转运装置中	—
4. 洗手	避免交叉感染	—
5. 记录	记录咽部情况	—
6. 送检	再次核对检验申请单、患者、标本。将咽拭子标本连同检验申请单立即送检	“有任何需要可以按床头铃呼叫我，谢谢您的配合。”

4. 注意事项

（1）严格执行查对制度，保证无菌操作，避免交叉感染。

（2）注意无菌棉签不要触碰到其他部位，防止其污染标本，影响检验结果。

（3）避免在进食2小时内采集标本，以防呕吐。

（4）采集真菌培养标本，须在口腔溃疡面上采集分泌物，避免接触正常组织。应用无菌盐水湿润的试纸清洁溃疡表面，弃去，再用第二根拭子自炎症区域擦拭并停留3～5秒，取样于咽拭子培养试管中送检。

（5）最好在使用抗生素之前采集标本。

5. 健康教育　向患者解释并说明咽拭子采集的注意事项及操作要点，提高结果准确性。

本章小结

思考题

1. 患者，男，50岁。持续高热不退，为协助诊断。医嘱：查血常规、生化全套、血培养。

请问：

护士如何正确留取这些检验标本？

2. 试述静脉血标本采集的注意事项？

更多练习

（王馨雨）

第十六章　疼痛患者的护理

教学课件

学习目标

1. 素质目标

（1）具备人文关怀素养，树立关爱生命的意识。

（2）能应用评判性思维，树立以人为中心的理念，及时为患者提供护理服务。

2. 知识目标

（1）掌握：疼痛、痛觉、痛反应、疼痛阈值及疼痛耐受力的概念，疼痛评估的基本原则、时机、内容与方法，WHO的疼痛分级内容、三阶梯镇痛法内容与基本原则。

（2）熟悉：疼痛的分类，疼痛对个体的影响以及影响个体疼痛的因素。

（3）了解：疼痛的原因及发生机制。

3. 能力目标

（1）能选择适宜的疼痛评估工具对疼痛患者进行评估。

（2）能根据疼痛患者的实际情况采取恰当的镇痛措施并进行正确的镇痛效果评价。

案例

【案例导入】

患者，男，69岁。退休干部，诊断前列腺癌，伴肺转移、骨转移。患者主诉身体多处剧烈疼痛，翻身、咳嗽等活动时疼痛加剧，无法入睡，要求用镇痛药。护士查体时发现患者表情痛苦、沉默寡言、眉头紧锁、难以交流。

【请思考】

1．该患者疼痛的主要原因是什么？

2．该患者发生了哪种类型的疼痛？

3．护士可选用哪种疼痛评估工具对该患者进行疼痛评估？

4．该患者疼痛程度如何？

5．护士可采用哪种镇痛药物疗法对该患者进行护理？并阐述主要内容及基本原则。

【案例分析】

疼痛是患者常见的就诊因素之一，是一种复杂的、不愉快的主观感受，有效的疼痛管理是临床工作的重要内容之一。护士作为疼痛管理的重要组成人员，只有正确认识疼痛、掌握疼痛的相关理论知识与技能，才能为患者提供良好的疼痛管理，提高患者的生活质量。

第一节　疼 痛 概 述

一、疼痛的概念

疼痛（pain），是一种与实际或潜在的组织损伤相关的不愉快的感觉和情绪情感体验，或与此相似的经历，这一概念由国际疼痛研究学会（International Association for the Study of Pain，IASP）在2020年提出。疼痛包括痛觉与痛反应双重含义。①痛觉：是一种意识现象，是个体的主观知觉体验，受个体的心理、性格、经验、情绪与文化背景的影响，个体表现为痛苦。②痛反应：是疼痛刺激使机体产生的一系列生理、病理与心理变化，如大汗淋漓、呼吸急促、血压骤升、面色苍白、肌肉痉挛、焦虑、恐惧、紧张等。

疼痛虽然是机体的防御保护机制，但急性剧烈的疼痛或长期慢性疼痛也会引发机体功能的改变。个体对疼痛的感受主要受疼痛阈值与疼痛耐受力的影响。疼痛阈值是指个体所能感觉到的最小疼痛，疼痛耐受力是指个体所能忍受的疼痛强度和持续时间。

二、疼痛的原因与发生机制

（一）疼痛的原因

疼痛是个体最强烈的应激因素之一，当伤害性刺激作用于个体后，个体常常通过疼痛这一防御保护功能来提醒自己采取相应的行为。因此，了解常见的疼痛原因非常重要，主要包括个体内刺激与个体外刺激。

1. 个体内刺激　个体内刺激所引起的疼痛可从身、心两方面探究。

（1）身体因素：身体因素包括机体的生理与病理改变。①生理改变，个体由于各种因素导致生理状态发生变化所引起的疼痛。如长期熬夜工作，导致睡眠缺乏、用脑过度、身体疲惫，常表现为功能性头痛、腰痛、背痛等。②病理改变，个体某些结构、细胞、代谢等发生病理变化而导致的疼痛，常见于某些管腔堵塞、炎症浸润、组织缺血和缺氧、肌肉痉挛、空腔脏器过度扩张等。如急性心肌梗死患者，因冠状动脉管腔堵塞而发生缺血、缺氧坏死，常表现为心前区压榨样疼痛。

（2）心理因素：个体因遭受某些急性或慢性应激性事件或心理障碍导致心理状态欠佳，

促使局部血管产生收缩或扩张而引起疼痛。如情绪激动、恐惧、暴怒、悲痛等不良心理因素常引发机体产生疼痛。

2. 个体外刺激　个体外的伤害性刺激常导致机体组织损伤而引起疼痛。常见的个体外刺激包括物理刺激与化学刺激两方面。

（1）物理刺激：常见的物理刺激包括温度性因素、机械性因素、压力性因素及放射性因素等，这些因素常导致机体发生缺血、缺氧、淤血、炎症，从而刺激机体神经末梢引起疼痛。此外，机体组织释放的某些化学物质会使疼痛加剧或时间延长。物理刺激具体如下。①温度性因素，如开水烫伤、寒冷冻伤、烤灯灼伤、各种烧伤等。②机械性因素，如撞伤、跌伤、针刺伤、切割伤等。③压力性因素，气压伤、压迫伤、挤压伤等。④放射性因素，主要见于接受放射性治疗的患者，如放射性皮炎、放射性口腔黏膜炎、放射性肠炎等。

（2）化学刺激：常见于各种具有腐蚀性的化学物质，如强酸、强碱，作用于机体后直接刺激神经末梢而引起疼痛，同时，机体组织细胞也会释放某些化学物质使疼痛加剧。

（二）疼痛的发生机制

目前，疼痛的发生机制尚不清楚。痛觉感受器广泛分布于机体各部位，但分布密度不同，角膜与牙髓最密集，皮肤次之，肌层内脏最稀疏。若伤害性刺激作用于机体，且达到一定程度时，会促使机体释放组胺、缓激肽、乙酰胆碱等致痛物质，当致痛物质作用于痛觉感受器，引发机体产生痛觉冲动，并将这一冲动迅速沿传入神经传导至脊髓，再通过脊髓丘脑束和脊髓网状束上行，传至丘脑，最后投射至大脑皮质，从而产生疼痛。

三、疼痛的分类

关于疼痛，不同的学者有不同的分类方法，主要介绍如下分类。

（一）以疼痛病程分类

1. 急性疼痛　指的是疼痛发生突然，有明确的开始时间，持续时间较短，一般持续数分钟、数小时或数天，使用药物镇痛一般可以控制。如牙痛、术后伤口痛、灼伤痛、创伤性痛、分娩痛、胆绞痛、肾绞痛、心绞痛等。

2. 慢性疼痛　指的是疼痛持续时间为3个月以上，并伴有反复性与顽固性，持续时间较长。慢性疼痛是临床实践中比较难以控制的疼痛类型。

（二）以疼痛性质分类

以疼痛性质分类，包括钝痛、锐痛和其他疼痛。常见的钝痛，如酸痛、胀痛、闷痛等；常见的锐痛，如刺痛、切割痛、灼痛等；其他疼痛，如跳痛、压榨样痛、牵拉样痛等。

（三）以疼痛部位分类

1. 躯体痛　以解剖部位分类，如头痛、颈项痛、胸痛、腹痛、骨痛、关节痛、肌肉痛等。

2. 内脏痛　是内脏受到牵拉、压迫、扭转或炎症刺激引起的隐痛、胀痛或绞痛，常伴随牵涉痛或放射痛。

（1）牵涉痛：牵涉痛表现为患者感到机体体表某处有明显痛感，而该处并无实际损伤，主要是由于病变的内脏神经纤维与体表某处的神经纤维汇于同一脊髓段所致。如急性心肌梗死的患者，疼痛常发生在心前区，但可牵涉至左肩部痛，甚至左上臂痛。

（2）放射痛：放射痛又称根性痛，当神经干、神经根或中枢神经病变受刺激时，疼痛不仅发生在刺激局部，且可扩展到受累感觉神经的支配区，病变与疼痛的部位不一致。如胆石症患者除了胆囊炎症刺激到相应的腹膜产生右上腹疼痛外，右肩背部也会因炎症刺激右隔神经末梢而产生放射痛。

3. 心因性疼痛　可分为原发性与继发性两类。

（1）原发性心因性疼痛：由单纯心理障碍因素引起，常表现为反复慢性疼痛，无阳性检测结果，各种镇痛方法不能缓解，精神类药物与心理治疗可帮助缓解疼痛。

（2）继发性心因性疼痛：由器质性组织损伤引起，疼痛程度随着出现的心理障碍而加重。

（四）以疼痛的发生机制分类

1. 伤害性疼痛　指由于机体受损后触发伤害感受器兴奋而引起的疼痛，常分为躯体伤害性疼痛与内脏伤害性疼痛。躯体伤害性疼痛，表现为锐痛或搏动性疼痛，常因外科手术或肿瘤骨转移所引起，其疼痛定位较明确；内脏伤害性疼痛，表现为钝痛或绞痛，常因肿瘤浸润机体脏器或空腔脏器的扩张所导致。

2. 神经病理性疼痛　指由于中枢或外周神经系统受到损害而导致的疼痛，表现为阵发性电击样、烧灼样、针刺样、刀割样或撕裂样疼痛。

（五）以有无癌性疼痛分类

1. 癌性疼痛　大多数的癌性疼痛剧烈难忍、发作频繁、不可预测，患者常需要用镇痛药物治疗。肿瘤患者常出现癌性爆发性疼痛，指的是患者持续有效阵痛的基础上，突然出现短暂且剧烈的疼痛，其特点是疼痛不可预测、发作频繁和持续时间短，且与原来的慢性疼痛无必然联系。偶发性疼痛，是癌性爆发性疼痛的一种类型，亦称活动相关性疼痛，主要与一些特殊的活动（翻身、进食、走路等）相关。

2. 非癌性疼痛　指癌性疼痛以外的所有疼痛。

四、疼痛对个体的影响

当机体受到伤害性刺激时，个体常表现出相应的生理、心理及行为反应，但反应程度与疼痛程度并不一定成正比。

（一）生理反应

1. 血压升高　疼痛会使机体交感神经系统过度兴奋而引起血压升高。当伤害性刺激作用于机体时，周围血管收缩会作为一种适应性反应使血液从外周（皮肤、末梢）向中心（心脏、肺脏等）转移。

2. 心率增快　当伤害性刺激作用于机体时，体液循环加快，机体可用氧气增加，促进损伤组织修复。

3. 呼吸频率增快　疼痛会使机体的心脏和循环耗氧量增加而致呼吸频率增快。若疼痛长时间得不到缓解，机体则会发生低氧血症，呼吸也会变得浅快，但是随着疼痛的缓解这些情况也会相应减轻或消失。

4. 神经内分泌及代谢反应　疼痛刺激中枢神经系统，兴奋交感神经与肾上腺髓质，促进儿茶酚胺分泌，糖原分解和糖异生作用增加，引起机体血糖升高，处于负氮平衡状态。此外，机体甲状腺素生成增加，使其处于高分解代谢状态。

5. 生化反应　疼痛使机体致痛物质增加，而镇痛物质减少；同时，血管活性物质和炎性物质增加，不断刺激原受损部位，也会刺激机体产生生化反应，加重机体病理变化。

然而，由于机体适应性反应的出现，在急性疼痛中可观察到的生理反应可能会在长期慢性疼痛中消失，但机体适应性所需的时间尚未明确。作为护士，虽然患者没有发生上述生理反应改变，也不能忽视疼痛对个体的影响。

（二）心理反应

1. 注意力与记忆力　长期慢性疼痛的患者常伴有认知能力的下降。其中，注意力与记忆力是受疼痛影响比较大的两种认知反应，常表现为注意力的选择性与持续性能力下降、记忆能力下降等。

2. 抑郁　抑郁与慢性疼痛互为因果，机制复杂。因此，评估患者是否抑郁，必须考虑原发病、治疗所产生的可能影响。

3. 焦虑　焦虑与急性损伤性疼痛的关系较为密切，常表现为极度不安与担心，可分为精神焦虑症状、躯体性焦虑症状和运动性不安（如精神紧张、呼吸困难、肌肉震颤等），且这些症状难以控制。慢性疼痛也会引发焦虑，常伴随抑郁。

4. 愤怒与恐惧　慢性疼痛会导致患者失去治疗的信心与希望，产生难以排解的愤怒情绪，可能会以发脾气、摔物品、伤害他人等方式宣泄。恐惧是绝症患者常出现的心理反应，引发恐惧的原因是疾病的各种不良后果。

（三）行为反应

1. 语言反应　是患者对疼痛最可靠的反映。因此，护士不仅要相信患者对疼痛的语言表述，还要根据患者对疼痛的表述做出恰当的判断。然而，对于婴幼儿、认知障碍、精神障碍等语言沟通交流障碍而无法提供关于疼痛信息的患者，需要护士综合其他信息进行分析判断。

2. 躯体反应　是机体受到伤害性刺激后所产生的应激性反应，如反抗、躲避、攻击等，个体常伴随强烈的情绪反映。如皮肤潮红、组织肿胀、皱眉、面部扭曲、肌肉收缩、肢体僵固、强迫体位等。

第二节　影响疼痛的因素

一、内在因素

（一）年龄

不同年龄的个体对疼痛的敏感程度不同。婴幼儿的疼痛敏感程度低于成年人，随着生理年龄的增长，疼痛敏感性增加；然而，老年人的疼痛敏感性又随着年龄的增长而逐步下降。因此，护理不同年龄的疼痛患者要注意其差异性。

（二）文化

个体所在的文化环境或所拥有的文化素养可影响个体的疼痛反应。如生活在鼓励忍耐、推崇勇敢文化背景的个体，常表现为更能耐受疼痛。因此，护士应尊重个体的文化信仰而不强加自己的观点。

（三）行为

行为作用会影响个体对疼痛的感受。积极的行为表现与应对策略可缓解或控制疼痛，如通过看电视、聊天、听音乐等分散注意力的方式，娱乐可提高机体内啡肽的释放从而缓解疼痛；除此之外，充足的睡眠、休息、坚持康复锻炼、培养个人兴趣爱好等亦可帮助个体缓解疼痛。消极的行为表现与应对策略会加剧个体对疼痛的感受，如害怕、紧张、哭泣、焦虑、过度依赖他人、限制性活动等。此外，一些过激行为、持续的肌肉紧张也可能会加剧疼痛。

（四）态度

个体对疼痛的态度会影响个体对疼痛的感知与反应。积极的态度会帮助个体缓解或减轻疼痛，而消极的态度会削弱个体对疼痛的耐受力。秉持积极态度的个体常把疼痛视为小问题，自觉疼痛程度就会较轻；相反，消极的态度常常导致个体采取消极的应对方式，会认为自己对疼痛的控制无能为力，不能采取措施来帮助自己缓解疼痛，从而导致疼痛加剧。

（五）经验

个体的疼痛经验是自身对刺激体验所获得的感受，进而通过行为表现出来。个体对疼痛的反应会受到以往类似疼痛经历的影响。如曾经接受过外科手术的患者会对再次手术产生不安或恐惧的情绪，会导致患者对疼痛格外敏感。

（六）注意力

注意力会影响个体对疼痛的感受。当个体的注意力高度集中于疼痛以外的其他事物时，可减轻个体对疼痛感受。如拳击运动员在赛场上能忍受机体严重损害所带来的疼痛感觉而继续比赛，主要是由于其注意力完全集中于比赛，故未顾及伤害性刺激。

（七）情绪

情绪可影响个体对疼痛的感知与反应。积极、乐观、向上的情绪有助于减轻个体的疼痛知觉，而消极沉默负性的情绪会加剧个体的疼痛知觉，且与疼痛彼此相互影响，焦虑、抑郁、忧伤等不良情绪会加剧疼痛。当个体在快乐或需要得到满足等积极愉快的情绪环境下，虽然自身承受了与忧虑消极情境下同样的伤害性刺激，但对疼痛的知觉却较轻。因此，情绪状态的调节在疼痛患者管理中具有重要作用。

二、外在因素

（一）环境变化

环境因素可影响个体对疼痛的感知。舒适的环境可以给予个体良好的休养条件，帮助个体改善情绪体验，从而减轻疼痛感知，如安静的病室、温暖的阳光、适宜的温湿度、和谐的病室关系等。不舒适的环境会加剧个体对疼痛的感受，如持续的噪声、过高或过低的室温、不良的光线等。

（二）社会支持

良好的社会支持，如家人的陪伴、朋友的帮助、有效的倾听、适当的鼓励与赞扬等，有助于改善个体的不良情绪，减少孤独感、焦虑感及恐惧感，增加个体对疼痛的控制感。不良的社会支持，如无人诉说、无人帮助与陪伴、亲情或友情或爱情缺失等，可能会加剧个体对疼痛的感知，增加不良情绪的积累，使个体对疼痛感知越发强烈。

（三）医源性因素

各类的治疗措施（如手术、放射性治疗、侵入性检查等）与护理措施（如注射、输液、皮试等）都有可能导致个体产生疼痛。因此，护理操作应熟练与轻柔，避免给患者带来不必要的疼痛感觉。

除此之外，护士的疼痛理论知识与实践管理经验缺乏，同样会影响护士对患者疼痛的判断与护理。如护士过分担心镇痛药物的副作用或成瘾性，会导致患者得不到必要的镇痛护理；如护士运用不恰当的疼痛评估方法，也会使患者的疼痛得不到及时的护理。

总之，个体间对疼痛的感知、耐受力与反应存在较大的差异性，即使同种性质和强度的刺激，也会引发不同个体产生不同的疼痛反应。

第三节　疼痛的管理

一、疼痛的评估

疼痛的评估是进行有效疼痛管理的首要环节。疼痛作为第5项生命体征，与体温、脉搏、呼吸、血压不同，是一种主观感受，没有明确的客观评估指标，且影响疼痛的因素较多，存在个体差异性与特殊性。因此，护士需要掌握疼痛评估的原则、时机、内容及方法。

（一）疼痛评估的基本原则

1. 及时　疼痛评估的金标准是患者对疼痛的主诉，是护理常规的主要内容之一。住院患者应在入院评估时完成首次疼痛的评估，对于疼痛患者，护士要尽可能地鼓励患者表达其对疼痛的感受与相关健康史，及时开展疼痛评估。

2. 全面　全面具体的开展疼痛评估，包括疼痛的经历和健康史，以及心理学、神经病学等方面的检查与评估。

3. 动态　动态评估患者的疼痛变化、治疗效果、不良反应及转归，并以此为依据合理调整镇痛药物的使用以达到理想的镇痛效果。

（二）疼痛评估的时机

护士应明确评估疼痛的时机：①患者入院8小时内，常规评估疼痛，24小时内完成全面评估。②患者疼痛控制稳定后，每日至少1次常规评估，每2周进行1次全面评估。③疼痛控制不稳定的患者，应及时评估疼痛；出现新发疼痛、疼痛性质或镇痛方案改变时，应全面评估疼痛。④给予患者镇痛药后，根据给药途径与药物达峰时间进行评估。

（三）疼痛评估的内容

1. 疼痛经历　主要评估疼痛的部位、程度、性质、时间、伴随症状、加重或缓解因素、疼痛反应、疼痛的应对方式、当前处理与效果等。

2. 相关健康史　主要评估既往疾病诊断、既往疼痛情况、既往镇痛治疗与效果、既往疼痛缓解的方法等。

3. 社会心理因素　主要评估患者心理或情绪状态、痛苦情况、精神病史与精神状态、家属以及其他人的社会支持状况等。

（四）疼痛评估的方法

1. 交谈法　护士通过与患者交谈获取其疼痛经历和相关健康史，交谈过程中护士应避免加入主观判断，关注患者的语言和非语言表达，以便获取更可靠、更真实、更准确的资料。交谈内容包括：①疼痛部位、性质、是否有放射痛或牵涉痛。②过去24小时、当前、静息时、活动时的疼痛程度。③疼痛发作时间、持续时间、疼痛过程，持续性疼痛或间断性疼痛，加重或缓解疼痛的因素以及疼痛相关的其他症状。④疼痛对睡眠、休息、活动等方面的影响。⑤已采用的各种减轻疼痛的措施，当前的镇痛效果，如疼痛缓解程度，患者对药物治疗的依从性、不良反应等。⑥既往的疼痛经历、疼痛特征、镇痛治疗、用药或停药原因、镇痛效果、镇痛持续时间等。

2. 观察法　主要观察疼痛时患者所产生的生理、情绪和行为反应。护士可通过观察患者的面部表情、面色、体位、声音躯体反应等来帮助评估疼痛的情况。对于无语言交流能力的婴幼儿，要尤其注意收集音调的变化。常见的疼痛体位：①当患者是四肢伤或外伤疼痛者，常表现为静止在比较舒适的体位或姿势。②当患者疼痛难忍时，常表现为无目的乱动，以帮助患者分散对疼痛的注意力。③当患者出现对疼痛的逃避性反射时，常表现为保护性动作。④当患者以减轻疼痛程度为目的，常表现为规律性动作或按摩动作。

3. 健康评估　护士可通过视诊、触诊、叩诊、听诊、嗅诊等健康评估的方式收集患者疼痛相关的客观资料，如检查疼痛部位、局部肌肉紧张度、测量生命体征等。

4. 疼痛评估　工具护士可根据患者的年龄、认知、病情等情况选择相应的疼痛评估工具。常用自评工具包括如下6种：修订版面部表情疼痛评定法（face pain scale revision，FPS-R）、数字评分法（numeric rating scale，NRS）、口述评分法（verbal rating scale，VRS）、视觉模拟评分法（visual analogue scale，VAS）、WHO疼痛分级标准、Prince-Henry评分法；他评工具宜选用疼痛行为评估量表（behavioral pain scale，BPS）。

（1）修订版面部表情疼痛评定法（图16-1）：采用6种面部表情来表达疼痛程度，从左至右表示疼痛越来越重，面部表情也从微笑、悲伤逐渐过渡到哭泣。主要适用于3岁以上的儿童，根据患儿指出的面部表情图来判断疼痛程度。

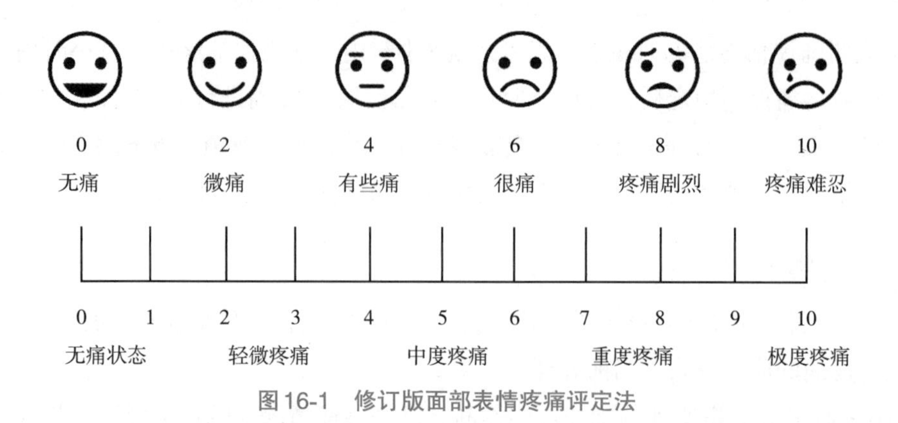

图16-1 修订版面部表情疼痛评定法

（2）数字评分法（图16-2）：以一条从0～10的线段所对应的数字来表示疼痛的程度，数字越大，疼痛越重。主要适用于疼痛治疗前后效果的对比，根据患者指出的数字来判断疼痛程度。

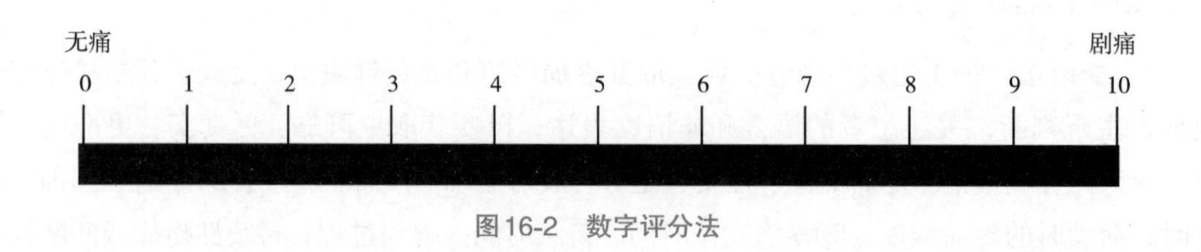

图16-2 数字评分法

（3）口述评分法（图16-3）：以患者的疼痛感受，把疼痛程度分为4级。①无痛，对应NRS的0分。②轻度疼痛，有疼痛但可忍受，不影响睡眠，对应NRS的1～3分。③中度疼痛，疼痛明显，不能忍受，要求使用镇痛药物，疼痛影响睡眠，对应NRS的4～6分。④重度疼痛，疼痛剧烈，不能忍受，须用镇痛药，严重影响睡眠，对应NRS的7～10分。

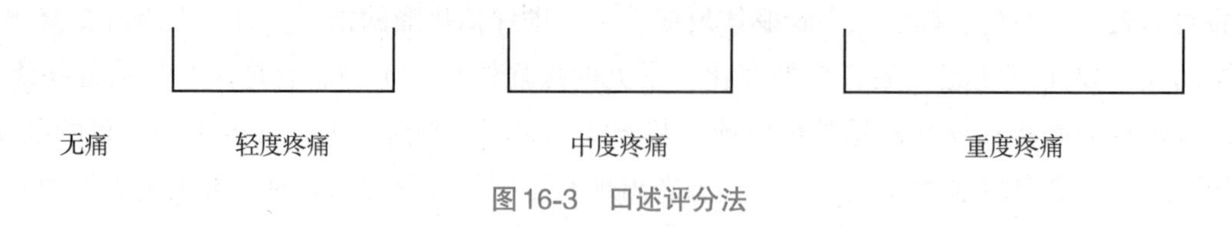

图16-3 口述评分法

（4）视觉模拟评分法（图16-4）：将一条直线两端分别标明“不痛”“剧痛”，以患者的实际疼痛感受在直线上标记。该评分法适用于任何年龄，且不受文化背景的限制，自由灵活，不需要仅选择特定的文字或数字，尤其是儿童、急性疼痛患者、无表达能力患者、老年人等更为适用。

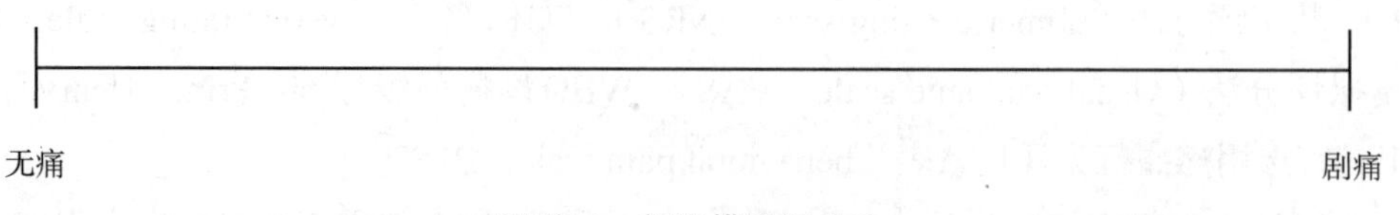

图16-4 视觉模拟评分法

（5）WHO疼痛分级标准：该分级标准将疼痛分为4级，标准如下。

0级，无痛。

1级，轻度疼痛，平卧时无疼痛，翻身咳嗽时有轻度疼痛，但可以忍受，睡眠不受影响。

2级，中度疼痛，静卧时痛，翻身咳嗽时加剧，不能忍受，睡眠受干扰，要求用镇痛药。

3级，重度疼痛，静卧时疼痛剧烈，不能忍受，睡眠严重受干扰，需要用镇痛药。

（6）Prince-Henry评分法：该评分法将疼痛分为5个等级。主要适用于胸腹部大手术后或气管切开插管不能说话的患者，需要在术前训练患者用手势来表达疼痛程度。评分标准如下。

0分，咳嗽时无疼痛。

1分，咳嗽时有疼痛发生。

2分，安静时无疼痛，但深呼吸时有疼痛发生。

3分，静息状态时即有疼痛，但较轻微，可忍受。

4分，静息状态时即有剧烈疼痛，并难以忍受。

（7）成人疼痛行为评估量表（表16-1）：该量表用于不能使用疼痛自评工具的成年人，每项按0～2分评分。总分0（表示无疼痛）～10分（表示疼痛到极点），数值越大，说明疼痛程度越重。

表16-1　成人疼痛行为评估量表

项目	0分	1分	2分
面部表情	放松	有时皱眉、紧张或淡漠	经常或一直皱眉，扭曲，紧咬
休息状态	安静	有时休息不好，变换体位	长时间休息不好，频繁变换体位
肌张力	放松	增加	僵硬，手指或脚趾屈曲
安抚效果	不需安抚	分散注意力能安抚	分散注意力很难安抚
发声（非气管插管患者）	无异常发声	有时呻吟、哭泣	频繁或持续呻吟、哭泣
通气依从性（气管插管患者）	完全耐受	呛咳，但能耐受	对抗呼吸机

二、疼痛患者的治疗与护理

根据患者的疼痛情况，开展规范化疼痛管理（good pain），采用恰当的镇痛治疗措施，有效控制疼痛，预防药物不良反应，改善疼痛患者的心理负担，提高患者的生活质量。常见的疼痛患者治疗与护理方法主要包括病因治疗与护理、药物治疗与护理、非药物治疗与护理。

（一）疼痛的病因治疗与护理

病因治疗，指针对疼痛的病因开展的治疗。

1. 急性疼痛的护理　对于手术、创伤、烧伤等伤害性刺激引起的急性疼痛，需要多学科合作的医疗方式来缓解疼痛，护士在其中扮演着非常重要的角色。护士应设法减少或消除引起疼痛的原因，如腹部术后患者因咳嗽引起伤口疼痛，需要护士在术前给予充分的健康教育，指导患者术后按压伤口进行有效深呼吸与咳嗽的方法以减轻疼痛。

2. 慢性疼痛的护理　对于神经性头痛、腰背痛、关节痛等非癌性慢性疼痛，究其原因非常复杂，目前尚无彻底解决疼痛的治疗方法。慢性疼痛的治疗要以多学科联合与多模式镇痛治疗为原则。虽然对于这些复杂且顽固的慢性疼痛尚无特效疗法，但护士可以通过给予患者更多的人文关怀、多倾听、多鼓励、多安慰，以达到缓解疼痛、改善功能、提高生活质量的护理目标，不追求根治疼痛。

3. 癌性疼痛的护理　对于癌性疼痛，一般采用三阶梯镇痛法，根据患者的病情以及疼痛程度，给予不同阶梯的镇痛药物。护士应掌握各种镇痛药物的理论知识，熟悉各种癌痛的特征，为患者提供适宜的专科护理措施。

（二）疼痛的药物治疗与护理

药物治疗即采用镇痛药物进行的治疗，是疼痛管理中最常用、最基本的干预方法，可消除或缓解患者的疼痛，提高患者生活质量。护士应遵医嘱正确给予镇痛药物，并观察患者用药反应，掌握给药时机，并正确评估、记录镇痛药物的使用、效果及不良反应，积极处理用药相关事宜。

1. 镇痛药物治疗的基本原则　多药联合、多种给药途径交替使用，但要注意满意的镇痛效果要以最少的镇痛药物及最小的镇痛剂量达到，切记在使用镇痛药物之前要明确疼痛的病因以免因镇痛掩盖真实病情。

2. 镇痛药物的分类　主要分为3类。①阿片类镇痛药，分为强阿片类与弱阿片类药物，如吗啡、可待因、曲马多等。②非阿片类镇痛药，指水杨酸类、苯胺类、非甾体抗炎药等，如塞来昔布、阿司匹林、对乙酰氨基酚、萘普生等。③其他辅助类药物，指各种激素类、解痉类、维生素类、局部麻醉类、抗抑郁类药物等。

3. 镇痛药物的给药途径　以无创为主，可通过以下途径。①口服给药，首选途径，尤其是阿片类药物。②直肠给药，适用于禁食、无法吞咽、恶心、呕吐严重等患者。③经皮肤给药，适用于慢性中、重度疼痛，如腰背痛、关节痛、癌痛等。④舌下含服给药，适用于爆发性疼痛，如急性心绞痛。⑤肌内注射给药，适用于急性疼痛时的临时给药或癌性疼痛爆发时给药，不推荐用于长期癌性疼痛治疗。⑥静脉给药，适用于需持续或迅速起效的疼痛患者，如手术患者。⑦皮下注射给药，适用于胃肠道功能障碍或严重器官功能衰竭需迅速控制疼痛的患者。⑧椎管内或脑室内置管给药，适用于各种非手术治疗无效的顽固性疼痛的患者。

4. 癌性疼痛的药物治疗　主要采用WHO推荐的三阶梯镇痛疗法。

（1）三阶梯镇痛法的基本原则：包括口服给药、按时给药、按阶梯给药、个化体给药、观察药物不良反应。①口服给药，镇痛最好、应用最广泛的镇痛给药途径，使用方便、效果满意、不良反应小。②按时给药，遵医嘱按规定的间隔时间给药，以保证有效的血药浓度，避免按需给药。③按阶梯给药，根据三阶梯镇痛法给药，根据疼痛由轻到重，按顺序由弱至强用药，逐渐升级。④个体化给药，根据患者的疼痛强度、性质、持续时间、耐受性、疼痛阈值、对睡眠等生活质量的影响、经济承受能力等多种因素确定镇痛药物种类与剂量。⑤观察药物不良反应，密切观察使用镇痛药物患者的用药反应，告知患者药物的正确使用方法、可能出现的不良反应。

（2）三阶梯镇痛法的内容：主要根据患者的疼痛程度给予不同阶段的镇痛药物。①第一阶梯，非阿片类镇痛药物（如对乙酰氨基酚、布洛芬等），再酌情加用辅助药物，主要适用于轻度疼痛的患者。②第二阶梯，弱阿片类镇痛药物（可待因、曲马多等），酌情加用辅助药，主要适用于中度疼痛的患者。③第三阶梯，强阿片类镇痛药物（如吗啡、美沙酮等），酌情加用辅助药，主要适用于重度或剧烈癌痛的患者。

（三）疼痛的非药物治疗与护理

非药物治疗是指除镇痛药物治疗以外的物理、生物、中医、心理等疗法，在疼痛管理中发挥着越来越重要的作用。

1. 物理镇痛疗法与护理　指应用各种物理因子作用于机体，从而引发机体一系列生物学效应，达到缓解疼痛的目的，也称理疗镇痛法。如冷疗法、热疗法、电疗法、光疗法、超声波疗法、冲击波疗法、磁疗法、臭氧治疗法等，常用于各种软组织损伤、腰背痛、关节痛等。护士应熟悉各种物理镇痛疗法，并明确其适应证、禁忌证及注意事项。如女性月经期要注意保暖，可用热疗方法缓解疼痛；扭伤早期避免热敷，以免增加血肿；认知功能障碍或局部感觉受损者，慎用冷疗或热疗，以免冻伤或烫伤等。

2. 手术或微创介入镇痛疗法与护理　手术镇痛疗法，是指通过手术的方法切断感觉神经的传入通路，主要适用于顽固性晚期癌性疼痛患者或非手术治疗无效的慢性顽固性疼痛患者。微创介入镇痛疗法，是指在X线透视或CT的引导下，在电生理监测和定位下，以最小的穿刺性创伤，进行选择性、毁损性神经阻滞或精确的病灶治疗，以阻断疼痛信号的传导或解除对神经的压迫的一种新技术，常用于一些慢性顽固性疼痛，如三叉神经痛、幻肢痛、中枢性疼痛、癌痛等。护士应熟悉常见的手术或微创介入镇痛疗法，给予患者适宜的术后护理。

3. 中医镇痛疗法与护理　中医理论认为疼痛的病理机制为不通则痛，疼痛治疗的原则是行气活血、软坚散结或补益气血、温经止痛。常用的中医镇痛疗法有内治法、外治法、推拿疗法、针灸疗法、艾灸疗法等，主要适用于急、慢性劳损疼痛的患者。护士应熟悉常见的中医镇痛疗法，及时对患者进行健康宣教及护理。如针灸后，避免局部1～2天内接触水；出血性疾病、正在接受抗凝治疗、严重晕针患者不适宜接受针刺疗法。

4. 经皮神经电刺激疗法（transcutaneous electrical nerve stimulation，TENS）　TENS指的是将特定的低频脉冲电流经皮肤输入机体，从而产生无损伤性镇痛作用。主要适用于各种头痛、颈椎病、肩周炎、神经痛、腰腿痛等症。护士应掌握TENS的使用方法、适应证、禁忌证等，如局部感觉受损或对电过敏者禁用等。

（四）疼痛的心理疗法与护理

心理疗法是指应用心理学的原则与方法，改变患者不正确的认知活动、情绪障碍或异常行为的一种治疗方法，以解决患者的不良心理困惑或情绪，从而改善患者对疼痛的主观感知。常用的心理疗法包括认知疗法、松弛疗法、催眠疗法等。护士应掌握常见的心理治疗的护理方法，从而达到治愈或减轻疼痛的护理目的。如鼓励患者参加自己喜欢的活动；播放患者喜欢的音乐；深呼吸、按摩、引导想象等。同时，对疼痛患者尤其是癌性疼痛患者提供社会心理支持，给予鼓励与帮助。

（五）疼痛的舒适护理

舒适的环境和护理活动是缓解疼痛的重要护理措施，护士应为患者提供舒适整洁的病床单位、良好的采光和通风环境、适宜的病室温湿度、和谐的病室关系等。同时，熟练的护理操作、清楚明确的解释、确保所需物品伸手可及等亦可促进患者的身心舒适，有利于减轻疼痛。

（六）镇痛效果的评价与记录

1. 镇痛效果的评价　主诉是镇痛效果评价的金标准，但在临床实践工作中，有时患者会出现因忍痛不报告或夸大事实或表达有困难等特殊情况，给疼痛的评价带来障碍，因此对疼痛评估还要结合患者的呼吸、发声、面部表情、行为改变、躯体变化等客观指征。镇痛效果的评价可采用百分比量表法或四级法进行量化。若使用镇痛效果评价法存在困难时，可使用前述的疼痛程度自评工具进行对比评价。

（1）百分比量表法（图16-5）：将一条线段平均分为10等份，每等份各占10%，从0%无缓解到100%的完全缓解。患者根据自身疼痛减轻程度选择相应的百分比。

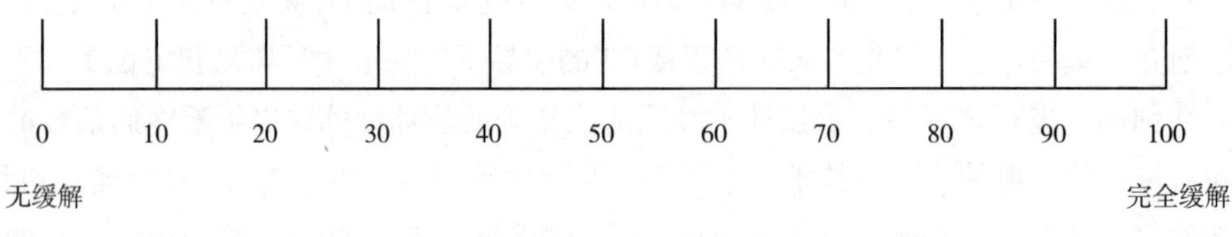

图16-5　百分比量表法

（2）四级法：将疼痛缓解程度分为四级。①完全缓解：疼痛完全消失。②部分缓解：疼痛明显减轻，睡眠基本不受干扰，能正常生活。③轻度缓解：疼痛有些减轻，但仍感到明显疼痛，睡眠及生活仍受干扰。④无效：疼痛没有减轻。

2. 镇痛效果的记录　主要包括疼痛的部位、程度、时间、性质、疼痛程度的评估工具、镇痛的方法和时间、镇痛效果评价工具以及镇痛的效果等。有些疾病的疼痛记录需要有一定的连续性，如癌痛、风湿性疼痛等，有些疼痛的记录是短期的，如术后、产后、创伤后疼痛等。护士与患者在一起时间最多，常先观察到患者的疼痛症状，因此护士与患者交往中，应及时评估疼痛并准确记录评估结果。

（七）掌握疼痛控制的标准

疼痛的控制标准，不同的个体具有很大的差异性，不同类型的疼痛对疼痛控制的需求也不一样，同一类型疼痛也会因疾病不同时期而各有差异。普遍认同的规律是：以NRS法为例，创伤后、手术后等急性疼痛，当疼痛程度≤5时，护士可选择护理权限范围内的方法镇痛，并报告医生；当疼痛程度≥6时，护士应报告医生，给予有效镇痛药物。癌性疼痛患者要求应用三阶梯止痛法使患者达到夜间睡眠时、白天休息时、日间适当活动时基本无痛。

（八）疼痛的健康教育与随访

1. 客观准确描述疼痛　指导患者真实、准确、客观地描述疼痛，不能夸大也不能忍痛，包括疼痛的部位、性质、发生时间、持续时间、变化规律等，并指导患者选择合适的疼痛评估工具。如果患者语言表达受限，可采用表情、手势、眼神或文字等示意，便于护士进行准确判断。

2. 正确使用镇痛药物 指导患者正确使用镇痛药物，如用药途径、用药时间、用药剂量、药物不良反应及应对方法以及如何保持药物的理想镇痛效果。

3. 正确评价镇痛效果 指导患者正确评价镇痛效果，明确以下表明疼痛减轻的指征：面色苍白逐渐转为红润、手足温暖不再出冷汗、身体功能或状态改善、食欲增加、能与人轻松正常的交谈、自我感觉舒适、对疼痛适应能力增强、睡眠或休息质量较好等。

4. 出院后注意事项及随访 指导患者居家护理的注意事项，遵医嘱服药，建立自我疼痛护理知识与技巧，对需要定期随访的患者建立随访信息并交代随访时间。

知识拓展

新生儿术后疼痛评估工具

新生儿在手术后会存在不同程度的疼痛，持续的疼痛会影响新生儿的身心健康，准确的疼痛评估是进行有效疼痛管理的前提。目前，用于新生儿术后疼痛的评估工具有限，且代表性有限，我国林思雅等学者将荷兰学者开发的新生儿舒适量表进行了汉化与信效度检验，用于评估新生儿术后疼痛。

新生儿舒适量表，包括警觉性、平静或激惹、呼吸反应、哭闹、肢体活动、面部紧张度和肌张力7个条目，其中呼吸反应仅用于机械通气新生儿，哭闹仅用于自主呼吸新生儿（含持续气道正压通气新生儿），故每次实际评估6个条目。评估者持续观察2分钟，根据新生儿表现进行评分，每个条目1 ~ 5分，总分6 ~ 30分，结合数字评分法（Numeric Rating Scale，NRS），可提高疼痛评估的准确性，当NRS得分≥4分，新生儿舒适量表得分≥14分时表示存在疼痛。

资料来源：林思雅，李漓，谌靖霞，等. 新生儿舒适量表的翻译及在新生儿术后疼痛评估中的信效度检验［J］. 中华护理杂志，2023，58（2）：250-256.

本章小结

思考题

1. 患者，男，45岁。因长期大量酗酒，引发急性腹痛入院，急诊以“急性胃穿孔”收入院，患者疼痛难忍，大汗淋漓，面色苍白，四肢冰冷，需紧急手术治疗。术后患者切口处疼痛，不敢活动，不能说话，难以忍受。

请问：

（1）适合该患者的疼痛评估工具是什么？

（2）该患者术后疼痛评分是多少？

（3）该患者可采用哪些方式镇痛？

2．患者，女，32岁。周期性、发作性头痛1年余，无法入睡，情绪紧张焦虑，伴有抑郁倾向，门诊以“头痛原因待查”收入院。

请问：

（1）该患者疼痛评估的内容有哪些？

（2）该患者疼痛评估的方法有哪些？

（3）常用的疼痛评估工具有哪些？

更多练习

（张丽娟）

第十七章　病情观察及危重患者的管理

教学课件

学习目标

1. 素质目标

（1）具备良好的沟通能力和协作精神，能够与患者、家属和其他医护人员有效沟通，共同协作完成护理工作。

（2）具备良好的心理素质和应对能力，能够应对工作压力和紧急情况，保持积极向上的心态和情绪。

2. 知识目标

（1）掌握：意识障碍种类和心搏骤停临床表现的正确识别，危重症患者管理相关基本概念，意识状态、意识障碍、轻度昏迷、深度昏迷、洗胃、心肺复苏。

（2）熟悉：病情观察的内容及方法，洗胃的目的和原则。

（3）了解：简易呼吸器的操作要点，心肺复苏和洗胃的注意事项。

3. 能力目标

（1）能正确运用本章知识，对患者病情进行观察和判断，能够及时发现异常情况并采取相应的应急处理措施。

（2）能够正确使用格拉斯哥昏迷评分表对患者进行分级；能够正确操作心肺复苏术和洗胃法；能够正确使用简易人工呼吸器。

案例

【案例导入】

患者，男，55岁。自服敌敌畏60ml后约90分钟送急诊就诊。患者神志不清，双瞳孔针尖大小，口唇呈紫色。查体：T 36.5℃，P 100次/分，R 26次/分，BP 125/80mmHg，呼吸急促。护士遵医嘱立即给予洗胃。胃灌洗过程中患者突然丧失意识，自主呼吸消失，脉搏、血压均测不到。护士立即拔除胃管，对患者行心肺复苏术；抢救7分钟后，患者仍未恢复大动脉搏动和自主呼吸，医生行气管插管辅助呼吸，随后患者心跳和自主呼吸恢复。

【请思考】

1. 观察该患者病情的方法有哪些？
2. 该患者病情观察的重点是什么？
3. 病房如何组织抢救工作是什么？
4. 护理危重患者的措施有哪些？
5. 该患者洗胃的目的和注意事项有哪些？
6. 心肺复苏术时的注意事项有哪些？

【案例分析】

病情观察（disease observation）是医护人员对患者的病史和现状进行全面系统评估，并对病情做出综合判断的过程。及时、全面且准确的病情观察所获得的信息，不但可以为诊断提供临床依据，对患者的后继治疗、并发症的预防以及护理也至关重要。病情观察应贯穿于患者就医的全过程。通过病情观察可以确定患者的护理等级，处于更高护理等级的患者需要更频繁的病情观察。

危重患者（critical patient）是指在原有（或没有）基础疾病的前提下，由于某一或某些原因造成危及患者生命、器官功能短暂或长期发生病理生理障碍，需要呼吸、循环等生命支持手段的患者。危重患者一般具有病情严重、病情变化快的特点，因此高效合理的组织抢救工作和护理管理对保证患者生命安全至关重要。危重患者抢救和护理过程中涉及心肺复苏、吸氧、吸痰、洗胃、自动体外除颤器（automated external defibrillator，AED）使用等基本抢救技术。要求护士准确、及时进行病情观察和评估，同时熟悉抢救的基本流程，配合医疗团队高质量完成抢救工作。

第一节 病情观察

临床上，最新的病情观察一般都由护士通过各种技术手段获得。原因在于护士直接接触患者及家属的概率更高，且持续的时间较长。观察结果不仅包括患者的生命体征、病情症状，也包含生理到精神、心理的细微变化。护士病情观察的能力直接关系着患者的安危。

一、病情观察的内涵及意义

病情观察中患者病史询问包括主诉、现病史、既往史、个人史、家族史等，现状则需要通过观察和体格检查获取。医护人员一般通过感觉器官（视觉、听觉、嗅觉和触觉）和医疗辅助工具获取患者信息。尽管分级护理详细规定了病情观察的频率，但医护人员对患者的观察应是主动的而非机械的，是根据每名患者病情特点针对性的观察。除了积累工作经验，相关专业性的培训也是形成医护人员良好病情观察能力的关键。

临床病情观察不仅是医护人员的基本职责，也是确保患者安全和提高医疗质量的关键环节。病情观察的主要意义体现在下列4个方面。①获取准确的临床资料和患者数据，为疾病诊断提供科学依据，指导医护人员制定治疗和护理方案。②通过持续可量化的数据展示疾病的进展，帮助医护人员预测疾病的发展趋势和转归。③帮助医护人员基于病情观察信息及时评估治疗效果，掌握患者用药后的反应，及时调整诊疗方案。④针对危重症患者，通过病情观察可及时发现病情变化的征象，方便医护人员采取有效措施进行抢救，挽救患者生命。

二、病情观察工作对护士的要求

在临床病情观察工作中，护士应具备严谨规范的工作习惯、实事求是的精神、患者至上的工作态度。在严格执行规章制度和操作规范的基础上，还应在以下3个方面进行提升：

1. 提升认知　实施病情观察时，应结合患者具体情况，快速形成病情观察方案，在全面反映患者病情的基础上突出重点；提高病情观察的主动性，能够根据工作经验，提出独立见解并与医护团队及时沟通。

2. 提升技能　在病情观察工作中，经常出现干扰因素，因此要求护士具有鉴别真伪、深入分析、多方面印证的能力。护士要做到“五勤”，即勤巡视、勤观察、勤询问、勤思考、勤记录。在临床实践过程中，开展目的性强、计划周密的系统学习和培训提升病情观察技能，形成敏锐的洞察力。

3. 总结经验　护士在临床实践中，及时总结病情观察的典型案例，形成个人经验。在医疗团队中，定期组织病情观察案例分享，将有代表性的案例进行拆解和详细分析，形成适用于全体医护人员的操作规范。

三、病情观察的方法

病情观察方法包括直接观察法和间接观察法。直接观察法是医护人员通过感官来观察病情，一般包括视诊、听诊、触诊、叩诊、嗅诊等方法。间接观察法是通过仪器或辅助工具来观察病情，如心电监护仪、血糖检测仪等。

（一）直接观察法

1. 视诊（inspection）　使用视觉观察患者全身或局部表现的检查方法。从患者入院开始，通过视诊，护士可以第一时间获得患者的基本信息，如性别、大致年龄、营养状况等。患者在医院就医的全过程中，意识状态，面部表情，姿势体位，肢体活动情况，都可通过连续或间断的观察取得。在临床护理过程中，护士视诊的内容包括但不限于患者的皮肤、呼吸、循环状况，分泌物和排泄物的量及性状。其中，与患者疾病密切相关的症状和体征情况是视诊的重点。

2. 听诊（auscultation）　是利用耳直接听取或借助听诊器（或其他仪器）听取患者身

体相关部位发出的声音，分析并判断不同声音所代表的含义。护士听诊不要求做到诊断，能准确描述并发现异常如干啰音、湿啰音、水泡、哮鸣音，就能为患者的治疗提供极大帮助。听诊器是护士应该熟练使用的工具，使用场景包括汞柱式血压计测量血压，确认胃管是否在胃内，检查有无心音以及测定心率、呼吸音和肠鸣音。

3. 触诊（palpation） 是通过触觉来感知患者身体某部位有无异常的检查方法。常见的触诊方法包括浅部触诊、深部触诊、冲击触诊、双手触诊和钩指触诊，同时也包括间接触诊。根据检查目的的不同，采取不同手法的触诊。触诊可检查皮肤的温度、湿度、弹性，肿块、压痛及局部肌肉紧张度；确定胸廓扩张度、语音震颤和胸膜摩擦感，推测肿块的位置；检查腹壁的紧张度、有无压痛、反跳痛、液波震颤及肿块等。护士在对患者进行静脉输液和采血等操作时，经常需要使用触诊找到合适的操作部位。

4. 叩诊（percussion） 是指使用手指叩击或手掌拍击被检查部位体表，根据震动和回声特点来判断被检查部位有无异常的诊断方法。叩诊分为直接叩诊和间接叩诊。直接叩诊时操作者使用右手指掌直接拍击被检查部位，根据拍击获取的反响和指下的震动感来判断病变情况。间接叩诊操作方法为将左手中指第二指节紧贴于叩诊部位，其他手指稍微抬起不与皮肤表面接触；用右手中指指端叩击左手中指末端指关节处或第二节指骨的远端，使叩击力量传递至被叩部位。

5. 嗅诊（smelling） 医护人员利用嗅觉来辨别患者相关的各种气味，借此判断患者病情的检查方法。临床上，患者的皮肤、黏膜和呼吸道，还有胃肠道的分泌物，患者的呕吐物和排泄物均可提供病情信息。嗅诊过程中要注意排除消毒剂、化妆品、刺激气味食物的干扰。

（二）间接观察法

间接观察法使用医疗仪器和设备提高病情观察的效率和准确性，同时对护士的专业能力提出了更高要求。患者的多项生理参数（如心电图、呼吸数据、体温、血压、血氧饱和度、脉率等），都需要及时进行分析和解读。为了获得更加全面准确的病情观察结果，护士应积极与医生、陪护进行交流，从一切可能的途径获得有价值信息，做好交接班和各项记录，将患者的病情异变及时报告给医生。

四、病情观察的内容

理想情况下，病情观察需要做到全面系统，因此其包含的内容非常广泛。要全面准确获得患者的全部疾病相关信息在临床实践中并不容易实现，不同科室收治患者时，其病情观察的侧重会有所不同，快速利用主要病情观察结果进行诊断往往更有利于患者的救治。

（一）一般情况的观察

1. 发育与体型 护士通过观察患者的发育及体型可以获得与病情有关的重要信息。一些慢性疾病，如慢性肾脏病、哮喘等，可能影响儿童的生长发育，进而影响其体型；过度肥胖则与心血管疾病、糖尿病等多种慢性病的发生密切相关。判断1名成人是否正常发育可以通过估算其身体各部分的比例来确定，如头部长度应为身高的1/8 ～ 1/7；胸围一般约为身高的1/2；双上肢展开的长度约等于身高；坐高约等于下肢的长度。如果患者的对应身体比例偏离上述数值时，应引起足够重视。临床上，根据身体形态、颈部长短和粗细、肩部宽窄等因素将成人的体型分为匀称型（正力型）、瘦长型（无力型）和矮胖型（超力型）三类。体型是骨骼、肌肉的成长与脂肪分布的状态的综合外在表现。

2. 饮食与营养状态　患者的饮食与营养状态是非常重要的观察指标，其与患者的康复和疾病进展密切相关。观察住院患者食欲和进食量，了解是否有食欲减退或亢进的情况。食欲减退可能是疾病本身或治疗副作用导致的，而食欲亢进则可能是某些疾病（如糖尿病、甲状腺功能亢进等）的症状之一。患者的饮食结构和饮食习惯也会影响患者的营养摄入和疾病康复。可以通过观察患者的身高、体重、皮下脂肪厚度、肌肉发达程度了解患者的营养状态。患者的生化指标，如血红蛋白、白蛋白、血糖、血脂等，可以反映患者的营养状况和代谢情况。

3. 面容与表情　患者的面容和表情会因病情和情绪产生变化，某些固定特征面容往往对应相关典型疾病，需要医护人员结合其他信息综合分析判断。部分典型病容及其可能的疾病（表17-1）。

表17-1　部分典型病容及其可能的疾病

病容名称	病容表现描述	可能对应的疾病
急性病容	面色潮红，兴奋不安，鼻翼扇动，口唇疱疹，表情痛苦	肺炎链球菌肺炎、疟疾、流行性脑脊髓膜炎
慢性病容	面容憔悴，面色晦暗或苍白无华，目光暗淡	恶性肿瘤、肝硬化、严重结核病
贫血面容	面色苍白，唇舌色淡，表情疲惫	各种原因所致贫血
肝病面容	面色晦暗，额部、鼻背、双颊有褐色色素沉着	慢性肝病，如肝硬化、肝癌等
肾病面容	面色苍白，眼睑、颜面水肿	慢性肾脏疾病，如慢性肾炎、肾病综合征等
甲状腺功能亢进面容	表情惊愕，眼裂增大，眼球突出，目光闪烁，烦躁不安，兴奋，易激惹	常见于甲状腺功能亢进症
黏液性水肿面容	面色苍白，颜面水肿，睑厚面宽，目光呆滞，反应迟缓，神情倦怠	常见于甲状腺功能减退症
二尖瓣面容	面色晦暗，双颊紫红，口唇轻度发绀	常见于风湿性心脏病二尖瓣狭窄

需要注意的是同一疾病在不同患者身上也可能表现出不同的面容特征，不同疾病可能表现出相似的面容特征，进行病情观察时不可教条。

4. 体位　患者的体位可以提供关于其病情和舒适度的相关信息。临床上常见体位包括主动体位、被动体位和强迫体位。主动体位常见于正常人或轻症患者，被动体位患者一般不能依靠患者自身力量来调整或变换肢体的位置，经常以固定而不适的状态出现于极度衰弱或意识丧失的患者。强迫体位一般需要采取某种特定体位以达到减轻痛苦或适应病情的目的，如心肺功能不全的患者，出现严重心衰或哮喘持续状态可能采取强迫坐位；脊柱炎或脊柱外伤患者可能采取强迫俯卧位；胆结石患者、肠绞痛患者和胆道蛔虫患者可能因疼痛而辗转反侧，不停变换体位，即辗转体位。因此正确识别强迫体位有助于快速判断疾病类型。

5. 姿势与步态　姿势是指身体呈现的样子或者身体各部分所处的状态。正常的姿势是身体各个部位处于平衡、协调、自然的状态，姿势的异常可能提示着某种疾病或不适。常见的异常姿势包括驼背、倾斜和扭曲。步态是指行走时表现出的姿态，包括步速、步长、步行中的稳定性和协调性等。应该注意特殊的步态与特定的疾病或状况之间的相关性。常见的异常步态有蹒跚步态（鸭步）、醉酒步态、剪刀步态、间歇性跛和保护性跛行等。这些异常可能源于神经系统、肌肉、骨骼或其他身体系统的疾病或损伤。

6. 皮肤与黏膜　病情观察中，皮肤和黏膜状况也是重要的观察指标。皮肤观察即需要视诊也需要触诊。观察皮肤的颜色是否正常，有无苍白、发绀、黄染（黄疸）等情况；触摸皮肤，感受其温度和湿度；按压皮肤，观察其弹性和是否有水肿；检查皮肤是否有皮疹、破损、溃疡等。观察口腔黏膜、鼻腔黏膜和眼结膜的颜色、湿润度、充血情况以及分泌物，可以帮助判断病情的变化。皮肤与黏膜的其他症状，如瘙痒、疼痛等也应引起关注。

（二）生命体征的观察

生命体征的观察是医疗护理过程中的重要环节，主要包括体温、脉搏、呼吸、血压等指标的监测。这些指标能够反映患者的生理状态和病情变化，对于疾病的诊断和治疗具有重要意义。肺炎患者常出现发热症状；心房颤动患者心率极快且不规则，可能导致心悸、胸闷等症状；患者呼吸频率或深度异常，可能由于呼吸道疾病、肺部疾病、心衰等原因导致；收缩压、舒张压持续升高，应警惕高血压危象的发生。医护人员需要密切关注患者的生命体征变化，结合病史、症状和体征等信息进行综合判断，及时采取相应的治疗措施。

（三）意识状态的观察

意识状态（consciousness）是大脑功能活动的综合表现，是对环境的知觉状态。观察意识状态时，护理人员通常会关注觉醒程度、注意力、思维与反应、定向力和情绪状态。意识状态的异常表现多种多样，一般包括嗜睡、意识模糊、昏睡、昏迷和谵妄。其中前四种又被统称为意识障碍。意识障碍（disturbance of consciousness）是指个体对外界环境刺激缺乏正常反应的一种精神状态。各种严重脑损伤导致的意识丧失状态，如昏迷、植物状态（vegetative state，VS）和微意识状态（minimally conscious state，MCS）都属于意识障碍。意识障碍表现为精神活动不同程度的异常改变，这些精神活动包括对自身及外界环境的认识及记忆、思维、定向力、知觉、情感等。谵妄是一种特殊的精神活动异常，其特征是以兴奋性增高为主的高级神经中枢急性活动失调状态。患者表现为意识模糊、感觉错乱（如幻觉、错觉）、定向力丧失、言语杂乱、躁动不安等。意识障碍也可分为以觉醒度改变为主和以认知度改变为主两种类型。护士在观察意识障碍患者时，可采用如下分级。

1. 嗜睡（somnolence）　最轻度的意识障碍。嗜睡患者主要特征为持续睡眠状态，当受到刺激时，患者可以被唤醒，能够配合医护人员的检查并正确回答问题。当刺激消失时，患者会再次进入熟睡状态。常见于颅内压增高的患者。

2. 意识模糊（confusion）　意识障碍程度较嗜睡深，患者一般表现为思维和语言不连贯，对时间、地点、人物的定向力发生完全或部分障碍，常出现幻觉、错觉、谵语、躁动不安或精神错乱。

3. 昏睡（stupor）　患者处于熟睡状态，不易唤醒。患者只有受到强烈刺激，如压迫眶上神经、摇动身体等才能被唤醒，醒后只能含糊地回答问话，呈现表情茫然的状态，不能配合医护人员进行检查，对提问或指令不能做出适当反应，刺激停止后立即陷入熟睡。

4. 昏迷（coma） 最严重的意识障碍。患者无意识反应，强烈刺激也不能唤醒，对疼痛刺激反应为反射性。临床上将昏迷分为3个等级。①轻度昏迷，患者意识大部分丧失，无自主运动，对光、声刺激均无反应，对疼痛刺激（如压迫眶上缘）可有躲避反应及痛苦表情。可存在瞳孔对光反射、角膜反射，亦有眼球运动、咳嗽反射和吞咽反射等状态。②中度昏迷，对周围事物及各种刺激均无反应，对于剧烈刺激可出现防御反射。眼球无转动，瞳孔对光反射迟钝，角膜反射减弱。③深度昏迷，全身肌肉松弛，对各种刺激均无反应。深、浅反射均消失。

临床上可以使用量表进行昏迷状况的评估，常用的如格拉斯哥昏迷评分（Glasgow coma scale，GCS）量表，可对患者的意识障碍及其严重程度进行观察与测定。GCS量表（表17-2）在用于昏迷状况评估时，具有观察项目少、操作耗时短以及操作简便等特点，因此成为临床最为常用的DoC预后评估量表。GCS包括3个方面的评估：睁眼反应、语言反应和肢体运动。评估时，根据患者的反应评定相应的分数，然后将3个方面的分数相加，得到总分。患者的得分越低，意识障碍越重。

对于使用镇静药物的患者，使用GCS进行评估可能无法获得正确结果，此时可以使用全面无反应性量表（full outline of unresponsiveness，FOUR）对患者进行评估。另外，对于儿科患者，由于婴幼儿及儿童的神经系统发育未完善，有其特殊的反应状态，因此需要应用适合其年龄段的昏迷评估方法，如儿童昏迷评分量表（pediatric glasgow coma scale，PGCS）。

表17-2　GCS量表

评估类别	反应描述	分值
睁眼反应（eyes open response）	自发睁眼（spontaneous eye opening）	4
	语言刺激下睁眼（opens eyes to verbal command）	3
	疼痛刺激下睁眼（opens eyes to pain）	2
	无任何反应（no eye opening）	1
语言反应（verbal response）	定向且合作（oriented and converses normally）	5
	不定向但合作（disoriented but converses）	4
	说出单词（utters inappropriate words）	3
	无法理解的声音（incomprehensible sounds）	2
	无任何语言反应（no verbal response）	1
肢体运动（motor response）	遵循指令运动（obeys commands）	6
	疼痛定位（localizes pain）	5
	逃避疼痛（withdraws from pain）	4
	屈曲反应（异常姿势，去皮质强直）（flexion）	3
	伸展反应（异常姿势，去脑强直）（extension）	2
	无任何运动反应（no motor response）	1

（四）瞳孔的观察

瞳孔的变化是许多疾病病情变化的一个重要指征，包括但不限于药物中毒、颅内疾病以及昏迷等情况。临床上，一般采用肉眼观察法观察患者瞳孔的变化。

观察瞳孔时的主要项目包括两侧瞳孔的形状、大小、对称性、边缘及对光反应。正常情况下，瞳孔呈圆形，直径一般在2～5mm，当处于正常室内光线环境下，瞳孔直径小于2mm即可判定为瞳孔缩小。眼科疾病可引起瞳孔的形状改变，如青光眼患者其瞳孔呈椭圆形并伴散大；虹膜粘连患者的瞳孔常呈不规则形。瞳孔直径小于1mm称为针尖样瞳孔；单侧瞳孔缩小常提示同侧小脑幕裂孔疝早期；有机磷农药、氯丙嗪、吗啡等中毒患者常呈现双侧瞳孔缩小。临床上将大于5mm称瞳孔散大。一侧瞳孔固定并扩大，往往提示患者同侧颅内病变（如脑肿瘤或颅内血肿等）所致的小脑幕裂孔疝的发生；双侧瞳孔散大，常见于颅脑损伤和颅内压增高，也可见于颠茄类药物中毒及濒死状态。

瞳孔对光反射指用强光照射眼睛时，出现瞳孔缩小的反应。其中，被照射侧的瞳孔缩小，称直接对光反射；另一侧的瞳孔缩小，称为间接对光反射。双侧瞳孔散大但神志清楚，视力完全丧失，直接和间接对光反射消失，表示双侧视神经受损，可见于多发性硬化症、双侧视神经炎等；双侧瞳孔缩小，可见于大脑皮质和脑干（以脑桥损害为主）的损害，见于药物中毒（如巴比妥类、氯丙嗪、抗癫痫、抗精神病药物）、脑室或桥脑出血、蛛网膜下腔出血以及流脑；单侧瞳孔缩小，对光线有反射且灵敏，多见于脑干和延髓的炎症、血管病和肿瘤；一侧瞳孔缩小，对光线反射迟钝，表示动眼神经受到刺激，见于颞叶沟回疝早期；双侧瞳孔不等大，形状不规则，左右交替，时大时小，表示患者可能发生脑干病变，见于多发性硬化和脑干出血。

（五）心理状态的观察

患者的心理状态可以对其病情产生重要影响，同时也可能影响治疗效果和康复进程。心理状态观察包括观察患者语言和非语言行为、思维能力、认知能力、情绪状态、感知情况，护士需判断患者的行为和情绪是否处于正常状态。当患者表现出焦虑、抑郁、恐惧、愤怒等情绪时，要甄别该情绪的起因是由疾病本身或治疗引起的还是由环境变化等其他因素引起的。护士在进行心理状态观察时，需要保持客观、中立的态度，避免主观臆断和偏见。同时，还需要具备良好的沟通技巧和同理心，与患者建立信任关系提升治疗依从性并获取准确的心理信息。

（六）特殊检查或药物治疗的观察

1. 特殊检查和治疗后的观察　未确诊患者需要进行特殊检查，如穿刺、造影、胃镜、腹腔镜检查等，可能对患者造成不同程度的创伤。在检查完成后，护士应观察患者生命体征、倾听患者的主诉，防止并发症的发生。例如在患者完成穿刺后，观察穿刺部位有无疼痛、肿胀或出血等异常情况。对于特殊检查如骨髓穿刺、腰椎穿刺等，还需观察患者有无头痛、恶心、呕吐等颅内压增高的症状。影像学检查后，应及时观察患者有无过敏反应或其他不适症状，特别是对于使用对比剂的检查，如CT增强、MRI增强等，需密切关注患者有无皮疹、瘙痒、呼吸困难等过敏症状。内镜检查后观察患者有无咽喉不适、疼痛或出血等症状。

2. 特殊药物治疗患者的观察　药物治疗是临床最常用的治疗方法。药物的疗效、副作用及毒性反应是护士观察的重点内容。对于服用或使用镇痛药的患者，应关注患者疼痛的规律和性质进而评价用药后的效果；服用降压药的患者，血压是重点观察项目；当所使用的药物具有成瘾性时，护士还应注意使用的间隔等问题。

（七）其他方面的观察

患者的睡眠情况以及患者的自理能力能够部分反映病情变化和治疗效果。日常生活活动（Activity of Daily Living，ADL）能力量表可以作为评定患者生活自理能力的工具，总的生活能力状态（total living status，TLS）可对患者的病残程度进行评价。此外，需要对患者的分泌物，痰液、尿液、大便及呕吐物的性状、颜色和量进行观察。注意有无脓血、异味或异常成分，以评估患者的感染、出血或消化道功能状态。此项观察由于条件限制，有时需由患者陪护完成，但医护人员需要及时问诊掌握最新情况。

第二节　危重患者的管理

不同于普通患者，危重患者往往病情严重，随时可发生生命危险。危重患者的医疗护理、病情监测、抢救工作、用药管理和营养支持与普通患者的存在诸多差异，因此需要制定系统且具体的管理体系，保障患者得到及时、全面和有效的治疗和护理。

急症抢救与重症监护构成了抢救危重患者的两大核心环节。急救医学作为医学领域的重要分支，其主要任务和工作重心涵盖了现场初步急救、患者安全转运以及医院内部急诊治疗三个关键方面。而重症监护则主要依托于重症监护病房（ICU）这一特殊工作环境，负责接纳从急诊科及医院内其他相关科室转入的病情危重患者。对于危重患者而言，系统化、科学化的管理策略是确保抢救工作顺利进行并最终取得成功的必要条件之一。这涉及医疗团队的协作与沟通、抢救设备和药品的准备与维护、患者病情的准确评估与及时处理等多个方面。本节将着重介绍医院在抢救危重患者方面的组织管理工作。

一、抢救组织管理与抢救设备管理

（一）抢救组织管理

抢救工作也是一项系统化的工程，包括抢救团队的组织与协作、抢救方案的制定与执行、抢救室内抢救器械和药品管理等。

1. 抢救团队的组织与协作　成立专门的抢救小组，负责组织和实施抢救工作。小组成员应具备相关的专业知识和经验，能够迅速、准确地应对各种紧急情况。定期进行抢救团队的培训和演练，提高团队成员的抢救技能和协作能力。这包括模拟演练、案例分析、技能操作等多种形式的培训。建立有效的沟通机制，确保团队成员之间的信息传递及时、准确。在抢救过程中，各个成员应明确自己的职责和任务，保持密切配合。抢救时负责人需明确，根据情况的严重程度不同负责组织实施抢救的人员包括院长（医疗院长）、科主任和护士长。

2. 抢救方案的制定　在制定抢救方案之前，医护人员需要全面了解患者的病情，包括病史、症状、体征以及相关的检查结果。根据患者的病情，医护人员需要评估所需的抢救措施和资源，包括抢救设备、药品、人员等。快速确定抢救目标、制定抢救步骤、分配任务和责任、明确抢救时间和预期效果等。抢救计划应具有针对性和可操作性，能够指导医护人员迅速、准确地实施抢救措施。医护人员还需要考虑可能发生的特殊情况，如患者病情变化、设备故障、药品不足等。为此，医护人员应制定相应的应急预案，以便在特殊情况下能够及时调整抢救方案，确保抢救工作的顺利进行。危重患者抢救流程制定方法可参照国家卫健委医院管理研究所发布的《医疗机构急危重患者抢救流程制定方法（专家共识）》（2023年版）。

3. 抢救方案执行　执行抢救方案时，抢救团队的负责人或主导医生应准确、清晰地传达抢救方案给所有参与人员，明确每名成员的职责和操作要求。医护人员应实时监测患者的生命体征和病情变化，并根据实际情况及时调整抢救方案。护士应严格执行核对工作；执行医生口头医嘱时，需要医护双方确认无误后方可执行，抢救完成后医生补写医嘱和处方。医护人员应详细记录在抢救过程中患者的病情变化、抢救措施的执行情况以及抢救效果等信息。这些记录不仅有助于为后续治疗提供参考，还可以作为总结经验教训的依据。医护之间应建立有效的沟通机制，确保信息传递及时、准确。当患者的病情和生命体征等重要信息发生变化时，护士应及时向医生报告以便医生作出相应的决策。在医生组织的查房、会诊、病例讨论之中，护士应参与其中，在抢救过程中独立给出专业意见。

4. 抢救室内抢救器械和药品管理　抢救室内的所有物品和药品，都应建立详细的清单和库存管理制度，定期进行盘点和核对，确保数量准确、无缺失。严格执行“五定”制度，即定数量、定点安置、定专人管理、定期消毒灭菌、定期检查维修；抢救室内物品一律不得外借，确保其随时可用并处于良好工作状态，交接班时核对抢救器械和药品并做记录。护士使用抢救用物后，需及时补充药品及耗材，整理医疗器械并做好消毒处理。实施标准化的抢救用物使用后管理流程可以显著提高抢救工作的效率和安全性。

（二）抢救设备管理

护士是抢救设备的主要使用者，也是日常抢救设备管理的参与者。抢救设备的维护维修工作应由专业技术人员负责，以此减轻医护人员工作负担，避免分散精力。抢救设备应建立档案，确保每台抢救设备的信息完整且可追溯；定期检查、性能测试与预防性维护；抢救设备的放置位置应经过精心规划，以确保在紧急情况下医护人员能够迅速找到并使用。设备应放置在醒目、易于接近的位置，并设置清晰的标识，标明设备名称、功能及操作指南。应定期组织针对抢救设备的操作培训和技能评估。培训内容应包括设备的操作方法、注意事项、常见故障处理等。常见的抢救设备如下。

1. 抢救床　在保证稳定性的同时应兼具舒适性，通常配备有各种附件和调节功能，如升降、倾斜、侧翻等，以适应不同的抢救需求，抢救床采用的材料应能承受频繁地使用和清洁，以保持其性能和外观。

2. 抢救车　通常是一辆装备有各种急救药品、设备和工具的移动式车辆，以便医护人员在患者发生紧急情况时迅速进行抢救。车上应备物品如下。

（1）急救药品：通常是针对常见的紧急情况使用的药品，如心搏骤停、呼吸困难、休克、严重过敏反应等，能够快速有效地缓解症状、稳定病情或挽救患者生命。各种常用急救药品见表17-3。

表17-3 常用急救药品

类别	药物
中枢兴奋药	尼可刹米、洛贝林
升压药	去甲肾上腺素、盐酸肾上腺素、异丙肾上腺素、间羟胺、多巴胺
降压药	利舍平、肼屈嗪、硫酸镁注射液
强心药	毛花苷C、毒毛花苷K
抗心律失常药	利多卡因、维拉帕米、胺碘酮
血管扩张药	甲磺酸酚妥拉明、硝酸甘油、硝普钠、氨茶碱
止血药	卡巴克洛、酚磺乙胺、维生素K_1、鱼精蛋白、垂体后叶激素
镇痛药、镇静催眠药	哌替啶、苯巴比妥、氯丙嗪、吗啡
解毒药	阿托品、碘解磷定、氯解磷定
抗组胺药	异丙嗪、苯海拉明、氯苯那敏、阿司咪唑
抗惊厥药	地西泮、苯巴比妥钠、硫酸镁
利尿药	20%甘露醇、25%山梨醇、呋塞米（速尿）、依他尼酸钠
激素类药	氢化可的松、地塞米松、可的松

（2）无菌急救包：无菌急救包需要经过灭菌处理，通常包含无菌医疗器械和药品如无菌敷料、无菌棉签、无菌手套、消毒液、缝合包、止血带、镇痛药、抗生素药膏等。无菌急救包的使用应遵循医疗原则和无菌技术，以确保患者的安全和健康。在紧急情况下，使用无菌急救包可以为患者提供及时的初步救治，为后续的专业医疗救治赢得宝贵时间。

（3）一般用物：急诊急救常用器械及耗材如听诊器，注射器、输液（血）器，各种针头，医用橡胶手套，温度计，治疗盘，血压计，无菌敷料和治疗巾等。

3. 抢救仪器设备　抢救仪器设备通常被用于维持患者的生命体征，提供必要的医疗支持。常见仪器如除颤仪、呼吸机、心电监护仪、输液泵和注射泵、吸引器、洗胃机等。抢救仪器设备的合理布局对提高抢救效率至关重要，即要便于操作接近患者，还要保证医护人员有足够的操作空间，同时防止患者误操作或造成意外伤害。

由于急救器械往往具有形状不规则、自重大、不耐磕碰等特点，护士在操作和使用中应确保操作正确，防止损坏器械或自我伤害。给氧系统（氧气筒和/或给氧装置或中心供氧系统、加压给氧设备）应注意气路的密封性。

二、危重患者的护理

在危重症患者的护理工作中，护士需要掌握并运用高技术性的护理手段，同时还必须高度关注患者的基础生理需求。确保患者的舒适和安全是危重病护理工作的重要组成部分，应为患者提供基本生理功能支持和基本生活需要支持。护理全过程中，进行全面、细致、缜密的病情观察，通过各种手段，包括但不限于定期检查、记录生命体征、评估患者的意识和疼痛程度等，来准确判断疾病的转归情况。这些病情观察记录不仅能为医护人员提供关于患者病情的实时信息，还能作为进一步诊疗和护理决策的重要参考依据。

（一）危重患者的病情监测

危重患者的病情复杂多变，要求医护人员具备高度的责任心和敬业精神，通过精准、持续的监测，及时了解患者整体状态，准确掌握疾病危险程度以及各系统脏器的损害程度，为医疗团队提供可靠的数据支持。危重患者病情监测包含如下内容。

1. 基础生命体征监测　定时测量并记录患者的体温、呼吸频率、脉搏和血压，确保这些基本生命指标在正常范围内。这些数据是评估患者病情的重要依据。

2. 神经系统评估　采用GCS等工具评估患者的意识水平，及时发现神经系统损伤或功能障碍。必要时进行脑电图、影像学CT或MRI等高级神经监测，颅内压测定和脑死亡的判定等以获取更全面的神经系统信息。

3. 循环系统监测　通过心电图监测捕捉心率变化和潜在的心律失常，为心脏疾病的诊断和治疗提供依据。同时，进行血流动力学监测，如中心静脉压和肺动脉压等，以反映心脏功能和循环状态。

4. 呼吸系统监测　护士需密切监测患者的血氧饱和度、潮气量和呼吸频率，评估肺功能和氧合状态。还可以进行呼气压力测定、肺胸顺应性监测，分析痰液的性质、量，分析痰培养的结果。对于需要机械通气的患者，还需监测呼吸机的参数和患者对通气的反应，确保呼吸治疗的有效性。

5. 体温管理　体温是反映病情缓解或恶化的可靠指标，也是代谢率的指标。按需定时测量体温，预防体温过高或过低对患者造成的不利影响。采取适当的保暖或降温措施，确保患者体温在正常范围内。一般患者经历感染、创伤、手术后体温会升高，而危重症或临终患者体温反而会下降。

6. 液体平衡监测　精确记录患者的液体摄入和排出量，包括口服液体、静脉输液、尿液、引流液等。有助于评估患者的肾功能和液体需求，为制定和调整治疗方案提供依据。

7. 实验室检查　定期进行血常规、尿常规、生化检验和凝血功能检测等实验室检查，获取患者内环境和器官功能的客观数据。这些数据对于评估患者的病情、指导治疗和判断预后具有重要意义。例如肾功能检测可获得包括血、尿的尿素氮，尿量，血尿肌酐、血肌酐清除率，血、尿钠浓度等信息。

临床上，根据危重患者病情观察的结果可进一步进行病情评定和病死率预测。病情评定内容包括但不限于生命体征、器官功能、意识状态、病史和合并症。而病情评定可以借助急性生理学及慢性健康状况评分系统Ⅱ（acute physiology and chronic health evaluation Ⅱ，APACHE Ⅱ）进行评定。APACHE Ⅱ包括3部分，即急性生理评分、年龄评分及慢性健康评分。该评分系统对各类危重病患者病情严重程度及患者预后的预测较为科学、客观、可信，但完全获取资料数据需要2～24小时，在危重患者抢救过程中应用受到较大限制，更适合应用于重症监护病房中。与其功能接近的预测评估系统还包括序贯器官衰竭评估（sequential organ failure assessment，SOFA），快速序贯器官衰竭评估（quick sequential organ failure assessment，qSOFA）。

（二）保持呼吸道通畅

保持呼吸道通畅也可称为气道管理，其目的是保证呼吸道持续通畅、预防和纠正缺氧、维持人工气道的功能、痰液引流和防止误吸等。如果患者处于意识清醒状态，可定时进行深呼吸或轻拍背部操作，以帮助患者将呼吸道内的分泌物咳出，从而保持呼吸道的通畅。当患者陷入昏迷时，考虑到咳嗽和吞咽反射的减弱或消失，喉部容易积聚呼吸道分泌物和唾液，从而引发呼吸困难，甚至导致窒息的风险增加。因此，在处理昏迷患者时，首先应确保昏迷患者的头部偏向一侧，这样有助于及时清除呼吸道内的分泌物，防止其积聚并引发呼吸问题。其次，为了预防潜在的并发症，如分泌物淤积、坠积性肺炎和肺不张，应采取呼吸咳嗽训练、肺部物理治疗以及吸痰等措施。

（三）加强临床基础护理

危重患者基础护理与普通患者的基础护理存在一些明显区别，这主要源于危重患者病情的严重性和复杂性。危重患者需要更频繁地进行生命体征监测，包括体温、脉搏、呼吸频率、血压等，并且可能需要使用更高级的设备进行持续监测，如心电图监测、血流动力学监测等。此外，对于危重患者的病情变化，医护人员需要更快速、更准确地做出反应。危重患者护理内容更加复杂和细致，包括保持呼吸道通畅、皮肤护理、营养支持、环境管理等多个方面。由于危重患者的病情可能随时发生变化，因此，医护人员需要密切关注患者，及时调整护理计划。此外，危重患者的护理还涉及多个学科的协作，如呼吸治疗、营养支持、康复治疗等。

1. 清洁护理　危重患者的清洁护理对患者的治疗感受有重要影响。包括以下3个方面内容。

（1）皮肤护理：危重患者可能存在营养不良、大量出汗、大小便失禁等症状，对于不能自理的患者，定期协助翻身，清洁受压部位，预防压疮。保持患者衣物、床单和被褥的清洁干燥，及时更换污染物品。

（2）眼部及口腔护理：定时清除眼部分泌物，涂抹眼药膏或覆盖油性纱布，以防角膜干燥而致溃疡、结膜炎。做好患者的口腔护理，预防口腔溃疡、中耳炎、腮腺炎、口臭等的发生，观察口腔黏膜状况，及时发现并处理口腔溃疡、炎症等问题。使用口腔清洁棉球擦拭牙齿和口腔黏膜。

（3）会阴护理：协助患者进行会阴部清洁，使用温和的清洁剂，注意清洁顺序和技巧。对于留置尿管的患者，定期更换尿管和尿袋，保持尿道口清洁。尊重患者隐私，提供安全、私密的清洁环境。

2. 协助活动　患者病情平稳时，协助活动有助于预防并发症、促进血液循环、增强肌肉力量，并提高患者的整体舒适度。协助活动应在医护人员指导下进行，避免不正确活动影响病情。对于长时间卧床的危重患者，定期协助翻身和体位调整。为促进患者的血液循环、增强肌肉张力并助力功能恢复，需要系统地对其肢体进行各类活动。这些活动包括伸屈、内收、外展，以及内旋和外旋等动作，旨在全面锻炼患者的肌肉和关节。在进行这些活动的同时，还可以配以按摩手法，以进一步放松肌肉，提高活动效果。通过这些措施，能够有效预防肌肉萎缩以及静脉血栓形成等潜在并发症。

3. 补充营养和水分　危重患者如果预期自主摄食不足时，应进行营养风险评估。主要营养物质（如蛋白质、脂肪、糖类）应平衡地满足机体能量需求。当患者不能进食时，应给予鼻饲或完全肠外营养。患者大量引流或额外体液丧失时，应注意补充足够的水分。为ICU

内的危重症患者提供营养时，患者机体的代谢状态和器官功能的完备性应被充分考虑。

4. 维持排泄功能　根据患者的排泄功能评估结果，医护人员需要采取适当的排泄措施。小便可使用尿管导尿，确保无菌操作，定期更换尿管和尿袋，以防止尿路感染。如患者大便时发生便秘，可以使用简易通便或灌肠等方法协助排便。要保持患者肛门周围的清洁，预防皮肤破损和感染。

5. 保持导管通畅　危重患者导管包括中心静脉导管、动脉导管、气管插管导管、尿管等。所有导管应平稳固定、保证安全，防止影响畅通的情况发生如受压、扭曲、脱落、堵塞等。对于需要长时间留置的导管，如中心静脉导管，还需要定期更换敷料并检查导管固定情况。严格执行无菌操作技术，防止逆行感染。一旦出现并发症，医护人员需要迅速处理，如使用抗生素控制感染、拔除或更换导管等。

6. 安全防护　由于谵妄、躁动和意识障碍的患者可能会出现行为异常，如攻击他人或自我伤害，因此必须采取措施确保患者的安全。尽量移除病房内可能造成伤害的物品，如锐器、玻璃制品等，保证环境安全；使用约束带或床栏限制患者的活动范围，以防止其从床上跌落或触碰到危险物品；增加患者床边的护理人员数量以确保患者随时得到监护和照顾。护士应合理使用保护器具，防止患者发生意外。

（四）危重患者的心理护理

危重患者由于病情的严重程度、治疗的效果、患者的个人经历和情感状态等因素影响，会产生一系列心理变化。常见心理变化包括焦虑和恐惧、否认和逃避、愤怒和沮丧。这些情绪可能会影响他们的睡眠和食欲，不遵医嘱甚至拒绝配合治疗，试图避免谈论和面对与疾病相关的话题，从而进一步加重病情。患者的家属也会因患者生命受到威胁而经历一系列心理应激反应。产生心理压力因素既来自患者本身，也来自周围环境，比如患者内心对死亡的恐惧，丧失对周围环境和个人身体功能的控制，频繁的身体检查，治疗仪器所产生的声音、影像、灯光等对患者的刺激等。

护士在临床实践中需要重视危重患者的心理护理，采取下列措施帮助患者缓解心理压力，增强治疗信心。

1. 建立良好的护患关系　通过亲切、和蔼的态度和温暖的语言表现出对患者的关心、同情、尊重和接受。积极回应患者的问题和需求，增强患者的安全感和归属感。

2. 体现专业性　专业的护理操作，沉着稳重的举止，简明精练的语言都可以给患者传递安全感和治疗的信心。

3. 保证有效沟通　鼓励患者表达自己的感受和想法，给予患者情感上的支持和理解；引导患者进行积极正向的自我心理暗示，为患者树立战胜疾病的信心。当患者使用人工气道或呼吸机治疗时，语言沟通不能实现，可通过眼神、手势等方式建立沟通渠道，将病情和治疗情况对患者进行传递。鼓励患者参与到护理和治疗方案的选择中。

4. 实施治疗性触摸　医护人员在诊疗和沟通时的适当触摸在一定程度上可以安抚危重患者情绪。在心理上，可以传递护士对患者的关心和支持；触诊过程中可以帮助患者明确疼痛部位、确认他们身体部分的完整性和感觉是否存在。

5. 营造良好的治疗环境　医护人员应当确保病房的安静、舒适与整洁，通过有效的噪声控制，减少外界干扰，为患者营造一个宁静、安详的治疗氛围。此外，医护人员还可以通过精细调节室内的光线、温度及湿度等环境因素，以及根据患者的需求和病情提供适宜的娱乐设施，进一步改善患者的心理体验，促进其心理健康。

6. 回应家属心理需求 家属的焦虑、恐惧等负面情绪可能间接影响患者的心理状况和治疗配合度。因此，医护人员应主动与家属建立积极、有效的沟通关系，及时、全面地提供患者的病情信息和治疗进展，解答家属的疑问，消除其不必要的担忧。同时，医护人员还应关注家属的情感需求，提供必要的心理支持和情绪安抚，以协助家属更好地应对危机，共同为患者创造温暖、积极、充满希望和支持的康复环境。

第三节 常用急救技术

急救技术是指在突发情况下，对患者进行初步、迅速且高效的医疗干预，旨在最大程度地挽救生命、缓解病痛以及预防病情进一步恶化的专业技能。护士应掌握临床常用急救技术，以确保在关键时刻能够正确、有效地应对各种紧急医疗状况。常用急救技术有心肺复苏术、海姆利克急救法、止血和包扎技术、固定和搬运技术、洗胃法、中暑急救、触电急救和烧伤急救等。本节主要介绍心肺复苏术、洗胃法和人工呼吸器。

一、心肺复苏

（一）概述

心肺复苏（cardiopulmonary resuscitation，CPR）是针对由于外伤、疾病、中毒、意外低温、淹溺和电击等各种原因导致的心搏呼吸骤停而采取的紧急抢救技术。其核心在于通过人工呼吸和胸外按压的方式，暂时形成人工循环和呼吸，以恢复患者的自主心跳和呼吸功能，旨在挽救生命并促进脑功能恢复。

心肺复苏主要包括两个阶段：基础生命支持和高级生命支持。在基础生命支持阶段，主要进行胸外按压和人工呼吸。胸外按压能够推动血液循环，为脑部等重要器官提供氧气和营养物质，是CPR中最为重要的步骤。人工呼吸则通过口对口、口对鼻或呼吸面罩等方式，为患者提供必要的氧气。在高级生命支持阶段，会进一步采取药物治疗、电除颤等措施，以提高复苏成功率。

根据《国际心肺复苏指南》，美国心脏协会（American Heart Association，AHA）将成人生命链分为院内救治体系和院外救治体系。对于院外心搏骤停的患者，社区的非专业救护人员扮演着至关重要的角色。他们必须能够识别出心搏骤停，及时进行呼救，并开始心肺复苏，直至专业急救团队接手。而院内心搏骤停的患者则依赖于专门的监控系统来预防此类情况的发生，一旦发生心搏骤停，医院应立即启动多学科团队的救治流程，实施高质量的心肺复苏。

（二）心搏、呼吸骤停的原因及临床表现

1. 心搏、呼吸骤停的原因

（1）意外事件导致的严重创伤：如重大车祸、高空坠落，遭遇雷击、电击、溺水等产生的损伤，影响心脏和呼吸系统的正常功能导致心搏、呼吸停止。

（2）器质性心脏病：如急性心肌炎、急性广泛性心肌梗死等均可导致室速、室颤、Ⅲ度房室传导阻滞的形成而致心脏停搏。

（3）酸碱失衡与电解质紊乱：如高钾血症等电解质紊乱，或者严重的酸中毒等情况，都可能影响心肌的收缩功能和传导系统，导致心搏停止。同时，这些状况也可能影响呼吸中枢的兴奋性，引发呼吸停止。

（4）手术和麻醉意外：在手术过程中使用麻醉药物时，如果药物使用不当或患者对药物过敏等情况发生，可能导致呼吸抑制和循环衰竭等严重后果，进而引发心搏、呼吸骤停；给药途径有误、术中气管插管不当、心脏手术或术中出血过多致休克等亦可能导致心搏、呼吸骤停。

（5）失血：当人体失血量达到一定程度时（如超过总血量的30%），循环血量急剧减少导致血压下降和心输出量减少，最终可能导致心搏骤停。失血过多还可能影响氧气的输送和利用，进而引发呼吸骤停。

（6）神经系统病变：如脑炎、脑血管意外、脑部外伤等疾病致脑水肿、颅内压增高，严重者可因脑疝发生损害生命中枢致心搏、呼吸骤停。

（7）药物过量与中毒：某些药物（如洋地黄类药物、安眠药、化学农药、青霉素等）过量使用或中毒时，可能抑制中枢神经系统和呼吸系统的功能，导致心搏、呼吸骤停。

2. 心搏、呼吸骤停的临床表现

（1）肤色变化及意识丧失：由于心搏、呼吸骤停，皮肤毛细血管无法正常循环，供血量下降，容易导致静脉回流受阻，患者会出现面色苍白或发绀等症状，一般以口唇和指甲等末梢处最明显。呼吸骤停通常代表心脏暂时停止跳动，无法得到氧气和血液供应，会出现神志丧失的症状，轻摇或轻拍并大声呼叫，如确无反应，说明患者意识丧失。

（2）大动脉无搏动：颈动脉和股动脉是常用检查部位。由于颈动脉位置表浅且处于外露状态便于观察，常被作为首选。对于成年男性患者，可以喉结作为参照，然后沿气管滑向颈外侧的沟内感受其搏动。股动脉位于大腿的股三角区，通过触摸腹股沟韧带稍下方可寻找到搏动。患者由于其身体发育存在差异，可能出现动脉搏动缓慢、不规律或微弱难以触及等情况。护士在临床实践时，可将触摸脉搏的时间持续保持在5～10秒。如果无法触及颈动脉或股动脉的搏动，则可判定患者为心搏骤停。对于仍有心跳的患者，应在进行按压前必须准确判断患者的心跳状态，充分评估进行胸外心脏按压的必要性，防止可能会导致的并发症。

（3）呼吸停止：护士可观察到患者胸廓没有起伏，或者呈现叹息样呼吸。进行判断前应保证患者气道开放，可用听诊检查有无呼吸气声或观察胸腹部欺负，也可靠近患者口鼻感受有无气流。

（4）瞳孔散大：双侧瞳孔均出现散大并且固定，对光反射消失可判断为瞳孔散大。当患者循环完全停止超过1分钟后，才会出现瞳孔散大，但有些患者可能始终无瞳孔散大现象，此外某些药物对瞳孔的改变也有一定影响。

（5）心尖搏动及心音消失：通过观察或触诊无法发现心尖搏动，可能表明心脏已经停止跳动。使用听诊器在心脏各瓣膜听诊区进行听诊，无法听到心音，或者心音非常微弱难以辨别，可能表明心脏已经停止跳动。心电图表现为心室颤动或心室停顿，偶尔呈缓慢而无效的心室自主节律（心电-机械分离）。

（6）伤口不出血：在心搏、呼吸骤停的情况下，由于心脏无法有效泵血，全身的血液循环会受到影响，包括伤口处的血液循环。这可能导致伤口处的出血减少或停止。

护士在判断心搏骤停时，应当把意识丧失以及大动脉搏动消失应当作为首要判断指标。鉴于BLS的实施对于时间有着极其严格的要求，当发生这两种症状时应立即启动基础生命支持（BLS）技术。在紧急情况下，不能因为听诊心音、心电图检查或血压测量而耽误了宝贵的抢救时机。

（三）心肺复苏的操作

1. 目的

（1）通过实施基础生命支持技术，以人工方式为患者建立被动的有氧循环和呼吸功能。

（2）保障重要脏器的血液供应，促使并期待患者恢复自主呼吸和循环功能。

2. 操作步骤 心肺复苏的操作步骤见表17-4。

表17-4 心肺复苏

步骤	操作解释	操作语言
1. 确认环境安全	在进行心肺复苏之前，首先要确保自己和患者的安全。检查周围环境是否存在危险因素，如交通、火源等，并将患者转移至安全区域	—
2. 心搏骤停识别	轻拍患者的肩膀并在大声呼唤，以判断患者是否意识清醒；仔细观察患者是否有呼吸，可以通过观察胸廓起伏或听呼吸声来判断；10秒内同时检查呼吸和脉搏，触摸脉搏一般不少于5秒，不多于10秒	“喂！你怎么啦？”或“先生（女士），听到我说话了吗？”
3. 启动急诊医疗服务系统（emergency medical service system，EMSS）	患者发病时只有1人在场，应先拨打当地急救电话启动EMSS，并快速携带除颤仪（automated external defibrillator，AED）到现场；现场有其他人在场时，第一反应者应该指定现场某人拨打急救电话，自取或请他人获取AED，自己马上开始实施CPR	“患者意识丧失，请这位先生（女士）拨打‘120’，请这位先生（女士）取AED等急救设备。”
4. 摆放复苏体位	复苏体位即仰卧位，肩、背部置于坚实的硬质平面上，头、颈、躯干在一条直线上；当患者卧于软床时，应将心脏按压板垫于其肩背，去除枕头并将头后仰。解开患者衣领口，去除腰带领带和围巾，充分暴露胸廓。操作完成后避免随意移动患者	—
5. 胸外心脏按压（单人法）	抢救者站或跪于患者一侧，按压部位为胸骨下半部，选两乳头连线中点为按压点；按压手型为一手掌根置于按压处，另一手掌重叠于手背，两手交叉互扣，指尖抬起，避免接触胸壁（图17-1）。双臂伸直，身体前倾，使肩肘腕关节连线与地面垂直，两肘关节固定不动（图17-2）；按压时用上半身的重量及肩臂肌力量向下用力，有节律地均匀按压（按压频率100～200次/分），每次按压到指定深度后迅速放松，放松时，手掌与胸壁保持接触，同时保证胸廓充分回弹；成人按压深度应不少于5cm，同时不超过6cm；儿童、婴儿按压深度至少达到胸部前后径的1/3，儿童约为5cm，婴儿约4cm	—

续 表

步骤	操作解释	操作语言
6. 开放气道	清理口鼻分泌物及异物，如果无颈部外伤，将头偏向一侧。清理患者口鼻异物，摘除眼镜及活动性义齿。以下为两种常用的开放气道方法 1. 仰头提颏法（又称压额抬颌法，图17-3） 抢救者用一只手按压患者的额头，并向下用力，同时用另一只手的手指托起患者的下颌骨，将患者的头部后仰，使得下颌角和耳垂的连线与地面垂直。这样可以有效地开放患者的气道。此方法适用于无颈部外伤的患者； 2. 推举下颌法（图17-4） 患者存在或怀疑存在颈部损伤时采用该方法。抢救者将双手放在患者的下颌角处，并用力向上推举，使患者的头部后仰，从而开放气道。这种方法避免了颈部的移动，降低了颈椎进一步损伤的风险	—
7. 人工呼吸	人工呼吸的主要方法包括口对口呼吸法和口对鼻呼吸法 1. 口对口呼吸法 具备条件的情况下，在患者口鼻覆盖一单层纱布或隔离膜，防止交叉感染。抢救者用保持患者头后仰的拇指和示指捏住患者鼻孔，双唇不留缝隙的紧贴患者口部，用力将气吹入患者的气道内。吹气时要确保吹气量足够，使患者的胸廓隆起。吹气后，松开捏鼻孔的手，抢救者头稍抬起，侧转换气，注意观察胸部复原情况。呼吸频率为5～6秒执行一次（10～12次/分）； 2. 口对鼻呼吸法 （1）当患者的口腔不能打开时，如口腔外伤或其他原因，可以采用口对鼻呼吸法。此时，开放患者的气道采用仰头抬颏法，抢救者用举颏的手将患者口唇闭紧，深吸一口气，用双唇包住患者的鼻部，用力向患者的鼻孔内吹气。吹气时要观察患者的胸部是否随吹气而起伏，并确保吹气量足够。吹气后，让患者的口部张开，以便气体呼出； （2）对于婴幼儿患者可采用口对口鼻人工呼吸法，即用双唇包住患者口鼻吹气。吹气时要均匀缓慢，同时观察婴儿的胸廓是否有起伏。人工呼吸每次吹气时间应大于1秒或吹气量达到500～600ml，操作的有效指标为患者胸部有起伏，呼气时听到或感受到有气体逸出	—

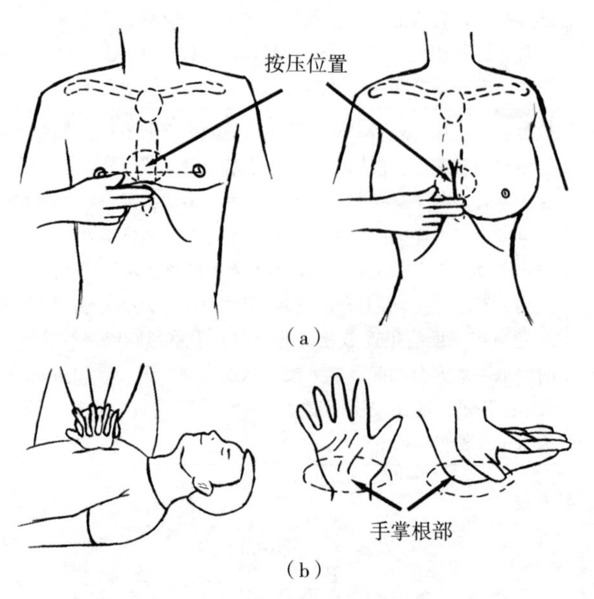

图17-1 胸外心脏按压定位方法及手法

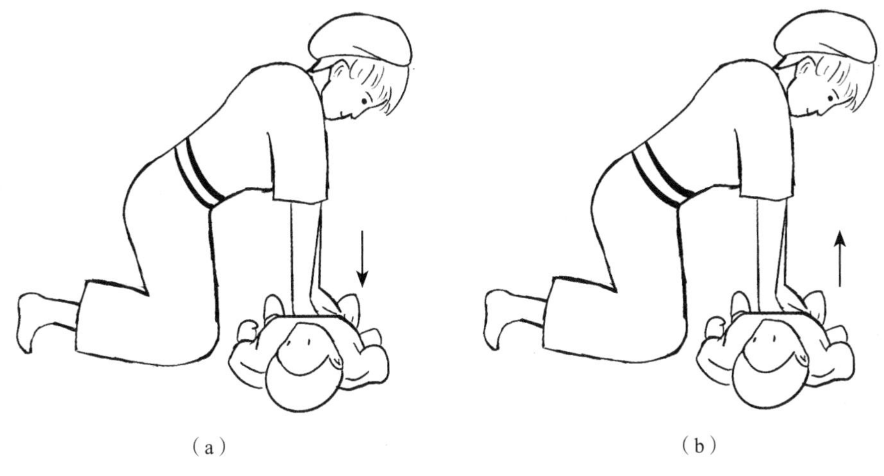

图 17-2 胸外心脏按压姿势

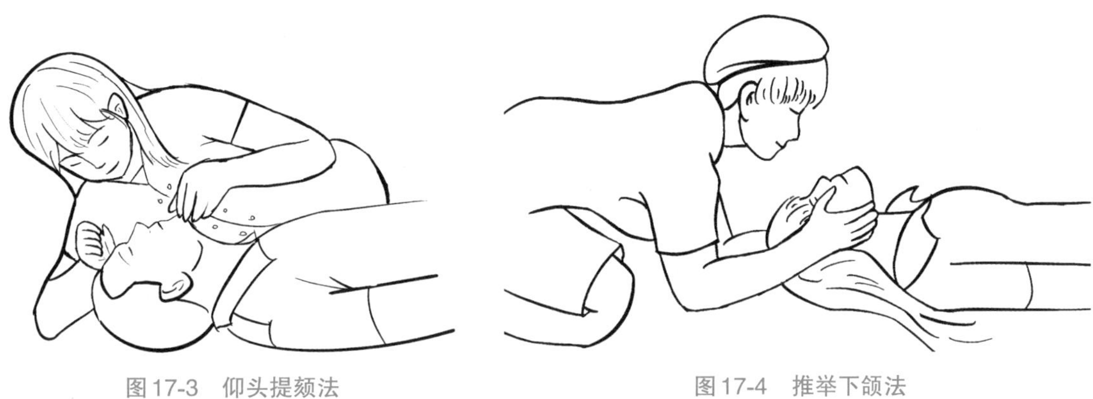

图 17-3 仰头提颏法

图 17-4 推举下颌法

3. 注意事项

（1）当患者处于终末期疾病、胸部外伤、失血、中枢性疾病导致的心搏骤停时，不应执行CPR操作；明确的医疗决策权者拒绝对患者行CPR或患者在清醒时以书面形式明确表示拒绝CPR时，亦不应执行。

（2）防止操作不当引起的附加伤害。控制按压位置和力度，避免造成肋骨骨折、肝脾破裂和血气胸等。胸骨角、剑突下及左右胸部为禁止按压部位。

（3）单一施救者应先开始胸外心脏按压，然后再进行人工呼吸（心肺复苏的顺序是C→A→B），即先进行30次的胸外心脏按压，后做2次人工呼吸；尽可能减少按压中的停顿，并避免过度通气。双人施救时，负责胸外按压者位于患者侧面，负责人工呼吸者位于患者头顶，吹气必须在胸外按压的恢复时间内完成。

二、洗胃法

洗胃（gastric lavage）是将胃管通过口腔或鼻腔插入患者胃内，反复注入和吸出一定量的溶液，从而达到清除胃内有害物质，如未被吸收的毒物、过量的药物或食物的一种灌洗方法。

1. 目的

（1）解毒：清除胃内尚未被吸收的毒物或药物，避免这些物质被吸收，还可利用不同灌洗液进行中和解毒，用于急性食物或药物中毒。服毒后4～6小时内洗胃最为有效。

（2）缓解胃黏膜水肿和炎症：幽门梗阻患者饭后常有滞留现象，引起上腹胀满、恶心、呕吐、不适等症状，通过洗胃减轻潴留物对胃黏膜的刺激，减轻胃黏膜水肿及炎症。

（3）清除胃内容物：为进行胃镜检查或胃部手术提供清晰的视野。

2. 操作前准备

（1）评估患者情况：了解患者的年龄、生命体征，意识状态等基本信息；了解中毒时间、途径、毒物种类、性质、量等，是否呕吐以及来院前的处理情况；了解病史、服药史、过敏史等，确定洗胃操作的必要性和适应证。检查口鼻黏膜有无损伤，有无活动义齿，评估患者心理状态以及对洗胃的耐受能力、合作程度。

（2）患者准备：协助患者取左侧卧位，头偏向一侧，取下活动义齿，清理口腔。向清醒患者说明洗胃的目的、简要程序、注意事项及配合要点。

（3）洗胃溶液准备：按医嘱根据毒物性质准备洗胃溶液（常用洗胃溶液见表17-5）。溶液总量一般为10 000～20 000ml，将洗胃溶液温度调节到25～38℃范围内为宜。

表17-5 常用洗胃溶液

毒物种类	溶液名称	禁忌药物
酸性物	镁乳、蛋清水、牛奶	—
碱性物	5%醋酸、白蜡、蛋清水、牛奶	—
氰化物	3%过氧化氢溶液引吐，1∶（15 000～20 000）高锰酸钾洗胃	—
敌敌畏	2%～4%碳酸氢钠溶液、1%盐水、1∶（15 000～20 000）高锰酸钾溶液	—
1605、1059、4049（乐果）	2%～4%碳酸氢钠溶液	高锰酸钾
敌百虫	1%盐水或清水，1∶（15 000～20 000）高锰酸钾	碱性药物
DDT666	温开水或生理盐水洗胃，50%硫酸镁导泻	油性药物
酚类	50%硫酸镁导泻，温开水或植物油洗胃至无酚味为止，洗胃后多次服用牛奶、蛋清保护胃黏膜	液状石蜡
河豚、生物碱、毒蕈	1%～3%鞣酸	—
巴比妥类	1∶（15 000～20 000）高锰酸钾，硫酸钠导泻	硫酸镁
异烟肼	1∶（15 000～20 000）高锰酸钾，硫酸钠导泻	—
磷化锌（灭鼠药）	1∶（15 000～20 000）高锰酸钾、0.5%硫酸铜洗胃、0.5%～1.0%硫酸铜溶液每次10ml，每5～10分钟口服一次，配合用压舌板等刺激舌根引吐	鸡蛋、牛奶、脂肪及其他类食物
抗凝血类灭鼠药（敌鼠钠等）	催吐、温水洗胃、硫酸钠导泻	碳酸氢钠溶液
有机氟类灭鼠药（氟乙酰胺等）	0.2%～0.5%氯化钙或淡石灰水洗胃，硫酸钠导泻，饮用豆浆、蛋白水、牛奶等	—

（4）用物准备：针对口服催吐法和洗胃机洗胃法，用物准备各有不同。①口服催吐法，建议将用物放置于双层治疗车上。上层用物包括量杯或水杯、压舌板、水温计、弯盘、防水布、洗漱用物（可取自患者处）。下层用物包括进液桶1只用于盛装洗胃液，排污桶1只用于盛装污水。②洗胃机洗胃法，同样使用双层治疗车。上层用物包括治疗盘内置无菌洗胃包、

检验标本容器或试管、听诊器、压舌板、50ml注射器等其他耗材及器械。下层用物包括进液桶1只用于盛装洗胃溶液，排污桶1只用于盛装污水。使用自动洗胃机。

3. 操作步骤　洗胃法的操作步骤见表17-6。

表17-6　洗胃法

步骤	操作解释	操作语言
1. 核对患者信息	携用物至患者旁，核对患者姓名、床号、腕带及住院号	“您好（根据患者具体情况使用尊称），我是您的责任护士，能告诉我您的床号和姓名吗？看一下您的腕带。”
2. 洗胃	1. 口服催吐法　首先协助患者取坐位；为患者围好围裙，取下义齿、将污物桶置于患者身前方便收集催吐液体；指导患者自饮洗胃溶液，每次饮量300～500ml；通过患者自呕或配合压舌板刺激舌根催吐；反复自饮并催吐，直至吐出液体澄清无味为止； 2. 自动洗胃机 （1）自动洗胃机通电，检查功能完好； （2）协助患者取合适体位，铺好橡胶单及治疗巾，取出活动义齿，放好弯盘、污水桶； （3）胃管前端涂液状石蜡润滑，润滑长度为插入长度的1/3，插入胃管，插入长度为前额发际至剑突的距离，由口腔插入55～60cm；确认胃管已进入胃内（胃管位置确认也可采用pH值测定、二氧化碳监测或观察末端气泡等方法），用胶布固定胃管； （4）将插入患者体内的胃管与自动洗胃机上的胃管相连接，自动洗胃机上的进液管（药管）另一端放入洗胃溶液桶内，管口应始终浸没在液面以下，污水管另一端放入空桶内； （5）按“手吸”键，吸出物送检，再按“自动”键，机器即开始对胃进行自动冲洗，直至洗出液澄清无味为止	“帮您取舒适体位，根据您现在的情况，我们要给您洗胃，请你配合一下好吗？请问您有没有假牙？让我看一下您口鼻腔的情况。” “现在开始给你洗胃，您准备好了吗，您尽量放松，不要紧张。” “我现在给你插胃管，您等会听我指令就像咽面条一样往下咽，好吗，现在请您把嘴巴张开。”
3. 观察	洗胃过程中，随时注意洗出液的性质、颜色、气味、量及患者面色、脉搏、呼吸和血压的变化，如患者由腹痛、休克、洗出液呈血性，应立即停止洗胃，采取相应急救措施	—
4. 拔胃管	洗毕、反折胃管、拔出，注意防止管内液体误入气管	“现在洗胃结束了，我要给您拔管，请屏气。”
5. 整理患者及用物	协助患者漱口、洗脸、取舒适卧位，整理床单、清理用物	“现在给你洗过胃了，请你6小时内不要吃东西，之后可以吃一些流质，请问你现在还有什么需要吗？我们还会给您进一步治疗，您先好好休息。”
6. 清洁自动洗胃机	将自动洗胃机的三管（药管、胃管、污水管）同时放入清水中，按“清洗”键，清洗各管腔后，将各管同时取出，待机器内水完全排尽后，按“停机”键关机	—
7. 记录	记录灌洗液名称、量，洗出液的颜色、气味、性质、量，患者的全身反应	—

4. 注意事项

（1）首先注意了解患者中毒情况，如患者中毒的时间、途径、毒物种类、性质、量等，来院前是否呕吐。

（2）准确掌握洗胃禁忌证和适应证。①适应证，非腐蚀性毒物中毒，如有机磷、重金属、安眠药、生物碱及食物中毒等。②禁忌证，强腐蚀性毒物（如强酸、强碱）中毒、胸主动脉瘤、肝硬化伴食管胃底静脉曲张、近期内有上消化道出血及胃穿孔、胃癌等。昏迷患者洗胃应谨慎。

（3）急性中毒患者如意识清醒，应紧急采用口服催吐法，必要时洗胃；插管操作应轻且快，以免损伤食管黏膜或误入气管。

（4）中毒物质不明时，可选用温开水或生理盐水作为洗胃溶液。待毒物性质明确后，再采用对抗剂洗胃。

（5）洗胃过程中医护人员应随时进行病情观察关注洗胃并发症。急救过程中应严格执行操作规范，并做护理记录。

（6）关注患者心理状态并提高其合作程度。护士在操作过程中可通过宣教获得患者配合与理解；通过有效方式劝导自服毒物者完成心理护理，注意保护患者隐私。

（7）关注洗胃后患者胃内毒物清除状况，中毒症状有无得到缓解或控制。

三、人工呼吸器

人工呼吸器（artificial respirator），也被称为呼吸机或简易呼吸器，可通过人工或机械装置产生通气，适用于各种原因导致的呼吸衰竭、大手术期间的麻醉呼吸管理、呼吸支持治疗和急救复苏。常用的简易呼吸器，也被称为复苏球、气囊或皮球。它主要由面罩、进气阀、呼吸球、呼吸阀、呼吸囊和氧气管等组成。简易呼吸器具有使用方便快捷、患者痛苦轻、并发症少，便于携带和布置，在有无氧源的条件下均可立即通气等特点。

1. 目的

（1）维持和增加患者机体通气量。

（2）预防和治疗呼吸衰竭，减少并发症，挽救及延长患者的生命。

2. 操作前准备

（1）患者综合评估：评估内容包括患者的年龄、病情、体重、体位、意识状态等，以此确定使用呼吸器的适应性；呼吸频率、节律和深浅度、呼吸道通畅性以及有无义齿；评估患者心理状况和配合程度。

（2）患者宣教及准备：向患者及家属解释人工呼吸器的使用目的和方法，着重讲述注意事项及配合要点。护士协助患者取仰卧，去除头枕，使患者头部后仰以保证呼吸道的通畅性；取下患者的义齿并解开上衣领扣，去除领带及腰带；操作前需对上呼吸道分泌物或呕吐物进行清除。

（3）用物准备：确保环境清洁、安全、空气流通顺畅，周围无有毒有害气体。护士着装整齐，进行手部清洁。将操作用具放置到合适位置，保证使用状态。

3. 操作步骤 人工呼吸器的操作步骤见表17-7。

表17-7　人工呼吸器

步骤	操作解释	操作语言
1. 核对	携用物至患者床旁，呼唤患者姓名，核对姓名、床号、腕带、住院号	“您好！（呼唤患者姓名）能告诉我您的床号和姓名吗？看一下您的腕带。”
2. 使用简易呼吸器	1. 协助患者采用适当体位　抢救者一般站于患者头顶处。患者头后仰，托起下颌，扣紧面罩，面罩紧扣口、鼻部，避免漏气； 2. 挤压呼吸囊　有节律挤压，一次挤压可有500ml 左右的空气进入肺内；频率保持在10～12次/分。使空气或氧气通过吸气活瓣进入患者肺部，放松时，肺部气体随呼气活瓣排出。患者若有自主呼吸，应注意与人工呼吸同步，即患者吸气初顺势挤压呼吸囊，达一定潮气量后完全松开气囊，让患者自行完成呼气动作	—
3. 操作结束	安置患者，整理用物，洗手、记录	“刚刚您发生了一些突发状况，我们已经紧急为您进行了处置，之后我们会继续为你治疗，您先好好休息。”

4. 注意事项

（1）面罩选择与固定：根据患者的面部特征和需求，选择大小合适的面罩。在固定面罩时，务必确保其与患者面部紧密贴合，以防止气体泄漏。同时，还要注意避免对面部皮肤黏膜造成任何损伤。

（2）应对阻力与监测：如果在呼吸过程中遇到较大的阻力，应立即检查并清除患者口腔和咽喉部的分泌物或异物。同时，确保气道处于充分开放状态，保证患者呼吸顺畅。在呼吸器的整个使用过程中，还应密切监测患者的生命体征的变化和自主呼吸情况。特别关注呼吸频率、潮气量和吸呼比等重要指标，确保呼吸治疗的安全有效。

知识拓展

海姆立克急救法

海姆立克急救法（Heimlich Maneuver）是一种用来解除气道异物梗阻的救生技术。这种方法以美国外科医生亨利·海姆立克的名字命名，他在20世纪70年代推广了这项技术。该法也被人们称为“生命的拥抱”。

海姆立克急救法的原理是通过快速向上推压腹部，突然增加胸腔内的压力。这种压力会迫使空气从肺部向上通过气管，从而有可能将异物排出。

需要注意的是，海姆立克急救法仅适用于由异物引起的窒息情况。它不适用于其他类型的紧急医疗情况，如心脏病发作或卒中。此外，在实施海姆立克急救法后，即使该人看似已经恢复，也应立即就医，因为可能存在潜在的伤害或并发症。

本章小结

思考题

1. 患者，女，65岁。因“呼吸困难”急诊入院。患者既往健康，一天前持续高热，最高T40℃。查体：T 38.6℃，P 126次/分，R 35次/分，BP 180/90mmHg，SpO_2 68%；神志清楚，端坐位不能平卧，口唇发绀，大汗淋漓，双肺可闻及湿啰音。

请问：

（1）该患者首优护理的问题是什么？

（2）如何准确获得该患者的病情信息？

（3）医护人员应立即采取哪些急救措施？

2. 患者，男，35岁。电工。因施工时，操作失误，电击致呼吸和心搏停止25分钟后急诊就医，现场未采取急救措施。面色呈青紫色，呼叫无反应，双瞳孔散大，对光反射消失，颈动脉无搏动，口鼻处无呼吸气流，胸廓无呼吸起状。

请问：

（1）心搏、呼吸停止的临床表现有哪些？

（2）院内救护措施有哪些？

更多练习

（李娜娜）

第十八章　临终护理

教学课件

学习目标

1. 素质目标

（1）具备人文关怀素养，尊重临终患者的文化习俗、个人信仰，为临终患者及家属提供身心支持，体现人道主义精神。

（2）引导患者及家属建立正确的生命观及死亡观。

2. 知识目标

（1）掌握：临终关怀、濒死、死亡的概念，死亡各阶段分期及特点，临终患者的生理评估及护理措施，临终患者不同的心理反应期评估及护理措施。

（2）熟悉：临终关怀的对象、目标、原则、内容，患者家属常见的心理反应及护理措施。

（3）了解：临终关怀组织机构类别及意义，悲伤的阶段、情绪反应及丧亲者居丧期的护理。

3. 能力目标

（1）能正确运用本章知识，正确地为临终患者进行生理及心理评估，并对其进行相应的护理。

（2）能正确运用本章知识，正确地为临终患者家属进行心理评估，并对其进行相应的护理。

（3）能以正确的方法进行遗体护理。

（4）能正确运用本章知识识别丧亲者心理变化，并提供恰当的心理护理。

案例

【案例导入】

患者，男，52岁。食管癌晚期，全身多处转移，无法自主进食，患者因不堪忍受痛苦折磨，要求放弃治疗，希望能平稳、舒适、无痛地度过人生最后一段旅程。患者家属在患者的强烈要求下，选择尊重患者意愿。患者于××年×月×日入住某医院临终关怀病房，经过医护人员的全方位照护，患者于入院1月后平静离世。

【请思考】

1. 什么样的患者能入住临终关怀病房?

2. 临终关怀的目的是什么?

【案例分析】

名言

你是重要的，因为你是你，即使活到最后一刻，你仍然那么重要，我们会尽一切努力帮助你安然逝去，但也会尽一切努力让你好好活到最后一刻。

——西西里·桑德斯

死亡是任何人都无法改变的自然法则，生命的最后一段道路尤其需要他人的关爱、支持与帮助。作为一名医务工作者，有义务去帮助患者解决临终前的痛苦和不适症状，提供身体、心理、精神、社会等多方面的照护，引导患者建立正确的死亡观，提高其生存与生命质量，帮助患者有尊严、舒适、安详地离开。同时给予患者家属心理、社会及精神上的支持，帮助其顺利度过这一困难阶段。基于此，护理人员首先应建立正确的生命观，掌握临终关怀相关的知识与操作技能，了解患者身、心两方面的反应，才能对临终的患者及其家属提供全面的照护。

随着社会人口老龄化的发展，人们生存期普遍延长，罹患恶性疾病的人数随之增加，公众对临终关怀需求也与日俱增。临终关怀是指为临终者及其家庭提供的一种涵盖综合性医疗、康复、护理服务、死亡教育、生命关怀等项目的全面性的支持和照料，涉及生理、心理、社会、精神等多个方面。其目的是让临终者的不适症状得以控制缓解、生命质量得以提高，生命价值得到尊重，家属的身心健康也得到相应的维护。

第一节 临终关怀

一、临终关怀概述

（一）临终关怀的概念

临终关怀（hospice care）是社会各阶层，包括护士、医生、社会工作者、志愿者、政府机构和慈善组织为临终者及其家属提供的身体、心理和社会方面的全面支持和护理。这些措施包括早期评估、主动评估、疼痛控制和其他不适症状的治疗，以预防和减轻身心痛苦，使临终者能舒适平和地走完人生之旅，维护其尊严，提高临终者和他们亲人的生命质量。在中国，临终关怀、姑息关怀和缓和医疗被归纳为安宁疗护这一术语。

临终关怀是工具理性和现代性社会思维的产物，它挑战了两大传统认知，一是西医理念，即以延续生命为最高目标而忽略生命质量；二是传统孝道，即将放弃创伤性治疗等同于放弃亲人生命。临终关怀打破了以医生为主导的治疗模式，以临终者为中心，回归死亡本有的自然属性，将临终者从无望的机械治疗中解脱出来，赋予其支配生命的自由。

（二）临终关怀服务对象

临终关怀以终末期患者及其家属为中心。患者及家属符合以下条件就可以接受临终关怀服务。

1．患有诊断明确的不可治愈疾病，预期生存期小于6个月，目前医学条件暂无救治希望。纳入临终关怀服务的疾病应包括但不限于终末期恶性肿瘤患者、老年痴呆症患者、终末期心血管疾病患者、终末期肺病患者、急性/慢性肾衰竭患者、终末期肝病患者、终末期卒中患者或包括昏迷在内的非恶性终末期疾病患者。

2．拒绝原发疾病的检查、诊断和治疗。

3．接受临终关怀的理念，具有临终关怀的需求和意愿。

（三）临终关怀的目的

为临终者及其家属提供姑息性、缓和性和支持性的照护，帮助其舒适无痛地走完生命最后一段旅程，维持和提高患者生命末期的生活质量，并使家属的身心健康得到维护和增强。临终关怀并非放弃对患者的积极救治，也不是安乐死，而是以专业的方式帮助患者尽可能获得最佳的生活质量，并确保家庭成员和亲人能够平静地接受亲人的死亡。这意味着不仅要维护临终者的尊严，还要为生者提供安慰。

（四）临终关怀的目标

1．减少患者痛苦　临终关怀的目标不是治愈疾病，而是通过控制引起不适的各种症状，减轻患者的痛苦，提高生活质量。

2．维护患者尊严　尊重患者的文化和习惯需求，采用患者自愿选择和接受的治疗方法，尊重患者的自主权力，在治疗过程中避免将患者作为疾病的符号，将患者作为一个完整的个体，维护患者的尊严。

3．帮助患者平静离世　通过与患者及其家属沟通，了解他们内心的遗憾，尽可能地帮助其实现未竟的愿望，让患者内心趋于平和，使其能够在平静中了无遗憾地离开人世。

4．减轻丧亲者的负担　临终关怀多学科团队提供的护理服务，一方面可减轻家属的照护负担，另一方面，多学科团队还为居丧期的家属提供支持和帮助，帮助家属应对悲痛。

（五）临终关怀的原则

1．人道主义原则　以关怀人、尊重人，以人为中心作为观察问题、处理问题的准则。是指以尊重患者的人格和权利，救治患者的痛苦与生命为中心的医学道德的基本原则之一。要求医务人员在临终关怀实践活动中，具有敬畏、尊重生命的意识，尊重每一名终末期患者，尊重患者的生命质量与价值，尊重其的正当愿望，为患者提供身体、心理、社会、精神全方位的照顾及对家属的哀伤辅导。

2. 以照护为主的原则　临终关怀服务于终末期患者，主要以患者的意愿为中心，尽量按照患者及家属的希望来对终末期患者进行护理，是以提高患者生命末期生命质量、缓解其痛苦为目的，而不是千方百计延长患者的生存时间。

3. 全方位照护原则　为患者及家属提供多角度全天候服务，包括对终末期患者生理、心理、社会、精神等方面的照护与关怀以及帮助患者家属尽快摆脱居丧期的痛苦，顺利恢复正常生活。

（六）临终关怀的服务内容

1. 症状控制　终末期患者具有疼痛、吞咽困难、食欲缺乏、恶心、呕吐、便秘、无力、昏迷和压疮等不适症状，使患者在身体上受到极大的痛苦。因此，终末期患者常见症状控制及护理是临终关怀的核心内容，是一切照护措施实施（心理、社会、精神层面）的基础与前提。通过管理措施控制症状的发生发展，能够缓解终末期患者的负担，减轻痛苦，最大程度提高其生活质量。症状控制包括控制疼痛、咳嗽咳痰、咯血、呼吸困难、恶心呕吐、呕血、便血、水肿、腹胀、食欲缺乏/恶病质、睡眠/觉醒障碍、口干、谵妄13项干预措施。

2. 舒适照护　随着死亡脚步的临近，终末期患者的症状更加恶化，会出现呼吸困难、喉间痰鸣音、神志不清、指甲苍白或发绀、出冷汗、四肢厥冷等症状。症状控制逐渐难以缓解患者的不适，因此，为终末期患者提供舒适照护是此时必不可少的护理措施。舒适照护包括：环境管理、床单位管理、口腔护理、肠内营养护理、肠外营养护理、静脉导管维护、留置导尿管护理、会阴护理、协助沐浴和床上擦浴、床上洗头、协助进食和饮水、排尿异常护理、排便异常护理、卧位护理、体位转换、轮椅与平车使用16项照护措施。

3. 心理支持和人文关怀　面对生机不可控制的流逝，终末期患者会出现愤怒、焦虑、失落、抑郁等一系列心理反应，因此要对其提供相应的心理支持与人文关怀。护士需要运用适当的沟通技巧，取得患者的信任，引导患者接受病情，尊重患者的决策意愿，帮助患者应对情绪反应。提供临终反思、死亡教育、丧亲辅导、与政府机构联系等服务，让患者和家属共同参与，并鼓励患者在生命的最后时刻保持乐观平和的心态，让其能舒适、安宁、有尊严的离世。

（七）临终关怀组织形式

1. 独立的临终关怀医院　是指建立了适合临终关怀的陪伴制度，具有医疗护理设备，设置有家庭化的危重病房，配备有专业人员为临终者提供服务的机构。随着临终关怀事业的发展，目前，全国各地已建立了一定数量的临终关怀医院，如香港的白普里宁养中心、北京松堂关怀医院、上海市南汇区老年护理院等。

2. 综合医院的临终关怀病房　是指在医院中设置的“附属临终关怀院”“临终关怀单元”“临终关怀病区”“临终关怀病房”，属于非独立性临终关怀机构，主要为临终患者提供医疗、护理服务及生活照料。如中国医科大学附属盛京医院的宁养病房、中南大学湘雅医学院附属肿瘤医院安宁疗护病房、四川大学华西第四医院姑息关怀科、辽宁省肿瘤医院疼痛舒缓科等。

3. 居家临终关怀　又称居家照护（home care），即患者住在家里，医护人员根据患者的病情每天或每周探视数次，提供专业的临终护理，如治疗管路的维护等，患者的日常照护则由家属负责。大多数患者愿意在熟悉、稳定的环境中度过人生最后一段时光，近年来，随着社区护理的发展，家庭病床的数量迅速增加，为居家照护提供了良好的条件。因此，居家照护在我国具有较大发展前景。

二、临终关怀的发展历程

（一）临终关怀在国外的发展

在16世纪初，临终关怀开始萌芽。法国教士圣·文森特·德·保罗（St.Vincent De Paul）于1576年在巴黎成立慈善姊妹会（Sisters of charity），以照顾垂死的穷人和患者。1905年，彼得·高威（Peter Gallway）神父邀请慈善修女会的五位修女在伦敦成立了现代临终关怀组织的雏形——圣乔瑟夫临终关怀院。

英国的圣克里斯多弗临终关怀院是现代的临终关怀（hospice care）运动的起源。英国护士西西里·桑德斯（Cicely Saunders）在工作中长期目睹垂死患者的痛苦，决定改变现状，并于1967年创建了第一个现代意义上的圣克里斯托弗临终关怀医院（St.Christopher's Hospice），被誉为点燃了世界临终关怀运动的灯塔。从那时起，临终关怀和相关服务在全球60多个国家建立起来。经过50余年的发展，现在多个国家已积累了丰富的理论和实践经验，形成了科学、完整的临终关怀服务体系。目前国外对临终关怀的研究包括医疗、护理、伦理、心理、教育、经济来源和组织模式等方面，重点研究医务工作者与临终者及家属对临终关怀的看法、能否通过针对性的护理措施提高临终者的生活质量、医患沟通技巧、伦理和道德问题、死亡教育、丧亲支持等方面。

（二）临终关怀在国内的发展历程

中国在临终关怀领域起步较晚，但发展迅速。1988年7月，中国第一所临终关怀研究机构——天津医科大学临终关怀研究中心正式成立，这是中国临终关怀事业真正肇始。同年10月，中国第一家机构型临终关怀医院——南汇护理医院在上海成立。1990年，随着北京科教电影制片厂制作的电影《临终关怀》在北京人民大会堂首映，临终关怀的概念逐渐为公众所熟知。1991年3月，临终关怀研究中心举办了“首次全国临终关怀研讨会暨讲习班”，随后又相继举办了五期临终关怀讲习班。1992年，“首届东方临终关怀国际研讨会”在天津举行，该研讨会由美国东西方死亡教育研究学会和天津医学院临终关怀研究中心联合筹办。这次研讨会之后，全国许多省市都开设了临终关怀机构，中国临终关怀事业的发展进入全盛时期。

中国生命关怀协会于2006年4月16日正式成立，是我国临终关怀事业里程碑式事件，协会旨在传播生命文化，关怀生命过程，维护生命尊严，提高生命质量，延伸生命预期，创立并发展具有中国特色的生命关怀事业。2016年《“健康中国2030”规划纲要》指出，实现从胎儿到生命终点的全程健康服务和健康保障，全面维护人民健康。2017年9月《国家卫生计生委办公厅关于开展安宁疗护试点工作的通知》，选定北京市海淀区、上海市普陀区、吉林省长春市、四川省德阳市和河南省洛阳市作为全国第一批安宁疗护工作试点市（区）。2019年11月《国家积极应对人口老龄化中长期规划》提出，建立和完善包括健康教育、预防保健、疾病诊治、康复护理、长期照护、安宁疗护的综合、连续的老年健康服务。2019年12月

《国家卫生健康委办公厅关于开展第二批安宁疗护试点工作的通知》确定上海市为第二批全国安宁疗护试点省（市），北京市西城区等71个市（区）为安宁疗护试点市（区）。2019年12月第十三届全国人民代表大会常务委员会第十五次会议通过《中华人民共和国基本医疗卫生与健康促进法》，该法自2020年6月1号实施，其中第三十六条规定“各级各类医疗卫生机构应当分工合作，为公民提供预防、保健、治疗、护理、康复、安宁疗护等全方位全周期的医疗卫生服务”，从立法层面把安宁疗护等临终关怀服务列入国家健康体系。

（三）临终关怀的意义

1. 彰显人道主义的真谛　善终即是一个人在生命末期的最后渴望，也是亲属的道德义务，更是整个社会所需要承担的道德责任。给予临终者全方位的临终关怀，使其圆满地走完生命最后的旅程，即是人道主义的根本要求，也是提高人民生活质量的现实需要。

2. 适应人口老龄化的需要　随着医疗技术的不断发展，慢性疾病的生存期相对延长，现代社会独生子女的家庭模式导致老年人在生病、临终之际往往只有一个子女进行照护，子女往往承受巨大的压力，在照护方面难免有力所不及的情况发生。临终关怀护理不仅能减轻照护者的负担，还会对其进行指导与帮助，协助其一起对患者进行临终的护理与关怀，因此，临终关怀是帮助老年患者善终的最好举措。

3. 节约医疗资源　我国作为社会主义初级阶段的发展中国家，医疗资源不足。临终关怀着眼于医疗对部分临终患者无效的客观事实，而不是传统的为了延长生命而不加区别地对所有患者提供医疗服务的做法，通过为支持临终关怀的患者提供能缓解其不适症状的照料，减少医疗资源的无谓消耗。让医疗资源的分配从全社会和全人类的利益出发，从更有效合理的角度出发，关注人的生命质量，强调人的生命价值，实质上也体现了以人为本的人道主义精神。

4. 是我国医疗保健体系自我完善的必然要求　医疗保健体系由预防、治疗和临终关怀三个基本部分组成，各部分互相关联，环环相扣。预防疾病，治疗疾病，对无法治愈的疾病提供姑息治疗，是医疗卫生系统为保护人民的健康利益所设的三道防线。这些措施不仅加强了相关医疗设施的建设，而且促进了人们健康观念和卫生服务观念的进步。

知识拓展

世界安宁缓和医疗日

每年十月份的第2个周六是“世界安宁缓和医疗日”，由世界卫生组织（WHO）发起，世界安宁缓和医疗联盟（WHPCA）于2004年在全球推行，旨在庆祝和支持安宁疗护与缓和医疗事业发展的联合行动日，至今已获得77个国家的相关组织的积极响应与大力支持。

2020年主题为“缓和医疗，我的舒适和照料”。

2021年主题为“缓和医疗，人人享有”。

2022年主题为“疗愈心灵与社区”。

2023年主题为“社区友善，八方支援”。

第二节　濒死与死亡

一、濒死与死亡的定义

（一）濒死

濒死（dying）通常也被称为临终阶段，是指身体的主要器官因各种疾病和伤害而开始衰竭，尽管积极治疗但已无任何生存希望，以及各种迹象表明生命即将结束、死亡不可避免的时刻。

濒死期是生命的最后阶段，可能持续数月、数天、数小时甚至数分钟。这一阶段也被称为“垂死”或“死亡过程”，本质上是死亡的一部分，但由于其可逆性，不属于死亡，但在死亡学中却占有重要地位。

（二）死亡

死亡（death）是生命不可逆转的停止，是人类本质特征的最终丧失，是身体完整性的破坏，是新陈代谢的最终停止。死亡的传统定义是心肺功能的停止。由于现代医学的进步，心跳和呼吸停止但大脑功能得以保留的患者可以通过使用机器延长甚至恢复生命。然而，一旦脑功能遭到不可逆转的破坏，即使呼吸和心搏得以保留的患者可以依靠机器维持生命，也只是保留了植物性生命，失去了人的本质特征。在第22次世界医学大会上，美国哈佛医学院特设委员会发表报告，提出了死亡的新定义：脑死亡（brain death），又称全脑死亡，包括大脑、中脑、小脑和脑干的不可逆死亡。

二、死亡的标准

长期以来，心肺功能一直被医学界视为维持生命的基本特征。因此，几千年来，医学界一直使用呼吸骤停和心搏骤停的标准来判定死亡。由于医学的进步，丧失心肺功能的患者可以通过药物、机器甚至器官移植来维持生命。人体内的一些细胞在受损后可以再生并恢复功能，但神经细胞一旦坏死就无法恢复。人脑由延髓、大脑、中脑、小脑、中脑和端脑六个部分组成。延髓、延脑和中脑统称为脑干。人体的呼吸中枢位于脑干。当脑干受到严重损害，会出现不可逆转的完全功能障碍，以致呼吸功能不可逆的丧失，其他器官和组织会因缺乏氧气供应而逐渐丧失功能。临床指南定义脑死亡为包括脑干在内的整个大脑不可逆转地丧失功能。

1959年脑死亡概念被提出，1968年美国哈佛大学医学院死亡审查委员会正式提出了脑死亡的4条确定标准：①不可逆的深度昏迷。②自发呼吸停止。③脑干反射消失。④脑电波消失（平坦）。

凡符合以上标准，并在24或72小时内反复测试，多次检查，结果无变化，即可宣告死亡。但需排除体温过低（＜32.2℃）或刚服用过巴比妥类及其他中枢神经系统抑制剂两种情况。

同年，由世界卫生组织建立的国际医学科学组织委员会规定死亡标准为：①对环境失去一切反应。②完全没有反射和肌张力。③停止自主呼吸。④动脉压陡降。⑤脑电图平直。

1980年中国学者李德祥提出脑死亡应是全脑死亡，从而克服了大脑死（不可逆昏迷）、脑干死等脑的部分死亡等同于脑死亡的缺陷，《中国成人脑死亡判定标准与操作规范（第二版）》对脑死亡标准提出了严格的界定，如下。

1. 判定先决条件　①昏迷原因明确。②排除了各种原因的可逆性昏迷。

2. 临床判定标准　①深昏迷。②脑干反射消失。③无自主呼吸，依赖呼吸机维持通气，自主呼吸激发试验证实无自主呼吸。以上三项临床判定标准必须全部符合。

3. 确认试验标准　①脑电图（electroencephalogram，EEG）EEG显电静息。②短潜伏期躯体感觉诱发电位（short-latency somatosensory evoked potential，SLSEP）正中神经SLSEP显双侧N9和（或）N13存在，P14、N18和N20消失。③经颅多普勒超声（transcranial doppler，TCD），TCD显示颅内前循环和后循环流呈振荡波、尖收缩波或流信号消失。

以上三项确认试验至少两项符合方可确认脑死亡。

三、死亡过程的分期

死亡是一个渐进的过程。机体内各组织和细胞并非在同一时间进入死亡。医学上一般将死亡分为3期，即濒死期、临床死亡期和生物死亡期。

（一）濒死期

濒死期（agonal stage）又称临终期，是指临床死亡前身体极度虚弱、主要器官功能逐渐停止的时期。此阶段持续时间因人而异，在暴力或意外猝死的情况下通常非常短暂。在慢性疾病导致死亡的情况下，濒死期可能会持续几小时到几天。这一阶段的特征是身体系统功能严重失调，精神障碍、呼吸障碍或循环障碍等症状可同时出现（也可交错出现），脑干以上中枢神经系统的功能处于深度抑制。

1. 以精神障碍为主的濒死　主要特征是精神受损、谵妄、意识丧失、昏迷以及各种反射减弱和迟钝。丧失最迅速的是视力，无法辨认亲友和看清人。但听力维持较久，虽然说不出话来，但能听到亲人的呼唤，会出现眨眼、嘴唇微张的反应，并发出低声呻吟。

2. 以呼吸障碍为主的濒死　表现为呼吸不规则或潮式呼吸，喉部出现鼾声，经过几次深呼吸后最终停止呼吸。

3. 以循环障碍为主的濒死表现　表现为面色苍白，角膜失去光泽，血压降低，脉搏难以触及，心音非常微弱，心动过速或过缓，心律不规则，肢端湿冷等。

在濒死期，生命处于可逆阶段，通过及时有效的抢救可以恢复。反之，患者会进入临床死亡期。

（二）临床死亡期

临床死亡期（clinical death stage）是临床上衡量死亡的标准，由濒死期发展而来。在这一阶段，中枢神经系统从大脑皮质到皮质下和脑干都受到抑制，延髓极度抑制，呼吸和心跳完全停止，血液循环受阻，瞳孔放大，各种生理反射消失。大脑功能尚未发生不可逆的变化，各组织细胞的新陈代谢活动仍然微弱而短暂。这一时期通常为5～6分钟，及时有效的急救可以恢复生命。超过这段时间，大脑就会发生不可逆的变化。然而，大量临床数据表明，在低温条件下，临床死亡时间可延长至1小时以上。

（三）生物学死亡期

生物学死亡期（biological death stage）是指全身组织和细胞的死亡，是死亡过程的最后阶段。在这一阶段，中枢神经系统和整个器官的新陈代谢相继停止，发生不可逆的变化，组织细胞均已死亡，整个机体无法复苏。随着此期的进展，相继出现早期尸体现象（肌肉松弛、尸冷、尸斑、尸僵等）及晚期尸体现象（尸体腐败等）。

1. 肌肉松弛　通常在人死后立即发生。症状包括肌肉松弛、四肢无力、瞳孔放大、眼睛轻微散光、皮肤失去弹性、括约肌松弛导致尿便失禁，以及所有关节极易弯曲等。

2. 尸冷　人体在正常生活时，由于产热和散热之间的动态平衡，体温相对恒定在36.8～37.5℃（肛温）。人死后，体内产热停止，但散热仍在继续，导致体温逐渐下降，称为尸冷（algor mortis）。一般来说，人死后10小时内体温下降速度约为每小时1°C，10小时后约为每小时0.5°C，约24小时后尸温与环境温度相同。

3. 尸斑　人死后血液循环停止，血管内的血液由于重力作用向尸体的低下部位移动，坠积于毛细血管和小静脉内，透过皮肤显出紫色斑，若患者死亡时为侧卧，则应将其转为仰卧，头下垫枕，以防脸部颜色改变。尸斑最早在人死后30分钟出现，通常在死后2～4小时开始出现。尸斑的形成、发展可分为以下3个阶段。

（1）尸斑形成的第一阶段：坠积期，在死亡后5～6小时内明显可见。这一阶段可能会持续6～12小时。在坠积期，尸斑被按压时会出现褪色或消失，解除压力时尸斑又会重现。在此阶段如果变动尸体位置，尸斑也随之改变，并重新出现在尸体新的下垂部位。

（2）尸斑发展的第二阶段：扩散期，从死亡到扩散期约需8小时，延续至26～32小时。在此期间，被血红蛋白染成红色的血浆渗透到周围组织中，此时尸斑不会因压力而完全消失，而只是略微变色，解除压力时，尸斑又会逐渐恢复到原来的颜色。如果变动尸体位置，部分尸斑可能移位，部分尸斑则保留在原来形成的部位。

（3）尸斑发展的第三阶段：浸润期，此期用按压尸斑不再改变颜色，解除压力后尸斑不再消失，也不随尸体位置的变动而移位。

4. 尸僵　人死后，全身肌肉经过一段时间松弛后，逐渐出现僵硬现象，尸体关节固定于一定姿势，这种现象称为尸僵。一般情况下，尸僵会在死后1～3小时内开始出现，表现为咬肌、颈部、面部肌肉僵硬，颞下颌关节固定；4～6小时后，尸僵遍布全身；12～24小时发展到高峰，24～48小时逐渐缓解；3～7日后完全缓解。尸僵缓解的顺序与其发生的顺序相同。

5. 尸体腐败　尸体组织中的蛋白质、脂肪和糖类在死后被腐败菌分解的过程称为尸体腐败（postmortem decomposition）。常见表现有尸臭、尸绿等，通常在死后24 小时首先出现在右下腹部，然后逐渐扩散到整个腹部，最后波及全身。

第三节　临终患者及家属的护理

生、老、病、死是生命发展的自然过程，死亡是生命活动的最后阶段，是构成完整生命历程不可回避的重要组成部分。对临终患者及其家属的护理必须体现关怀和体贴，让临终患者坦然、平静地面对死亡，营造安宁、和谐的环境和氛围，尽量缓和临终患者的心理反应，让他们有尊严、无遗憾、平静地走过生命旅程的最后阶段。这既是即是人道主义精神的体现，也是护理人员应尽的职责。

一、临终患者的生理评估及护理

（一）临终患者的生理评估

1. 肌肉张力丧失　表现为大小便失禁、吞咽困难、无法保持正确和舒适的姿势、四肢无力、无法进行肢体自主运动，呈希氏面容，即面肌消瘦、面部呈铅灰色、下颌下垂、嘴巴微张、眼眶凹陷、眼睛半闭、目光呆滞。

2. 循环功能减退　脉搏细速、不规则或触及不到，心尖搏动往往最后消失；血压逐渐降低，甚至测不出；皮肤苍白、湿冷、大汗淋漓；四肢发绀，出现斑点。

3. 胃肠道蠕动减弱　表现为恶心、呕吐、食欲缺乏、腹胀、便秘或腹泻、口渴、脱水、体重减轻。

4. 呼吸功能减退　表现为呼吸频率由快变慢，呼吸深度由深变浅，出现鼻翼扇动、潮式呼吸、张口呼吸等，最终呼吸停止。由于分泌物积聚在支气管中，可出现痰鸣音及鼾声呼吸。

5. 知觉改变　表现为视力逐渐下降，从视物模糊到光盲到视力完全丧失。眼睑变得干燥，分泌物增多。听觉往往是最后消失的感官之一。

6. 意识改变　若病变未侵犯中枢神经系统，患者可能一直保持清醒。如果病变在脑部，则可能出现嗜睡、定向障碍、昏睡和昏迷、谵妄等症状。

7. 疼痛　大多数临终患者会主诉全身不适或疼痛，表现为烦躁不安、血压和心率变化、呼吸过快或过慢、瞳孔放大、大声呻吟、出现疼痛面容，即五官扭曲、皱眉、睁大眼睛或闭上双眼、目光呆滞、咬紧牙关等。

8. 临近死亡的体征　各种反射逐渐消失，肌肉张力减退并丧失，脉搏细弱，血压低，呼吸困难急促、出现潮式呼吸，皮肤湿冷。通常先呼吸停止，随后心跳停止。

（二）临终患者的主要护理措施

临终患者对生理的需要与逐渐衰退的身体过程和内环境不稳定有关。主要护理措施包括保持身体的清洁，控制疼痛，缓解呼吸困难，协助活动、进食、饮水和排泄。另外，还应该提供与感觉变化相关的护理措施。

1. 促进舒适

（1）定期翻身，保持舒适的姿势，避免局部长时间受压，促进血液循环。对于有压疮风险的患者，应避免易产生剪切力的体位，应用波动式气垫，并在骨头突出处予以水胶体敷料保护处理。

（2）加强皮肤护理，出现大小便失禁或大汗淋漓时及时清洗更换衣物，保持会阴部和肛周皮肤清洁干燥，保持床铺平整、清洁、无杂物，根据患者病情需要留置导尿管。

（3）协助患者在早晨、饭后和睡前漱口。每天观察嘴唇、口腔黏膜、牙龈和舌头有无异常和异味；在干裂的嘴唇上涂抹液状石蜡；对于患有溃疡或真菌感染的患者，可根据需要使用药物；对于嘴唇干燥的患者，可给予适量的水，并用湿棉签或纱布湿润嘴唇。

2. 营养支持

（1）向患者和家属解释恶心和呕吐的原因，以减轻焦虑。

（2）如果患者出现前驱症状，帮助患者坐起或侧卧，防止误吸或吐血。

（3）及时清除呕吐物，更换清洁床单，保持床铺卫生。

（4）记录每日出入量、尿比重、体重及电解质平衡等情况。

（5）注意食物的颜色、气味和味道，少食多餐，减少恶心，增加食欲。

（6）提供流质或半流质饮食，以利于患者吞咽；如果患者需要进一步营养支持，可进行鼻饲或全胃肠外喂养。

（7）如果呕吐严重，应避免进食和饮水，并遵医嘱补充液体和电解质。

3. 改善循环及呼吸功能

（1）观察患者的生命体征、皮肤颜色和体温，如果患者手脚冰凉，应及时加热，必要时给予热水袋。水温应低于50℃，防止烫伤。

（2）提供安静、舒适、清洁的环境，保持适宜的温度和湿度，保持室内空气新鲜，定时通风。

（3）清醒患者取半卧位以改善呼吸，昏迷患者取仰卧位或侧卧位，头偏向一侧，防止气道分泌物误入气管。

（4）保持呼吸道通畅：拍背帮助痰液排出，雾化吸入，必要时吸痰，预防坠积性肺炎的发生。

（5）指导患者正确有效地锻炼呼吸肌。

（6）根据呼吸衰竭的严重程度，改变氧气吸入量，纠正缺氧情况，改善呼吸功能。

4. 减轻感、知觉改变的影响

（1）提供安静、通风良好、温暖的环境，病室物体表面清洁，地面防滑，并有明显的安全标志。同时，提供充足的照明，避免临终患者因视物模糊而产生恐惧和焦虑，并增强安全感。

（2）可用清洁、温湿的毛巾或温湿的棉签及时擦拭眼部局部分泌物。如果分泌物呈结痂（痂皮）状，可用温湿毛巾湿敷眼部，直至分泌物和结痂软化，然后轻轻将其洗去。注意不要损伤皮肤、黏膜或结膜，也不要用肥皂和水清洗眼睛。于眼睑不能闭合者不能闭眼者应涂红霉素眼膏，或覆盖凡士林纱布，以保护角膜，防止角膜溃疡和结膜炎。

（3）张口呼吸者用湿纱布盖于口唇，防止嘴唇干裂。

（4）濒死患者最后消失的感觉是听觉，避免在患者身边窃窃私语，与患者说话时语气要柔和，可以通过触摸等非语言交流，给予患者无声的支持与安慰。

5. 控制疼痛　控制疼痛是保证患者维持一定生活质量和日常生活活动，如进食、运动和睡眠的关键。

（1）护士应注意评估和观察患者疼痛的性质、部位、程度、持续时间、伴随症状、发作规律及心理反应，进行动态的连续评估并记录疼痛控制情况。

（2）根据疼痛的部位协助患者采取舒适的体位。

（3）给予患者安静、舒适环境。

（4）使用镇痛药时，遵医嘱采用世界卫生组织推荐的三阶梯疗法，并监测药物对缓解疼痛症状的效果和不良反应。

（5）通过多种形式强化疼痛教育，鼓励患者主动谈论疼痛，传授疼痛自测方法，教育患者及家属了解疼痛的原因和诱发因素，示范其他减轻或预防疼痛的方法，如音乐疗法、自我暗示法等放松技巧。

6. 观察病情变化

（1）密切观察患者的生命体征、疼痛、瞳孔、意识状态等。

（2）监测心、肺、脑、肝、肾等重要脏器的功能。

（3）观察治疗反应与效果。

7. 做好延续性护理　出院后，对终末期患者及家属的延续性管理是延续护理的要求，也是体现人文护理精神的环节之一。如患者返回家中继续治疗，护士应在一周内通过电话、网络联系、上门探访继续进行护理服务，同时，护理人员应运用适当的沟通技巧与患者建立信任，帮助患者认识并接受自己的病情，控制症状，处理情绪反应，使患者能够舒适、平静、有尊严地度过余生。

二、临终患者的心理评估及护理

（一）临终患者的心理评估

美国精神医学专家库伯勒·罗斯指出，临终患者的心理变化通常会经历5个阶段：否认、愤怒、接受、抑郁和接受。医护人员不仅要认真、科学地评估患者的各种躯体症状，还要与患者进行适当的沟通，了解患者的心理状态和阶段，并针对不同的心理状态分期采取不同的护理措施，并指导亲属积极配合，帮助其建立社会支持系统，制定出个体化的照顾方法及护理措施。

1. 否认期（denial）“不，这一定是搞错了！”在这一阶段，患者不承认自己的疾病，因为他们认为医生误诊或报告有误。为了逃避现实，他们通常会到另一家医疗机构接受检查并反驳诊断。否认是一种心理防御机制，是为了应对突如其来的意外，暂时逃避残酷现实的压迫。这一时期是知道死亡即将来临后的第一反应，对这种心理压力的适应期因人而异，大多数患者能够立即停止否认，但也有一些患者会因为心理上的突然变化而做出自残或自杀等极端行为。

2. 愤怒期（anger）　当临终患者预后不佳，无法再否认疾病的存在时，他们会对命运的不公感到愤怒。“为什么是我，这不公平。”面对即将到来的健康状况和生命的丧失，他们会体验到恐惧、痛苦、怨恨、嫉妒和无助，这些复杂的心理情绪交织在一起，让患者难以忍受，他们往往通过迁怒、谩骂、打砸等破坏性行为向家人和医护人员表达内心的不满。

3. 协议期（bargaining）　在怒气消退后，患者开始接受事实，不再抱怨他人，积极配合治疗，希望医护人员用尽一切办法取得良好的治疗效果，并许下许多延长生命的承诺。“请让我好起来，我一定……”在这个阶段，患者的情绪时而平静，时而激动。即对生存仍抱有希望，但也对过去的过激行为感到后悔，并期望得到宽容和理解，得到最好的治疗和护理。协议期患者的心理反应实际上是对生命延续的渴望，体现了生命的本能和个体的求生欲望。

4. 忧郁期（depression）　经过前三个阶段后，随着身体变得更加虚弱和痛苦，患者逐渐意识到治愈疾病的希望渺茫。再加上经济收入减少、事业未竟、家庭角色改变等问题，这时他们的气愤或暴怒，都会被一种巨大的失落感与认命感所取代。“好吧，那就是我。”此期患者变得沉默寡言、极度伤感，情绪十分消沉、抑郁和绝望，急于向家属交代后事安排，希望家人（尤其是亲人）全天候陪伴在自己身边。

5. 接受期（acceptance） 在这一阶段，患者已经安排完成后事，准备接受死亡，等待与亲人的最后告别。“现在我可以安息了。”在这个阶段，患者不再对死亡感到焦虑或悲伤，显得平静安详，喜欢独处，并要求在场的亲属和来访者保持安静。

库伯勒·罗斯博士指出，上述5个阶段并不一定按照特定的顺序展开，它们可能重叠，可能缺失，也可能互不相关，各阶段持续的时间长短也不尽相同。总之，临终患者心理过程的各个阶段具有个体差异性。因此，在实际工作中，护士应根据不同患者的具体情况进行分析与处理。

（二）临终患者的心理护理

1. 否认期 否认是面临严重心理创伤者的一种自我保护。护士应与否认期的患者进行真诚的沟通。要了解患者对病情的了解程度，温和、坦诚地回答患者有关病情的问题，与其他医护人员、家属保持说法的一致性，耐心倾听患者的诉说，理解患者心情，既不要揭穿患者的自我保护也不要对其撒谎，适度给予患者希望，缓解其心灵痛苦并因势利导地对患者实施正确的人生观、死亡观的教育，帮助患者逐渐面对现实。

护士要允许患者发泄焦虑和不满情绪，不纵容、不限制患者的过激行为，必要时，要对患者进行心理疏导，帮助患者渡过难关，坚持按医嘱用药，稳定患者的身体状况。护理措施要细心、轻柔，最大限度地调动患者的欢迎态度，减少对患者的刺激。

2. 愤怒期 愤怒是患者一种健康的适应性反应，护士应允许患者宣泄心中的恐惧与不满，对其过激的行为保持忍让克制，时刻注意预防意外事故的发生。同时，护士要做好患者家属工作，尽力也使家属对患者表示关爱、宽容和理解。在必要时对患者进行心理疏导，帮助其渡过难关，遵医嘱辅以药物稳定他们的情绪。护理操作上尽量做到态度和蔼可亲、动作仔细轻柔，减轻对患者的刺激。

3. 协议期 在这一时期，患者试图延缓和扭转死亡的命运，以友好合作的态度参与治疗。因此，护士要加强对患者的护理，积极关心和引导患者，鼓励患者倾诉自己的主诉和求助，尽量满足患者的需要，缓解痛苦，控制症状，减轻患者心理压力。

4. 忧郁期 面对生命的消逝，临终患者常感到忧郁和悲伤，这是一种正常的情绪反映。此时护士应尽量为患者提供适宜发泄情绪的舒适环境，允许临终患者用自己的方式达悲哀，如悲伤、哭泣等，帮助患者保持自我形象、维护自我尊严。密切观察患者，注意心理疏导和合理的死亡教育，预防患者的自杀倾向。此期患者有强烈的因孤独产生的关怀需要，要给予患者精神上和社会上的安慰支持。可让患者有更多时间和亲人在一起，适当安排患者与亲朋好友见面，并尽量帮助患者完成他们未了的心愿。

5. 接受期 在此期间，护理人员不应过度打扰患者，不应强迫患者交谈，应尊重患者，为其提供一个平静舒适的环境，并尽量减少不必要的干扰。与此同时应保持适度的同情和支持，可使用语言和非语言行为来传达关怀和安抚的信息。在患者离世后，认真、细致做好临终护理，使患者能够安详、安静、有尊严地离开这个世界。

三、临终患者家属的护理

当临终患者家属得知亲人进入生命的终末期，往往比患者本人更难接受死亡临近的事实，会随之产生不同程度的心理反应。家属的文化程度、个性特征、宗教信仰、应对方式、家庭经济状况、与临终患者的亲密程度，以及患者的病程长短、年龄等不同都会造成反应差异。在临床工作中，护理人员容易将工作重心放在临终患者身上，忽略家属的需求。加强对临终患者家属的心理关怀和护理，既能帮助其解决心理问题，引导临终患者家属平稳度过悲伤期，减少其因过度悲伤导致的生病甚至死亡，又能减轻临终患者家属的压力，有利于其更好地对临终患者进行高质量照护，促进临终患者生活质量的提高。

（一）临终患者家属的心理反应

临终患者的亲属通常难以接受亲人即将离世的事实，其心理反应会经历5个阶段：震惊、否认、愤怒、悲伤和接受。这些阶段的时间和顺序并不固定，因人而异。临终患者家属通常会经历以下心理和行为变化。

1. **推迟或放弃个人需求** 亲人的临终迫使家属应对生理、心理、经济、社会和其他方面的压力，会对自我角色和承担的责任进行调整，如推迟升学、停薪留职等。

2. **调整和重组家庭角色和责任** 家庭重组受影响成员的角色。例如，姐姐替代母亲，哥哥替代父亲等，以填补角色空缺，维持家庭稳定。

3. **压力增大，社交减少** 照料临终患者期间，家属因亲人病情恶化面临加倍的心理、身体的双重压力，临终患者行为异常，常通过不配合、打骂家属的方式宣泄对死亡的恐惧，此时的家属可能对患者产生“既希望患者长寿，又担忧家庭被连累”的矛盾心理。此外，长期照顾患者的家属可能会减少与其他亲友的联系，限制了社会交往，压力无法宣泄，更容易引发心理问题。

（二）临终患者家属常见心理问题

1. **焦虑** 在患者临终期间，家属面临大量的压力，很多因素均可成为临终患者家属焦虑的来源，如担心患者的病情恶化，经济负担过重，缺乏照顾临终患者的能力，无法面对没有患者的生活。在生理上，可能表现为高血压、恐慌、失眠、头痛和疲劳；在情感上，可能表现为易怒、退缩和自责。

2. **愤怒** 当家属及患者经历四处奔波求医，种种治疗之后病情仍不见好转，甚至日益加重，陷入“人财两空”的境地，临终家属可能产生愤怒的情绪。多表现为迁怒医护人员，向医护人员提出无理要求，甚至发生过激的行为。或者抱怨命运不公，难以承受患者即将临终的事实。在生理上，可能表现为血压升高、心悸、出汗；在情绪上，可能表现为烦躁、易怒、易激动、情绪不稳定；在认知上，可能表现为行为异常、报复、拒绝沟通。

3. **恐惧** 患者对于死亡的恐惧，家属对于失去亲人的恐惧，家属长期照顾患者与社会脱节的恐惧均为家属恐惧感的来源。在生理上，可表现为失眠、出汗、食欲缺乏、心悸；在心理上，可能表现为焦虑、激动、易怒；在认知上，可能表现为回避行为、失控。

4. **孤独** 临终患者与家人之间的情感纽带越深，家人面对患者死亡时的孤独感就越强。在生理上，它可能表现为食欲缺乏、失眠、疲劳和嗜睡；在心理上可表现为沮丧、抑郁、情绪低落；在认知上可表现为社会互动减少，拒绝与人沟通。

5. 悲伤 从患者面临死亡威胁到死亡后一年甚至多年，家属往往沉浸在悲伤、自责、负罪中，觉得没能照顾好患者、对不起患者。在生理上，可能表现为头晕、哭泣、食欲缺乏、失眠、乏力和行动迟缓；在心理上，他们可能会抑郁、沮丧、自卑、悲观；在认知上，他们可能会注意力不集中、迟钝、产生幻觉。

6. 绝望 如果临终患者承担着重要家庭角色，是家庭的重要支柱，那么家人可能会因为预期失去患者而产生痛苦心理。如中年丧夫、丧妻家属，家人的绝望感会更强烈。在生理上，表现为食欲缺乏、消瘦和疲劳；在心理上，表现为缺乏兴趣感、悲观、情绪低落、焦虑、无动力；在认知上，表现为记忆减退、注意力不集中、社交退缩。

（三）临终患者家属心理护理措施

1. 与家属保持连续的沟通 协助医生为家属提供准确的疾病信息，循序渐进地向临终患者家属说明患者病情，让他们有一定的思想准备，帮助其认识生老病死是自然规律，理解死亡的意义。

2. 尊重文化 尊重临终患者及家属不同的习俗文化，为临终患者家属提供与患者单独相处的环境与时间，让患者与家属互诉衷肠，有利于临终患者家属的心理安慰。

3. 提供互动的机会 注意患者及家属非语言行为，护理过程中尽可能提供互动机会，鼓励他们提出问题。

4. 提供治疗性陪伴 为临终患者家属提供相关护理知识和方法，指导他们为临终患者进行适当的护理，多花一些时间与家属坐在一起，默默支持家属，让其安心。

5. 争取支持 积极争取临终患者家属对医疗、护理活动的支持与参与。

6. 发挥家庭作用 临终患者无法自主完成任何社交或有目的的互动，这时由亲属代替其完成未尽的心愿，使其能平静、安详的告别人间。

第四节 死亡后的护理

一、遗体护理

遗体护理不仅是一种必要的医疗护理，还包括从心理学、社会学、宗教学和民俗学等多方面满足逝者及丧亲者的需求。当逝者离开时，丧亲者往往会在巨大的压力和悲痛面前惊慌失措，不知道如何缅怀逝者和抚慰心灵。因此，我们会根据亲属的需要提供适当的遗体护理，以缓解丧亲者的悲痛。

（一）目的

（1）遗体清洁、面容安详、姿势良好，得到人性化照料。

（2）丧亲者满意。

（二）操作前准备

1. 评估患者并解释

（1）评估：接到医生开出的死亡通知后，进行再次核实。评估患者的诊断、治疗、抢救过程、死亡原因及时间；尸体清洁程度、有无伤口、引流管等；死者家属的心理状况。

（2）解释：通知死者家属并向丧亲者解释尸体护理的目的、方法、注意事项及配合要点。

2. 护士准备　衣帽整洁，修剪指甲，洗手，戴口罩，戴手套。

3. 用物准备

（1）治疗车上层：死亡通知单、手消毒液、面盆、尸袋或尸单、梳子、绷带、血管钳、弯盘、不脱脂棉球、纱布、手套、两张小毛巾、剪刀、松节油、衣裤、鞋、袜等；有伤口者备换药敷料，必要时备隔离衣和手套等。

（2）治疗车下层：生活垃圾桶、医疗垃圾桶。

（3）其他：酌情备屏风。

4. 环境准备　安静、肃穆、必要时屏风遮挡。

（三）操作步骤

遗体护理的操作步骤见表18-1。

表18-1　遗体护理

步骤	操作解释	操作语言
1. 核对	携用物至床旁，核对死者床号、腕带、姓名、住院号等。用屏风遮挡维护死者隐私，减少对同病室其他患者情绪的影响	—
2. 劝离/通知家属	解释操作目的，请家属暂离病房或共同进行遗体护理；若家属不在，应尽快通知家属来院	"家属您好，我们十分理解您悲痛的情绪，为了让患者舒适、体面地走完人生最后一段旅程，我们需要对其进行适当的护理。请您暂离病房，或者跟我们一起为患者梳洗，让他干干净净的告别人世好吗？"
3. 撤去一切治疗物品	撤去输液管、氧气管、心电监护等治疗物品，便于进行遗体护理	—
4. 体位	将床支架放平，使遗体仰卧，头下置一软枕，防止面部淤血变色，留一层大单遮盖尸体	—
5. 清洁面部	整理遗容，洗脸，闭合口眼。有义齿者代为装上，嘴不能闭紧者，轻揉下颌或用四头带固定；若眼睑依旧不能闭合可用毛巾湿敷或于上睑下垫少许棉花，使上睑下垂闭合	—
6. 填塞孔道	用血管钳将棉花垫塞于口、鼻、耳、肛门、阴道等孔道，防止体液外溢	—
7. 核对	再次确认患者信息	—

续 表

步骤	操作解释	操作语言
8. 清洁全身	脱去衣裤，擦净全身，擦洗顺序为双侧上肢→前胸→腹部→背部，更换毛巾擦拭双侧下肢→会阴部，最后为死者更衣梳发。用松节油或乙醇擦净胶布痕迹，有伤口者更换敷料，有引流管者应拔出后缝合伤口或用蝶形胶布封闭并包扎	—
9. 包裹尸体	为死者穿上尸衣裤，把遗体放进尸袋里拉锁拉好。注意保持遗体姿势，使两臂平放在身体两侧，两腿伸直并拢。也可用尸单包裹遗体，须用绷带在胸部、腰部、踝部固定牢固	—
10. 交接尸体	协助移遗体于停尸箱内，做好与殡仪服务中心或殡仪馆的交接	—
11. 操作后处理	1. 处理床单位； 2. 整理病历，完成各项记录，按出院手续办理结账； 3. 整理患者遗物交家属	—

（四）注意事项

1. 在遗体护理中，护士应始终对死者保持尊重的态度。无论家属是否在场，护士都应态度严肃认真、按照操作规程进行遗体护理，既不可以有丝毫恐惧、厌恶的情绪，也不应该毫不在意、动作粗暴，随意摆弄或暴露患者的躯体。

2. 填塞孔道时注意棉花勿外露。

3. 清洁遗体时，传染病患者的遗体应使用消毒液擦洗。

4. 传染病患者的尸体应用尸单包裹后装入不透水的袋中，并作出传染标识。

5. 处理床单位时，非传染病患者按一般出院患者方法处理，传染病患者按传染病患者终末消毒方法处理。

6. 体温单上记录死亡时间，注销各种执行单（治疗、药物、饮食卡等）。

7. 整理患者遗物时若家属不在，应由两人清点后，列出清单交护士长妥善保管。

二、丧亲者的护理

丧亲者指与逝者有着亲密血缘关系或法律关系的人。在面临亲人逝去时，丧亲者的痛苦是巨大的，其身心疾病的发病率与死亡率会随着无法排解痛苦情绪而增加。因此做好居丧期的护理是护士的重要工作之一。

（一）悲伤阶段

传统学说认为，悲伤是有阶段的。

1. 第一阶段——逃避阶段　此阶段可持续几小时到几天。在这一阶段，由于无法完全接受亲人的离世，丧亲者会产生震惊、麻木和不真实感等否认反应。

2. 第二阶段——面对事实阶段　此阶段的丧亲者会经历强烈的悲痛、哭泣和孤独，并被对逝者的回忆所淹没。许多丧亲者会出现罪恶感和愧疚感，认定逝者死亡与自己有关。由于内疚感的投射，一部分丧亲者还会出现愤怒的情绪，责怪医护或其他人员未能为患者提供最好的照料。

3. 第三阶段——崩溃、绝望、认同阶段　此阶段的丧亲者面对亲人离世的事实无法接受，感到精神崩溃、对正常生活失去兴趣、感到绝望、找不到生活的意义。通常，丧亲者会出现沉默、孤独、悲伤、无助、空虚和虚弱等反应，常常沉浸在对逝者的回忆中，有时会出现映像、突然感觉到逝者的存在，约有10%的人会出现短暂的幻觉。

4. 第四阶段——重新调整和恢复正常生活　此阶段的丧亲者逐渐接受亲人已逝的事实，学习一个人如何生活，并通过回忆共度的美好时光来缅怀逝者，这是重组阶段，在这个阶段悲伤也会反反复复，尤其是周年忌日与节日期间。

传统的阶段论描述了丧亲者不同反应阶段的表现，但由于个体差异性的存在，实际上丧亲者的悲伤反应不一定按照这样的阶段进行。

（二）悲伤的情绪反应

1. 正常的悲伤反应　在面临巨大伤害、灾难时，人们往往会在一段时间内产生相应的身心反应，不同人的情况会略有不同，但这些反应都是正常的，属于人的正常应激反应。

（1）恐惧和担心：担心伤害再次发生，害怕自己崩溃、无法直面伤害。

（2）无助：担心自己未来处境，无人帮助。

（3）悲伤：这是最常见的反应，对亲人或他人的死伤感到悲伤和难过。大多数人通过大声抽泣或不停哭泣来发泄愤怒，但也有一些人会变得绝望、冷漠或面无表情。

（4）内疚：自责自己没有能力拯救亲人，陷入无限的懊悔中。

（5）愤怒：觉得世界不公，别人无法理解自己的痛苦。

（6）强迫性重复回忆：一直思念逝去的亲人，回想亲人在世时的点点滴滴，对其他事情不关心。

（7）失望：不断期待奇迹出现，却不断失望。

2. 不正常的悲伤反应　病态悲伤的表现如下。

（1）谈到逝者就感到无可抑制的强烈及鲜明的悲伤。

（2）看似无关之小事引发强烈的悲伤反应。

（3）会谈出现失落的主题。

（4）不愿意搬动遗物。

（5）检查病史时，发现患者会产生类似逝者曾有的生理病症。

（6）亲人死亡，生活有重大改变。

（7）长期的忧郁，特别是持续的愧疚感及低落的自我价值。

（8）有模仿逝者的行动。

（9）自毁的行动。

（10）每年于固定的某段时间内有巨大的哀伤。

（11）对疾病及死亡的恐怖。

（12）了解死亡的过程。

（三）丧亲者居丧期的护理

1. 做好死者的遗体护理　做好遗体护理能够体现护士对死者的尊重，也是对丧亲者心理的极大抚慰。

2. 引导丧亲者接受丧亲事实　开始，丧亲者倾向于否认亲人死亡的事实，存在否认倾向，为了让其接受丧亲的事实，有必要与其坦诚地讨论逝者死亡的情况、死亡的细节、如何处理逝者的遗物、如何处理葬礼、是否已经拜访逝者的墓地等。使用与现实相关的词语，如“死亡”或“已故”，而不是“去了天堂”或“远方”等词语，有助于增强丧亲者丧亲的现实感。

3. 对丧亲者实施心理疏导　悲伤时哭泣是情感的自然流露，而不是软弱。帮助丧亲者认识、接受和表达悲伤过程中的复杂情绪非常重要。鼓励丧亲者宣泄自己的情感，说出内心的情绪和对亲人的回忆，陪伴他们并认真聆听他们的倾诉，表达对逝去亲人的悲伤、内疚和愤怒，与其一起聊天，痛哭，沉默，回忆。预先告诉丧亲者其可能出现的一些不寻常体验（如逝者的出现以及相关的幻觉和幻听），帮助他们度过这段艰难的时期。

4. 完善社会支持系统　社会支持是指一个人在应激过程中可以从社会各界获得的情感和物质帮助，是丧亲者最重要、最有效的恢复方法。

（1）提供具体的帮助与支持：患者去世后，丧亲者会面临许多需要解决的家庭实际问题，如料理后事，处理遗物，照顾孩子，提醒饮食等，医护人员应了解家属的实际困难，提出合理的建议与帮助。

（2）构建社会支持网络图：根据亲疏远近，写下可以提供帮助的人的姓名，并尽可能具体（如情感支持、信息支持、经济支持、法律支持等）。

（3）强调社会支持的相互性：当丧亲者的控制力恢复后，恐惧，焦虑就下降。向其强调社会支持的互惠性，让丧亲者不仅有收获，也有播种，可以在自己的时间里为他人提供帮助，提高自尊。

（4）帮助丧亲者适应丧失，并逐渐投身新的生活：劝导和协助死者家属对死者作出感情撤离，要鼓励丧亲者逐渐恢复与社会的接触，积极参加各种社会活动，逐步与他人建立新的人际关系，例如再婚或重组家庭等。

本章小结

思考题

患者，男，18岁。2021年9月因恶性纵隔淋巴瘤入院。在院期间情绪低落，经常于无人处低声哭泣，护士在评估其心理状态后，对其提供相应的心理支持与舒适照护，半个月后患者在平静中离开人世。儿子的离世让其父母痛不欲生，不思饮食、无心工作。

请问：

1. 该患者处于何种心理分期？

2. 面对该患者，护士应提供哪些支持？

3. 如何帮助家属顺利度过正常悲伤期？

更多练习

（赵梓羽）

参考文献

［1］谌永毅，刘翔宇. 安宁疗护专科护理［M］. 北京：人民卫生出版社，2020.

［2］马小琴. 护理学基础［M］. 北京：人民卫生出版社，2021.

［3］李小寒，尚少梅，丁亚萍，等. 基础护理学［M］. 北京：人民卫生出版社，2022.

［4］绳宇，王红红，吴晓英，等. 护理学基础［M］. 北京：中国协和医科大学出版社，2022.

［5］中国高血压联盟《家庭血压监测指南》委员会. 2019中国家庭血压监测指南［J］. 中华高血压杂志，2019，27（8）：708-711.

［6］中国居民营养与慢性病状况报告（2020年）［J］. 营养学报，2020，42（6）：521.

［7］赵冬. 中国成人高血压流行病学现状［J］. 中国心血管杂志，2020，25（6）：513-515.

［8］中国高血压联盟《动态血压监测指南》委员会. 2020中国动态血压监测指南［J］. 中国循环杂志，2021，36（4）：313-328.

［9］何莺娟，李宗康. 间歇性导尿在脊髓损伤患者神经源性膀胱护理中的应用研究进展［J］. 中国医药科学，2022，12（3）：59-62.

［10］何霞. 间歇性导尿治疗神经源性膀胱的研究进展［J］. 中外医学研究，2022，20（27）：181-184.

［11］李静静，尹铮，李刚.《成人四肢血压测量的中国专家共识》要点及解读［J］. 中华高血压杂志，2023，31（3）：214-216.

［12］郝媛. 血压计工作原理［J］. 物理通报，2013，（5）：125-127.

［13］王建国. 老年高血压患者动态血压特点及影响因素分析［D］. 山西：山西医科大学，2023.

［14］World Health Organization. global patient safety action plan 2021—2030：First draft［EB/OL］.（2020-08-13）［2024-06-18］. https://www.who.int/publications/m/item/the-first-draft-of-the-global-patient-safety-action-plan

附录A　与医院感染管理有关的主要法律法规及国家、行业标准

1. 法律法规

（1）《医院感染管理办法》（2006年）

（2）《中华人民共和国传染病防治法》（2013年修订版）

（3）《传染性非典型肺炎防治管理办法》（2003年）

（4）《突发公共卫生事件与传染病疫情监测信息报告管理办法》（2003年）

（5）《医疗废物管理条例》（2011年修订版）

（6）《医疗废物管理行政处罚办法（试行）》（2004年）

（7）《重大动物疫情应急条例》（2017年）

（8）《医疗机构传染病预检分诊管理办法》（2005年）

（9）《一次性使用无菌医疗器械监督管理办法》（暂行）（2000年）

（10）《突发公共卫生事件应急条例》（2011年修订版）

2. 国家标准

（1）GB 15982—2012《医院消毒卫生标准》

（2）GB 16383—2014《医疗卫生用品辐射灭菌消毒质量控制》

（3）GB 19193—2015《疫源地消毒总则》

（4）GB 50333—2013《医院洁净手术部建筑技术规范》

（5）GB/T 26366—2021《二氧化氯消毒剂卫生要求》

（6）GB/T 26367—2020《胍类消毒剂卫生要求》

（7）GB/T 26368—2020《含碘消毒剂卫生要求》

（8）GB/T 26369—2020《季铵盐类消毒剂卫生要求》

（9）GB/T 26370—2020《含溴消毒剂卫生要求》

（10）GB/T 26371—2020《过氧化物类消毒液卫生要求》

（11）GB/T 26372—2020《戊二醛消毒剂卫生要求》

（12）GB/T 26373—2020《醇类消毒剂卫生要求》

（13）GB/T 27947—2020《酚类消毒剂卫生要求》

（14）GB 27948—2020《空气消毒剂通用要求》

（15）GB 27949—2020《医疗器械消毒剂通用要求》

（16）GB 27950—2020《手消毒剂通用要求》

（17）GB 27951—2011《皮肤消毒剂卫生要求》

（18）GB 27952—2020《普通物体表面消毒剂通用要求》

（19）GB 27953—2020《疫源地消毒剂通用要求》

（20）GB 27954—2020《黏膜消毒剂通用要求》

（21）GB 27955—2020《过氧化氢等离子体低温灭菌器卫生要求》

（22）GB 28232—2020《臭氧消毒器卫生要求》
（23）GB 28233—2020《次氯酸钠发生器卫生要求》
（24）GB 28234—2020《酸性电解水生成器卫生要求》
（25）GB 28235—2020《紫外线消毒器卫生要求》
（26）GB 28931—2012《二氧化氯消毒剂发生器安全卫生标准》
（27）GB 30689—2014《内镜自动清洗消毒机卫生要求》
（28）GB 31713—2015《抗菌纺织品安全性卫生要求》
（29）GB 5749—2006《生活饮用水卫生标准》
（30）GB/T 30690—2014《小型压力蒸汽灭菌器灭菌效果监测方法和评价要求》
（31）GB 19082—2009《医用一次性防护服技术要求》
（32）GB 19083—2010《医用防护口罩技术要求》

3. 行业标准

（1）WS 310.1—2016《医院消毒供应中心第1部分：管理规范》
（2）WS/T 310.2—2016《医院消毒供应中心第2部分：清洗消毒及灭菌技术操作规范》
（3）WS 310.3—2016《医院消毒供应中心第3部分：清洗消毒及灭菌效果监测标准》
（4）WS/T 311—2009《医院隔离技术规范》
（5）WS/T 312—2009《医院感染监测规范》
（6）WS/T 313—2019《医务人员手卫生规范》
（7）WS 293—2008《艾滋病和艾滋病病毒感染诊断标准》
（8）WS/T 367—2012《医疗机构消毒技术规范》
（9）WS/T 368—2012《医院空气净化管理规范》
（10）WS/T 525—2016《医院感染管理专业人员培训指南》
（11）WS/T 524—2016《医院感染暴发控制指南》
（12）WS 506—2016《口腔器械消毒灭菌技术操作规范》
（13）WS 507—2016《软式内镜清洗消毒技术规范》
（14）WS/T 508—2016《医院医用织物洗涤消毒技术规范》
（15）WS/T 509—2016《重症监护病房医院感染预防与控制规范》
（16）WS/T 510—2016《病区医院感染管理规范》
（17）WS/T 511—2016《经空气传播疾病医院感染预防与控制规范》
（18）WS/T 512—2016《医疗机构环境表面清洁与消毒管理规范》
（19）WS/T 591—2018《医疗机构门急诊医院感染管理规范》
（20）WS/T 592—2018《医院感染预防与控制评价规范》
（21）WS/T 646—2019《过碳酸钠消毒剂卫生要求》
（22）WS/T 648—2019《空气消毒机通用卫生要求》
（23）WS/T 649—2019《医用低温蒸汽甲醛灭菌器卫生要求》
（24）WS T 651—2019《医用低温蒸汽甲醛灭菌指示物评价要求》
（25）WS T 698—2020《新冠肺炎疫情期间重点场所和单位卫生防护指南》
（26）WS/T 699—2020《人群聚集场所手卫生规范》

附录A所列法律法规及国家、行业标准如有更新，依据更新后内容执行。

附录B　睡眠状况自评量表

姓名：　　　　　　性别：　　　　　　年龄：　　　　　　职业：

1. 您觉得平时睡眠足够吗？				
①睡眠过多了	②睡眠正好	③睡眠欠一些	④睡眠不够	⑤睡眠时间远远不够
2. 您在睡眠后是否已觉得充分休息过了？				
①觉得充分休息过了	②觉得休息过了	③觉得休息了一点	④不觉得休息过了	⑤觉得一点儿也没休息
3. 您晚上已睡过觉，白天是否打瞌睡？				
①偶尔（0～5天）	②很少（6～12天）	③有时（13～18天）	④经常（19～24天）	⑤总是（25～31天）
4. 您平均每个晚上大约能睡几小时？				
①≥9小时	②7～8小时	③5～6小时	④3～4小时	⑤1～2小时
5. 您是否有入睡困难？				
①偶尔（0～5天）	②很少（6～12天）	③有时（13～18天）	④经常（19～24天）	⑤总是（25～31天）
6. 您入睡后中间是否易醒？				
①偶尔（0～5天）	②很少（6～12天）	③有时（13～18天）	④经常（19～24天）	⑤总是（25～31天）
7. 您在醒后是否难于再入睡？				
①偶尔（0～5天）	②很少（6～12天）	③有时（13～18天）	④经常（19～24天）	⑤总是（25～31天）
8. 您是否多梦或常被噩梦惊醒？				
①偶尔（0～5天）	②很少（6～12天）	③有时（13～18天）	④经常（19～24天）	⑤总是（25～31天）
9. 为了睡眠，您是否吃安眠药？				
①偶尔（0～5天）	②很少（6～12天）	③有时（13～18天）	④经常（19～24天）	⑤总是（25～31天）
10. 您失眠后心情（心境）如何？				
①无不适	②无所谓	③有时心烦、急躁	④心悸、气短	⑤乏力、没精神、做事效率低

注：以上问题用于评估分析您的睡眠情况，以一个月为期限，根据您自身情况选择最符合的答案，并以“√”号进行勾选。

对上述问题的得分进行量化分析，总分的取值范围为10～50分，10分和50分分别对应基本无睡眠问题、睡眠问题最严重两种情形。

附录C Barthel指数评定量表

Barthel指数评定简单，可信度高，灵敏度也高，是目前临床应用最广、研究最多的一种ADL评定方法，它不仅可以用来评定治疗前后的功能状况，而且可以预测治疗效果、住院时间及预后。我国自20世纪80年代后期在日常活动能力评定时，也普遍采用这种评定方法。Barthel指数共10个条目，每个条目根据需要帮助的程度计分为0、5、10、15分不等，总分范围为0～100分，得分越高表示自理能力越好。

项目	分类和评分	
大便	0分	失禁；或无失禁，但有昏迷
	5分	偶尔失禁（每周≤1次），或在需要帮助下使用灌肠剂或栓剂，或需要辅助器具
	10分	能控制；如需要，能使用灌肠剂或栓剂
小便	0分	失禁；或需由他人导尿；或无失禁，但有昏迷
	5分	偶尔失禁（每24小时≤1次，每周>1次），或需要器具帮助
	10分	能控制；如果需要，能使用集尿器或其他用具，并清洗。如无须帮助，自行导尿，并清洗导尿管，视为能控制
修饰（个人卫生）	0分	依赖或需要帮助
	5分	自理：在提供器具的情况下，可能独立完成洗脸、梳头、刷牙、剃须（如需用电则应会用插头）
用厕	0分	依赖
	5分	需部分帮助：指在穿衣脱裤，使用卫生纸擦净会阴，保持平衡或便后清洁时需要帮助
	10分	自理：指能独立地进出厕所，使用厕所或便盆，并能穿脱衣裤、使用卫生纸，擦净会阴和冲洗排泄物，或倒掉并清洗便盆
进食	0分	依赖
	5分	需部分帮助：指能吃任何正常食物，但在切割、搅拌食物或夹菜、盛饭时需要帮助，或较长时间才能完成
	10分	自理：指能使用任何必要的装置，在适当的时间内独立完成包括夹菜、盛饭在碗内的进食过程
转移	0分	依赖：不能坐起，需2人以上帮助，或用提升机
	5分	需大量帮助：能坐，需2人或1个强壮且动作熟练的人帮助或指导
	10分	需小量帮助：为保安全，需1人搀扶或语言指导、监督
	15分	自理：指能独立地从床上转移到椅子上并返回。能独立地从轮椅到床，再从床回到轮椅，包括从床上坐起，刹住轮椅，抬起脚踏板

续 表

项目	分类和评分	
平地步行	0分	依赖：不能步行
	5分	需大量帮助：如果不能行走，能使用轮椅行走45m，并能向各方向移动以及进出厕所
	10分	需小量帮助：指在1人帮助下行走45m以上，帮助可以是体力或语言指导、监督。如坐轮椅，必须是无须帮助，能使用轮椅行走45m以上，并能拐弯。任何帮助都应由未经特殊训练者提供
	15分	自理：指能在家中或病房周围水平路面上独自行走45m以上，可以用辅助装置，但不包括带轮的助行器
穿着	0分	依赖
	5分	需要帮助：指在适当的时间内至少做完一半的工作
	10分	自理：指在无人指导的情况下能独立穿脱适合自己身体的各类衣裤，包括穿鞋，系鞋带，扣、解纽扣，开、关拉链，穿脱矫形器和各类护具等
上下楼梯	0分	依赖：不能上下楼梯
	5分	需要帮助：在体力帮助或语言指导的监督下，上、下一层楼
	10分	自理（包括使用辅助器）：指能独立地上、下一层楼，可以使用扶手或用手杖、腋杖等辅助用具
洗澡（池浴、盆浴或淋浴）	0分	依赖或需要帮助
	5分	自理：指无须指导和他人帮助能安全进出浴池，并完成洗澡全过程
评出分数后，可以按下列标准判断患者ADL分级		
ADL分级标准	＜40分，重度依赖，全部日常活动需要他人照顾	
	41～60分，中度依赖，大部分日常活动需要他人照顾	
	61～99分，轻度依赖，少部分日常活动需要他人照顾	
	100分，无须依赖，日常生活活动不需要照顾	

附录D　体温单（示例）

床号＿＿＿＿　姓名＿＿＿＿　性别＿＿＿＿　年龄＿＿＿＿　住院病例号＿＿＿＿＿＿＿＿　pid＿＿＿＿

病区＿＿＿＿　科别＿＿＿＿＿＿＿＿＿＿　病室＿＿＿＿＿＿＿＿＿＿　入院日期＿＿＿＿＿＿＿＿＿＿

日　期	2024-1-20	21	22	23	24	25	26
住院天数	1	2	3	4	5	6	7
手术（分娩）后天数							1
时　间	上午 下午	上午 下午	上午 下午	上午 下午	上午 下午	上午 下午	上午 下午

脉搏/（次·分$^{-1}$）	体温/℃
220	42
200	41
180	40
160	39
140	38
120	37
100	36
80	35
60	34

疼痛强度：10　8　6　4　2　0

入院于十八时四十九分　转科于十时五分　手术

日期	2024-1-20						21						22						23						24						25						26					
时间	2	6	10	14	18	22	2	6	10	14	18	22	2	6	10	14	18	22	2	6	10	14	18	22	2	6	10	14	18	22	2	6	10	14	18	22	2	6	10	14	18	22
呼吸/（次·分$^{-1}$）					18			18	20	12	16	18	13	16	23	11	16	10	12	13	12	12	13	14	26	15	14	14	16	14	14	14	15		14	14	14	14	17	11	17	11
血压/mmHg					95/62		109/59				95/59																								122/53							

日　期	2024-1-20	21	22	23	24	25	26
大便/（次·日$^{-1}$）	※	0	0	0	0	0	1
尿量/ml		950	1900	1200	1300	2650	2100
入量/ml		1806	2487	2281	2153	4486	2163
出量/ml		950	1900	1200	1300	3350	2310
体重/kg	72.5	平车					
身高/cm	180						
血糖/（mmol·L^{-1}）		7					
其他		入科21小时					
血氧饱和度/%	90						

第1周

附录E　长期医嘱单（示例）

姓名：　　　　　　床号：　　　　　　病区：　　　　　　住院号：

日期	时间	长期医嘱	医生签名	执行时间	执行者签名	停止时间	医生签名	执行时间	执行者签名

附录F　临时医嘱单（示例）

姓名：　　　　　　　　床号：　　　　　　　　病区：　　　　　　　　住院号：

日期	时间	临时医嘱	医生签名	执行时间	执行者签名

附录G　出入量记录单（示例）

姓名：　　　　　　　床号：　　　　　　　病区：　　　　　　　住院号：

日期	时间	摄入量		排出量		签名
		项目	量/ml	项目	量/ml或g	

附录H 特别护理记录单（示例）

姓名：　　　　床号：　　　　诊断：　　　　病区：　　　　住院号：

日期	时间	生命体征				摄入量		排出量		病情观察及处理	签名
		体温/℃	脉搏/（次·分$^{-1}$）	呼吸/（次·分$^{-1}$）	血压/mmHg	项目	量/ml	项目	量/ml